中华护理学会
团体标准汇编与解读

（2019—2023年）

主　编　吴欣娟

副主编　么　莉　孙　红　王志稳　游雪梅

人民卫生出版社

·北　京·

图书在版编目（CIP）数据

中华护理学会团体标准汇编与解读 ：2019—2023 年 / 吴欣娟主编 . -- 北京 ： 人民卫生出版社，2025. 5（2026. 3重印）.
ISBN 978-7-117-37902-1

Ⅰ. R47-65

中国国家版本馆 CIP 数据核字第 2025539T90 号

人卫智网	www.ipmph.com	医学教育、学术、考试、健康，购书智慧智能综合服务平台
人卫官网	www.pmph.com	人卫官方资讯发布平台

中华护理学会团体标准汇编与解读
（2019—2023 年）
Zhonghua Huli Xuehui Tuanti Biaozhun Huibian yu Jiedu
（2019—2023 Nian）

主　　编：吴欣娟
出版发行：人民卫生出版社（中继线 010-59780011）
地　　址：北京市朝阳区潘家园南里 19 号
邮　　编：100021
E - mail：pmph @ pmph.com
购书热线：010-59787592　010-59787584　010-65264830
印　　刷：北京九州迅驰传媒文化有限公司
经　　销：新华书店
开　　本：787 × 1092　1/16　　印张：38
字　　数：854 千字
版　　次：2025 年 5 月第 1 版
印　　次：2026 年 3 月第 2 次印刷
标准书号：ISBN 978-7-117-37902-1
定　　价：109.00 元
打击盗版举报电话：010-59787491　E-mail：WQ @ pmph.com
质量问题联系电话：010-59787234　E-mail：zhiliang @ pmph.com
数字融合服务电话：4001118166　E-mail：zengzhi @ pmph.com

编　者

（以姓氏笔画为序）

丁　敏（山东省立医院）

丁炎明（北京大学第一医院）

刁庆庆（江苏省人民医院/南京医科大学第一附属医院）

么　莉（国家卫生健康委医院管理研究所）

马　骁（中国人民解放军总医院第二医学中心）

马　莉（北京大学第六医院）

马　蕊（北京大学人民医院）

马玉芬（北京协和医院）

王　旭（云南省老年病医院）

王　泠（北京大学人民医院）

王　莉（同济大学附属第十人民医院）

王　晨（北京回龙观医院）

王　敏（中日友好医院）

王　湘（中国人民解放军总医院第二医学中心）

王　颖（中国中医科学院广安门医院）

王　霞（北京医院）

王志稳（北京大学护理学院）

王朕玉（北京大学第一医院）

王慧婷（北京医院）

石海燕（中国人民解放军总医院第二医学中心）

田梓蓉（首都医科大学附属北京同仁医院）

白利平（中山大学附属第一医院）

兰美娟（浙江大学医学院附属第二医院）

成守珍（中山大学附属第一医院）

编　者

任晓波（首都医科大学附属北京同仁医院）
刘亚平（泰达国际心血管病医院）
刘延锦（郑州大学第一附属医院）
刘晓黎（北京大学人民医院）
齐晓玖（北京医院）
关　欣（北京医院）
许冬梅（北京回龙观医院）
孙　众（首都医科大学附属北京中医医院）
孙　红（北京医院）
孙　红（北京协和医院）
孙红玲（浙江大学医学院附属第二医院）
李　莉（中国中医科学院广安门医院）
李立玉（北京大学第一医院）
李旭英（湖南省肿瘤医院）
李庆印（中国医学科学院阜外医院）
李保华（首都医科大学附属北京朝阳医院）
李黎明（河南省人民医院）
杨　莘（首都医科大学宣武医院）
杨　慧（北京协和医院）
杨丽娟（山东省立医院）
杨彩侠（郑州大学第一附属医院）
吴林珠（中山大学附属第一医院）
吴欣娟（北京协和医院）
邹灯秀（华中科技大学同济医学院附属同济医院）
汪　晖（华中科技大学同济医学院附属同济医院）
宋葆云（河南省人民医院）
张　青（北京协和医院）
张　素（北京大学人民医院）
张明霞（北京大学人民医院）
张俊梅（河南省人民医院）
张语诺（中国医科大学附属第一医院）

张素秋（中国中医科学院广安门医院）
张智霞（临汾市中心医院）
邵 静（北京回龙观医院）
武 杰（北京卫生职业学院）
苟 莉（四川省医学科学院·四川省人民医院）
范凯婷（首都医科大学宣武医院）
林 琴（湖南省肿瘤医院）
周 阳（中南大学湘雅医院）
周莹霞（上海交通大学医学院附属瑞金医院）
孟 鑫（中国医科大学附属第一医院）
赵 芳（中日友好医院）
施 雁（同济大学附属第十人民医院）
耿小凤（北京大学第一医院）
夏莉霞（江苏省人民医院/南京医科大学第一附属医院）
顾则娟（江苏省人民医院/南京医科大学第一附属医院）
高 伟（山东大学齐鲁医院）
高 静（北京回龙观医院）
高兴莲（华中科技大学同济医学院附属协和医院）
高学琴（哈尔滨医科大学附属第二医院）
郭 莉（北京大学第三医院）
郭园丽（郑州大学第一附属医院）
郭彩霞（吉林大学中日联谊医院）
席淑新（复旦大学附属眼耳鼻喉科医院）
黄 峥（郑州大学第一附属医院）
黄仕明（遵义医科大学附属医院）
曹立云（北京大学第一医院）
常 红（首都医科大学宣武医院）
隗 怡（北京大学第一医院）
彭 华（中南大学湘雅医院）
彭峥嵘（复旦大学附属眼耳鼻喉科医院）
曾必云（中南大学湘雅医院）

编　者

温贤秀（四川省医学科学院·四川省人民医院）

游雪梅（广西医科大学附属肿瘤医院）

谢忠飞（中国医科大学附属第一医院）

蓝　梅（四川省医学科学院·四川省人民医院）

蔡　虻（北京医院）

前　言

团体标准是由行业协会、学会产业联盟等社会团体自主制定并发布的标准，是国家标准体系的重要组成部分。在现代医疗服务体系中，护理工作作为直接服务患者的重要环节，其质量与效果对患者的康复和健康有着至关重要的影响。为了提升护理服务质量，确保护理操作服务的规范性与安全性，中华护理学会秉承以市场驱动为标准、以标准引领发展的理念，以技术变革和市场需求为导向，致力于制定符合国际标准并结合我国实际的护理行业规范和技术要求，在保障人民群众健康、提升护理质量、促进科技创新和产业升级、推动护理学科与国际接轨，实现护理学科高质量发展等方面具有重要意义。

2018 年，中华护理学会发布《团体标准管理办法》，规范了中华护理学会团体标准的制定、发布和实施，确保其科学性、合理性和实用性。本书将 2019—2023 年在中华护理学会发布的团体标准中的 36 项进行汇编并详细解读，方便护理人员查阅及应用。书中每项标准的制定都经过严格的科学论证和实践验证，确保其符合护理实践的需求。同时，本书具有较强的系统性，涵盖了护理领域的多个专科，并包括护理操作技术规范、护理安全管理等。本书每项标准独立成章，共分为 36 章。每章的标准内容涵盖团体标准编制背景、正文及要点解读三部分。编制背景说明了本标准要解决的问题或技术，国际、国内标准现状及需进一步解决的问题，适用范围；标准正文部分详细介绍了护理服务的各项要求和规范，是护理人员应严格遵守和执行的标准依据；要点解读详细解释了标准的应用要求。这种编写结构使得本书既具有理论深度，又具有实践指导意义；既适用于临床一线的护理人员、护理管理者以及在校护理专业的教师和学生，又可作为临床护理基本技能培训与考核的指导参考用书。

希望该书的出版，能够为广大护理人员提供一本便捷实用的工具书，帮助大家更好地理解和执行护理操作规范，进一步提升护理质量和服务水平，为患者提供更加安全、优质、高效的护理服务，助力健康中国建设。标准化建设工作是一个长期、持续改进和完善的过程，中华护理学会将在实践中不断探索，坚持高标准、严要求，组织发布有先进性、引领性的团体标准，促进学科发展的规范化、专业化、国际化。

本书规范性引用 36 项团体标准，所涉条款均严格遵循其公开发布的现行有效版本，除极个别内容，未对原文内容进行增删、修改。本书在编纂过程中，我们得到了众多护理专家的鼎力支持与无私奉献。在本书付梓出版之际，诚挚感谢各位专家带领标准工作团队的辛勤付出；感谢中华护理学会标准工作委员会卓有成效的组织工作；感谢所有为团体标准的制定、审查、发布、宣传和贯彻作出贡献的各位同道；感谢为本书出版提供支持和帮助的全体工作人员！受编写时间等原因所限，本书难免存在疏漏之处，敬请各位读者批评指正。

吴欣娟

2025 年 3 月

目录

第一章

便秘的耳穴贴压技术

第一节　编制背景

一、本标准要解决的问题或技术

耳穴贴压技术（auricular point sticking technique）是耳穴疗法的一种，是将药丸、药籽、谷类等光滑的物品置于胶布上，贴于耳廓上的穴位或反应点，用手指进行按压刺激，通过疏通经络、调节脏腑气血功能，达到防治疾病、改善症状的一种操作方法。随着国家中医药管理局发布的52个优势病种中医护理方案的推广应用，耳穴贴压技术在临床应用日益广泛。

便秘是临床常见症状之一，也是常见的护理问题。中医认为，便秘多因饮食不节、久坐少动、劳倦过度、情志失调、久病或年老体虚、药物等引起，导致大肠通降不利，传导失司。其病位在大肠，并与肺、脾、胃、肝、肾等脏腑功能失调相关。在52个优势病种的中医护理方案中，有25个优势病种涉及便秘症状，如肺癌、胸痹、中风等，其中16个优势病种使用耳穴贴压技术干预便秘症状。耳穴贴压具有操作简单、取材方便、安全性高、疗效可靠、成本低廉等优势，成为干预便秘症状的常用中医护理技术。疾病不同，辨证分型不同，所选用的耳部穴位也可能存在差异。

随着耳穴贴压技术的广泛应用，耳穴贴压的标准化操作越来越受重视。而在实际应用过程中，由于缺乏统一、规范且具有实用性的护理技术标准，各医疗机构在耳穴贴压的评估内容、操作要点等方面存在较大差异。这些差异体现在以下方面：①针对便秘症状的辨证思路的差异性影响选穴的合理性；②不同辨证分型下，耳穴选穴部位以及数量选择存在差别；③在穴位探查时手法、力度不同，影响选穴的准确性；④耳穴按压频率、按压时间也缺乏统一标准，影响疗效；⑤耳穴贴压后的健康教育等同样存在差异。

这些差异带来了诸多不良因素。一方面，它影响了耳穴贴压技术的同质性以及护理效果的稳定性。另一方面，会影响耳穴贴压技术在临床开展的规范性，不利于中医护理技术的实施。因此，为规范耳穴贴压技术的关键环节和要点，保障该技术使用的规范性及有效性，编制相应标准势在必行。

二、国际、国内标准现状及需进一步解决的问题

通过文献检索，未检索到国外针对便秘的耳穴贴压技术相关标准或专家共识。国内在耳穴贴压技术方面及便秘症状治疗方面已有相关标准或专家共识，耳穴贴压技术又称耳穴压丸、耳穴压豆，属于耳穴疗法的一种，在国内发布的相关标准、相关专家共识中的相关内容见表 1-1。

表 1-1　国内发布的耳穴贴压技术及便秘症状治疗相关标准及专家共识

年份	机构 / 组织 / 作者	标准 / 指南 / 专家共识名称	主要内容
2008 年	全国针灸标准化技术委员会	《针灸技术操作规范　第 3 部分　耳针 GB/T 21709.3—2008》	2008 年和 2021 年发布的两项标准中，均涵盖了耳穴压丸技术，标准分别对其定义、操作步骤、留置时间、耳穴压丸贴片制备方法等进行了规范，但均缺乏耳穴贴压技术的流程、辨证取穴的原则或方法、探查穴位的方法、按压穴位的频次等规范
2021 年	全国针灸标准化技术委员会	《针灸技术操作规范　第 3 部分　耳针 GB/ T21709.3—2021》	
2010 年	中华中医药学会脾胃病分会	《慢性便秘中医诊疗共识意见》	主要介绍了便秘的发病机制、诊断、治疗、疗效评价等内容。其中在其他疗法中提到了耳针疗法。该共识虽推荐了耳穴取穴的数量、刺激强度、按压频次、耳穴部位选择等，但没有辨证取穴，耳穴探查方法等技术层面没有指引
2017 年	中华中医药学会脾胃病分会	《便秘中医诊疗专家共识意见（2017）》	主要介绍了便秘的概述、病因病机、辨证分型、临床治疗、疗效评价等内容。其中在针灸疗法中提到了耳穴压豆。该共识只推荐了常用的六个耳穴穴位，对于取穴的数量、刺激强度、按压频次、耳穴部位选择、操作细节等均未详细阐述
2018 年	中国中西医结合学会消化系统疾病专业委员会	《功能性便秘中西医结合诊疗共识意见（2017 年）》	主要介绍了功能性便秘的概念、西医诊断、中医分型、治疗、疗效评价等内容。其中仅提到了耳穴贴压技术，并未进行详细阐述

目前国内发布的便秘的相关专家共识多数未涉及操作流程及操作细节，且均未进行辨证取穴；发布的耳针相关标准，即 2008 年发布的《针灸技术操作规范　第 3 部分　耳针 GB/T 21709.3—2008》和 2021 年发布的《针灸技术操作规范　第 3 部分　耳针 GB/T 21709.3—2021》，里面涉及的耳穴贴压技术，均缺乏耳穴贴压技术的流程、辨证取穴的原则或方法、探查穴位的方法、按压穴位的频次等，对于护士的操作流程、操作要点及在留置期间的健康教育涉及不全，不利于护理人员规范学习。因此，亟须相关团体标准规范护理行为，促进耳穴贴压技术操作的同质化，为护士的临床实践提供指导。

三、适用范围

本团体标准适用于全国各级各类医疗机构，由经过中医相关知识及耳穴贴压等操作技能培训的医师和 / 或护士在实施耳穴贴压技术操作时使用。本标准的目标患者为有便秘症状的人群。

第二节 T/CNAS 02—2019 便秘的耳穴贴压技术团体标准

中 华 护 理 学 会 团 体 标 准

T/CNAS 02—2019

便秘的耳穴贴压技术

Auricular point sticking technique for patients with constipation

2019-11-10 发布 2020-01-01 实施

中华护理学会 发布

目　次

前 言

本文件按照 GB/T 1.1—2009 给出的规则起草。

本文件由中华护理学会提出并归口。

本文件起草单位：中国中医科学院广安门医院、浙江省中医院、北京中医药大学东方医院、成都中医药大学附属医院、青岛市海慈医疗集团、河南中医药大学护理学院。

本文件主要起草人：张素秋、祝亚男、刘香弟、李莉、王颖、蒋运兰、秦元梅、王莉。

便秘的耳穴贴压技术

1 范围

本文件规定了对便秘患者实施耳穴贴压技术的基本要求、评估和操作要点。

本文件适用于各级各类中医、中西医结合医疗机构、综合医院中医科的医护人员，其他医疗机构可参照执行。

2 术语和定义

下列术语和定义适用于本文件。

2.1 耳穴贴压技术 auricular point sticking technique

用药丸、药籽、谷类等物品置于胶布上，贴于耳廓上的穴位或反应点，用手指按压刺激，通过经络传导，达到防治疾病目的的一种操作方法。

2.2 实证 excess pattern

人体感受外邪或疾病过程中阴阳气血失调，体内病理产物蓄积，以邪气盛、正气不虚为基本病理，表现为有余、亢盛、停聚特征的各种证候。

2.3 肠道热结证便秘 intestinal heat bind pattern of constipation

大便硬结难下，少腹疼痛，按之胀痛，口干口臭，舌红，苔黄燥，少津，脉数。

2.4 肠道气滞证便秘 intestinal qi stagnation pattern of constipation

大便干结，腹痛腹胀，每于情志不畅时便秘加重，胸闷不舒，喜善太息，嗳气频作，心情不畅，脉弦。

2.5 虚证 deficiency pattern

人体阴阳、气血、津液、精髓等正气亏虚，而邪气不著，表现为不足、松弛、衰退特征的各种证候。

2.6 脾肾阳虚证便秘 spleen-kidney yang deficiency pattern of constipation

大便干或不干，排出困难，腹中冷痛，得热则减，小便清长，四肢不温，舌淡，苔白，脉沉迟。

2.7 津亏血少证便秘 fluid-blood deficiency pattern of constipation

大便干结，便如羊粪，口干少津，眩晕耳鸣，腰膝酸软，心悸怔忡，两颧红，舌红少苔或舌淡苔白，脉弱。

2.8 肺脾气虚证便秘 lung-spleen qi deficiency pattern of constipation

大便并不干硬，虽有便意，但排便困难，用力努挣则汗出短气，便后乏力，神疲懒言，舌淡苔白，脉弱。

3　基本要求

3.1　实施耳穴贴压技术操作的人员应为注册护士、医生，并经过相关知识及操作技能培训。

3.2　应对患者和照顾者进行耳穴贴压相关知识的教育。

4　评估

4.1　主要症状、既往史、是否妊娠、对疼痛的耐受程度等。

4.2　耳部皮肤情况，应避开局部皮肤感染、破溃、瘢痕处等；有无胶布、药物过敏等。

5　操作要点

5.1　应按耳穴贴压技术操作流程进行操作（见附录 A）

5.2　应每次选择一侧耳穴，双侧耳穴轮流使用。耳穴贴压的穴位、按压频次、按压时间和留置时间见表 1。

表 1　耳穴贴压的穴位、按压频次、按压时间、留置时间

<table>
<tr><th colspan="2">辨证分型</th><th>穴位选择</th><th>按压频次</th><th>按压时间</th><th>留置时间</th></tr>
<tr><td rowspan="2">实证</td><td>肠道热结证</td><td rowspan="2">大肠、直肠、便秘点、肺、交感、肝、胆</td><td rowspan="5">每日 3~5 次</td><td rowspan="5">每次每穴
0.5~2min</td><td rowspan="5">夏季1~3d
冬季3~7d</td></tr>
<tr><td>肠道气滞证</td></tr>
<tr><td rowspan="3">虚证</td><td>脾肾阳虚证</td><td rowspan="3">大肠、直肠、便秘点、消化系统皮质下、脾、胃、肾</td></tr>
<tr><td>津亏血少证</td></tr>
<tr><td>肺脾气虚证</td></tr>
</table>

附　录　A

（规范性附录）

耳穴贴压技术操作流程

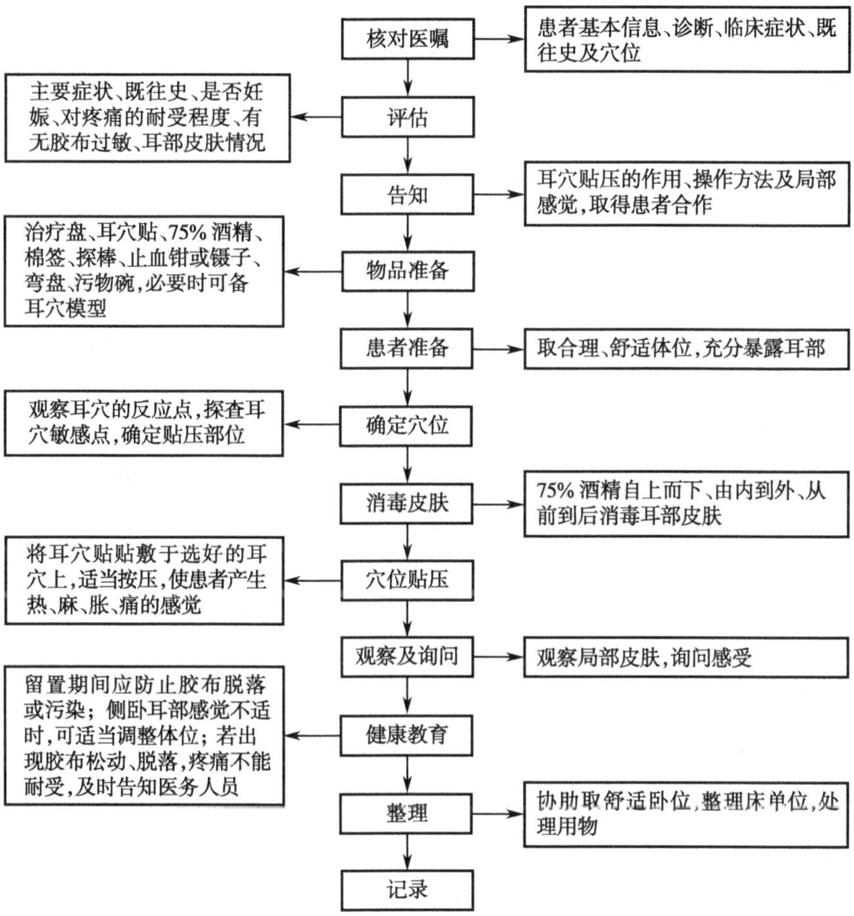

第三节　团体标准要点解读

《便秘的耳穴贴压技术》团体标准中核心要素包括基本要求、评估和操作要点三个部分，其中基本要求中对耳穴贴压技术操作人员资质及职责范围作出了规定，评估中给出操作的评估内容，操作要点中对耳穴贴压技术的操作流程及选择穴位、按压频次、时间及留置时间等给出了要求及建议。本节将对标准中的重点难点内容进行解读。

一、基本要求

（一）耳穴贴压技术操作人员资质

本标准在基本要求的3.1中提及，实施耳穴贴压技术的人员应为注册护士、医生，并经过相关知识及操作技能培训。实施耳穴贴压技术的医务人员应取得执业资格证并经过中医相关知识及操作技能的培训且考核合格。中医辨证是中医的基本原则，只有经过中医知识培训的人员，才能通过中医的四诊评估收集患者的资料进行辨证，只有准确地辨证，才能制订有效的治疗方案，达到防治疾病的目的。

（二）开展相关健康教育

本标准在基本要求的3.2中提及，应对患者及照顾者进行耳穴贴压相关知识的教育。教育内容包括耳穴贴压技术的作用、按压的方法、时间及频次、注意事项等。健康教育应在操作前、后进行，尤其对于门诊患者，操作后应告知穴贴的数量、留置期间避免胶布脱落和污染、侧卧耳部感觉不适时可适当调整体位、如有不适及时揭除等。

二、评估

（一）整体情况评估

本标准在4.1中提及，操作前要评估主要症状、既往史、是否妊娠、对疼痛的耐受程度等。中医强调人是一个有机整体，对患者的症状、体征、既往情况及发展过程进行评估，体现整体观、三因制宜的辨证理念，制订个性化的方案，从而做到辨证施术。对于妊娠患者、习惯性流产患者不宜进行耳穴贴压，避免刺激引起流产。对于有凝血功能障碍的患者，应当谨慎操作。耳穴贴压操作因对穴位刺激，会有热、麻、胀、痛的感觉，如患者对耳穴贴压的疼痛不耐受，不宜进行此项操作。

（二）操作部位皮肤的评估

本标准在4.2中提及，要评估耳部皮肤情况，应避开局部皮肤感染、破溃、瘢痕处等；有无胶布、药物过敏等。耳穴贴压技术目前多用胶布制作的耳穴贴进行操作，因此应当评估患者是否对胶布过敏，如有过敏，宜使用脱敏胶布。在耳穴贴压技术操作过程中须应用乙醇消毒，如患者对乙醇过敏，应避免使用乙醇，可用生理盐水替代。

三、操作要点

（一）便秘的辨证分析

本标准在5.2中的表1提及，便秘的辨证分型分实证和虚证，实证为人体感受外邪或疾病过程中阴阳气血失调，体内病理产物蓄积，以邪气盛、正气不虚为基本病理，表现为有余、亢盛、停聚特征的各种证候，其中实证又分为肠道热结证和肠道气滞证；虚证则为人体阴阳、气血、津液、精髓等正气亏虚，而邪气不著，表现为不足、松弛、衰退特征的各种证候，虚证分为脾肾阳虚证、津亏血少证、肺脾气虚证。

实证中肠道热结证多因平素喜食辛辣厚味，煎炒酒食，久之肠胃积热，耗伤津液，主要表现为大便硬结难下，少腹疼痛，按之胀痛，口干口臭，舌红，苔黄燥，少津，脉数；肠道气滞证多因少动久坐，则气机郁滞，主要表现为大便干结，腹痛腹胀，每于情志不畅时便秘加重，胸闷不舒，喜善太息，嗳气频作，心情不畅，脉弦。

虚证中脾肾阳虚证表现为大便干或不干，排出困难，腹中冷痛，得热则减，小便清长，四肢不温，舌淡，苔白，脉沉迟；津亏血少证表现为大便干结，便如羊粪，口干少津，眩晕耳鸣，腰膝酸软，心悸怔忡，两颧红，舌红少苔或舌淡苔白，脉弱；肺脾气虚证表现为大便并不干硬，虽有便意，但排便困难，用力努挣则汗出短气，便后乏力，神疲懒言，舌淡苔白，脉弱。

（二）耳穴贴压技术的穴位选取

本标准在5.2中的表1提及，实证选择的耳穴为：大肠、直肠、便秘点、肺、交感、肝、胆；虚证选择的耳穴为：大肠、直肠、便秘点、消化系统皮质下、脾、胃、肾。

正确配穴是获得临床疗效的重要保证，主穴是在选穴原则的指导下，根据疾病的病因、病机、病位等，选取的主治作用相同或相近的一组耳穴，配穴则是一组对于治疗疾病有协同作用的耳穴。耳穴贴压技术治疗便秘的所选主穴为大肠、直肠、便秘点，其选穴依据为相应部位选穴。便秘病位在大肠，六腑中大肠主要生理功能是转化糟粕，主津，即传导中吸收津液，形成粪便；另外直肠、便秘点两穴具有增加肠蠕动、疏通脏腑，顺气导滞，调节胃肠功能的作用。在配穴中按虚实区分。实证的配穴选择肺、肝、胆、交感。其中，肺、肝、胆是依据相应脏腑取穴，肺与大肠相表里，肺主肃降，选此穴进行耳穴贴压可增加大肠疏导糟粕功能；肝主疏泄，胆内贮藏并排泄胆汁，选择肝胆，可疏肝利胆、理气止痛；交感是依据穴位功能取穴，交感具有缓解内脏平滑肌痉挛，解痉止痛的作用。虚证的配穴选择脾、胃、肾、消化系统皮质下。其中，胃、脾、肾是相应脏腑取穴，胃主受纳和消化食物，选胃可理气和胃；脾主运化和运输，与胃互为表里，肾具有濡养和温煦各脏腑的功能，选脾、肾，可补肾健脾，温煦脾阳，升提中气；消化系统皮质下是依据现代医学理论取穴，选此穴可调节消化系统功能。在为患者辨证取穴时可以根据患者的具体情况随证加减穴位。

另外本标准在操作要点5.2中提及，应每次选择一侧耳穴，双侧耳穴轮流使用，保证耳部皮肤完整性及治疗的连续性。

（三）耳穴贴压技术的按压频次及按压时间

本标准在5.2提及，耳穴贴压技术按压频次为每日3~5次，按压频次为每次每穴0.5~2

分钟。治疗实证，可每日按压 5 次，每次每穴按压时间为 2 分钟，虚证可酌情减少按压次数到 3 次，按压时长减少到每次每穴按压时间为 0.5 分钟。

（四）耳穴贴压技术的留置时间

本标准在 5.2 提及，耳穴贴压的留置时间为夏季 1~3 天，冬季 3~7 天。根据季节及个体差异，留置时间可适当调整，原则上不超过 7 天。

参 考 文 献

［1］全国针灸标准化技术委员会 . 针灸技术操作规范　第 3 部分：耳针：GB/T 21709.3—2008［S］. 北京：中国标准出版社，2008.

［2］中华中医药学会脾胃病分会 . 慢性便秘中医诊疗共识意见［J］. 北京中医药，2011，30（1）：3-7.

［3］中华中医药学会脾胃病分会 . 便秘中医诊疗专家共识意见（2017）［J］. 中医杂志，2017，58（15）：1345-1350.

［4］中国中西医结合学会消化系统疾病专业委员会 . 功能性便秘中西医结合诊疗共识意见（2017 年）［J］. 中国中西医结合消化杂志，2018，26（1）：18-26.

［5］郑洪新，杨柱 . 中医基础理论［M］. 5 版 . 北京：中国中医药出版社，2021.

［6］黄丽春 . 耳穴治疗学［M］. 2 版 . 北京：科学技术文献出版社，2017.

［7］徐桂华，胡慧 . 中医护理学基础［M］. 4 版 . 北京：中国中医药出版社，2021.

第二章

气管切开非机械通气患者气道护理

第一节　编制背景

一、本标准要解决的问题或技术

气管切开术是抢救危重患者常用的外科手术，最早用于解除呼吸道阻塞，重建通气功能。20世纪早期气管切开逐渐延伸到重症肌无力、破伤风、脑外伤、胸部外伤等疾病的处理中，为这类患者实施预防性气管切开，旨在防止肺部感染并清除支气管分泌物。时至今日，气管切开术适应证已发生了极大的变化，其适用范围已扩展至上气道阻塞、机械通气支持、辅助头颈部及胸部手术三个方面。以喉部肿瘤为例，临床上根据肿瘤侵犯程度采取全喉或部分喉切除术，两类手术均需要做气管切开/造瘘，建立人工气道，由于该类患者可进行自主呼吸，故无须进行机械通气。

气管切开/喉切除改变了原来呼吸道正常的解剖结构和呼吸模式，未经口鼻腔加温、湿化和过滤的空气直接由气管造口进入下气道，每日气道水分丢失可达800~1 000ml，若护理不当，可致分泌物干结滞留，从而增加感染、气道阻塞、肺不张等并发症的发生，延长住院时间，增加医疗费用，严重者可导致死亡。因此，气管切开术后气道护理一直是临床护理工作关注的焦点，相关的研究层出不穷，基于循证方法学制订相关实践指南也屡屡见诸报道。但纵观文献，这类研究多以气管切开机械通气者为对象，可能是因为早期气管切开术主要用于急危重症的抢救，而这类患者往往需要机械辅助通气。

对于气管切开非机械通气患者的气道护理，全国范围内尚无共识性规范或标准，此领域现有的研究与实践多参照气管切开机械通气的气道护理模式进行探索。各家医院常根据自身的临床经验或沿袭的习惯进行操作，具有较大的随意性，一是造成了对于这类患者照护质量的参差与变异，存在一定的护理风险与隐患；二是阻碍了气管切开非机械通气患者护理规范的建立，无法促成全国范围内气管切开非机械通气患者护理质量的同质化提升。

然而必须指出的是，气管切开机械通气患者主要集中在颅脑外伤、脑血管疾病、神经肌肉疾病、呼吸系统疾病等疾患，患者疾病特点、治疗转归、护理重点与非机械通气者均有显著不同，其主要表现在：气管切开非机械通气患者可自主呼吸，可下床自如活动，咳嗽反射正常，神志如常，且人工气道维持时间相对较长（尤其是头颈部恶性肿瘤患者）等；由此可见，气管切开机械通气患者的气道护理方法并不能完全套用至气管切开非机械通气患者，亟须制定相应的护理操作规范为相关的医务人员提供依据与参考。

二、国际、国内标准现状及需进一步解决的问题

系统检索国内外专业网站及相关数据，以了解该领域的研究与实践状况，作为本次标准制订的参考依据。根据中英文检索词检索国内外数据库包括 PubMed、OVID、Cochrane Library、Embase、BMJ Best Practice、CINAHL、JBI、英国国家卫生与临床优化研究所（National Institute for Health and Care Excellence，NICE），相关专业团体网站及政府网站包括美国耳鼻咽喉头颈外科学会（American Academy of Otolaryngology-Head and Neck Surgery，AAO-SF）、美国耳鼻喉头颈护理学会（Society of Otorhinolaryngology and Head-Neck Nurses，SOHN）、美国呼吸治疗学会（American Association for Respiratory Care，AARC）、英国麻醉学协会、英国重症监护协会（Intensive Care Society，ICS）、中华医学会神经外科学分会以及中华医学会呼吸病学分会呼吸治疗学组、维普中文期刊服务平台等。发布时间截至 2018 年 10 月。经检索，未见公开颁布的行业标准；共获取 11 份指南，其中 2 份来自国内，9 份来自国外（表 2-1）。

表 2-1　国内外出版的气管切开相关指南及专家共识

发布年份	更新年份	发布机构 / 著者	指南名称	指南类型
2013 年	—	美国耳鼻咽喉头颈外科学会	《临床共识：气管造口护理》	非循证指南
2012 年	—	英国麻醉学协会	《多学科指南：气管造口术和喉切除患者气道紧急情况的管理》	非循证指南
2012 年	—	美国呼吸治疗学会	《2012 临床指南：有创和无创机械通气时的气道湿化》	循证指南
2008 年	2011 年，2014 年	英国重症监护协会	《标准和指南：成人临时气管造口术患者的护理标准》	非循证指南
2008 年	—	Dennis-Rouse，Melissa D. Davidson，Judy E.	《基于证据的气管造口护理实践的评价》	非循证指南
2003 年	2007 年	苏格兰国民保健服务	《最佳实践共识：气管造口患者的护理》	非循证指南
2012 年	2014 年	圣乔治大学医院 NHS 基金会信托	《气管造口术指南》	非循证指南
2003 年	每 3 年更新，最近更新 2016 年	唐卡斯特和巴塞特劳医院 NHS 基金会信托	《最佳实践指南：成人气管造口护理策略》	非循证指南

续表

发布年份	更新年份	发布机构 / 著者	指南名称	指南类型
2016 年	—	美国癌症协会	《美国癌症协会指南：头颈部肿瘤康复的护理指南》	循证指南
2016 年	—	中华医学会神经外科学分会，中国神经外科重症管理协作组	《中国神经外科重症患者气道管理专家共识》	非循证指南
2014 年	—	中华医学会呼吸病学分会呼吸治疗学组	《成人气道分泌物的吸引专家共识》	非循证指南

综合分析，11 份已发表指南的推荐意见和应用说明中涉及气管切开后气道管理的内容主要包括气管切开适应证、禁忌证、操作人员的要求、环境要求等 22 项。按照提及频次从高到低排序，前 8 项内容依次是设备和监测（7 次）、气道湿化（7 次）、并发症的防治及处理（7 次）、人工气道的撤除（7 次）、适应证（6 次）、选择导管（6 次）及导管护理（6 次），仅提及 1 次的内容包括环境要求、知情同意、气管切开前的评估、导管固定、营养、随访等。毋庸置疑，已发表的指南可以一定程度上为我国气管切开非机械通气护理规范的起草提供借鉴和指导。

然而，以下问题不容忽视：①适用性问题：已有的大部分指南推荐意见不明确，如指南介绍了导管的种类，但并未说明不同导管的适用患者情况；环境要求中并未涉及具体湿度和温度，造口护理中的皮肤护理该如何进行观察和评估，出现出血、渗液和感染该如何处理等。②科学性问题：目前国内仅有两份相关的气道管理专家共识，高质量的临床研究少，并未形成我国的气管切开后气道护理指南的实践规范或标准。由于我国患者人群的基线特征、医疗卫生资源的分布以及经济、文化、政策等诸多因素与国外的情况存在差异，故国外指南无法套用于我国的临床情境。

因此，基于我国实际情况，结合全球范围内气道管理相关最佳证据，建立适合我国本土的气管切开非机械通气患者的气道护理规范，为临床护理人员实践提供参考，以提高这类患者的护理质量，改善患者结局是我们努力的方向。

三、适用范围

本团体标准适用于各级各类医疗机构，由经过气管切开相关培训且考核合格的医务人员在执行气管切开非机械通气患者气道护理操作时使用。本标准的目标患者为接受气管切开术但非机械通气的患者，排除需要机械辅助通气的患者。

第二节　T/CNAS 03—2019 气管切开非机械通气患者气道护理团体标准

中　华　护　理　学　会　团　体　标　准

T/CNAS 03—2019

气管切开非机械通气患者气道护理

Airway care for non-mechanically ventilated patients with tracheotomy

2019-11-10 发布　　2020-01-01 实施

中华护理学会　发布

目 次

前　言

本标准由中华护理学会提出并归口。

本标准按照 GB/T 1.1—2009 给出的规则起草。

本标准主要起草单位：复旦大学附属眼耳鼻喉科医院、北京大学第一医院、首都医科大学附属北京同仁医院、中国医学科学院北京协和医院、中山大学附属第一医院、上海交通大学医学院附属第九人民医院、四川大学华西医院、华中科技大学同济医学院附属同济医院、中国科学技术大学附属第一医院。

本标准主要起草人：席淑新、耿小凤、田梓蓉、蔡永华、胡丽茎、蒋莉莉、余蓉、张惠荣、薛贵芝、吴沛霞、华玮、归纯漪、彭峥嵘、李野。

气管切开非机械通气患者气道护理

1　范围

本标准规定了气管切开非机械通气患者气道护理的基本要求、气道吸引、气道湿化、气管造瘘口的维护、气管内套管清洗与消毒、气管套管更换的护理、气管套管拔除的护理及并发症的护理。

本标准适用于各级各类医疗机构的医务人员。

2　规范性引用文件

下列文件对于本文件的应用是必不可少的。凡是注日期的引用文件，仅所注日期的版本适用于本文件。凡是不注日期的引用文件，其最新版本（包括所有的修改单）适用于本文件。

WS/T 313 医务人员手卫生规范

WS/T 311 医院隔离技术规范

WS/T 367 医疗机构消毒技术规范

3　术语和定义

下列术语和定义适用于本文件。

3.1　气管切开术　tracheotomy

切开颈段气管前壁，置入气管套管，使患者通过重新建立的通道进行呼吸的一种手术。

3.2　非机械通气　non-mechanical ventilation

以人工气道来维持气道通畅、改善通气和氧合，但无需呼吸机等机械装置辅助通气的方式。

3.3　气管造瘘口　tracheostoma

气管切开或喉切除术后形成的临时或永久性的与外界大气相通的气道开口。

3.4　气道吸引　tracheal suction

通过吸引器和吸引管经气管套管或气管造瘘口清除气道分泌物的技术。

3.5　浅吸引　shallow suction

以所佩戴的气管套管的长度来估计，当吸引管远端能到达气管套管末端时进行的气道吸引。

3.6　深吸引　deep suction

吸引管插入人工气道直至遇到阻力时，回退吸引管 1cm 时进行的气道吸引。

3.7 声门下分泌物吸引 subglottic secretion drainage（SSD）

利用带有SSD装置的气管套管连接负压吸引装置，对声门下气囊上分泌物进行持续或间断吸引的技术。

3.8 气道湿化 airway humidification

采用湿化器或各种湿化方式将溶液或水分散成极细微粒，以增加吸入气体温湿度，使气管和肺部能吸入含足够水分的气体，从而达到湿化气道黏膜、稀释痰液、保持黏液纤毛正常运动的方法。

3.9 持续气道湿化 continuous airway humidification

采用湿化仪器持续、均匀地向气道注入湿化液，或采用湿化装置以维持上呼吸道的湿化、加温和（或）过滤的方法。

3.10 间歇气道湿化 intermittent airway humidification

采用湿化仪器或湿化装置间隔一定时间向气道注入湿化液，以维持上呼吸道的湿化、加温和（或）过滤的方法。

3.11 湿热交换器 heat and moisture exchanger（HME）

一种通过其内部的特殊材料吸收患者呼出气体的热量和水分，并在吸入气体时释放，从而对吸入气体起到加温、湿化、过滤功能的气道湿化装置，也称人工鼻。

3.12 脱管 decannulation

气管外套管意外脱出气管造瘘口外，或未见脱出但气管外套管实际置于颈前软组织内。

4 基本要求

4.1 应严格遵守无菌技术操作原则。

4.2 操作前后手卫生应符合WS/T 313规定。

4.3 留置气管套管期间，应动态评估病情、呼吸、气管套管固定情况、气道通畅性、有无脱管及并发症。

4.4 带气囊的气管套管气囊压力应维持在25~30cmH_2O，宜每4~6h监测气囊压力。可每4~6h放气1次，每次放气30min左右。对带有声门下吸引装置的套管，每次放气前应进行声门下分泌物吸引。

4.5 对患有呼吸道传染性疾病的患者，隔离和自我防护应符合WS/T 311规定。

5 气道吸引

5.1 时机

5.1.1 气管造瘘口可见痰液或闻及痰鸣音。

5.1.2 血氧饱和度下降至95%以下。

5.1.3 双肺听诊出现大量湿啰音，怀疑是气道分泌物增多所致。

5.1.4 怀疑胃内容物反流误吸或上气道分泌物误吸。

5.1.5 咳嗽排痰无力。

5.1.6　需要获取痰液标本。

5.1.7　带气囊的气管套管放气时。

5.1.8　其他经临床专业判断认为需行气道吸引。

5.2　操作要点

5.2.1　吸引管管径不宜超过气管内套管内径的 50%,宜选择有侧孔的吸引管。

5.2.2　每次吸引前应检查负压,吸痰时成人负压控制在 80~120mmHg,痰液黏稠者可适当增加负压。

5.2.3　吸引前后宜给予氧气吸入。

5.2.4　进食后 30min 内不宜进行气道吸引。

5.2.5　吸引前不宜向气道内滴入湿化液,仅在气道分泌物黏稠且常规治疗手段效果有限时,可在吸引时滴入湿化液。

5.2.6　插入吸引管时应零负压。

5.2.7　宜浅吸引,若吸引效果不佳则可深吸引。

5.2.8　每次吸引应在 15s 内完成,连续吸引应小于 3 次。

5.2.9　吸引过程中应观察患者呼吸、面色、痰液颜色、性状和量等,如有异常应立即暂停吸引。

5.2.10　应评估吸引后的效果,观察气道吸引后的不良反应。

5.2.11　应记录吸引的时间、痰液的颜色、性状和量。

6　气道湿化

6.1　气道湿化方式

6.1.1　气道湿化方式分为持续气道湿化和间歇气道湿化,湿化方式的选择应根据病情、活动度、呼吸道功能、痰液的颜色、性状和量等因素综合考虑。

6.1.2　术后早期卧床期间可采取持续气道湿化,能下床时可采取间歇气道湿化。

6.2　气道湿化装置

6.2.1　可使用注射器、滴瓶、雾化器、喷瓶等间断湿化装置向患者气道间歇滴入或喷入湿化液。

6.2.2　持续气道湿化装置可采用微量泵、输液泵、输液装置、加温湿化系统、湿热交换器等将湿化液持续注入气道内。

6.2.3　有明显血性痰液、痰液黏稠且痰液多的患者不应使用湿热交换器。

6.3　气道湿化液

6.3.1　气道湿化液可选用 0.45% 或 0.9% 氯化钠溶液;使用加温湿化系统时应选用灭菌注射用水。

6.3.2　发生感染、痰液黏稠时,应遵医嘱使用黏液稀释剂、黏液促排剂等药物进行湿化。

7 气管造瘘口的维护

7.1 敷料选择与更换

7.1.1 应使用无菌纱布或医用气切泡沫敷料作为气管套管垫。

7.1.2 无菌纱布气管套管垫应每日更换，如有潮湿、污染应及时更换；泡沫敷料根据产品说明书使用。

7.1.3 应定时检查敷料及气管造瘘口周围皮肤，确保清洁干燥。

7.2 清洁与消毒

7.2.1 应每日用生理盐水清洁气管造瘘口，并消毒造瘘口皮肤。

7.2.2 气管造瘘口清洁前宜进行气道吸引，保持气道通畅。

7.2.3 气管造瘘口消毒宜采用含碘类或乙醇类皮肤消毒剂，消毒剂过敏者应采用 0.9% 氯化钠溶液。

7.2.4 不应使用含矿物油的产品进行气管造瘘口周围皮肤清洁。

8 气管内套管清洗与消毒

8.1 气管内套管宜在流动水下清洗，清洗后的气管套管壁上应无肉眼可见的附着物，对光检查确认通畅。

8.2 气管内套管宜清洗消毒至少每日 2 次，清洗消毒应按规程执行（见附录 A）。

8.3 气管套管消毒灭菌应符合 WS/T 367 规定。

9 气管套管更换的护理

9.1 确认需要更换气管套管的型号及规格。

9.2 备好换管所需物品，润滑新的气管套管备用。

9.3 协助患者取适当体位，经气管套管和口腔充分气道吸引。

9.4 配合医生更换气管套管时，应同时观察患者呼吸、面色及病情变化。

9.5 气管套管更换后，应检查套管固定是否正确及患者呼吸情况等，并做好记录。

10 气管套管拔除的护理

10.1 拔除前评估与准备

10.1.1 应评估患者的意识状况、自主呼吸、咳嗽反射、吞咽反射、清理呼吸道的能力、痰液颜色、性状和量、有无肺部感染等。

10.1.2 应指导 / 训练患者拔管时的配合要点和拔管后的注意事项。

10.1.3 拔管前宜连续堵管 24~48h，观察并记录堵管期间患者活动、睡眠、进食时的呼吸情况。

10.2 拔除后的观察与处理

10.2.1 应观察患者呼吸、咳痰情况、吞咽反射及进食等情况。

10.2.2　应观察气管造瘘口胶布或张力性敷料是否固定牢固，伤口是否对合好。

10.2.3　指导患者功能康复。

10.2.4　备好床旁紧急气管切开用物。

11　并发症的护理

11.1　气管造瘘口感染

11.1.1　气管造瘘口周围敷料应保持清洁干燥，潮湿污染应及时更换。

11.1.2　应观察感染的气管造瘘口，记录红肿、肉芽组织、渗出物、异常气味及不适主诉，告知医生。

11.1.3　应遵医嘱做好气管造瘘口清创和换药。

11.2　气管套管堵塞

11.2.1　当内套管堵塞时，应取出内套管、吸氧，清洗消毒内套管并重新置入。

11.2.2　当外套管堵塞时，应继续气道湿化与吸引、吸氧，同时立即通知医生，并做好换管或重新置管等用物准备。

11.3　脱管

11.3.1　应立即通知医生，并协助重新置管。

11.3.2　应使用面罩高流量吸氧，同时做好重新置管的用物准备和急救护理。

附 录 A
（规范性附录）
气管内套管消毒方法

消毒方法	适用类型	操作方法	注意事项
高压蒸汽灭菌法	耐湿、耐热的气管套管（如金属气管套管），且有多个配套内套管	1. 操作者戴一次性清洁手套，双手操作取出内套管 2. 将污染的内套管放入专门容器送消毒供应中心统一清洗、灭菌 3. 将灭菌好的内套管送回病区备用	双手操作取出内套管：一手固定气管套管的外套管底板，另一手取出内套管；同时将已消毒灭菌的备用内套管立即放入外套管内
煮沸消毒法	耐湿、耐热的气管套管（如金属气管套管等）	1. 操作者戴一次性清洁手套，双手操作取出内套管（方法同上） 2. 放入专用耐高温容器内，煮沸3~5min，使痰液凝结便于刷洗 3. 用专用刷子在流动水下清洗内套管内外壁，并对光检查内套管清洁无痰液附着 4. 刷洗干净的内套管应再次放入干净水中，煮沸时间≥15min 5. 消毒好的内套管干燥、冷却后立即放回外套管内	煮沸时间应从水沸后开始计时；高海拔地区应适当延长煮沸时间
浸泡消毒法	各种材质的气管套管	1. 操作者戴一次性清洁手套，双手操作取出内套管（方法同上） 2. 先用多酶稀释液浸泡3~5min，使内套管上附着的有机物被分解，便于刷洗 3. 用专用刷子在流动水下清洗内套管内外壁，并对光检查内套管清洁无痰液附着 4. 将清洗干净的内套管完全浸没于装有消毒液的容器中，加盖浸泡至规定时间 5. 消毒后用0.9%氯化钠溶液、无菌水、蒸馏水或冷开水彻底冲洗干净、干燥后立即放回外套管内	各类消毒液的浸泡时间： a）3%过氧化氢：浸泡时间≥15min b）5.5g/L的邻苯二甲醛：浸泡时间≥5min c）75%乙醇：浸泡时间≥30min d）含有效氯2 000mg/L消毒液：浸泡时间≥30min e）0.2%过氧乙酸：浸泡时间≥30min f）2%戊二醛：浸泡时间≥20min

第三节　团体标准要点解读

《气管切开非机械通气患者气道护理》团体标准中核心要素包括基本要求、气道吸引、气道湿化、气管造瘘口的维护、气管内套管清洗与消毒、气管套管更换的护理、气管套管拔除的护理及并发症的护理八个方面，本节将对标准中的重点难点内容进行解读。

一、基本要求

（一）气管切开非机械通气患者的动态评估

本标准在 4　基本要求的 4.3 中提及，气管切开佩戴气管套管期间注重各类情况的动态评估。气管切开非机械通气患者如喉癌喉切除术后、鼻咽癌手术中预防性气管切开术后、其他耳鼻喉科气道梗阻导致的气管切开术后护理是耳鼻喉科术后护理的重要内容。患者的病情变化、呼吸状态是否平稳、气管套管是否固定稳妥、气道是否通畅、有无脱管风险等是气道护理有效性的重要指标，尤其是气管切开早期，患者可能会因为不能适应气道里置入的气管套管而自行拔除，造成气道再次阻塞的极大风险，因此必须动态评估和护理。

（二）气管切开非机械通气患者的气囊压力监测

本标准在 4　基本要求的 4.4 中提及，气管切开术后佩戴带气囊气管套管的患者要关注气囊压力的监测，这是有关气管切开护理国际指南和我国学者编撰《人工气道气囊的管理专家共识（草案）》的推荐要求。本标准在编制时经过全国 22 个省、自治区、直辖市的 68 所医院的耳鼻咽喉头颈外科病房的广泛调研，结果发现仅少数医院配备气囊压力监测设备。基于标准是否采纳的依据，即临床情境、循证依据和规范制定原则，经过编制团队的反复商讨，考虑操作在全国推广的临床可行性，最终未明确规定气囊压力监测的具体方法，而是强调监测的频次和间隔时间。

二、气道吸引

（一）吸引时机

本标准在 5　气道吸引的 5.1 吸引时机中提及，进行气道吸引前要评估是否有明确指征。由于气道吸引是有创操作，如操作不当可有诸多不良反应，临床上应根据痰液情况来决定吸引的必要性，并不推荐“定期吸引”而是遵循“按需吸引”的原则，同时鼓励患者尽可能自己咳出痰液。本标准列举需要进行气道吸引的八种临床场景，其中包括患者的痰鸣音、血氧饱和度、听诊肺部湿啰音、患者自身咳痰能力和专科操作要求等方面，方便初学者进行快速判断和评估进行按需吸引。

（二）气道吸引的操作要点

本标准在 5.2 操作要点 5.2.2 中提及，气道吸引的负压成人维持 80~120mmHg。2014 年中华医学会呼吸病学会呼吸治疗学组发布的《成人气道分泌物的吸引专家共识（草案)》指出,吸痰时负压控制在80~120mmHg(10.64~15.96kPa),痰液黏稠者可适当增加负压;美国呼吸治疗学会(AARC)2010年发布*Endotracheal Suctioning of Mechanically Ventilated Patients With Artificial Airways*指出,推荐新生儿的适宜负压值为80~100mmHg,成人≤150mmHg。尽管经起草专家共识会讨论,该负压较小,可能不符合临床需求,但考虑气道吸引属于有创操作,从患者有利原则考虑,提出痰液黏稠者可适当增加负压。同时需要注意的是,气道吸引操作是一个连续动态的过程,气道吸引的前、中、后各阶段要严格落实吸引操作要点,包括吸引用物、吸引负压、吸引深度、吸引时间、吸引前后的患者评估几方面。

需要补充的是,美国呼吸治疗学会(AARC)发表了2022版《AARC临床实践指南:人工气道内吸痰》,该指南建议新生儿及儿童的吸痰负压为120mmHg以下,成人吸痰负压为200mmHg以下,但主要是根据临床经验调整,缺乏高质量的证据支持,与国内情况类似。总的原则是建议尽可能在有效清除分泌物的前提下设置较低的负压水平进行气道吸引。

三、气道湿化

本标准在6.1气道湿化方式6.1.1中提及,气道湿化有持续气道湿化和间歇气道湿化两种方式,由于气道湿化对气管切开术后管路通畅和并发症预防有重要作用,因此要根据多方面评估确定湿化方式和湿化量。本标准基于循证实践推荐指出,应根据患者的病情、活动度、呼吸功能、痰液性状等因素综合评估选择合适的湿化方式和湿化量,动态调整湿化方案。如气管切开非机械通气患者在术后早期可能需要卧床休息或咳痰无力,此时可采用持续气道湿化;当患者恢复良好,可以自主下床活动时,推荐采用间歇气道湿化方式,一方面保障临床医务人员将气道湿化有效执行,另一方面也考虑外科快速康复“鼓励外科术后患者尽早下床活动”的理念,间歇湿化能够减少因湿化设备限制患者活动范围,尽早下床活动,从而有利于患者围手术期的快速康复。

四、气管内套管清洗与消毒

本标准在8 气管内套管清洗与消毒8.2中提及,气管内套管清洗消毒的次数至少每日2次。根据英国重症监护协会(ICS)指南,非机械通气患者的气管内套管清洗频率最多4小时1次,至少每8小时1次。本标准起草组征求全国11位耳鼻喉科领域护理专家意见,对气管套管清洗次数提出建议:临床每日清洗2次对维持气道通畅是安全且有效的。考虑到国内外气管套管材质不同,国外以塑料及硅胶气管套管为主,而本次标准制定时函询全国68所耳鼻咽喉头颈外科病房,结果95%以上的医院在耳鼻咽喉头颈外科病房使用金属气管套管。因材质的特性,清洗次数也会不同。国内医疗机构每日清洗消毒内套管1~3次不等,每日清洗1次的医疗机构在临床实践中并未因清洗次数少而发生套管阻塞增加。最后专家共识会讨论:在确保气管套管通畅、安全的前提下,考虑人力和时间成本,以最少次数为宜。专家组考虑全国各地区医院的差异性,将清洗次数未做强制要求,本标准指出气管内套管宜每日至少进行 2 次清洗和消毒，按照内套管的材质，可选择不同的消毒方法；耐湿、耐热且有备用内套管的应选择高压蒸汽灭菌法，仅单套管应选择煮沸消毒法，浸泡消毒法适合各类材质的气管套管。

五、气管套管更换的护理

（一）气管套管更换的准备

本标准在 9　气管套管更换的护理 9.1 和 9.2 中提及，气管套管更换前的用物准备包括确定更换气管套管的型号和规格、准备好所需用物和做好患者的气道清理准备。因为在术后早期气管造瘘口的窦道尚未形成时更换气管套管，存在更换套管失败的风险，一旦发生可能造成患者的呼吸困难、窒息甚至危及生命。因此，进行气管套管更换须由具有执业资格及经过气管切开相关培训且考核合格的医师进行操作，护士应掌握更换气管套管的配合要点，更换过程应配合医生，观察患者呼吸、面色和病情变化。

（二）气管套管更换后的评估

本标准在 9　气管套管更换的护理 9.5 中提及，更换后做好套管固定检查和患者呼吸情况的评估，确保套管以正确的方式固定在患者身上。在临床实践中，患者会因气管套管固定的松紧不合适出现各种致命风险。如由于气管套管固定松脱，患者频繁咳嗽后气管套管移位甚至脱出；也会因气管套管固定太紧，导致患者颈部皮肤发生医疗器械相关压力性损伤；患者因佩戴期间气管套管不耐受，出现憋气、刺激性咳嗽，严重者有主动拔管的冲动风险行为。因此本标准强调在更换气管套管后要关注患者及气管套管的评估和记录。

六、气管套管拔除的护理

（一）拔管前评估与准备

本标准在 10.1 拔除前评估与准备 10.1.3 中提及，要关注气管套管拔除前的评估和准备，强调拔管前宜连续 24~48 小时堵管，通过堵管期间对患者活动、睡眠、进食时呼吸的动态评估，确保安全拔管。在临床实践中，少数患者因堵管不耐受引起呼吸困难，导致堵管失败而重新开放气道；也有患者因堵管期间的不适应，出现剧烈咳嗽、憋喘甚至出现一过性的晕厥，造成跌倒意外伤害。这些情况常见于堵管的早期，因此要特别关注患者堵管期间的呼吸状态的动态评估，以便发现患者呼吸异常及时调整堵管方案，避免类似风险情况的发生。

《成人气管切开拔管中国专家共识》编写组，中华医学会物理医学与康复学分会心肺康复学组和中国康复医学会重症康复专业委员会在 2023 年发表了《成人气管切开拔管中国专家共识》，该专家共识首次在气管切开术后的管理中加入康复元素，共识建议要关注患者拔管前的康复治疗，具体包括：①肺康复治疗，含体位管理、早期活动及运动、气道廓清治疗、吸气肌训练四个方面；②拔管前吞咽康复训练，包括说话瓣膜佩戴及训练、声门下正压、咽腔电刺激三方面。该专家共识的目标人群是已成功脱机的成人气管切开患者，证据等级较高。临床实践过程中可以根据患者的病情需要，在临床医师、护理人员和康复治疗师的指导下进行拔管前的康复治疗，有助于平稳拔管。

（二）拔管后的观察与处理

本标准在 10.2 拔除后的观察与处理 10.2.4 中提及，患者气管套管拔除后在床旁备好紧急气管切开用物。部分患者仍会在拔管后出现上呼吸道梗阻的危急情况，而上呼吸道梗阻导致的呼吸困难属于耳鼻喉科的急危症状，需要紧急快速处理。因此在患者住院期间，建议床旁备好紧急气管切开用物，以便高效应对患者呼吸道梗阻呼吸困难的发生。

七、并发症的护理

本标准在 11 并发症的护理 11.1 至 11.3 中提及，对气管造瘘口感染、气管套管堵塞、脱管三类常见并发症的护理进行了规范。本标准强调，对置管后动态观察和评估、发现问题后的原因快速排查、紧急情况的处置，是处理危险并发症的关键。

本标准的制定为国内气管切开非机械通气患者气道护理提供了规范的指导意见，下一步还应促进标准在临床中的推广和落实，加强气道护理培训及质量监管与评价。尽管本标准对气道护理做了较为全面、细致的陈述，制定标准的过程严谨规范，注重了标准的科学性和实用性，但鉴于在某些方面仍缺乏高质量的研究，故建议今后有更多高质量的实证研究聚焦气道吸引的负压范围、气囊压力监测和放气时间、内套管清洗消毒次数、湿化方式、湿化量、湿化液等方面，为统一气道护理的临床规范提供高质量证据。

参 考 文 献

［1］中华护理学会．气管切开非机械通气患者气道护理：T/CNAS 03—2019［S/OL］．（2019-11-10）［2024-12-01］．http：//www.zhhlxh.org.cn/cnaWebcn/upFilesCenter/upload/file/20200622/1592816665044055264.pdf.

［2］彭峥嵘．喉癌患者术后早期气道湿化的现况调查［D］．复旦大学，2014.

［3］中华医学会呼吸病学分会呼吸治疗学组．成人气道分泌物的吸引专家共识（草案）［J］．中华结核和呼吸杂志，2014，37（11）：809-811.

［4］《成人气管切开拔管中国专家共识》编写组，中华医学会物理医学与康复学分会心肺康复学组，中国康复医学会重症康复专业委员会．成人气管切开拔管中国专家共识（上）［J］．中华物理医学与康复杂志，2023，45（6）：481-487.

［5］American Association for Respiratory Care. AARC Clinical Practice Guidelines：Endotracheal suctioning of mechanically ventilated patients with artificial airways 2010［J］. Respir Care，2010，55（6）：758-764.

［6］RESTREPO R D，WALSH B K. Humidification during invasive and noninvasive mechanical ventilation：2012［J］. Respir Care，2012，57（5）：782-788.

［7］RAIMONDI N，VIAL M R，CALLEJA J，et al. Evidence-based guidelines for the use of tracheostomy in critically ill patients［J］. J Crit Care，2017，38：304-318.

［8］TROUILLET J，COLLANGE O，BELAFIA F，et al. Tracheotomy in the intensive care unit：guidelines from a French expert panel：the French Intensive Care Society and the French Society of Anaesthesia and Intensive Care Medicine［J］. Anaesth Crit Care Pain Med，2018，37（3）：281-294.

［9］Intensive Care Society. Intensive Care Society standards 2014：Standards for the care of adult patients with a temporary tracheostomy [EB/OL]. [2024-12-01]. https: //ics.ac.uk/static/e0b8c2b2-2b70-4a18-839eb859969dbb74/ICS-Tracheostomy-Standards-2014.pdf.

[10] MCGRATH B A, BATES L, ATKINSON D, et al. Multidisciplinary guidelines for the management of tracheostomy and laryngectomy airway emergencies [J]. Anaesthesia, 2012, 67 (9): 1025-1041.

[11] BLAKEMANT T C, SCOTT J B, YODER M A, et al. AARC clinical practice guidelines: artificial airway suctioning [J]. Respir Care, 2022, 67 (2): 258-271.

第三章

住院患者身体约束护理

第一节 编制背景

一、本标准要解决的问题或技术

身体约束是指使用物理或机械性设备、材料或工具附加在或邻近于患者的身体，以限制患者的自由活动或使患者不能正常接近自己的身体。身体约束是辅助性的医疗措施之一，常被用于精神意识障碍、居家护理院、养老院等保护患者安全，防止意外事件发生。2016 年"住院患者身体约束率"被国家卫生计生医院管理研究所护理中心列入《护理敏感质量指标实用手册》，正式将其作为衡量护理服务质量的 13 个指标之一。

随着医学模式的转变，人们对患者身心的关注度越来越高，这也对临床约束行为的规范实施提出了更高的要求。而在身体约束的临床护理实际应用过程中，由于缺乏统一、规范且具有权威性的护理技术标准，各医疗机构在身体约束评估、实施监测、解除指征等方面存在诸多问题。

1. 缺少明确的身体约束使用指征　明确约束指征可以保证身体约束的合理性、科学性，避免约束滥用而增加约束所致不良事件的发生率。护理人员对患者进行约束实施时，对患者的评估较为片面，多因患者的异常情绪及行为等使用约束，评估的主观性、随意性较强。

2. 缺乏患者约束管理标准　身体约束并非简单的操作，身体约束应具有时效性、连续性，此外，身体约束还应动态评估约束的有效性、约束部位的皮肤情况、约束解除等情况。身体约束相关研究大多集中于身体约束决策评估及最小化身体约束实施方面，针对身体约束期间的患者管理较少提及。

3. 约束解除指征不明确　明确约束解除指征可尽早解除患者约束，减少因约束带来的皮肤损伤等潜在风险，减轻患者心理负担，促进患者康复进程。但现有研究中，对身体约束使用的解除指征有所提及，但均未详细列出，对临床身体约束实施参考价值较小。

4. 缺少相关法律条例　虽然我国部分省市已出台的精神卫生条例中提及对卫生机构使用身体约束的要求，但尚未提出针对普通医院患者身体约束的相关法律或规定。

越来越多的研究发现，身体约束的使用与护理不良预后相关，包括约束肢体损伤、创伤后应激障碍、谵妄、非计划性拔管等，从而对护理结局产生负面影响，还涉及侵害患者自主权利等伦理问题。因此，需要基于国情制定一项适合中国国情的身体约束操作标准，为护士实施住院患者身体约束提供指导，提高护士操作科学性及规范性，降低身体约束使用率及不良事件发生率，进一步提高患者、家属的满意度。

二、国际、国内标准现状及需进一步解决的问题

近年来多个国家及组织机构制定了约束相关标准或指南，经查阅文献可获取三十多部约束标准及指南，但质量参差不齐。不同国家和组织在标准、指南的内容制定及推荐意见存在差异，具体内容的侧重点和约束实施方法各不相同。国外身体约束理念的提出较早，在重症、老年、精神卫生等不同群体均有相适应的标准和指南，目前国外推广应用较为广泛的身体约束指南包括：

1. 治疗干预计划　治疗干预计划为临床护士对患者进行身体约束评估提供了一项具体的评估工具，在一定程度上有助于提高身体约束使用的科学性和合理性。该标准要求在约束前对患者治疗情况、定向力进行详细评估，并进行分级决策，根据不同等级实施不同的约束方案，但该标准在评估中可能未充分考虑患者的心理状态、社会环境等因素，可能会影响身体约束的使用决策，同时标准的试点研究样本量较小，其合理性和有效性有待进一步验证。

2. ICU 约束决策轮及等级　ICU 约束决策轮及等级用于约束前的评估，该工具由代表行为、设施、独立、约束的同心圆构成，自内向外进行评估，当里环的三个等级都对应着约束时，方使用身体约束，否则不约束或应用替代方法。作为临床护士进行身体约束的评估工具，其对于使用后的效果未进行深入探讨，所提出的替代身体约束方法未得到相关的研究证实，是否可以作为临床上对于身体约束的替代方法有待进一步研究。

3.《ICU 患者安全防护的临床实践指南：身体约束的使用》　该指南由美国重症医学会制定，强调了最小化约束原则，优先推荐考虑非约束性干预措施，同时强调对患者进行全面评估并由医生、护士在内的多学科团队进行约束决策，但该指南主要针对 ICU 环境和患者，可能不完全适用于其他类型患者。

4.《促进安全：实施约束的替代方法》　该指南由加拿大安大略省注册护士协会颁布，从临床实践、教育和组织政策三个层面阐述如何将预防、减少身体约束的概念贯穿于临床工作中，为临床护士提供以证据为基础的推荐意见，旨在帮助护士减少、合理、规范使用约束措施，运用约束替代方法提供有效的临床指导依据。但该指南在评估工具和标准方面未进行详细阐述，不同护理人员对患者是否需要约束的判断可能存在差异，同时在不同文化背景下患者及家属对身体约束及替代方法的接受程度可能存在差异，导致其在临床实践中难以有效应用。

国内有关身体约束的标准及指南相对较少，《临床护理实践指南（2011）版》提出了最小化约束原则，同时对身体约束实践提出了指导意见及减少身体约束的策略。2012 年《中华

人民共和国精神卫生法》对精神障碍患者的身体约束作出了相关规定，但该文件对普通患者的身体约束的借鉴意义有限。

随着人们对良好就医体验要求的不断提升，身体约束在临床的关注度越来越高。国内现有的身体约束相关法规及实践指南并不能为临床医护人员实施身体约束提供详细的规范与指导。国外身体约束相关指南较为成熟，但各指南及标准的内容差异导致临床护理人员在身体约束实施中受阻。因此，亟须立足国情，综合各国指南之所长，制定适合我国国情的住院患者身体约束相关标准，确保临床身体约束护理实践规范化。

三、适用范围

本标准适用于全国各级各类医院的注册护士实施成人住院患者身体约束，指导护士执行身体约束时应遵循的基本要求、约束评估、约束实施和解除约束等具体流程，规范其临床护理实践。其他医疗机构医务人员可参照执行。

第二节　T/CNAS 04—2019 住院患者身体约束护理团体标准

中　华　护　理　学　会　团　体　标　准

T/CNAS 04—2019

住院患者身体约束护理

Nursing care for inpatients with physical restraint

2019-11-10 发布　　2020-01-01 实施

中华护理学会　发布

目　次

前　言

本标准由中华护理学会提出并归口。

本标准按照GB/T 1.1—2009 给出的规则起草。

本标准主要起草单位：河南省人民医院、北京协和医院、中华护理学会护理管理专业委员会、中日友好医院、华中科技大学同济医学院附属协和医院、江苏省人民医院、中南大学湘雅医院、国家护理专业质控中心、北京医院、中国医学科学院阜外医院、北京大学第一医院、北京大学第三医院、北京市第六医院、北京中医药大学东直门医院、北京海淀医院、首都医科大学附属北京世纪坛医院、首都医科大学附属北京儿童医院、华中科技大学同济医学院附属同济医院、郑州大学第一附属医院、安徽省立医院、吉林大学第一医院、天津市第四中心医院。

本标准主要起草人：宋葆云、李黎明、吴欣娟、张红梅、郑一宁、赵菁、刘义兰、顾则娟、高红梅、么莉、孙超、张辰、刘霞、童素梅、温峥、郭海玲、梁红艳、刘俐惠、杨军华、王颖、娄小平、宋瑰琦、殷欣、唐明霞。

住院患者身体约束护理

1 范围

本标准规定了住院患者身体约束的基本要求、约束评估、约束实施和约束解除。

本标准适用于各级各类医院的注册护士，其他医疗机构可参照执行。

2 规范性引用文件

下列文件对于本文件的应用是必不可少的。凡是注日期的引用文件，仅注日期的版本适用于本文件。凡是不注日期的引用文件，其最新版本（包括所有的修改单）适用于本文件。

WS/T 367 医疗机构消毒技术规范。

3 术语和定义

下列术语和定义适用于本文件。

3.1 身体约束 physical restraint

使用相关用具或设备附加在或临近于患者的身体，限制其身体或身体某部位自由活动和（或）触及自己身体的某部位。

3.2 最小化约束 minimizing restraint

最小范围或最短时间地限制患者身体或身体某部位的自由活动。

3.3 约束替代 restraint alternative

可用于代替约束用具、减少身体约束的干预措施，如环境改变、巡视、倾听、陪伴等。

3.4 约束用具 restraint device

用于限制患者身体或身体某部位自由活动的工具，如各种类型的约束带、约束手套、约束衣裤等。

4 缩略语

下列缩略语适用于本文件。

GCS：格拉斯哥昏迷量表（Glasgow Coma Scale）

RASS：Richmond 躁动镇静评分（Richmond Agitation-Sedation Scale）

5 基本要求

5.1 应遵循最小化约束原则，当约束替代措施无效时实施约束。

5.2 应遵循患者有利原则，保护患者隐私及安全，对患者提供心理支持。

5.3 约束过程中应动态评估，医护患三方应及时沟通，调整约束决策。

6 约束评估

6.1 应评估患者是否需要约束（见附录 A）。

6.2 应告知患者或监护人或委托人约束的相关内容，共同决策并签署知情同意书。紧急情况下，可先实施约束，再行告知。

6.3 应根据评估结果和医嘱，选择约束方式和用具（见附录 B）。

7 约束实施

7.1 约束时应执行查对制度，并进行身份识别。

7.2 约束用具的使用应遵循产品使用说明。

7.3 保持约束肢体的功能位及一定活动度，约束用具松紧度以能容纳 1~2 横指为宜，约束部位应给予皮肤保护。

7.4 约束用具应固定在患者不可及处，不应固定于可移动物体上。

7.5 约束中宜使用床档，病床制动并降至最低位。

7.6 应动态观察患者约束松紧度、局部皮肤颜色、温度、感觉、局部血运等情况。一旦出现并发症，及时通知医师。

7.7 记录约束的原因、部位、用具、执行时间、实施者等。

8 约束解除

8.1 约束解除指征

a）患者意识清楚，情绪稳定，精神或定向力恢复正常，可配合治疗及护理，无攻击、拔管行为或倾向；

b）患者深度镇静状态、昏迷、肌无力；

c）支持生命的治疗 / 设备已终止；

d）可使用约束替代措施。

8.2 如多部位约束，宜根据患者情况逐一解除并记录。

8.3 约束用具应专人专用，一次性约束用具使用后应按医疗废物处理，重复使用的约束用具使用后应按产品说明书处理，并符合 WS/T 367 要求。

附 录 A
（资料性附录）
约束前评估内容

A1. 意识状态

评估内容	评 分
运动能力	6分 按吩咐运动 5分 对疼痛刺激产生定位反应 4分 对疼痛刺激产生屈曲反应 3分 异常屈曲（去皮层状态） 2分 异常伸展（去脑状态） 1分 无反应
语言能力	5分 正常交谈 4分 胡言乱语 3分 只能说出单词（不适当的） 2分 只能发音 1分 不能发音
睁眼能力	5分 正常交谈 4分 胡言乱语 3分 只能说出单词（不适当的） 2分 只能发音 1分 不能发音

注：总分15分：正常清醒；12~14分：轻度意识障碍；9~11分：中度意识障碍；4~8分：昏迷；3分：深昏迷

A2. 肌力

0级：肌肉无任何收缩，完全瘫痪

1级：肌肉轻微收缩，但不能产生动作

2级：肢体收缩可引起关节活动，但不能对抗地心引力，即不能抬起

3级：肢体能对抗重力抬离床面，但不能抵抗阻力

4级：肢体能做对抗外界阻力的运动，但未达到正常

5级：肌力正常，运动自如

注：肌无力指肌力分级≤3级

A3. 行为

有攻击性（+4分）：有暴力行为

非常躁动（+3 分）：试图拔出管道

躁动焦虑（+2 分）：身体剧烈移动，无法配合治疗

不安焦虑（+1 分）：焦虑紧张但身体轻微移动

清醒平静（0 分）：清醒自然状态

昏昏欲睡（–1 分）：没有完全清醒，但可保持清醒超过十秒

轻度镇静（–2 分）：无法维持清醒超过十秒

中度镇静（–3 分）：对声音有反应

重度镇静（–4 分）：对身体刺激有反应

昏迷（–5 分）：对声音及身体刺激都无反应

A4. 治疗 / 设备

治疗 / 设备类型	内　　容
支持生命的治疗 / 设备	颅内压监测或留置脑室引流管、胸腔导管、T 管、耻骨上导尿管（膀胱造瘘），气管插管 / 切开导管、机械通气，三腔二囊管，肺动脉导管、临时起搏器、主动脉球囊反搏，动脉导管、体外膜肺氧合管路、连续肾脏替代治疗管路、脉搏指数连续心排量监测导管、中心静脉导管、静脉滴注维持血流动力学稳定的药物（血管活性药物）等
非支持生命的治疗 / 设备	留置普通引流管、直肠造瘘袋 / 肛管、胃造口引流管，氧气面罩或鼻导管、监护导联、脉搏血氧仪、血压袖带，鼻胃管、气囊导尿管，外周静脉置管等

附 录 B
（资料性附录）
约束方式和用具的选择

患者情况	约束方式	约束用具
患者有抓伤、自行拔管等行为	上肢约束	约束带、约束手套
患者躁动、有攻击性行为	四肢约束	约束带
患者使用支持生命的治疗/设备且有躁动和攻击性行为	同时行四肢和躯体约束，禁止约束头、颈部	约束带、约束衣、约束背心

第三节 团体标准要点解读

《住院患者身体约束护理》团体标准中核心要素包括基本要求、约束评估、约束实施和约束解除四个部分。基本要求中对实施身体最小化约束原则、患者有利原则及约束过程中的动态评估作出了具体规定。后面部分是实施身体约束的具体操作流程,对于约束前评估内容、实施约束时注意事项、约束的观察记录及解除约束等给出了相关要求和建议。本节将对标准中的重点难点内容进行解读。

一、基本要求

(一)身体最小化约束原则

本标准在基本要求的5.1中提及应遵循最小化约束原则,只有当约束替代无效时实施身体约束。最小化约束要从约束范围、约束部位、约束时长全面考虑,做到范围最小、部位最少、约束时间最短。约束替代是指可用于代替约束的方法及措施,例如用更好的方法固定管道以避免患者拔管;尽早撤除不必要的管道以减少患者的不适;分散患者注意力,加强巡视、家人陪伴、听音乐;提供让患者抓在手里的物品或使用防抓手套、塑料握球等;合理使用镇静、镇痛药物等。

(二)遵循患者有利原则

本标准在基本要求的5.2中提及实施身体约束时,遵循患者有利原则,保护患者隐私及安全,为患者提供心理支持。在考虑实施身体约束时,应以患者为中心,须确保此举是为了保护患者的利益,例如出于患者安全考虑,防止患者因不能控制的行为自伤或伤害他人。实施身体约束时,医护人员应注意保护患者的隐私,避免身体暴露,确保患者的尊严不受侵犯。身体约束往往会让患者产生不适、焦虑或恐惧的情绪。因此,在为清醒患者实施身体约束时,医护人员应提前做好解释沟通工作,并密切关注患者的心理反应。可通过陪伴、安慰、解释、鼓励等措施,持续提供心理支持,以缓解其因约束带来的不适感和心理压力。

(三)约束过程中的动态评估

本标准在基本要求的5.3中提及实施身体约束过程中应动态评估,医护患三方及时沟通,调整约束策略。实施身体约束不是一成不变的决策,而是一个动态评估和调整的过程。医护人员须根据患者的实时状况定期评估约束的必要性和效果。同时加强与患者、监护人或委托人之间的沟通,确保所有决策均以患者的最佳利益为出发点,通过三方及时沟通,灵活、适时调整约束措施,尽量使用约束替代措施,实施“最小化约束”原则,尽早解除约束。

二、约束评估

(一)身体约束必要性评估

本标准在6.1中提及应从患者的意识、肌力、行为、治疗/设备情况评估患者是否需要约束,并在本标准附录 A 中提供了相关评估工具。护士在评估患者是否需要约束时,应综合考虑患者的意识状态、肌力、行为表现以及治疗 / 设备的需求,这些因素共同决定了患者是否存在不自觉地伤害自己或他人、无法配合治疗或干扰医疗设备的使用,甚至拔除生命支持类管道的风险。例如,当患者无行为能力,如处于昏迷、肌无力、中重度镇静时,可不给予约束;只有当患者出现躁动、有攻击性、有自残倾向或干预支持生命的治疗 / 设备的情况下才使用身体约束。

(二)签署身体约束知情同意书

本标准在 6.2 中提及应告知患者或监护人或委托人约束的相关内容,共同决策并签署知情同意书。紧急情况下,可先实施约束,再行告知。

不当的身体约束会对患者产生的不良的生理和社会心理影响,因此在实施身体约束前,应获得患者、监护人或委托人的知情同意。使用通俗易懂的语言告知其病情现状、约束目的、约束方法、约束风险、拒绝约束的可能后果、约束中患者及家属注意事项等,并签署知情同意书。在紧急情况下,如患者存在因认知紊乱、行为失控而导致跌倒、自伤、拔管和无法使用支持生命的治疗 / 仪器等的可能性,无法联系其监护人或委托人等特殊情况时,按照紧急避险原则,可以先实施身体约束以应对紧急情况,知情同意程序在之后补签。

(三)选择合适的约束方式和工具

本标准在 6.3 中提及护士应根据评估结果和医嘱,选择约束方式和约束用具,附录 B 为医护人员提供了不同患者的约束方式和约束用具的决策建议。

患者的肢体是身体约束的主体,约束方式选择主要指根据患者意识状态、肌力、躁动行为等情况,选择不同的约束部位,如上肢约束、四肢约束或行四肢 + 躯体约束。上肢约束多使用约束带、约束手套,适用于管道较多、意识模糊、轻度躁动不能配合的患者,如膝部和踝部躁动明显、有攻击倾向,可使用腿部约束带配合下肢约束;有严重躁动、攻击行为、使用支持生命的治疗 / 设备,四肢约束效果较差,可以应用约束背心、胸部约束带等对患者躯干予以有效约束,避免发生不良事件。在约束过程中应避免对患者头部、颈部实施约束,避免发生颈部神经、血管、气道压迫等造成致命风险。

三、约束实施

(一)约束肢体保护

本标准在 7.3 中提及护士应保持患者约束肢体的功能位及一定活动度,约束用具松紧度以能容纳 1~2 横指为宜,约束部位应给予皮肤保护。

功能位指身体或肢体在不受约束的自然状态下保持正常的功能姿势,可避免肢体变形、关节受损或肌肉萎缩等问题。例如,对于上肢约束,应使肘部保持自然弯曲状态,而不是过度伸展或弯曲。另外,在约束安全范围内,应该尽可能允许肢体有一定程度的活动或灵活性,以减少不适感和疼痛,并且避免肌肉长期不活动导致的萎缩、僵硬、压力性损伤等。约束带或其他约束设备的松紧度应保持适中,以容纳 1~2 横指(1.5~2.0cm)最佳,使约束用具与约束部位保持一定的空间。如约束过紧,则导致局部血液循环受阻、皮肤压迫、神经损伤等问题；而如果约束过松，则约束失效，可导致患者移动或挣脱。为防止约束过程中对皮肤的伤害，如擦伤、压力性损伤等，可在约束带与皮肤接触部位使用新型减压敷料、棉垫等以减少摩擦和压力。

（二）约束的有效性及安全性

本标准在 7.4 及 7.5 中提及约束用具应固定在患者不可及处，不应固定于可移动物体上，约束中宜使用床挡，病床制动并降至最低位，以保障约束的有效性及安全性。

为了防止患者自行松解、挣脱约束用具，可将约束用具末端固定在无法直接接触及或松解的地方，但要确保紧急情况下能被医护人员解除。此外，约束用具末端固定点应保证稳定、不可移动，例如可移动输液架、床头桌、移动吊塔、移动范围较大的床挡等，不适合作为约束用具的固定点，可导致在患者挣扎或运动中发生位移，使约束松动或失效。

在约束过程中使用床挡，可以进一步限制患者的运动，同时床挡还能为患者提供一定的安全保护，避免因挣扎或突然运动导致跌落或其他意外伤害。将床制动并将高度降至最低位，可确保患者在床上的位置稳定，避免因床太高而导致的失衡或不适，也可将患者坠床的伤害降低至最小。

（三）约束过程中并发症的观察

本标准在 7.6 中提及应动态观察患者约束松紧度、局部皮肤颜色、温度、感觉、局部血运等情况，一旦出现并发症，及时通知医师。身体约束不当可导致皮肤摩擦伤、压力性损伤、神经损伤等。有研究显示因约束带导致的皮肤损伤占据器械相关性压力性损伤的 15.2%，位居第 2 位。随着约束时间的延长，约束部位皮肤发红、水肿、肢端血液循环功能障碍发生率也随之增加。因此在约束过程中医护人员应根据患者病情及约束方式定时松解、动态检查约束部位状况，如松紧度、皮肤颜色、皮肤温度、感觉和血液循环等，必要时可以给予减压敷料等预防措施，确保患者安全。一旦发现任何可能导致并发症的征兆，应立即采取措施，及时通知医师进一步评估和处理，避免对患者造成伤害或病情恶化。

四、约束解除

（一）约束解除过程

本标准在 8.1 及 8.2 中提及当患者意识清楚，情绪稳定，精神或定向力恢复正常，可配合治疗及护理，无攻击、拔管行为或倾向；或深度镇静状态、昏迷、肌无力；或支持生命的治疗 / 设备已终止；或可使用约束替代措施时，即可解除约束，如多部位约束，宜根据患者情况逐一解除并记录。

遵循最小化约束原则，根据患者意识状态、肌力、行为、治疗 / 设备类型，符合约束解除指征应尽早解除约束。当患者多部位约束时，根据患者情况，动态评估并循序渐进地解除约束用具。例如对于躁动患者行四肢约束，根据 RASS 评分，如患者烦躁程度降低，可先解除下肢约束用具，达到全部解除指征，再予以解除双上肢约束用具。

（二）约束用具的终末处置

本标准在 8.3 中提及约束用具应专人专用，一次性约束用具使用后应按医疗废物处理，重复使用的约束用具使用后应按产品说明书处理，并符合 WS/T 367 要求。约束用具多为织物类，根据 WS/T 367《医疗机构消毒技术规范》的相关定义织物类约束用具属于低度危险性物品，根据低度危险性物品的清洁与消毒要求，应保持约束用具的清洁，个人专用，如遇污物应及时更换，更换后的约束用具应及时清洗与消毒；甲类及按甲类管理的乙类传染病患者、多重耐药菌感染患者等使用后的约束用具应进行终末消毒或按医疗废物处置。

参考文献

[1] 郝巍巍，江智霞 . ICU 成人患者身体约束的研究进展[J]. 中国护理管理，2017，17(3): 414-418.

[2] 么莉 . 护理敏感质量指标实用手册(2016 版)[M]. 北京：人民卫生出版社，2016: 179-193.

[3] 王海妍，周芬，郭红，等 . ICU 患者身体约束现状及问题分析[J]. 中华护理教育，2019，16(7): 544-547.

[4] 贺方园，陈琼妮，卢璐璐 . 重症监护室护士实施身体约束决策影响因素的研究进展[J]. 中国护理管理，2020，20(6): 929-933.

[5] 莘秀芳，朱秀丽，庞旭峰，等 . ICU 护士实施患者身体约束决策过程的质性研究[J]. 护理学杂志，2019，34(4): 42-46.

[6] 王海妍，赵菁，孙超，等 . 基于指南的 ICU 患者身体约束循证实践护理方案的构建[J]. 中国实用护理杂志，2020，36(19): 1473-1478.

[7] 雷若冰，蒋小平，许颖，等 . 住院患者身体约束临床实践指南的内容分析[J]. 护理学杂志，2019，34(1): 80-83.

[8] 柳清霞，王薇，赵菁，等 . 加拿大安大略护士学会 2012 版《促进安全：实施约束的替代方法》临床实践指南解读[J]. 中华现代护理杂志，2018，24(32): 3848-3854.

[9] 徐雲，赵琦，蒋红，等 . ICU 患者医疗器械相关压力性损伤的调查分析[J]. 上海护理，2022，22(2): 22-25.

[10] 袁媛，程伟鹤 . 身体约束对重症脑卒中病人的影响[J]. 护理研究，2023，37(6): 1110-1113.

[11] JACOB J D, HOLMES D, RIOUX D, et al. Convergence and divergence: an analysis of mechanical restraints [J]. Nurs Ethics, 2019, 26(4): 1009-1026.

[12] JUNIOR M M, KUMAR A, KUMAR P, et al. Assessment of delirium as an independent predictor of outcome among critically ill patients in intensive care unit: a prospective study[J]. Indian J Crit Care Med, 2022, 26(6): 676-681.

[13] VANCE D L. Effect of a treatment interference protocol on clinical decision making for restraint use in the intensive care unit: a pilot study[J]. AACN Clin Issues, 2003, 14(1): 82-91.

[14] HURLOCK-CHOROSTECKI C, KIELB C. Knot-So-Fast: a learning plan to minimize patient restraint in critical care[J]. Dynamics, 2006, 17(3): 12-18.

[15] MACCIOLI G A, DORMAN T, BROWN B R, et al. Clinical practice guidelines for the maintenance of patient physical safety in the intensive care unit: use of restraining therapies-American College of Critical Care Medicine Task Force 2001—2002[J]. Crit Care Med, 2003, 31(11): 2665-2676.

第四章

认知障碍患者激越行为非药物管理

第一节 编制背景

一、本标准要解决的问题或技术

随着人口老龄化的快速进展，认知障碍患者逐年增多。据统计，全球60岁以上人群中认知障碍的标准化患病率为4.6%~8.7%，2015年全球约有4 700万认知障碍患者（ADI，2015）。作为人口大国，我国的老年认知障碍群体非常庞大，2015年我国已有1 170万认知障碍老人。在认知障碍的疾病进展中，绝大多数患者会出现各类精神行为问题，表现为幻觉、妄想、激越／攻击行为、进食障碍、睡眠紊乱等，发生率达75%~90%。其中，激越行为是精神行为问题中较常见的类型，是指不能用患者的某种需求或意识混乱来解释的不恰当语言、声音和运动性行为。激越行为如果管理不当，会导致认知障碍患者健康状况下降，增加跌倒、骨折等意外的风险，降低生活质量，导致住院和过早入住长期照护机构、增加医疗和照护成本；同时，激越行为也是照护者最难以应对的问题之一，是给照护者造成身心压力和倦怠的主要因素。因此，有效管理认知障碍患者的激越行为至关重要。

由于药物治疗对激越行为的效果有限且副作用大，目前对于激越行为的管理以非药物管理为主。虽然国内外已有众多研究探索了非药物干预对认知障碍患者激越行为的干预效果，提供了丰富的证据资源，但证据散在分布，且证据质量参差不齐，各研究之间结果不一致甚至相反，缺乏系统的质量评价和汇总，尚无针对激越行为管理的特异性指南，不利于相关专业人员和照护者快速、系统地查找和应用证据，解决临床实际问题。

二、国际、国内标准现状及需进一步解决的问题

国内外已有关于认知障碍患者疾病诊治和照护相关指南、专家共识，但是针对激越行为非药物管理的推荐意见散在分布在各个指南中，尚缺乏针对激越行为管理的特异性指南和标准。苏格兰校际指南网络（SIGN，2006）的指南中有1条推荐建议涉及激越行为的非药物管理，此外还有3条推荐建议的相关证据中提到激越行为，但最终建议缺乏对激越

行为的针对性；美国心理学协会（APA，2007）提出行为问题可采用艺术疗法、音乐疗法等娱乐活动及怀旧疗法、宠物疗法，但未对行为问题进行清晰划分；昆士兰科技大学（QUT，2008）提出3条推荐建议，指出躯体活动、音乐疗法有助于改善患者的行为问题，且行为疗法有助于改善激越行为；阿尔茨海默病协会（AA，2008）提出恰当的环境设置有助于改善行为问题；安大略省注册护士协会（RNAO，2010）指出对于不明原因的精神行为问题建议首选非药物干预，且应对照顾者进行非药物干预相关培训；新加坡卫生部的指南（MOH，2013）提出了包括激越行为评估及干预层面相关的5条建议，但均较为宏观，可操作性较差；Gerdner（2013）推荐音乐疗法用以改善激越行为；英国国家卫生与临床优化研究所指南（NICE，2018）提出对于有激越行为的严重认知障碍患者，应该考虑根据患者的兴趣、技能和特点制订个性化干预措施，可选择的非药物干预措施包括芳香疗法、按摩、多感官刺激、音乐疗法、舞蹈疗法以及宠物疗法，同时干预实施者应接受培训；澳大利亚国家卫生和医学研究委员会（NHMRC，2016）从照护者培训及激越行为的个性化护理、非药物管理措施3个维度提出6条推荐建议。各指南及专家共识中关于激越行为非药物管理相关推荐意见分散、缺乏系统性。

此外，对于个别非药物干预策略的干预效果，各指南的推荐意见尚存争议。美国心理学协会（APA，2007）、新加坡卫生部的指南（MOH，2013）、澳大利亚国家卫生和医学研究委员会（NHMRC，2016）认为怀旧疗法可改善激越行为，但英国国家卫生与临床优化研究所指南（NICE，2016）则指推荐怀旧疗法用以改善认知障碍患者的情绪问题，未就激越行为或行为问题进行推荐；英国国家卫生与临床优化研究所指南（NICE，2016）提出芳香疗法、多感官刺激可显著改善激越行为，但新加坡卫生部的指南（MOH，2013）则不推荐采用芳香疗法、多感官刺激来改善认知障碍患者的激越行为。因此，针对该类有争议的问题仍需多学科专家继续进行探究，以明确干预效果。

因此，本标准拟聚焦激越行为的评估、非药物干预以及预防措施，以指导护理人员评估并识别认知障碍患者激越行为的风险，采取针对性管理策略，有效预防激越行为的发生；对于发生激越行为的认知障碍患者，可以采取行之有效的非药物管理方案，避免激越行为的不良后果或激越行为恶化，提高认知障碍患者的生活质量。

三、适用范围

本标准适用于各级各类医疗机构、医养结合机构有执业资格的护理人员。

第二节　T/CNAS 06—2019
认知障碍患者激越行为非药物管理团体标准

中　华　护　理　学　会　团　体　标　准

T/CNAS 06—2019

认知障碍患者激越行为非药物管理

Non-pharmocological management of agitation for
older adults with cognitive impairment

2019-11-10 发布　　　　2020-01-01 实施

中华护理学会　发布

目　　次

前　言

本标准由中华护理学会提出并归口。

本标准按照 GB/T 1.1—2009 给出的规则起草。

本标准主要起草单位：首都医科大学宣武医院、北京大学护理学院、复旦大学附属华东医院、四川大学华西医院、北京协和医院、中国医科大学附属第一医院、福建卫生职业技术学院、深圳市康宁医院、北京回龙观医院、北京医院、北京老年医院、中日友好医院、北京朝阳医院、天津市第一中心医院、河南省人民医院、北京大学第一医院、北京大学人民医院、中国人民解放军总医院、北京友谊医院、北京市第六医院、重庆医科大学附属第一医院、浙江大学医学院附属第一医院。

本标准主要起草人：杨莘、王志稳、程云、胡秀英、郭欣颖、王爱平、郑翠红、王永军、魏翠柏、许冬梅、张建华、邓宝凤、王敏、蔺建宇、王申、张俊梅、乔雨晨、李菲菲、吴惠人、贾春玲、刘志英、柴源、张妍、丁福、董婷婷、张华芳、冷敏敏、王银云、杨雪。

认知障碍患者激越行为非药物管理

1 范围

本标准规定了认知障碍患者激越行为非药物管理的基本要求、评估、干预策略和预防策略。

本标准适用于各级各类医疗机构、医养结合机构有执业资格的护理人员，其他机构可参照执行。

2 术语和定义

下列术语和定义适用于本文件。

2.1 认知障碍 cognitive impairment

与学习、记忆、语言、思维、判断等有关的大脑高级智能加工过程出现异常，从而引起学习、记忆障碍，同时伴有失语或失用或失认或失行等改变的病理过程。分为轻度认知障碍和痴呆。

2.2 激越行为 agitation

不恰当的语言、声音和运动性行为，分为语言攻击行为、躯体攻击行为、语言非攻击行为、躯体非攻击行为。

2.3 非药物管理 non-pharmacological management

不使用药物，通过个体、照护者与环境之间的相互作用对激越行为进行干预，包括但不限于环境干预、感官刺激、活动干预、情感支持、调整照护行为等。

3 基本要求

3.1 应在评估的基础上，针对原因 / 诱发因素制订干预及预防策略。

3.2 应遵循个体化原则制订干预策略。

3.3 应在确保安全的前提下应对和疏导，不应强行制止、纠正、对抗。

3.4 应与医生、家人及照护者建立沟通，共同制订和实施干预策略。

3.5 应首选非药物干预策略。非药物干预无效时，应与医生沟通，考虑药物干预。

4 评估

4.1 应在入院时进行评估，判定有无激越行为。

4.2 宜通过观察患者或询问照护者，采用“激越行为评估表”（见附录 A），评估和记录激越行为的类型及表现。

4.3　出现激越行为者，宜至少每 2 周评估并记录。

4.4　附录 A 中第 1、2 项≥3 分者，应报告医生，每天评估并记录。

4.5　附录 A 中出现≥3 分者，宜进一步评估和记录激越行为的原因 / 诱发因素（见附录 B）。

5　干预策略

5.1　躯体攻击行为

5.1.1　发生时

a）应立即将患者与激惹他 / 她的环境或人分开。

b）应确保患者安全，管理好周围的贵重物品、易碎物品及锐利物品。

c）应与患者保持安全距离，做好自身防范。

d）应保持冷静，不应对抗或表现出愤怒。

e）可尝试由信任的人给予安抚。

5.1.2　预防

a）应每天监测和记录躯体攻击行为的类别，评估诱发因素。

b）应在可视范围内接近患者，避免从患者身体背后突然触碰。

c）操作过程中，宜在每个动作前告知患者下一步要做什么。

5.2　语言攻击行为

5.2.1　有明确指向对象时，应立即将其与患者分开，保持安静，不应争辩。

5.2.2　无明确指向对象、且不会危及与周围人的关系时，宜有意忽略。

5.2.3　由幻觉、妄想引发者，应认可患者的感受，移除引发因素，可转换话题、引导做感兴趣的事来转移注意力。

5.3　躯体非攻击行为

5.3.1　徘徊 / 游荡

a）应确认活动空间防滑、无障碍、光线充足，有患者安全设施。

b）应在床头设置防走失和防跌倒的标识。

c）应在患者身上携带紧急联系人电话。

d）宜每天陪伴患者散步、做喜欢的活动，不宜限制和使用身体约束。

5.3.2　藏 / 储藏物品

a）应保管好危险物品及患者认为重要的个人物品。

b）不应责怪、说服。

c）宜观察藏东西的地点，引导患者自己找到。

d）宜在患者不在场时清理储藏的物品。对不会带来异味或风险的物品，可提供储藏空间。

5.3.3　重复动作

a）不会危及患者自身及周围人时，宜有意忽略，不应阻止或限制。

b）可在柜子、箱子、抽屉里摆放不同颜色、性状和质地的物品，让患者翻弄；引导患者做叠衣服、擦桌子等需要重复的事。

5.4 语言非攻击行为

5.4.1 反复问或说同一件事

a）应耐心解答，可尝试用小卡片或小白板写上答案。

b）不应责怪、说服、表现出厌烦。

c）可转移注意力，把话题转移到感兴趣的其他事情上。

5.4.2 持续要求帮助或引人注意

a）应主动表达关心，多陪伴。

b）不应责怪、说服、表现出厌烦。

6 预防策略

6.1 应采取措施去除附录 B 中的诱发因素。

6.2 对躯体不适症状引发的激越行为，应与医生协商对症处理躯体问题。

6.3 宜保持住所稳定，居室内家具简洁、摆放固定，放置熟悉的个人物品、醒目的时间和定向标识。

6.4 对于长期卧床者，可提供贴近患者原有生活习惯及兴趣爱好的感官刺激（见附录 C1）。

6.5 可根据患者的兴趣爱好和尚存能力，安排和引导患者进行愉悦性活动（见附录 C2）。每次活动宜 30~60min，活动中应给予引导和鼓励，及时调整难度。

6.6 与患者沟通时，应放慢语速，采用简单、直接的语言，一次只说一件事或只问一个问题，给出反应时间。沟通过程中出现过激情绪时，应立即停止。

附　录　A
（规范性附录）
激越行为评估表

请阅读下列各项行为的表现，在相应的数字上圈出最近2周各项行为的发生情况。1=从未出现，2=<1次/周，3=1~6次/周，4=每天发生，5=每小时发生。如每组行为中有多种行为发生，则把出现的次数加起来。例如：每周有3天打人，4天破坏物品，则3+4=7天（圈4）。

行为类型	行为表现	评分
1. 躯体攻击行为	打人、踢人、推人、咬人、用指甲抓人/自己；攻击性啐吐；扔东西、撕东西、破坏物品；伤害自己；不恰当的性行为	1　2　3　4　5
2. 语言攻击行为	诅咒、骂人；语言恐吓或威胁；说与性有关的脏话；尖叫	1　2　3　4　5
3. 徘徊/游荡	无目的地持续来回走动；无目的地走出房间或大门，进入他人房间、办公室等	1　2　3　4　5
4. 藏/储藏物品	将物品放在隐蔽的地方；收集无明显用途的物品	1　2　3　4　5
5. 重复动作	重复拍打、敲击、摇晃、拨弄、捻弄、揉搓、穿脱鞋子；在身上/物体上找东西；在空中、地板上找想象的东西	1　2　3　4　5
6. 不恰当地处理物品	拿不属于自己的东西；在抽屉里翻寻；移动家具；玩弄食物；涂抹粪便	1　2　3　4　5
7. 不恰当地穿脱衣服	穿衣不当，如把裤子套在头上；在公共场合/不适宜的地方脱衣服	1　2　3　4　5
8. 反复问或说同一件事	反复问同一个问题；反复说同一件事	1　2　3　4　5
9. 持续要求帮助或引人注意	言语或非语言的唠叨、抱怨、请求、命令	1　2　3　4　5
10. 发出奇怪的声音	无原因地大声哭、呜咽、怪笑；磨牙	1　2　3　4　5

附　录　B
（资料性附录）
激越行为的原因 / 诱发因素

类别	内　　容
躯体因素	– 躯体不适症状：如饥饿、口渴、皮肤瘙痒、便秘、体温 >38℃、疼痛、尿潴留、粪块塞、血糖过高 / 过低等 – 药物不良反应
环境因素	– 环境陌生（新换住所或房间） – 环境缺乏私密性 – 环境嘈杂 – 温度过高 / 过低（以 20~22℃为宜） – 湿度过高 / 过低（以 60% 为宜） – 光线过亮 / 昏暗 – 环境中有恐惧或讨厌的声音、色彩 – 环境中缺乏视觉、听觉、触觉、嗅觉刺激
精神心理因素	– 幻觉：如幻听、幻视 – 妄想：如被窃妄想、被害妄想、坚信住所非自己家 – 情绪低落、悲伤、焦虑、恐惧 – 不安全感、挫败感、无聊感、缺乏归属感
照护者因素	– 照护者陌生 – 照护者表现出负性情绪或态度 – 照护者沟通与交流方式不当 – 照护行为不当，如强迫、急躁、暴露隐私 – 照护者的语言或行为激发既往的负性经历 – 照护行为与文化习俗相冲突

附　录　C
（资料性附录）
感官刺激及愉悦性活动

C1. 感官刺激

类型	内　　容
视觉刺激	悬挂或摆放色彩明亮的照片、图画、装饰物、无毒无刺的花草
听觉刺激	用录音或投影播放鸟叫声、海浪声、溪水声；根据兴趣爱好，播放歌曲、乐曲、戏曲，一起唱歌、弹奏或敲击乐器
触觉刺激	提供玩偶、毛绒玩具或电子宠物，与其拥抱、交谈，喂养玩偶，或给玩偶穿衣
嗅觉刺激	闻花香，喷洒植物精油，使用熏香等

C2. 愉悦性活动

类型	内　　容
身体活动	散步、摆动上肢、做保健操、伴随音乐舞动等
怀旧活动	翻看和谈论老照片、听唱老歌曲、看老电影、谈论往事等
手工活动	折纸、剪纸、插花、编织、涂鸦等
益智活动	棋牌游戏、拼图、搭积木、填词、物品归类等
园艺活动	种植、浇水、采摘果实、触摸花瓣、闻花香、用植物制作装饰品等

第三节　团体标准要点解读

《认知障碍患者激越行为非药物管理》团体标准的核心技术要素包括基本要求、评估、干预策略、预防策略四个部分。其中基本要求对认知障碍患者激越行为问题评估与处理原则作出了规定,激越行为的评估对评估工具、评估时间节点及动态评估要求给出了要求及建议,激越行为的干预策略对各类不同激越行为的应对策略给出了可操作性建议,预防策略部分则从环境调整、感官刺激、活动干预、情感支持、调整照护行为几个维度给出了建议。本节将对标准中的重点难点内容进行解读。

一、基本要求

本标准在基本要求的3.1中提及,应在评估的基础上,针对原因/诱发因素制订干预及预防策略;同时在3.2中提及,应遵循个体化原则制订干预策略。认知障碍患者可能因躯体不适症状、环境刺激不当、照顾者行为不当等多种原因出现激越行为,在诱因和激越行为的表现形式上有很大的个体差异;与此同时,认知障碍患者的既往经历、现存能力、认知水平及个人兴趣等因素导致每位患者对同一干预措施的接受度和反馈不尽相同。因此,护理人员应根据激越行为的原因/诱发因素、具体类型以及患者的个性化特征,制订个性化措施。同时,随着患者状况的变化,护理措施须灵活调整,确保持续的优化干预效果。

本标准的3.3中提及,应在确保安全的前提下应对和疏导,不应强行纠正、制止、对抗。认知障碍患者可能出现打人、踢人、推人、咬人、用指甲抓人/自己、扔东西、撕东西、破坏物品等可能伤害自己和他人、对周围环境造成破坏的躯体攻击行为。在应对该类问题时,一定要保证患者和照顾者的安全。同时,护理人员应理解这是疾病所致,并非患者故意针对某个人,不要为此生气或伤心,更不要指责患者或表现出过激反应,要保持冷静。强行纠正、制止或对抗可能会让患者没有安全感,诱发更严重的行为问题。

本标准的3.4中提及,应与医生、家人、照护者建立沟通,共同制订和实施干预策略。激越行为是认知障碍患者常见的症状之一,给照顾者造成极大困扰。随着疾病进展,认知障碍患者的激越行为问题多样化,如果不会给患者或照护者带来危害或困扰,如徘徊、重复行为等,则不需干预。因此,通过评估,及时识别出需要处理的激越行为,对于确定干预靶点至关重要。其次,应与医生、家人及照顾者进行沟通,进行全面评估,确保各方共同参与制订解决方案。通过团队合作,确保激越行为得到及时、有效的干预。

本标准的3.5中提及,应首选非药物干预策略。非药物干预无效时,应与医生沟通,考虑药物干预。由于药物治疗对激越行为的效果有限、副作用大且医疗花费较大,目前指南多推荐对激越行为的管理以非药物管理为主。相较于药物干预,非药物干预具有副作用小、可选择性多、经济花费较低等优势,且国内外已有众多研究证实了非药物干预对认知障碍患者的激越行为有较好的干预效果。但是,当非药物干预无效且激越行为会对患者或照顾者带来伤害或极大困扰时，也应及时求助医生，酌情给予药物干预控制症状。

二、激越行为的评估

本标准在 4.1 中提及，应在入院时进行评估，判定有无激越行为。这些问题可能包括躯体攻击行为、语言攻击行为、躯体非攻击行为、语言非攻击行为等。通过询问照护者，结合患者的病史及临床表现，识别出需要处理的具体激越行为。这一过程是评估的第一步，为后续的护理干预和治疗方案提供依据。

本标准在 4.2 中提及，宜通过观察或询问照护者，采用附录 A“激越行为评估表”评估和记录激越行为的表现。该量表共 11 个条目，涵盖躯体攻击行为、语言攻击行为、徘徊 / 游荡、重复动作等常见激越行为，评估最近 2 周各项行为的发生情况，可操作性强，非专业人员也可使用。患者的很多激越行为可能会在特定的诱因下才会出现，因此询问照护者对于评估的准确性非常重要。

本标准在 4.3 中提及，对于有激越行为者，宜至少每 2 周评估并记录。激越行为呈现动态变化，会因环境的改变、照护者的改变、患者自身躯体情况以及干预措施而有所改变，须动态评估，及时发现问题，并修正干预策略。

本标准的 4.4 中提及，附录 A 中第 1、2 项出现频次≥3 分者，应报告医生，每天评估并记录。评分≥3 分表示患者每周至少出现 1 次躯体攻击行为（如打人、踢人、推人、咬人、用指甲抓人 / 自己，攻击性啐吐，扔东西、撕东西、破坏物品，伤害自己，不恰当的性行为）、语言攻击行为（如诅咒、骂人、语言恐吓或威胁、说与性有关的脏话、尖叫），问题较严重，可能给患者和照护者造成伤害，须重点监测和干预。监测和有针对性的干预基础是有效评估，因此本标准的 4.5 建议，附录 A 中频次≥3 分的行为，可参照附录 B“激越行为的原因 / 诱发因素”评估并记录，只有找到具体的原因 / 诱因，才能进行有针对性的个性化干预。

三、激越行为的干预策略

（一）躯体攻击行为

本标准的 5.1.1 中提及了发生躯体攻击行为时的应急处理措施。当发生躯体攻击行为时，患者、照护者及周围环境的安全应放在首位。因此，应立即将患者与激惹他 / 她的环境或人分开，去除可能的诱因，防止行为加重；应管理好周围的贵重物品、易碎物品及锐利物品，防止误伤。在确保患者安全的同时，做好照护者的自身防护也至关重要，应与患者保持安全距离，做好自身防范。此外，照护者应保持冷静，不应对抗或表现出愤怒，以避免进一步激惹患者；可尝试由信任的人给予安抚。

本标准在 5.1.2 中提及了预防激越行为再次发生的措施。总结和识别攻击行为的诱发因素，对于预防攻击行为至关重要。因此，应做好监测和记录，形成观察日记，识别和去除诱发因素。认知障碍患者普遍缺乏安全感，在日常照护中需要让患者时刻感受到被尊重和安全感，要靠近患者时，应在患者可视范围内慢慢接近，避免从患者身体背后突然触碰，以免引发恐惧和不安。在日常照护活动中，宜在每个动作前告知患者下一步要做什么。

（二）语言攻击行为

本标准在 5.2.1 和 5.2.2 中提及了对语言攻击行为的应对措施。当语言攻击行为有明确的指向对象时，应立即将其与患者分开，去除诱发因素。同时，应保持安静，不应争辩，因为解释和争辩并不能被患者理解，反而会进一步激怒患者；当语言攻击行为无明确的指向对象且不会危及与周围人的关系时，宜有意忽略，给患者以情绪宣泄的出口，采取措施反而可能会强化该行为。

本标准在 5.2.3 中提及，由幻觉、妄想引发者，应认可患者的感受，移除诱发因素，可转换话题、引导做感兴趣的事来转移注意力。幻觉和妄想是认知障碍患者较常出现的症状，此时不应制止或强行解释，认可患者的感受会让其感受到被理解，有助于稳定情绪。如果有明确诱因，应立即移除诱发因素，增加安全感；同时，可尝试换话题、带患者做感兴趣的事等转移注意力。

（三）躯体非攻击行为

本标准在 5.3.1 中提及了对徘徊 / 游荡行为的应对措施。徘徊 / 游荡可能导致跌倒、走失。因此，防跌倒和防走失是首要措施，包括活动空间防滑、无障碍，携带紧急联系人电话等。徘徊 / 游荡给患者带来活动的机会，因此不宜限制和使用身体约束，可做好适当的引导。

本标准在 5.3.2 中提及了对藏 / 储藏物品的应对措施。认知障碍患者因遗忘、被窃妄想等原因，对自己认为的贵重物品缺乏安全感，会频繁变化藏东西的位置。此时责怪和说服只会诱发更严重的行为问题。为了确保重要物品不丢失，做好物品管理或备份至关重要。同时，宜观察藏东西的地点，引导患者自己找到，否则患者可能认为物品是被其他人藏起来的。部分认知障碍患者还会收藏“废品”或捡拾垃圾，宜在患者不在场时清理，避免当面丢弃发生冲突。

本标准在 5.3.3 中提及对重复动作的应对措施。如果重复动作不会危及患者及周围人的安全，宜有意忽略，阻止或限制反而会强化该行为，或诱发更多激越行为。同时，可将重复动作引导为有意义的活动，可在柜子、箱子、抽屉里摆放不同颜色、形状和质地的物品，让患者翻弄，提供感官刺激；引导患者做叠衣服、擦桌子等需要重复的事，提供活动的机会。

（四）语言非攻击行为

本标准在 5.4.1 中提及，当患者反复问或说同一件事时，应耐心解答，可尝试用小卡片或小白板写上答案；不应责怪、说服、表现出厌烦。患者因为认知能力的下降，可能会反复说一件事，如果照护者态度不耐烦，或提醒患者说过很多次了，会导致患者自卑、怀疑自己或愤怒，且照护者的负性情绪也是诱发激越行为的因素之一。此时，除了耐心解答外，可带患者做一些感兴趣的活动、聊聊其他话题，转移注意力。

本标准在 5.4.2 中提及，当患者持续要求帮助或引人注意时，应主动表达关心，多陪伴；不应责怪、说服、表现出厌烦。认知障碍患者由于感官刺激少，且无法表达自身需求或不适，可能通过各种方式吸引照护者的关注，这可能是患者情绪的信号，也可能是求助的一种形式。照护者应考虑患者的心理需求，给予陪伴和安全感。

四、激越行为的预防策略

激越行为一旦发生，会给患者及照护者带来极大困扰。准确识别诱发因素，有针对性地去除诱发因素，从而预防激越行为的发生更为重要。本标准的附录 B 提供了来自躯体、环境、精神心理、照护者等各种可能诱发激越行为的因素。其中，躯体的不适症状是激越行为的重要诱发因素之一，应与医生协商对症处理躯体问题。此外，应通过环境调整、提供适当的感官刺激、安排适宜的愉悦性活动等，预防激越行为的发生。

（一）环境调整

本标准的 6.3 提及环境调整的要点。认知障碍患者对环境的适应能力下降，不熟悉的环境增加不安感，会以激越行为的形式表现出来。因此，宜保持住所稳定，居室内家具简洁、摆放固定。如果必须变换住所，可在新环境中放置熟悉的个人物品，如照片、枕头、玩偶等，为患者提供安全感。同时，认知障碍患者对时间和地点的定向力下降，可在活动空间放置字体大的时钟和日历，帮助患者进行时间定向；在房间、餐厅及卫生间门上设置简明、醒目的标识，引导患者找到想去的地方。

（二）恰当的感官刺激

缺乏感官刺激是诱发激越行为的因素之一。本标准的 6.4 提及对于长期卧床者，可提供适当的感官刺激，并在附录 C1 中列出了视觉、听觉、触觉、嗅觉刺激的方法。长期卧床患者失去了接触自然界感官刺激的机会，长期缺乏感官刺激，会导致患者出现抑郁症状，甚至出现发出奇怪的声音、尖叫、敲打床挡等异常行为。因此，在居住环境中提供恰当的感官刺激，也是预防激越行为的重要措施，但须注意考虑患者原有生活习惯及兴趣爱好，避免成为不良刺激，反而诱发激越行为的发生。

（三）适宜的愉悦性活动

本标准的 6.5 提及宜根据患者的兴趣爱好和尚存能力，安排和引导患者进行愉悦性活动，并在附录 C.2 中提供了适宜认知障碍患者的活动，包括身体活动、怀旧活动、手工活动、益智活动、园艺活动。选择活动类型时，应考虑患者的兴趣爱好和尚存能力，活动过程中应给予引导和鼓励，及时调整难度。难度过低会让患者觉得无聊，难度过大又会带来挫败感。

（四）调整沟通方式

认知障碍患者语言理解和表达能力下降，照护者沟通方式不当，是诱发激越行为的重要因素。因此，本标准的 6.6 提及调整沟通方式的措施，包括放慢语速，采用简单、直接的语言，一次只说一件事或只问一个问题，给出反应时间，给患者安全感。沟通过程中出现过激情绪时，应立即停止。

参考文献

[1] 李昂，殷淑琴，徐勇，等 . 2010—2030 年中国老年期痴呆的预测[J]. 中国老年学杂志，2015（13）：3708-3711.

[2] 刘伯源，王久玲，肖义泽 . 中国 60 岁及以上人群老年期痴呆患病率 Meta 分析[J]. 中华流行病学杂志，

2016, 37 (11): 1541-1545.

[3] 盛建华，高之旭，陆光华，等. Alzheimer 病患者行为和精神症状的调查[J]. 中国神经精神疾病杂志，2000, 26 (1): 23-26.

[4] Alzheimer's Disease International. World Alzheimer Report 2015: the global impact of dementia: an analysis of prevalence, incidence, cost and trends [EB/OL]. [2016-04-15]. https://www.alzint.org/resource/world-alzheimer-report-2015/.

[5] POLETTI M, NUTI A, CIPRIANI G, et al. Behavioral and psychological symptoms of dementia: factor analysis and relationship with cognitive impairment [J]. Eur Neurol, 2012, 69 (2): 76-82.

[6] VAN DER LINDE R M, DENING T, MATTHEWS F E, et al. Grouping of behavioural and psychological symptoms of dementia [J]. Int J Geriatr Psychiatry, 2014, 29 (6): 562-568.

[7] DEVSHI R, SHAW S, ELLIOTT-KING J, et al. Prevalence of behavioural and psychological symptoms of dementia in individuals with learning disabilities [J]. Diagnostics, 2015, 5 (4): 564-576.

[8] COHEN-MANSFIELD J, BILLIG N. Agitated behaviors in the elderly. I. A conceptual review [J]. J Am Geriatr Soc, 1986, 34 (10): 711-721.

[9] LÉGER J M, MOULIAS R, ROBERT P, et al. Agitation and aggressiveness among the elderly population living in nursing or retirement homes in France [J]. Int Psychogeriatr, 2002, 14 (4): 405-416.

[10] YILDIZ D, BÜYÜKKOYUNCU P N, KILIÇ A K, et al. Malnutrition is associated with dementia severity and geriatric syndromes in patients with Alzheimer disease [J]. Turk J Med Sci, 2015, 45 (5): 1078-1081.

[11] SAMUS Q M, ROSENBLATT A, STEELE C, et al. The association of neuropsychiatric symptoms and environment with quality of life in assisted living residents with dementia [J]. Gerontologist, 2005, 45 (Suppl 1): 19-26.

[12] BRODATY H, CONNORS M H, XU J, et al. Predictors of institutionalization in dementia: a three year longitudinal study [J]. J Alzheimers Dis, 2014, 40 (1): 221-226.

[13] TOCHIMOTO S, KITAMURA M, HINO S, et al. Predictors of home discharge among patients hospitalized for behavioural and psychological symptoms of dementia [J]. Psychogeriatrics, 2015, 15 (4): 248-254.

[14] FEAST A, MONIZ-COOK E, STONER C, et al. A systematic review of the relationship between behavioral and psychological symptoms (BPSD) and caregiver well-being [J]. Int Psychogeriatr, 2016, 28 (11): 1761-1774.

[15] LIU S, JIN Y, SHI Z, et al. The effects of behavioral and psychological symptoms on caregiver burden in frontotemporal dementia, Lewy body dementia, and Alzheimer's disease: clinical experience in China [J]. Aging Ment Health, 2017, 21 (6): 651-657.

[16] Scottish Intercollegiate Guidelines Network. Management of patients with dementia [EB/OL]. [2016-04-18]. https://digirepo.nlm.nih.gov/master/borndig/101271578/Management-of-patients-with-dementia-NHS.pdf.

[17] American Psychological Association. Treatment of patients with Alzheimer's disease and other dementias [EB/OL]. (2007-01-01) [2016-04-18]. https://psychiatryonline.org/pb/assets/raw/sitewide/practice_guidelines/guidelines/alzheimers.pdf.

[18] ANGELINI A, BENDINI C, NEVIANI F, et al. Behavioral and psychological symptoms of dementia (BPSD) in elderly demented subjects: is the long lasting use of atypical antipsychotic drugs useful and safe? [J]. Arch Gerontol Geriatr, 2007, 44 (Suppl 1): 35-43.

[19] Registered Nurses' Association of Ontario. Delirium, dementia, and depression in older adults: assessment and care[M/OL]. Toronto, ON: Registered Nurses' Association of Ontario, 2016[2024-12-01]. https://rnao.ca/bpg/guidelines/assessment-and-care-older-adults-delirium-dementia-and-depression.

[20] NAGAENDRAN K, CHEN L H, CHONG M S, et al. Ministry of health clinical practice guidelines: dementia [J]. Singapore Med J, 2013, 54(5): 293-298.

[21] GERDNER L A. Evidence-based guideline: individualized music for persons with dementia(5th Edition) [EB/OL]. [2016-09-20]. https: //www.researchgate.net/publication/319321660_Evidence-Based_Guideline_Individualized_Music_for_Persons_with_Dementia_5th_Edition.

[22] National Institute for Health and Care Excellence. Dementia: assessment, management and support for people living with dementia and their carers[EB/OL]. [2024-12-01]. https: //www.nice.org.uk/guidance/ng97.

[23] NHMRC Partnership Centre for Dealing with Cognitive and Related Functional Decline in Older People. Clinical practice guidelines and principles of care for people with dementia[G/OL]. [2016-04-18]. https: //www.nhmrc.gov.au/sites/default/files/documents/attachments/CDPC-Dementia-Guidelines.pdf.

第五章

成人肠造口护理

第一节 编制背景

一、本标准要解决的问题或技术

肠造口术(enterostomy)是指出于治疗目的,通过手术将患者的肠管拉出腹腔并缝合于腹壁上,形成人工回/结肠开口,以帮助患者排出粪便。结直肠癌是行肠造口术的主要原因,据相关资料统计,我国每年接受造口手术的人数不断上升,现累计造口人数已超过100万例。

造口术既是挽救患者生命的需要,又是致残性手术,它在挽救患者生命的同时也给患者带来身心的创伤。因解剖结构的改变,粪便经造口排泄时缺乏神经反射以及自主控制功能,极易引起一系列相关并发症;同时,由于身体形态改变带来的心理冲击,患者又有可能出现焦虑、抑郁、自卑等一系列负面情绪。

研究发现,造口术后并发症及心理等问题的发生除了与患者自身条件和医生造口手术水平有关外,还与造口护理的专业水平存在一定的相关性,体现在以下方面:①忽略造口术前定位,可能造成患者造口位置不理想,术后出现造口旁疝、造口周围皮肤损伤等问题;②缺乏心理评估,可能导致患者对肠造口的接受度低,甚至出现心理创伤;③疏于造口及周围皮肤的观察,不能及时预防和发现造口及周围皮肤并发症的发生,给患者带来麻烦或造成损害;④护士未能正确指导患者选择适宜的造口护理用品,可能影响患者对造口的自我护理及其生活质量。

鉴于此,为了解决术前定位不规范、患者心理支持不足、造口护理用品使用不当、术后并发症管理不到位等问题,迫切需要制定一部具有针对性的护理标准,规范临床护理实践中成人肠造口护理的基本要求、造口术实施前后的评估和护理方法,以提高肠造口护理水平和患者的生活质量。

二、国际、国内标准现状及需进一步解决的问题

国内外在肠造口护理方面已有部分指南及专家共识，在国内外出版的相关指南及专家共识中与肠造口护理相关的内容见表 5-1。

表 5-1　国内外出版的肠造口护理相关指南及专家共识

年份	机构 / 组织 / 作者	标准 / 指南 / 专家共识名称	主要内容
2011 年	中华人民共和国卫生部	《临床护理实践指南（2011 版）》	在第 5 章节“皮肤、伤口、造口护理”中提及了造口患者评估与观察、造口护理操作、健康教育指导、其他注意事项 4 个方面，对临床造口护理工作具有一定的指导意义，但该篇指南对造口护理内容撰写不够充实，制订过程缺乏循证方法学评价
2013 年	中华护理学会造口、伤口、失禁护理专业委员会	《中国肠造口护理指导意见》	主要内容针对肠造口的基本护理、造口并发症、造口周围并发症、造口及附件产品以及造口皮肤评估工具进行了具体的指导和建议，为未来指南的制订提供了参考依据，但循证依据不足
2015 年	美国结肠和直肠外科医生协会	《造口术的临床实践指南》	主要内容是造口类型选择、造口开放和封闭技术、造口并发症预防和管理和围手术期护理，侧重围手术期管理，未具体阐述造口护理细节
2015 年	美国伤口造口失禁协会	《新造口病人的出院计划》	主要内容是新造口患者出院计划基本要素指导的快速指南，适用于临床医师，对护理人员指导性不足
2015 年	英国及爱尔兰结肠直肠病学协会	《结肠造口术或回肠造口术病人的肠道护理指南》	主要内容是为结肠造口和回肠造口患者提供全面的护理指导，包括术前教育、术后护理、并发症管理以及患者教育与支持，侧重点在于通过科学的护理实践来提高患者的生活质量和减少并发症的发生。为此团体标准的构建提供参考
2017 年	加拿大安大略省肠造口治疗护士网络小组	《术后快速康复：粪便分流病人护理最佳实践指南》	主要内容是针对术前护理、术后护理和出院后管理及社区资源给予肠造口护理指导建议，侧重造口术后快速康复和围手术期护理管理
2018 年	美国伤口造口失禁协会	《成人粪便或尿路造口的管理临床指南》	是一部综合性护理指南，涉及造口结构、健康教育、造口袋选择与基础护理、术后生命质量以及并发症管理等方面，内容既包括粪便造口又包括尿路造口

续表

年份	机构 / 组织 / 作者	标准 / 指南 / 专家共识名称	主要内容
2018 年	世界造口治疗师协会	《造口定位指南》	在 2014 版《国际造口护理指南》基础上针对造口定位的问题发布，但其中具体措施缺乏循证性相关证据
2018 年	意大利肠造口护理协会	《成人经皮内镜胃造瘘术及空肠造口术护理管理的临床实践指南》	主要内容包括术前准备、手术过程中的管理、术后护理、营养支持、并发症预防与处理以及患者教育与自我管理，其侧重点在于确保手术安全、促进患者康复和提高生活质量。为此团体标准的构建提供参考
2019 年	加拿大安大略省注册护士协会	《成人预计或伴随造口生活的最佳实践指南》	主要内容是为造口患者提供从术前心理支持到术后护理、并发症管理、生活质量提升以及多学科团队协作的全面护理指导。为此团体标准的构建提供参考
2020 年	世界造口治疗师协会	《国际造口护理指南（第二版）》	2014 年第一版提出 9 条推荐意见，包括术前护理需求、术后护理需求、患者 / 照顾者心理需求、文化背景对造口影响；2020 年第二版推荐意见增加至 15 条，新增内容主要强调了护士需要接受造口护理专业教育，但内容比较简单，临床实用性不足

国外与国内现有指南在实用性问题方面，对某些肠造口护理相关内容描述笼统且不够详细，例如大多指南并未对临时肠造口的相关护理做详细说明，关注度不足，而对肠造口术前术后健康教育相关推荐意见方面，一些指南只简单阐述了健康教育的重要意义，而未列出具体教育计划和内容；此外，在方法学方面，部分指南缺乏循证依据，形成推荐意见证据强度不足，有待进一步探究。因此，形成符合我国国情的团体标准，规范成人肠造口患者的护理行为，为临床护理人员提供科学依据具有重要意义。

三、适用范围

本团体标准适用于全国各级各类医疗机构，由经过相关培训且考核合格的医师、护士或造口治疗师在执行肠造口护理时使用。本标准的目标群体为拟接受或已接受肠造口手术，通过回 / 结肠造口排出粪便的成人患者及其照顾者。

第二节　T/CNAS 07—2019 成人肠造口护理团体标准

中　华　护　理　学　会　团　体　标　准

T/CNAS 07—2019

成人肠造口护理

Nursing car for adult stoma patients

2019-11-10 发布　　　　2020-01-01 实施

中华护理学会　发布

目　次

前　言

本标准由中华护理学会提出并归口。

本标准按照 GB/T 1.1—2009 给出的规则起草。

本标准主要起草单位：北京大学人民医院、上海长海医院、北京大学护理学院、首都医科大学附属北京友谊医院、北京大学肿瘤医院、中山大学附属第三医院、中山大学肿瘤防治中心、北京大学第一医院、北京大学第三医院、浙江大学医学院附属邵逸夫医院、华中科技大学同济医学院附属协和医院、浙江省肿瘤医院、同济大学附属杨浦医院。

本标准主要起草人：王泠、高志冬、马蕊、徐洪莲、楼征、王志稳、田丽、张洁、胡爱玲、郑美春、丁炎明、邓俊、周玉洁、胡宏鸯、喻姣花、谢玲女、王静。

成人肠造口护理

1 范围

本标准规定了成人肠造口护理的基本要求、术前护理和术后护理。

本标准适用于各级各类医疗机构的护理人员。

2 术语和定义

下列术语和定义适用于本文件。

2.1 肠造口 stoma

出于治疗目的将一段肠管拉出腹壁外所做的人工回/结肠开口，粪便由此排出体外。

2.2 单腔/双腔造口 end/double stoma

回/结肠连续性完全中断，只将肠管近端在腹壁外开口称为单腔造口，肠管近端和远端分别在腹壁外各自开口称为双腔造口。

2.3 袢式造口 loop stoma

回/结肠连续性没有完全中断，肠管近端和远端在腹壁外同一开口。

2.4 结肠造口灌洗 colostomy irrigation

将一定容量的温水经结肠造口灌入肠腔，以刺激肠蠕动，清除结肠内的粪便及积气。

3 基本要求

3.1 应指导患者及照护者选择合适的造口护理用品并掌握其使用。

3.2 应对患者进行心理状态评估及支持。

3.3 宜在术前一天为患者进行造口定位。

3.4 应在术后每天进行造口评估，及时发现造口及周围皮肤并发症并予以处理。

3.5 宜建立由手术医师、护士、营养师、心理/精神科医师等组成的多学科团队共同管理患者。

4 术前护理

4.1 心理支持

4.1.1 应评估患者的心理状态，确定存在的主要问题。

4.1.2 应鼓励患者说出自己的感受，耐心倾听。

4.1.3 应帮助患者认识肠造口手术的目的，增强对手术成功的信心和康复的勇气。

4.2 造口定位

4.2.1 肠造口宜位于腹直肌上，避开疤痕、皱褶、骨隆突或腰带等部位。

4.2.2　回肠造口宜在右下腹脐与髂前上棘连线中上 1/3 处或脐、髂前上棘、耻骨联合三点形成的三角形的三条中线相交点；乙状结肠造口用前述方法定位在左下腹。

4.2.3　横结肠造口宜在上腹部以脐和肋缘分别做一水平线，两线之间，且旁开腹中线 5~7cm。

4.2.4　体重指数（BMI）≥$30kg/m^2$ 者，造口位置宜定在腹部隆起的最高处。

4.2.5　计划行两个以上造口手术者，定位不宜在同一条水平线上，造口之间相距 5~7cm。

4.2.6　造口定位以患者取半坐卧位、坐位、弯腰、站立等不同体位时能看到造口为宜。

4.2.7　宜用手术记号笔画实心圆标记造口位置。

5　术后护理

5.1　造口评估

应术后每日进行造口评估（见附录 A），及时发现造口及周围有无异常情况。

5.2　心理支持

5.2.1　应评估患者对造口的接受程度。

5.2.2　术后首次让患者观看造口时，宜在清洁造口及周围皮肤后。

5.2.3　宜鼓励患者参与造口自我护理，可酌情安排同伴教育。

5.2.4　当患者出现拒绝直视或触摸造口、不愿意参与排泄物的排放、表情淡漠、哭泣等情况时，应报告主管医师。

5.3　造口护理用品的选择与使用

5.3.1　造口护理用品的选择

a）手术早期宜选用透明、无碳片、开口袋，康复期可选择不透明造口袋。

b）排泄物稀薄宜选开口袋，排泄物稠宜选开口袋或闭口袋。

c）视力障碍者宜选透明造口袋，手灵活性差者宜选预开口造口袋。

d）腹部平坦或膨隆宜选平面底盘，造口回缩宜选凸面底盘加腰带。

5.3.2　造口底盘发白或卷边时，宜尽快更换，宜在清晨空腹时进行，更换过流程见附录 B。

5.3.3　造口袋内 1/3~1/2 满时，宜排放造口袋内排泄物。

5.4　结肠造口灌洗

5.4.1　乙状结肠造口和降结肠造口患者可每日或隔日进行结肠造口灌洗，若连续发生两次灌洗间隔有排便现象，则宜调整灌洗液量或不再进行结肠造口灌洗。

5.4.2　应提供安全隐蔽、独立的卫生间或房间，协助患者坐于马桶上或便器旁。

5.4.3　应准备结肠造口灌洗用品和 39~41℃的温开水 1 000ml。

5.4.4　灌洗前应戴手套，用食指探查造口的肠腔走向。

5.4.5　灌洗速度宜为 100ml/min，成人灌洗量 500~1 000ml/ 次。若灌洗过程中患者出现面色苍白、出冷汗、腹痛、头昏眼花或血压骤降、脉搏上升等情况，应立即停止灌洗。

5.4.6　应在灌洗后 15~30min 评估排泄物的颜色、性状、量等。

5.4.7　每次灌洗时，宜确保液体全部灌入到肠腔内。

5.5 造口及周围皮肤并发症的观察及护理

5.5.1 造口出血

a）应评估出血部位、量。

b）造口浅表渗血可压迫止血，若压迫无效可撒涂造口护肤粉或使用藻酸盐敷料按压。

c）非造口肠腔出血可用浸有 1‰ 肾上腺素溶液的纱布、云南白药粉等外敷，然后纱布压迫止血或硝酸银烧灼止血；止血无效时报告医师。

5.5.2 造口水肿

a）应评估水肿发生的时间、肿胀程度、造口血运及排泄情况等。

b）黏膜皱褶部分消失的轻度水肿者，可放射状剪裁造口底盘，剪裁孔径比造口根部大 3~6mm，并观察水肿消退情况。

c）黏膜皱褶完全消失的重度水肿者，可用 3% 高渗盐水或 50% 硫酸镁浸湿纱布覆盖在造口黏膜上，2~3 次 / 日，20~30min/ 次。

d）合并脱垂者，水肿难以消退且脱垂的肠管无法回纳，应注意观察和保护肠管，并通知医师。

5.5.3 造口缺血 / 坏死

a）应评估缺血坏死的范围、黏膜颜色等。

b）宜选用二件式透明造口袋。

c）宜遵医嘱去除造口周围碘仿纱布，或将缺血区域缝线拆除 1~2 针，观察血运恢复情况。

d）造口局部缺血 / 坏死范围 <2/3 者，可在缺血 / 坏死黏膜上涂撒造口护肤粉。

e）造口缺血 / 坏死范围≥2/3 或完全坏死者，应及时报告医生。

5.5.4 皮肤黏膜分离

a）应评估分离的范围、大小、深度、渗液量、基底组织情况及有无潜行。

b）浅层分离，宜用造口护肤粉喷洒局部；深层分离，宜去除黄色腐肉和坏死组织，可用藻酸盐敷料充填伤口；合并感染时，宜使用抗菌敷料。

c）上述步骤后宜涂抹防漏膏 / 条、防漏贴环或应用水胶体敷料隔离。

d）分离较深或合并造口回缩者，可使用凸面底盘并佩戴造口腰带或造口腹带固定。

5.5.5 造口回缩

a）应评估回缩的程度、造口底盘和周围皮肤的浸渍情况。

b）可使用凸面底盘并佩戴造口腰带或造口腹带固定。

c）回缩合并狭窄者，应报告医生。

5.5.6 造口狭窄

a）应评估狭窄的表现及程度。

b）若患者示指难以伸入造口，应指导患者减少不溶性纤维摄入、增加液体摄入量，可使用粪便软化剂或暂时性使用扩肛；小指无法伸入造口时，应报告医生。

5.5.7 造口脱垂

a）应评估肠管脱出时间、长度、套叠、水肿、血供等情况。

b）宜选择一件式造口袋，并调整造口底盘的开口大小。

c）宜在患者平卧且造口回纳后更换造口袋。

d）自行回纳困难者，宜手法回纳；伴水肿时，待水肿消退后回纳。回纳后均宜使用无孔腹带包扎。

e）脱垂伴缺血坏死或不能手法回纳者，应嘱患者平卧并报告医生。

5.5.8　造口旁疝

a）应评估平卧时造口旁疝是否还纳、可触及的筋膜环缺损大小。

b）可使用造口腹带或无孔腹带包扎，定时松解后排放排泄物。

c）结肠造口灌洗者应停止灌洗。

d）造口颜色变暗或持续疼痛，无气体、粪便从造口排出，患者食欲不振、腹胀、恶心、呕吐，或突入疝环的肠管发生嵌顿时，应报告医生。

5.5.9　造口周围皮肤损伤

a）应评估造口周围皮肤损伤的部位、颜色、程度、范围、渗液情况等，判断损伤类型。

b）若为潮湿相关性皮肤损伤，可使用无刺激皮肤保护膜、造口护肤粉或水胶体敷料，必要时涂抹防漏膏 / 条或防漏贴环等。

c）若为过敏性接触性皮炎，应停止使用含过敏源的造口护理用品，遵医嘱局部用药。

d）若为机械性皮肤损伤，可根据情况使用伤口敷料；黏胶相关性皮肤损伤宜选择无胶带封边的造口底盘，压力性损伤应去除压力源。

5.5.10　造口周围肉芽肿

a）应评估肉芽肿的大小、部位、数量、软硬度、出血情况等，首次处理肉芽肿时应留标本送病理检查。

b）较小肉芽肿，可消毒后使用钳夹法去除肉芽肿，局部喷洒造口护肤粉并压迫止血。

c）较大肉芽肿，可用硝酸银棒分次点灼，一般每 3 天一次，直至完全消退。

d）有蒂肉芽肿，可用无菌缝线套扎根部阻断血供而使肉芽肿逐渐坏死脱落。

e）处理困难的肉芽肿，应报告医师。

5.5.11　造口周围毛囊炎

a）应评估造口周围毛囊炎的表现，遵医嘱进行细菌培养以明确感染类型，根据细菌培养结果进行药物治疗。

b）可使用抗菌皮肤清洗剂清洗造口周围皮肤，毛发稠密者及时剃除。

c）局部可用 0.9% 生理盐水清洗后外涂抗生素软膏或粉末。

d）有脓肿者，可配合医师切开排脓后使用抗菌敷料加水胶体敷料，再粘贴造口袋。

5.6　患者教育

5.6.1　回归正常生活

a）无特殊饮食禁忌，回肠造口和造口狭窄者避免进食木耳、菌菇、芹菜等难消化及纤维过长易成团食物，可适当控制易产气、异味、辛辣、生冷等食物。

b）宜着稍宽松衣服，系腰带时，应避开造口的位置。

c）待手术切口愈合、体力恢复，可沐浴和游泳。结肠造口者可将造口袋揭除后沐浴，回肠造口者宜佩戴造口袋沐浴；游泳前造口袋周围可粘贴防水胶布或弹力胶贴。

d）旅游出行前应备足造口护理用品并随身携带。

e）体力恢复后可尝试恢复性生活，性生活前排空造口袋或更换新的造口袋，并检查造口袋的密闭性。

5.6.2　回归正常社交

a）当伤口愈合、体力恢复后，可回归工作和社交，但应避免从事搬运、建筑等重体力劳动。

b）参加工作和社交活动前宜排空造口袋或更换新的造口袋，并随身携带造口护理用品。

附　录　A

（规范性附录）

造口评估的项目及内容

评估项目	评估内容
位置	右上腹、右下腹、左上腹、左下腹、上腹部、切口正中、脐部
类型	按时间可分为永久造口和临时造口，按开口模式可分为单腔造口、双腔造口和袢式造口
颜色	正常造口为鲜红色，有光泽且湿润。颜色苍白提示贫血；暗红色或淡紫色提示缺血；黑褐色或黑色提示坏死
高度	造口理想高度为 1~2cm。若造口高度过于平坦或回缩，易引起潮湿相关性皮肤损伤；若突出或脱垂，会造成佩戴困难或造口黏膜出血等并发症
形状	可为圆形、椭圆形或不规则形
大小	可用量尺测量造口基底部的宽度。若造口为圆形应测量直径，椭圆形宜测量最宽和最窄点，不规则的可用图形来表示
黏膜皮肤缝合处	评估有无缝线松脱、分离、出血、增生等异常情况
造口周围皮肤	正常造口周围皮肤是颜色正常、完整的。若出现皮肤红、肿、破溃、水疱、皮疹等情况，应判断出现造口周围皮肤并发症的类型
袢式造口支撑棒	评估支撑棒有无松脱、移位、压迫黏膜和皮肤
排泄物	一般术后 48~72h 开始排泄，回肠造口最初为黏稠、黄绿色的黏液或水样便，量约 1 500ml，逐渐过渡到褐色、糊样便、颜色、性状和气味等；结肠造口排泄物为褐色、糊状或软便。若排泄物含有血性液体或术后 5d 仍无排气、排便等均为异常

附 录 B
更换造口袋流程

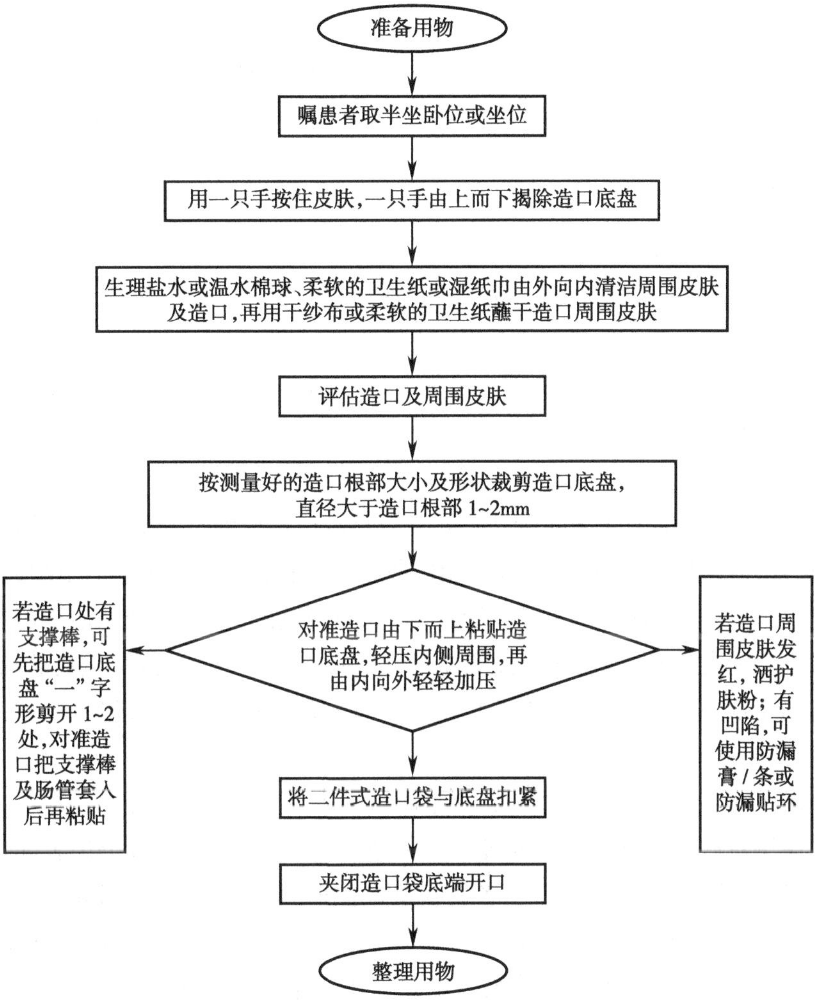
准备用物
嘱患者取半坐卧位或坐位
用一只手按住皮肤，一只手由上而下揭除造口底盘
生理盐水或温水棉球、柔软的卫生纸或湿纸巾由外向内清洁周围皮肤及造口，再用干纱布或柔软的卫生纸蘸干造口周围皮肤
评估造口及周围皮肤
按测量好的造口根部大小及形状裁剪造口底盘，直径大于造口根部 1~2mm
对准造口由下而上粘贴造口底盘，轻压内侧周围，再由内向外轻轻加压
若造口处有支撑棒，可先把造口底盘“一”字形剪开 1~2 处，对准造口把支撑棒及肠管套入后再粘贴
若造口周围皮肤发红，洒护肤粉；有凹陷，可使用防漏膏 / 条或防漏贴环
将二件式造口袋与底盘扣紧
夹闭造口袋底端开口
整理用物

第三节　团体标准要点解读

《成人肠造口护理》团体标准中核心要素包括基本要求、术前护理和术后护理三个部分，其中基本要求中对造口护理人员的职责范围与团队构成等作出了规定，术前护理中对术前心理支持、造口定位方法和注意事项等给出了要求及建议，术后护理中则对造口评估、术后心理支持、造口护理用品的选择与使用、造口及周围皮肤并发症的观察及护理、结肠造口灌洗、患者教育的方法和注意事项等给出了要求及建议。本节将对标准中的重点难点内容进行解读。

一、基本要求

（一）造口护理人员的职责范围

《国际造口指南（第2版）》指出，除患者身体状况及手术原因外，造口及造口周围皮肤并发症的危险因素还包括无术前造口定位、造口结构不良、渗漏、造口底盘佩戴不当、缺乏术前或术后造口教育等，因此，造口护理人员做好术前造口定位、加强造口观察评估和重视患者健康教育显得尤为重要。

本标准在3基本要求的3.1中提及，应指导患者及照护者选择合适的造口护理用品并掌握其使用。造口护理用品包括造口底盘、造口袋及造口护理附件产品（如皮肤保护膜、造口护肤粉、防漏膏、造口腰带、造口腹带等），用以收集造口排泄物、保护造口周围皮肤或促进损伤部位恢复。不同类型的造口护理用品有不同的使用范围，错误选择和使用可能引起或加重造口或造口周围皮肤并发症。因此，护理人员需要根据患者造口及周围皮肤情况、排泄物特点和患者的生活习惯，有针对性地选择造口护理用品，并指导其合理使用，使产品达到预期使用效果，促进患者术后康复。

本标准在3基本要求的3.3中提及，在术前一天为患者进行造口定位。术前造口定位是预防造口及周围皮肤并发症的主要策略之一。进行肠造口手术后，部分患者的造口将伴其一生，如果造口位置不当，可能导致患者自我造口护理困难，甚至反复引起一些与造口位置有关的并发症，如造口脱垂、造口旁疝、造口周围皮炎等，大大降低患者的生活质量。因此，不论造口手术紧急与否，有条件的情况下都建议进行术前造口定位，定位时将患者手术方式、体表特征、生活习惯、自我护理难易程度等因素考虑在内。

（二）造口患者的多团队护理

本标准在3基本要求的3.2及3.5中强调了肠造口患者围手术期的心理支持与多学科团队合作的重要性。患者术前可能因癌症等疾病承受心理压力，术后又面临身体意象紊乱等问题，因此，对肠造口患者的心理支持须贯穿整个围手术期。护理人员应适时进行心理评估，及时给予心理干预，助其正视疾病和造口，回归正常社会生活。此外，集合多学科力量，针对患者术后排泄功能、心理状态及舒适度的改变，为肠造口患者提供个性化、全方位、延续性的综合照护服务，有利于提升患者术后尽快康复，提高生活质量。

二、术前护理

（一）心理支持

本标准在4术前护理的4.1中提及了术前心理支持的方法，造口术前患者由于对手术缺乏认识、对预后康复缺乏信心、担心自理能力减弱增添家庭负担等原因，普遍存在恐惧、焦虑等心理反应。护理人员可在与患者建立信任关系的基础上，识别其主要心理问题，通过说明围手术期注意事项、让患者提前接触造口用品、了解造口护理的方法、进行同伴教育或寻求多学科合作等方式使其消除对造口的消极心理，树立战胜疾病的信心。

（二）造口定位

本标准在4术前护理的4.2中提及了术前造口定位的要点，定位时，除考虑病变部位与手术方式外，还应着眼于预防术后并发症和方便自我护理：①预防术后并发症：造口手术的实施人为地在腹壁增添了薄弱之处，造口定位在腹直肌上可预防造口旁疝的发生。②预防造口袋粘贴不牢：造口处排泄物的收集主要依靠造口袋，造口定位在健康平整的皮肤上可预防底盘粘贴不紧密造成排泄物刺激皮肤；造口愈合后的瘢痕收缩将导致其周围皮肤不再平整，因此两造口之间应相距5~7cm以防止影响造口底盘粘贴。此外，两造口定位不在同一水平线上，可防止某一造口需要佩戴固定带时，另一造口受压迫。

三、术后护理

（一）造口的每日评估

本标准在5.1造口评估中提及，术后每日应进行造口评估：①通过确认造口的位置，可以初步判断排泄物的性状及可能更换造口袋的时间，如右下腹通常为回肠造口，排泄物比较稀薄，造口周围皮肤受损的可能性比较大，需要有效地粘贴造口底盘；②通过了解造口的类型，如是永久造口或临时造口，是单腔造口、双腔造口或袢式造口，以把握该种造口的术后护理要点；③通过造口颜色评估，了解患者有无贫血、缺血/坏死等问题；④通过造口高度评估，了解患者有无出现造口回缩或脱垂等并发症；⑤造口大小的测量不是造口表面，而是要测量造口根部，避免造口底盘剪裁过大造成造口周围皮肤被排泄物浸渍；⑥观察造口皮肤黏膜缝合处及周围皮肤，及时发现问题及时处理；⑦袢式造口会有支撑棒，要评估支撑棒有无松脱、移位、压迫黏膜和皮肤；⑧排泄物的评估同样重要，如果排泄物含有血性液体或术后5天仍无排气、排便等均为异常。记录造口各个评估要点的变化趋势，以识别潜在的并发症风险，区分问题严重程度并及时采取措施。

（二）造口护理用品的选择与使用

本标准在5.3造口护理用品的选择与使用中提及了造口袋与造口底盘的选用，透明造口袋利于观察排泄物，不透明造口袋可减少视觉刺激；开口袋适合排泄物多且稀薄时使用，闭口袋适用于粪便成形患者；预开口造口袋无须手动剪裁；碳片可吸收气体和气味，但术后早期使用可能损伤新生皮肤组织且不利于观察造口。凸面底盘适用于造口回缩患者，配合腰带使用可使造口黏膜被动抬高，利于排泄物排出。护理人员应在全面评估患者情况的基础上，合理选择和使用造口底盘、造口袋及造口护理附件产品，并根据评估结果的动态改变适时更换所选造口护理用品。

造口护理用品使用过程中，还应注意其使用效果与使用寿命，随时更换。例如，发现造口底盘有渗透和脱落的可能时，尽快更换。清晨空腹时更换造口底盘可减少排泄的干扰，附录 B 提供了造口底盘的更换流程。

（三）结肠造口灌洗

本标准在 5.4 结肠造口灌洗中提及了灌洗的注意事项，结肠造口灌洗是通过结肠造口注入温水，使结肠扩张后反射性收缩，从而将肠内粪便经造口排出体外的过程。相较于自然排便方式，结肠造口灌洗可减轻因结肠造口随时排便、排气而带来的烦恼，适用于永久性降结肠或乙状结肠单腔造口患者，灌洗前评估患者是否存在禁忌（如高龄，有造口旁疝、狭窄、回缩、脱垂等并发症，肠内存在残余恶性肿瘤，患有心脏病或肾脏疾病，处于盆腔或腹部放疗、化疗期间等），以保证患者的安全。

进行结肠造口灌洗应全程评估患者情况。灌洗前探查造口的肠腔走向，以确定灌洗头插入方向，灌洗过程中出现不适症状应立即停止灌洗并报告医师，灌洗后评估排泄物的颜色、性状、量等。灌洗间隔期排便，若因灌入量不足，可调整灌洗液量或确保液体全部灌入肠腔；若灌入量充足仍连续发生过早排便，就要评估是否要继续进行灌洗。

（四）造口及周围皮肤并发症的观察及护理

本标准在 5.5 造口及周围皮肤并发症的观察及护理中列出了常见的 8 种造口并发症（造口出血、造口水肿、造口缺血 / 坏死、皮肤黏膜分离、造口回缩、造口狭窄、造口脱垂、造口旁疝）和 3 种造口周围皮肤并发症（造口周围皮肤损伤、造口周围肉芽肿、造口周围毛囊炎）的观察及处理原则，让护理人员工作时有据可依。

造口及周围皮肤并发症的识别主要依赖于术后每日的评估与记录，通过观察造口的外观指标、排泄物的特点以及患者的消化道症状，可以识别出大部分常见并发症。必要时，可辅以体格检查和实验室检查以进一步确认。

并发症处理措施有一定的共通性，可分为对症处理和对因处理。对症处理包括：湿敷止血和消除水肿；硝酸银点灼止血及去除肉芽肿；佩戴造口腹带增强腹壁强度，以防止造口脱垂和旁疝的发生；使用凸面造口底盘应对造口回缩；进行扩肛以防止造口狭窄的进展；遵医嘱外用药物治疗毛囊炎与皮肤损伤等。对因处理则包括使用护肤粉与伤口敷料隔绝排泄物并去除过敏原，以避免皮肤损伤和肉芽肿的发展；控制引起腹压增加的因素，防止造口脱垂和旁疝的发展；更换光滑柔软的造口底盘，减轻对造口的机械损伤。在采取紧急措施处理并发症的过程中，应持续评估其严重程度的发展，若一般措施无法有效处理，如止血无效、造口大范围坏死、严重狭窄或肠管嵌顿等情况，应及时通知医生进行进一步处理。

（五）患者教育

本标准在 5.6 患者教育中提及了帮助患者回归正常生活与社交的健康教育重点，护理人员在造口患者住院期间指导其正确地掌握造口护理的方法与技巧，避免进行有可能损伤造口的行为，可大大降低造口患者回归生活与社交的不便，提高生活质量。

参 考 文 献

[1] 中华人民共和国卫生部. 临床护理实践指南(2011 版)[M]. 北京：人民军医出版社，2011.

[2] 王泠，胡爱玲. 伤口造口失禁专科护理[M]. 北京：人民卫生出版社，2018.

[3] 孟晓红，徐洪莲. 中华护理学会成人肠造口护理团体标准要点解读及思考[J]. 上海护理，2021，21(6)：1-4.

[4] 闫媛媛，王斌全，王梦瑶，等. 2015 年—2020 年肠造口护理临床实践指南的质量评价[J]. 护理研究，2021，35(7)：1267-1272.

[5] 赵晓云，田金徽，胡芷若，等. 肠造口护理指南 / 共识质量评价与周围皮肤护理用品的内容分析[J]. 护理研究，2024，38(3)：377-385.

[6] Australian Association of Stomal Therapy Nurses. Clinical guidelines for stomal therapy nursing practice, March 2013[M/OL]. (2022-03-01)[2025-01-01]. https://stomaltherapy.au/wp-content/uploads/2022/03/2013-Clinical-Guidelines-Book.pdf.

[7] HENDREN S, HAMMOND K, GLASGOW S C, et al. Clinical practice guidelines for ostomy surgery[J]. Dis Colon Rectum, 2015, 58(4): 375-387.

[8] Wound, Ostomy, and Continence Nurses Society. Peristomal skin complications: clinical resource guide [M/OL]. (2015-11-01)[2025-01-01]. https://cdn.ymaws.com/member.wocn.org/resource/resmgr/document_library/Peristomal_Skin_Complication.pdf.

[9] VONK-KLAASSEN S M, DE VOCHT H M, DEN OUDEN M E, et al. Ostomy-related problems and their impact on quality of life of colorectal cancer ostomates: a systematic review[J]. Qual Life Res, 2016, 25(1): 125-133.

[10] MILLER D, PEARSALL E, JOHNSTON D, et al. Executive summary: enhanced recovery after surgery: best practice guideline for care of patients with a fecal diversion[J]. J Wound Ostomy Continence Nurs, 2017, 44(1): 74-77.

[11] Wound Ostomy and Continence Nurses Society, Guideline Development Task Force. WOCN Society clinical guideline: management of the adult patient with a fecal or urinary ostomy-an executive summary[J]. J Wound Ostomy Continence Nurs, 2018, 45(1): 50-58.

[12] ANTONIOU S A, AGRESTA F, GARCIA ALAMINO J M, et al. European Hernia Society guidelines on prevention and treatment of parastomal hernias[J]. Hernia, 2018, 22(1): 183-198.

[13] LEBLANC K, WHITELEY I, MCNICHOL L, et al. Peristomal medical adhesive-related skin injury: results of an international consensus meeting[J]. J Wound Ostomy Continence Nurs, 2019, 46(2): 125-136.

[14] Registered Nurses' Association of Ontario. Supporting adults who anticipate or live with an ostomy[EB/OL]. [2025-01-01]. https://rnao.ca/bpg/guidelines/ostomy.

[15] World Council of Enterostomal Therapists. WCET International ostomy guideline[EB/OL]. [2025-01-01]. https://wcetn.org/page/InternationalOstomyGuidelines#:~:text=The%20WCET%C2%AE%20ostomy%20guidelines%20will%20provide%20practice%20recommendations, customized%20to%20the%20individual%20patient%20and%20country%20situation.

第六章

成人氧气吸入疗法护理

第一节 编制背景

一、本标准要解决的问题或技术

氧气吸入是纠正缺氧的有效的治疗手段，在改善缺氧、缓解呼吸困难以及改善睡眠质量方面均有明显的效果。我国有近一亿的慢性呼吸系统疾病的患者，在急性期需要应用氧气吸入疗法。住院患者中有 15% 可能需要氧疗。随着慢性疾病的进展，在稳定期，部分患者也会应用氧气吸入疗法。除呼吸系统疾病患者，心力衰竭患者，终末期肿瘤患者，晚期心肺系统疾病患者、疾病终末期的患者以及突发急性症状的患者，存在运用氧疗的现象。全球慢阻肺权威指南慢性阻塞性肺疾病全球倡议（GOLD）指出长期低流量吸氧可以明显改善慢性阻塞性肺疾病（chronic obstructive pulmonary diseases，COPD）患者的生活质量，循证依据也已证实氧疗明显降低了 COPD 的病死率。

目前除 COPD 外，其他慢性呼吸系统疾病，如慢性间质性肺疾病患者、肺部肿瘤、其他肿瘤、终末期患者的氧疗指征、每日应用的时长等还存在争议。导致临床一线工作者在决策时缺乏决策的依据。对于其他肿瘤患者等慢性病患者，姑息性的氧疗是否必要，效果如何，如何评价，均无统一的方案。关于氧疗的适用人群，不同氧疗形式所应用的人群，都存在不规范性。临床、居家应用氧气吸入疗法比较广泛，且应用氧气吸入疗法的指征、剂量、方法存在很大的异质性，这些不规范有可能与患者的结局（如病死率、生活质量）密切相关。

对于氧疗的实施者，氧疗的具体应用方法等问题，也缺乏明确的指引。例如，是否有必要进行湿化、哪些患者需要进行湿化的氧疗等问题，缺乏明确的指引。美国呼吸治疗学会的 2014 版机械通气湿化指南中提出，氧疗在 4L/min 以下时，并不需要湿化供吸入的氧气，仅气管切开的患者需要吸入经过湿化的氧气，而在国内的医疗机构，应用湿化装置非常普遍。基于氧疗的规范性、合理应用的问题，如何提高患者依从性等诸多问题，中国的临床工作者该如何评价和规范应用？这些问题都有待于采用系统、科学的方法来回答。

二、国际、国内标准现状及需进一步解决的问题

1991 年 AARC《住院急症患者氧疗临床实践指南》首次给出了定义，对适应证、禁忌证、监测过程中的设备及注意事项等进行了介绍。首次提出除低氧血症外的其他氧疗适应证，如急性心肌梗死、严重创伤等的氧疗；英国胸科学会（BTS）于 2015 年发布了成人长期氧疗指南，2017 年发布了成人在医疗机构以及急诊室内氧气的应用指南（2008 版指南的更新版），澳大利亚 - 新西兰胸科学会于 2015 年、2016 年分别发布了急症和成人家庭氧疗指南，这些指南的制订是基于国外的研究进行的证据整合，从诊断治疗的角度对缺氧的病理生理学改变、氧疗效果的监测及并发症的预防进行了阐述和建议。2004 年中华医学会重症、儿科、眼科等发布了特殊人群氧疗《早产儿治疗用氧和视网膜病变防治指南》，并于 2013 年更新；1997 年发布的《慢性阻塞性肺疾病（COPD）诊治规范（草案）》对稳定期、急性加重期氧疗进行了详细的规定，并于 2011 年更新；2018 年发布了《急诊氧气治疗专家共识》；2019 年中华医学会呼吸分会发布了《成人经鼻高流量湿化氧疗临床规范应用专家共识》。

目前除 COPD 外，其他慢性呼吸系统疾病，如慢性间质性肺疾病患者、肺部肿瘤、其他肿瘤、终末期患者的氧疗指征、每日应用的时长等还存在争议，导致临床一线工作者在决策时缺乏决策的依据。2018 年柳叶刀发布了高质量的荟萃分析指出，不规范用氧的患者比精准用氧患者的死亡率高。目前居家应用氧气吸入疗法比较广泛，且应用氧气吸入疗法的指征、剂量、方法存在很大的异质性，这些不规范有可能与患者的结局（如病死率、生活质量）密切相关。对于氧疗的实施者，氧疗的具体应用方法等问题，也缺乏明确的指引。例如，是否有必要进行湿化等问题，都缺乏明确的指引。本团队制定的成人氧气吸入疗法护理，供临床工作者在面对常见疾病或症状的患者的氧疗的应用决策，并规范氧疗的具体应用流程，以便最大程度地改善患者的预后，改善生活质量并降低医疗成本，达到患者、医务人员共赢的目标。

三、适用范围

本标准规定了成人氧气吸入疗法的基本要求、操作程序、并发症预防及处理原则，适用于各级各类医疗机构的注册护士。在各级可提供氧疗的医疗机构中的成人患者，如有用氧指征，有资质的护理人员可参照本标准实施氧疗。

第二节　T/CNAS 08—2019 成人氧气吸入疗法护理团体标准

中　华　护　理　学　会　团　体　标　准

T/CNAS 08—2019

成人氧气吸入疗法护理

Nursing care for adult patients with oxygen therapy

2019-11-10发布　　2020-01-01实施

中华护理学会　发布

目　　次

前　言

本标准由中华护理学会提出并归口。

本标准按照 GB/T 1.1—2009 给出的规则起草。

本标准主要起草单位：北京大学人民医院、北京协和医院、北京医院、国家卫生健康委员会医院管理研究所、中国医科大学护理学院、青岛大学附属医院、广西医科大学第一附属医院、武汉大学人民医院、中国人民解放军总医院、天津医科大学总医院、中日友好医院、山西省临汾市中心医院。

本标准主要起草人：张素、吴欣娟、齐晓玖、么莉、张海燕、刘宇、高玉芳、崔妙玲、鲜于云艳、杨晶、孙玫、韩春燕、张智霞。

成人氧气吸入疗法护理

1 范围

本标准规定了成人氧气吸入疗法的基本要求、操作程序、并发症预防及处理原则，不包含高原用氧、高压用氧、机械通气给氧及儿童用氧。

本标准适用于各级各类医疗机构的注册护士。

2 规范性引用文件

下列文件对于本文件的应用是必不可少的。凡是注日期的引用文件，仅注日期的版本适用于本文件。凡是不注日期的引用文件，其最新版本（包括所有的修改单）适用于本文件。

WS/T 367 医疗机构消毒技术规范

WS/T 510—2016 病区医院感染管理规范

3 术语和定义

下列术语和定义适用于本文件。

3.1 氧气吸入疗法 oxygen therapy

通过吸入高于空气氧浓度的气体，以提高动脉血氧分压、血氧饱和度及氧含量，纠正低氧血症的治疗方法，简称氧疗。

3.2 动脉血氧饱和度 arterial oxygen saturation

100ml 动脉血液中氧合血红蛋白占全部血红蛋白的百分比。

3.3 脉搏血氧饱和度 oxygen saturation level measured by pulse oximetry

经皮肤检测外周小动脉（通常用手指端）搏动时循环血液中氧合血红蛋白占全部血红蛋白的百分比。

3.4 动脉血氧分压 arterial oxygen partial pressure

血浆中物理溶解的 O_2 分子所产生的压力，正常值 80~100mmHg。

3.5 动脉血二氧化碳分压 arterial carbon dioxide partial pressure

血浆中物理溶解的 CO_2 分子所产生的压力，正常值为 35~45mmHg。

3.6 低氧血症 hypoxemia

标准大气压下，血液中的动脉血氧分压 <60mmHg、脉搏血氧饱和度 <90%。

3.7 高碳酸血症 hypercapnia

标准大气压下，血液中的动脉血二氧化碳压 >45mmHg。

3.8 氧中毒 oxygen toxicity

因吸入氧浓度过高或吸氧时间过长（吸氧浓度≥60%，持续时间≥24h；或吸氧浓度100%，持续时间≥6h），全身机体可能产生的功能性或器质性损害，通常表现为肺及其表面黏膜、毛细血管和中枢神经系统的损害。患者表现为胸骨后灼热感、疼痛、呼吸增快、恶心、呕吐、烦躁、干咳、进行性呼吸困难等。

3.9 控制性氧疗 controlled oxygen therapy

针对低氧并伴有高碳酸血症（或风险）的患者，需严格控制吸入氧浓度使动脉血氧分压维持在55~60mmHg，脉搏血氧饱和度在88%~92%的给氧方法。

3.10 储氧面罩 reservoir mask

为提高吸氧浓度在常规面罩上附加有体积为600~1000mL储气囊的一种给氧装置。

3.11 文丘里面罩 venturi mask

通过Venturi气流动力学原理来调节吸入氧浓度和氧流量的精确给氧装置。

3.12 经鼻高流量湿化氧疗 high-flow nasal cannula oxygen therapy

通过高流量鼻塞持续为患者提供可以调控并相对恒定吸氧浓度（21%~100%）、温度（31℃~37℃）和相对湿度的高流量（8~80L/min）吸入气体的治疗方式。

3.13 表面湿化 passover humidification

在室温条件下，氧气流经含水湿化物的表面，将水蒸汽带入氧气流中，并使其均匀分布，使吸入气体中的水蒸汽含量增加的湿化方法。

3.14 入水湿化 bubble humidification

在室温或适当温控条件下，氧气经过液态水产生气泡，使吸入气体中的水蒸汽含量增加的一种湿化方法。

4 缩略语

下列缩略语适用于本文件。

SpO_2：脉搏血氧饱和度（oxygen saturation level measured by pulse oximetry）

$PaCO_2$：动脉血二氧化碳分压（arterial carbon dioxide partial pressure）

FiO_2：吸入氧浓度（fractional inspired oxygen）

5 基本要求

5.1 应根据医嘱进行氧疗，紧急情况下可在无医嘱的情况下进行氧疗。

5.2 应遵循氧疗安全原则。

5.3 应对患者进行评估，根据评估结果选择和调整氧疗装置及方案。

5.4 氧疗过程中应观察患者情况，及时识别并发症。

5.5 非一次性氧疗装置应一人一用一消毒，应遵循WS/T 367规定。

6　操作程序

6.1　操作前评估

6.1.1　应评估患者意识、呼吸状况及缺氧程度、气道通畅情况。

6.1.2　应评估患者基础疾病和有无高碳酸血症风险，可参见附录 A。

6.1.3　应评估供氧设备。

6.2　选择给氧方式

6.2.1　氧流量需求在 1~5L/min 时，宜选择鼻导管给氧。

6.2.2　氧流量需求在 5~10L/min 时、不存在高碳酸血症风险时，宜选择普通面罩。

6.2.3　氧流量需求在 6~15L/min、不存在高碳酸血症风险时，宜选择储氧面罩。

6.2.4　氧流量需求在 2~15L/min、存在高碳酸血症风险时，宜选择文丘里面罩。

6.2.5　氧流量需求在 8~80L/min、pH 值≥7.3 时，可选择经鼻高流量湿化氧疗，氧流量需求≥15L/min 者尤其适用。

6.3　实施

6.3.1　应根据氧疗医嘱及环境情况，准备供氧设备（氧气瓶或中心供氧装置）、流量表、湿化装置、给氧装置及吸氧用物。使用氧气瓶时，应先连接压力表，打开氧气阀，确保氧气瓶内气体压力≥0.2MPa。

6.3.2　应核对患者信息、吸氧时间、吸氧方法及流量。

6.3.3　应嘱患者取舒适体位，解释吸氧目的、方法及注意事项。

6.3.4　应确认流量表、给氧装置（含管路）、湿化装置，连接紧密。

6.3.5　调节氧流量，流量应以流量计浮标中间位置为准，并检查装置是否通畅。

6.3.6　佩戴氧疗装置

6.3.6.1　使用鼻导管者，应将前端置于患者鼻孔中，深度为 1.5cm 内。

6.3.6.2　使用普通面罩者，应置于患者面部，将系带放于枕后，松紧适宜，保持面罩与面部贴合。

6.3.6.3　使用储氧面罩者，在连接患者前，应检查单向活瓣是否工作正常，调节氧气流量，充盈储气袋。应置于患者面部，将系带放于枕后，松紧适宜，保持面罩与面部贴合。使用过程中应保持储气袋充盈避免塌陷。

6.3.6.4　使用文丘里面罩者，应置于患者面部，将系带放于枕后，松紧适宜，保持面罩与面部贴合。应先设定吸氧浓度，再调节氧流量，氧流量与文丘里装置标记保持一致。

6.3.6.5　经鼻高流量湿化氧疗者

a）机器位置应低于或平行于患者。

b）根据患者鼻孔大小选择合适的鼻塞，以不超过鼻孔孔径的 1/2 为宜。

c）设置温度、氧流量和氧浓度。

d）连接鼻塞，调节固定带，松紧适宜。

6.3.7 停止氧疗时，应先取下鼻导管（面罩、鼻塞），再关闭流量表及氧气开关。停用氧气瓶时，先关闭总开关，释放余氧后，再关闭流量开关。停止经鼻高流量氧疗时，应待装置上的氧浓度降至 21% 后，再关机，拔除电源、气源；装置冷却后，取下湿化液罐。

6.4 氧疗湿化

6.4.1 吸氧流量≥4L/min，或环境干燥、呼吸道分泌物多、黏稠不易排出，吸氧流量 <4L/min 但患者主诉上呼吸道干燥不适时，应给予湿化。

6.4.2 吸氧流量 >15L/min、采用经鼻高流量湿化氧疗及经气管插管、气管切开等人工气道行氧疗者，宜使用加温湿化。

6.4.3 湿化液应使用无菌蒸馏水或灭菌注射用水，并严格无菌操作。

6.4.4 宜使用表面湿化装置，也可使用入水湿化装置。

6.4.5 宜使用一次性湿化装置。重复使用的湿化装置，其湿化液和湿化瓶的清洁、消毒与更换，应遵循 WS/T 510—2016 规定。

6.5 氧疗过程中的观察与监测

6.5.1 应观察患者的意识状态、心率、呼吸、紫绀改善程度及氧疗并发症。

6.5.2 应观察鼻腔黏膜情况，黏膜干燥时宜使用水基润滑剂涂抹。

6.5.3 应观察管路与患者的连接情况，管道破损、断裂和可见污染时应立即更换。经鼻高流量管路存有积水时应立即清除。

6.5.4 应评价 SpO_2 或动脉血气分析结果，未达目标 SpO_2 范围、临床表现或动脉血气分析结果未改善或进一步恶化，应及时告知医生。

6.6 健康教育

6.6.1 应告知患者、家属或陪护人员，氧疗过程中不可自行调节流量。

6.6.2 应告知意识清楚者如何摘、戴氧疗装置，并告知移除氧疗装置的时机。

6.6.3 应告知患者、家属 / 陪护人员氧疗过程中如出现头痛、头晕、鼻黏膜干燥等及时通知医务人员。

7 并发症预防及处理原则

7.1 氧中毒

7.1.1 FiO_2 为 100% 的时间宜≤6h；FiO_2≥60% 的吸氧时间不宜超过 24h。

7.1.2 患者出现胸骨后灼热感、疼痛、呼吸增快、恶心、呕吐、烦躁、干咳、进行性呼吸困难、血氧饱和度下降等疑似氧中毒情况时，应立即通知医生，遵医嘱处理。

7.2 高碳酸血症

7.2.1 应加强气道管理，保持气道通畅。

7.2.2 存在高碳酸血症风险者，应给予控制性氧疗。

7.2.3 如患者出现 SpO_2 下降、神志改变、呼吸变快进而变慢、心率变快或减慢、尿量减少等变化，则有高碳酸血症可能，应根据医嘱给予动脉血气分析。

7.2.4 应在血气分析指导下调整氧疗方案，维持目标 SpO_2，密切监测 $PaCO_2$ 变化。

7.2.5 必要时遵医嘱给予呼吸兴奋剂或机械通气以增加通气量从而纠正高碳酸血症。

7.3 医疗器械相关压力性损伤

7.3.1 应选择适宜型号的鼻导管、面罩，正确佩戴，对器械下方和周围受压皮肤进行评估。

7.3.2 对易发生压力性损伤者，应增加皮肤评估频次，并采取有效预防措施。

附 录 A
（资料性附录）
常见疾病及症状的氧疗

患者类型	常见疾病 / 症状	氧疗目标
低氧血症、无高碳酸血症风险	1. 未明确诊断的急性低氧血症 2. 哮喘急性发作 3. 肺炎 4. 肺部肿瘤 5. 肺间质纤维化或其他肺间质病 6. 气胸：如存在缺氧，则目标 SpO_2 为 100% 7. 胸腔积液：多数患者不存在低氧。如存在低氧，氧疗同时应进行引流 8. 肺栓塞 9. 急性心功能不全 10. 肺水肿：应首先考虑持续正压通气 / 无创机械通气 11. 术后继发的呼吸困难：应首先纠正原发病	SpO_2 达 94%~96%
低氧血症伴高碳酸血症风险	1. 慢阻肺和其他导致限制性 / 气道阻塞的疾病 2. 囊性纤维化 3. 神经肌肉疾病、神经疾病和胸廓畸形：可能需通气支持 4. 病理性肥胖	SpO_2 达 88%~92%
危重症患者	1. 休克：除氧疗外，应积极纠正原发病 2. 脓毒血症 3. 严重创伤 4. 醉酒 5. 过敏反应 6. 严重肺出血 7. 癫痫持续状态 8. 头部重创：如出现昏迷，应尽早行通气支持 9. 一氧化碳中毒	SpO_2 达 94%~96%，初始流量为 15L/min，直至得到血气测量结果后再调整

续表

患者类型	常见疾病 / 症状	氧疗目标
可能出现无低氧血症的疾病 / 症状	1. 急性心肌梗死：如不存在低氧，则氧疗的益处不确定，高浓度氧有增加心肌坏死面积的风险 2. 脑卒中 3. 过度通气：排除原发病，单纯恐惧、焦虑所致呼吸困难不易致低氧 4. 药物过量或中毒（除外一氧化碳中毒）：呼吸抑制类药物易致低氧，首先应用解毒药物；应进行血气检查以排除高碳酸血症 5. 代谢性疾病或肾功能不全 6. 急性、亚急性引起肌肉无力的神经肌肉疾病 7. 妊娠和产科急症	需严密监测。无低氧血症时不宜立即氧疗

附　录　B
（资料性附录）
各种氧疗装置的特点

氧疗装置	提供氧流量	适用人群	优点	缺点
鼻导管	1~5L/min	无高碳酸血症风险的低氧血症患者	1. 简便、快捷、价廉 2. 满足大部分轻症患者需要 3. 耐受性相对好，不影响患者进食和语言表达	1. 吸入氧浓度不稳定，受潮气量、呼吸频率等因素影响 2. 不能提供高浓度氧 3. 长时间或5L/min流量以上时湿化不足，耐受性变差
普通面罩	5~10L/min	严重的单纯低氧血症患者。不宜用于伴高碳酸血症的低氧血症患者	1. 简便、经济 2. 能利用呼出的气体的湿热提供较好的湿化，适用于缺氧严重而无 CO_2 潴留的患者	1. 幽闭感，影响进食和语言表达，有误吸风险 2. 氧流量 <5L/min 会导致 CO_2 重复吸入
储氧面罩	6~15L/min	需高氧疗需求的患者。不宜用于有高碳酸血症风险的患者	提供更高浓度氧，适用于严重缺氧患者	1. 幽闭感，影响进食和语言表达，有误吸风险 2. 若氧流量不足，非重复呼吸面罩会增加吸气负荷 3. 部分重吸面罩可能导致 CO_2 重复吸入，加重 CO_2 潴留
文丘里面罩	2~15L/min	低氧血症伴高碳酸血症的患者	1. 精准给氧 2. 患者呼吸模式不影响吸入氧浓度 3. 基本无 CO_2 重复吸入	1. 费用高，湿化效果一般，吸入氧浓度有限 2. 氧流量与吸入氧浓度之间需匹配
经鼻高流量湿化氧疗装置	空氧混合气流量8~80L/min，氧浓度21%~100%	需高浓度氧疗的患者。高碳酸血症患者慎用	1. 精准给氧，良好湿化和温化，舒适性、依从性好 2. 应用范围广泛，效果、舒适度优于普通氧疗	需专门设备和导管

第三节 团体标准要点解读

《成人氧气吸入疗法护理》团体标准中核心要素包括基本要求、操作程序和并发症预防及处理原则三个部分,其中,基本要求对使用氧疗的评估、观察及消毒作出了规定,操作程序对操作前的评估、如何选择给氧方式、如何正确地实施、是否需要进行湿化、氧疗中的观察与监测和健康教育给出了要求和建议,并发症预防及处理中对氧中毒、高碳酸血症、医疗器械相关压力性损伤做出了总结。本节将对标准中的重点难点内容进行解读。

一、基本要求

(一)氧疗实施应遵照医嘱执行

本标准在基本要求的5.1中提及"应根据医嘱进行氧疗,紧急情况下可在无医嘱的情况下进行氧疗"。在我国的药典中明确列出了氧气是药物中的一类,因此氧疗实质上也是一种药疗,在使用时应有医嘱。但在心搏骤停等患者呼吸、心脏功能几乎停止的情况下,机体处于极度缺氧状态,此种情况可以先使用氧气,待患者情况稳定,医生可根据动脉血气或外周血氧饱和度结果开具适宜患者现状的氧疗方案的医嘱。

(二)氧疗的评估是氧疗方案的基础

基本要求的5.3中指出"应对患者评估,根据评估结果确定和调整氧疗装置和方案"。在此条中是对氧疗医嘱的实施提出最基本的要求,患者的缺氧程度、类型、基础疾病、气道情况均是评估的内容,这些是确定氧疗工具及氧流量、氧疗时长等的客观依据。

二、操作程序

(一)操作前的评估是安全氧疗的基础

本标准在操作程序的6.1中的6.1.1和6.1.2,提及操作前应评估患者的意识、呼吸状况及缺氧程度、气道通畅情况、基础疾病和有无高碳酸血症风险等情况,上述评估内容是判断患者病情并确定患者氧疗需求的基础。

(二)正确选择给氧方式

本标准在操作程序的6.2中提及,根据患者不同的氧流量的需求,伴或不伴有高碳酸血症时,应选择何种氧疗,本标准都做了明确的总结。

6.2.1中提及,氧流量需求在1~5L/min,宜选择鼻导管进行氧疗。鼻导管是最简单的氧疗工具,这里的表述其实是对鼻导管这种工具的性能做出提示。鼻导管在氧流量不超过6L/min时可以正常工作,因此提供的是氧的需求在1~5L/min的患者。而当患者的氧的需求大于6L/min时,在条件允许的情况下应考虑更换氧疗工具。在6.3.6中也对鼻导管的正确应用进行了提示,具体佩戴时应将前端置于患者鼻孔中,深度应在1.5cm内。

6.2.2、6.2.3两个条目分别是对于没有高碳酸血症风险的患者,不同的氧流量需求下选择普通面罩（6~10L/min）或储氧面罩。这两种面罩在患者佩戴进行氧疗时均有重复呼吸的可能，因此可能带来二氧化碳潴留的风险，不宜用于有高碳酸血症风险的患者。因此储氧面罩宜用于氧流量的患者，氧流量在10L/min以上时，可提供的氧浓度为60%~90%，佩戴时连接患者前及使用过程中，应检查单向活瓣是否工作正常，并且要防止吸气时储气袋塌陷，且确保面罩与面部贴合良好。

6.2.4说明了文丘里面罩可提供的氧流量和氧疗需求。当患者存在低氧伴高碳酸血症时，这时需要精确和恒定的吸入氧浓度，这种情况时应选择文丘里面罩。文丘里面罩属于高流量供氧系统，高流量是指高于人的吸气峰流速，因此可以提供精确的、不受患者呼吸深度、呼吸频率影响的稳定的氧浓度，因此不会增加患者二氧化碳潴留的风险。在后文6.3.6.4中指出了文丘里面罩具体应用中的要求，需要注意的是根据医嘱设定患者的吸氧浓度（面罩上有标记），再调节氧流量，其中"氧流量与文丘里装置标记保持一致"是指氧流量与说明书指示的氧流量和氧浓度对应关系保持一致即可。

（三）选择合适的湿化方式

6.4.1中指出，吸氧流量≥4L/min，或环境干燥、呼吸道分泌物多、黏稠不易排出者或吸氧流量<4L/min但患者主诉上呼吸道干燥不适时，应给予湿化。对于氧疗的湿化与否，目前关于普通氧疗的湿化与不湿化的随机对照研究质量不高，现有的证据显示对于4L/min以下的氧流量的患者，湿化与否效果相当，且湿化时可能会增加患者感染的风险。对于小于4L/min的用氧患者，可根据患者的主诉选择是否进行湿化。

具有人工气道的患者必须进行湿化。人工气道的存在剥夺了人体鼻腔的加温加湿功能，因此必须提供额外的湿化，以维持下呼吸道的纤毛的正常功能。

6.4.4提出了两种常用的湿化装置，"宜使用表面湿化装置，也可使用入水湿化装置"。从入水湿化、表面湿化的实验室验证数据显示，表面湿化的湿化效果较入水湿化要好。而在增加患者感染风险方面，入水湿化因是通过气溶胶原理来增加吸入气体的含水量，更易致患者感染。因此两种装置的选择在表达上有所区别。

（四）氧疗过程中的观察与监测

6.5.1中提及了在氧疗过程中，应着重观察的内容，即缺氧改善的表现，如意识状态、心率、呼吸、紫绀改善程度，且在氧疗过程中应严密观察氧疗并发症的征象。6.5.2是对患者使用氧疗时最常见的鼻腔黏膜干燥的处理建议，"黏膜出现干燥时宜使用水基润滑剂涂抹"的提出是基于安全的考虑，如使用油基的润滑剂可能引起起火。

三、并发症预防及处理原则

本标准在操作程序的7中提及，要及时识别氧疗相关并发症及知晓相应的处理原则。此部分分别对氧疗的并发症从严重程度重至轻的顺序对氧中毒、高碳酸血症及医疗器械相关压力性损伤的表现和预防措施进行了阐述。目前对于出现氧中毒的时间与吸氧浓度的说法不尽相同，在综合了几部权威指南及教科书的建议后，提出了较为安全的预防氧中毒的时间和流量建议，即，如FiO_2为100%，则用氧则最好小于6小时，而FiO_2≥60%，则不应超过

24 小时，在这范围之内进行严密观察，则比较安全。

四、患者的氧疗需求和氧疗目标的设定原则一致

氧疗是通过给患者吸入高于空气氧浓度的混合气体，提高动脉血氧分压、血氧饱和度及氧含量，以此纠正低氧血症，确保组织氧供应，达到缓解组织缺氧的目的，并且合理的氧疗应尽量不出现氧疗的并发症。不同疾病对氧的需求不同，通过评估患者疾病类型、SpO_2、动脉血气来判断患者应用哪种方式的氧疗，附录 A 的表格概括了不同基础疾病的患者出现相应的疾病 / 症状时所需要的氧疗需求，这种需求用目标氧饱和度来进行衡量。如存在低氧血症但无高碳酸血症风险的哮喘急性发作的患者，其氧疗的目标则设为 SpO_2 达到 94%~96%；而对于存在高碳酸血症风险的患者，则氧疗的目标需要再低一点，88%~92%，以最大程度地降低二氧化碳潴留的风险。

氧气吸入疗法在内科、外科、重症及老年等多系统疾病或症状的患者中应用，有效地纠正了缺氧，从而为各器官的代谢提供能量来源。目前临床应用氧疗设备、工具众多，为规范临床护理人员氧疗的实践，为患者提供安全、精准的氧疗，有效预防或避免氧疗相关并发症的发生，特对成人氧气吸入疗法的团体标准进行解读，有助于临床工作者了解氧疗的评估、氧疗工具的正确应用与观察要点，从而为患者进行安全的氧疗提供依据。

参 考 文 献

[1] 急诊氧疗专家共识组 . 急诊氧气治疗专家共识[J]. 中华急诊医学杂志，2018，27(4): 355-359.

[2] 中华医学会呼吸病学分会慢性阻塞性肺疾病学组，中国医师协会呼吸医师分会慢性阻塞性肺疾病工作委员会 . 慢性阻塞性肺疾病诊疗指南(2021 年修订版)[J]. 中华结核和呼吸杂志，2021，44(3): 170-205.

[3] O'DRISCOLL B R, HOWARD L S, EARIS J, et al. British Thoracic Society guideline for oxygen use in adults in healthcare and emergency settings[J]. BMJ Open Respir Res, 2017, 4(1): 1-20.

[4] HARDINGE M, ANNANDALE J, BOURNE S, et al. British Thoracic Society guidelines for home oxygen use in adults[J]. Thorax, 2015, 70(Suppl 1): i1-i43.

[5] MCDONALD C F, WHYTE K, JENKINS S, et al. Clinical practice guideline on adult domiciliary oxygen therapy: executive summary from the Thoracic Society of Australia and New Zealand[J]. Respirology, 2016, 21(1): 76-78.

[6] CHU D K, KIM L H, YOUNG P J, et al. Mortality and morbidity in acutely ill adults treated with liberal versus conservative oxygen therapy (IOTA): a systematic review and meta-analysis[J]. Lancet, 2018, 391(10131): 1693-1705.

[7] American Association for Respiratory Care, RESTREPO R D, WALSH B K. Humidification during invasive and noninvasive mechanical ventilation: 2012[J]. Respir Care, 2012, 57(5): 782-788.

[8] AIKEN L H, SLOANE D M, BRUYNEEL L, et al. Nurse staffing and education and hospital mortality in nine European countries: a retrospective observational study[J]. Lancet, 2014, 383(9931), 1824-1830.

[9] FRIESEN-STORMS J H, MOSER A, VAN DER LOO S, et al. Systematic implementation of evidence-based practice in a clinical nursing setting: a participatory action research project[J]. J Clin Nurs, 2015, 24(1/2), 57-68.

第七章

医疗器械清洗技术操作

第一节 编制背景

一、本标准要解决的问题或技术

医疗器械清洗技术操作（cleaning technique for medical instruments）主要是通过物理方法和医用清洗剂去除可复用医疗器械、器具和物品上各种污染物的全过程，以保证可复用医疗器械、器具和物品的清洗质量，确保器械消毒灭菌有效。

医疗器械清洗技术操作直接影响到医院感染控制的水平，它不仅关系到医疗器械的再利用，还涉及患者的健康和医疗质量。医疗器械清洗技术操作是对可复用医疗器械、器具和物品再处理的关键步骤，是保障消毒灭菌效果的关键的环节。在实际操作过程中，由于缺乏技术操作的互补性、指导性和通用性，使用后的器械、器具和物品的清洗操作上存在较大差距，这些差距体现在以下方面：①医疗器械使用后的预处理；②医疗器械清洗设备设施和耗材的要求；③水质的监测频率和标准；④个人防护的要求；⑤医疗器械清洗方法的选择；⑥医疗器械手工清洗方法的要点；⑦医疗器械机械清洗的分类及要求等。

可复用医疗器械、器具和物品在使用过程中会接触到患者的血液、体液、黏液等，这些物质中可能含有大量细菌、病毒等各种病原微生物，如果清洗不彻底，器具和物品上的残留污垢和病原微生物，可能成为传播疾病的媒介，增加了患者感染的风险。同时这些病原微生物在器械表面进一步地滋生繁殖，逐步演化为生物膜，生物膜通过保护其内部的微生物，使消毒和灭菌措施无法有效杀死这些微生物，从而导致器械、物品中的微生物污染持续存在，并不断向环境中释放微生物，造成持续性污染，进一步引发医源性感染。残留的有机污染物和无机污染物还会对器械的造成腐蚀和损坏，影响其功能和性状，导致器械加快淘汰和更新，进一步增加医院的成本支出等。

通过对医疗器械清洗技术操作标准的编写，对操作要点进行细化和指导，有利于保证清洗质量，为后续的消毒和灭菌提供了良好的基础，对保障患者安全、提高医疗质量、延长器械使用寿命等具有重要意义。标准的编写可以解决以下几个问题：①互补性：在掌握相关技术的基础上，为清洗的质量体系和执行路径提供更为详细指导工具，标准内容包括操作技能、过程及方法等，与相关行业标准互为补充，引入新理念和新技术。如：对使用后预处理、贯通刷洗、喷溅防护罩等进行了完善，使消毒供应中心的清洗环节质量得到更好的保障。②指导性：《医疗器械清洗技术操作》团体标准具有一定的边界、结构和层次，具有目标性、整体性、结构性和普遍联系性等特征，通过对手工清洗、机械清洗的适用范围、物品装载及注意事项等专业技能的指导，提高诊疗器械清洗质量，可更全面地满足医院和为医院提供消毒灭菌服务的医疗机构学习指导的专业标准。③标准附载的信息是通用和开放的，具有传递技术和服务质量信号的功能，可以有效减少信息不对称的问题，形成规范的行为，提高效能，加强对标准的执行力。

二、国内标准现状及需进一步解决的问题

国内在医疗器械清洗技术操作方面已有部分行业标准、指南和共识，是属于简单的介绍，没有形成标准化、精细化、规范化、专业化的操作要求，通过此标准的编制，是对既往标准的细化和深化。国内出版的医疗器械清洗技术操作相关标准见表 7-1。

表 7-1　国内出版的医疗器械清洗技术操作相关标准

年份	机构 / 组织 / 作者	标准 / 指南 / 专家共识名称	主要内容
2006 年	国家市场监督管理总局国家标准化管理委员会	《生活饮用水卫生标准》（2006 版）	主要介绍了生活饮用水水质卫生要求、生活饮用水水源水质卫生要求、集中式供水单位卫生要求、二次供水卫生要求、涉及生活饮用水卫生安全产品卫生要求、水质监测和水质检验方法。为此团体标准的构建提供参考
2009 年	国家食品药品监督管理局	《清洗消毒器　第 1 部分：通用要求、术语定义和试验》	主要介绍了自动控制的清洗消毒器及其附件的通用要求、术语定义和试验。对设备设施的正常的工作条件、运行、清洁、漂洗、干燥、材料外观与结构、计量系统、负载温度保护、处理过程的温度控制等都做了明确要求。为此团体标准的构建提供参考
2009 年	国家食品药品监督管理局	《清洗消毒器　第 2 部分：对外科和麻醉器械等进行湿热消毒的清洗消毒器要求和试验》	主要介绍了、规定了预期在单一工作周期对外科器械、麻醉器械、碗、盘、容器、用具、玻璃器具等可重复使用医疗器械进行清洗和湿热消毒的清洗消毒器的专用要求。为此团体标准的构建提供参考

续表

年份	机构 / 组织 / 作者	标准 / 指南 / 专家共识名称	主要内容
2009 年	中华人民共和国卫生部	《医院隔离技术规范》	主要介绍了医院隔离的管理要求、建筑布局与隔离要求、医务人员防护用品的使用和不同传播途径疾病的隔离与预防。为此团体标准的构建提供参考
2012 年	中华人民共和国卫生部	《医院机构消毒技术规范》	主要介绍了医疗机构消毒的管理要求；消毒与灭菌的基本原则；清洗与清洁、消毒与灭菌方法；清洁、消毒与灭菌的效果监测等。为此团体标准的构建提供参考
2016 年	国家卫生和计划生育委员会	《医院消毒供应中心　第1部分：管理规范》	主要介绍了消毒供应中心的管理要求，设备设施的配置、耗材、水及蒸汽的质量要求。但未明确水质监测的位点与频率，对清洗用水的要求覆盖面不足
2016 年	国家卫生和计划生育委员会	《医院消毒供应中心　第2部分：清洗消毒及灭菌技术操作规范》	主要介绍了诊疗器械、器具和物品处理的基本要求及操作流程。但对器械使用后预处理、清洗工具要求比较模糊，手工清洗方法未进行细化，机械清洗中的超声清洗机清洗、清洗消毒器清洗、负压清洗器清洗等内容有欠缺
2016 年	国家卫生和计划生育委员会	《医院消毒供应中心　第3部分：清洗消毒及灭菌效果监测标准》	主要介绍了清洗消毒及灭菌效果，监测要求及方法，质量控制过程的记录与可追溯要求，具有一定的指导作用，为此团体标准的构建提供参考

目前国内出版的相关标准对医疗器械清洗技术操作有一定的指导作用，部分标准围绕设备设施、操作用物、耗材使用、职业防护、消毒隔离、感染控制多方面进行了综合阐述，比较分散地存在各个标准和章节里，缺乏细节把控，不利于工作人员系统规范地学习。因此，亟须相关团体标准规范医疗器械的清洗，提高清洗质量，为实践工作的开展提供指导。

三、适用范围

本团体标准适用于医院和为医院提供消毒灭菌服务的消毒服务机构，规定了医院消毒供应中心和 / 或临床科室包括手术室（部）的复用诊疗器械、器具和物品清洗区域的管理要求、基本原则、人员要求、设备设施及清洗用水的要求等。

第二节　T/CNAS 09—2019
医疗器械清洗技术操作团体标准

中　华　护　理　学　会　团　体　标　准

T/CNAS 09—2019

医疗器械清洗技术操作

Cleaning technique for medical instruments

2019-11-10 发布　　2020-01-01 实施

中华护理学会　发布

目　次

前　言

本文件按照 GB/T 1.1—2009 的规定起草。

本文件由中华护理学会提出并归口。

本标准主要起草单位：北京协和医院、上海交通大学医学院附属瑞金医院、北京大学第一医院、北京朝阳医院、解放军总医院、四川大学华西医院、广西医科大学第一附属医院、河南省人民医院、江西省人民医院、泰达国际心血管医院、西安交通大学第二附属医院、云南省阜外心血管病医院、首都医科大学附属北京安贞医院、郑州大学第一附属医院。

本标准主要起草人：张青、钱黎明、任伍爱、李保华、高玉华、黄浩、岑颖、姚卓娅、李淑玲、赵云呈、司慧君、王旭、王瑾、高海燕、李晓莉。

医疗器械清洗技术操作

1 范围

本文件规定了医疗器械清洗的设备设施和耗材要求、个人防护要求和清洗操作。

本文件适用于各级各类医疗机构。

2 规范性引用文件

下列文件中对于本文件的应用是必不可少的。凡是注日期的引用文件,仅所注日期的版本适用本文件。凡是不注日期的引用文件,其最新版本(包括所有的修改单)适用于本文件。

WS 310.1 医院消毒供应中心第 1 部分:管理规范

WS 310.2 医院消毒供应中心第 2 部分:清洗消毒及灭菌技术操作规范

WS 310.3 医院消毒供应中心第 3 部分:清洗消毒及灭菌效果监测标准

WS/T 507 软式内镜清洗消毒技术规范

3 术语和定义

下列术语和定义适用于本文件。

3.1 清洗 cleaning

去除诊疗器械、器具和物品上污物的过程,流程包括冲洗、洗涤、漂洗和终末漂洗。

3.2 使用后预处理 pre-clean after use

诊疗器械、器具和物品在使用后及时去除明显污物,根据需要进行保湿或冲洗的处理。

3.3 贯通刷洗 scrub through

使用与管腔直径相匹配的管腔刷,从管腔一端开口螺旋进入到另一端的刷洗方法。

3.4 负压清洗器 negative pressure cleaner

利用真空泵降低清洗舱内的压力,使水在较低温度沸腾而进行清洗的设备。

3.5 管腔器械 hollow device

带有管腔结构的器械,包括单端开口和两端开口的管腔器械。

3.6 医用清洗剂 medical detergent

用于增强水对诊疗器械、器具和物品上污物清洗效果的化学 / 生物制剂。

3.7 喷溅防护罩 spray hood

用于保护医务人员避免接触液体喷溅和气溶胶污染的屏障用品。

4　设备设施和耗材要求

4.1　设备设施

应符合 WS 310.1 的要求，并配备配套的清洗架、清洗篮筐、器械分类和保护用具、器械分类标识牌、清洗转运车等。

4.2　医用清洗剂

4.2.1　医用清洗剂和润滑剂应符合 WS 310.1 的要求。

4.2.2　保湿剂应对器械腐蚀性较低。

4.3　清洗工具

4.3.1　材质应符合耐湿热、不落絮 / 颗粒、不脱色等要求。

4.3.2　应配备各型号的清洗刷。

4.4　清洗用水

4.4.1　清洗用水的质量及使用应符合 WS 310.1 的要求。

4.4.2　清洗用水的氯化物含量宜≤100ppm 和 pH 值为 6.5~7.5。

4.4.3　清洗软式内镜等专科器械，其用水质量应符合 WS/T 507 规定。

4.4.4　手工清洗水温宜为 15~30℃，机械清洗预清洗阶段水温宜≤45℃。

4.5　水质监测

4.5.1　每天监测终末漂洗水电导率，应≤15μS/cm（25℃）。

4.5.2　每季度监测出水口处水的电导率，应≤15μS/cm（25℃）。

5　个人防护要求

5.1　个人防护用品及着装应符合 WS 310.2 的要求。

5.2　手工清洗操作时，应戴双层手套，根据需要使用喷溅防护罩。

5.3　使用蒸汽喷枪等高温设备时，应戴防烫手套、喷溅防护罩。

5.4　噪音过大时，可使用耳塞等隔音防护用品。

5.5　防护用品应每天清洗消毒或采用一次性用品。

6　清洗操作

6.1　基本原则

6.1.1　应遵循先清洗后消毒的处理程序。被朊毒体、气性坏疽及突发原因不明的传染病病原体污染的诊疗器械、器具和物品处理应遵循 WS 310.2 规定。

6.1.2　应遵循产品使用说明书或指导手册。

6.1.3　应根据医用清洗剂的使用说明选择清洗温度和浓度，应现配现用。

6.1.4　器械可拆卸的部分应遵循产品说明书拆卸至最小单位后清洗。组合器械宜先清洗精细、贵重部件。

6.1.5　根据器械类型选择清洗方法。常规器械以及耐湿、耐热的器械宜首选机械清洗；精密、复杂器械和有特殊要求的器械宜选择手工清洗；污染较重的器械和结构复杂的器械宜手工和机械联合清洗。

6.1.6 精密器械和锐利器械应放置于专用的清洗篮筐进行清洗，清洗后应加以保护。

6.1.7 清洗工具被污染时应立即冲洗干净，使用后应及时清洗消毒或更换。

6.1.8 清洗质量的监测应遵循 WS 310.3 规定。

6.2 预处理

6.2.1 使用后及时去除诊疗器械、器具和物品上的明显污物，管腔器械应去除管腔内部的污染物。

6.2.2 不能 1h 内送达消毒供应中心的器械，应遵循产品使用说明书对器械（含管腔内部）进行保湿。

6.2.3 污染较重的器械，清洗前可用含酶清洗剂预浸泡和冲洗软化，初步去除污染物。

6.3 手工清洗

6.3.1 流动水冲洗

a）适用于能全部或部分浸泡的器械。

b）去除附着于表面的污物和清洗剂。

6.3.2 压力水枪冲洗

a）适用于能够浸泡且有管腔或缝隙结构的器械。

b）压力水枪冲洗接头应与器械管腔直径相匹配。

c）按照产品使用说明书的要求选择水枪压力。

6.3.3 浸泡

a）适用于污染较重或污染物已经干涸且能浸泡的器械。

b）应使用含有医用清洗剂的液体浸泡，清洗液应按要求更换，应同时清洁清洗槽。

c）应打开器械的关节 / 阀门，置于清洗篮筐内，完全浸没，管腔内充满清洗液。

6.3.4 刷洗

a）适用于表面耐摩擦、能浸泡的器械。

b）对器械的关节、弹簧卡锁、齿槽、螺纹、长管腔或孔洞等部位进行刷洗。顺齿槽和螺纹的齿缝、纹路方向反复刷洗。应在液面下进行刷洗。

c）管腔器械应选择与管腔直径、长度相适宜的清洗刷。

d）一端开口的管腔器械刷洗后应抽出清洗刷，两端开口的管腔器械应贯通刷洗。去除清洗刷上的污染物后再进行下一次刷洗。

6.3.5 擦洗

a）适用于表面不耐摩擦且能浸泡的器械。

b）宜在液面下擦洗。

6.3.6 擦拭

a）适用于能够耐受一定湿度但不能浸泡的器械。

b）应使用柔软材质的擦拭工具。

c）可使用含医用清洗剂的擦拭工具擦拭，直至无可见污染物。

d）应使用含水的擦拭工具重复擦拭，直至去除清洗剂。

6.4 机械清洗

6.4.1 超声清洗机清洗

a）适用于管腔及结构复杂器械的清洗，宜与手工清洗或清洗消毒器联合应用。

b）应符合 WS 310.2 的要求。

c）装载时，器械不应触碰清洗槽壁，应打开器械的所有关节，应保护精密器械细尖部位。

d）放入管腔器械时，宜从一端缓慢放入，保证管腔内充满清洗液。

e）清洗前应遵循产品说明书除气。

f）医用清洗剂应每天更换，有明显污染时立即更换；更换时同时清洁消毒超声清洗水槽。

6.4.2 清洗消毒器清洗

a）适用于各种耐湿耐热的诊疗器械、器具和物品的清洗。

b）应符合 WS 310.2 的要求。

c）应确认清洗剂泵管通畅无裂痕，设备出水口和清洗架连接应严密。数据采集系统与设备工作条件相关联。

d）应根据器械类型选择专用的器械架和清洗篮筐。

e）清洗程序的选择应遵循产品使用说明书，并符合 WS 310.2 要求的 A_0 值。设备运行中出现报警、中断等情况，该批次物品应重新处理。

6.4.3 负压清洗器清洗

a）适用于耐压力的管腔器械、精密器械、结构复杂类器械等。

b）应对器械进行初步预清洗，确认设备密封圈完整、管路无堵塞、开关功能完好、舱门开启达到设定位置，清洗剂的配置量符合要求。

c）精密器械和锐利器械应使用保护装置固定。轻质器械应加装盖子，细小器械应置于带密纹篮筐内。

d）物品装载应全部浸没在水下，装载量不超过篮筐容积的 2/3。

e）清洗前应盖好篮筐盖。应遵循产品说明书，根据器械类型选择程序及参数；清洗过程应观察器械是否滑出篮筐及自动加水、排水是否正常。

6.5 润滑

6.5.1 应使用医用润滑剂，不应使用石蜡油等非水溶性的产品。

6.5.2 浸泡润滑时，应每天更换润滑剂，有污染物时应立即更换。

第三节　团体标准要点解读

《医疗器械清洗技术操作》团体标准中核心要素包括设备设施和耗材要求、个人防护要求和清洗操作三个部分，其中设备设施和耗材要求对医用清洗剂、清洗工具、清洗用水、水质监测都有明确要求。个人防护要求明确了防护用品的使用条件、防护用品的处理频率。清洗操作中对基本原则、预处理、手工清洗、机械清洗和润滑等给出了要求及建议。本节将对标准中的重点难点内容进行解读。

一、设备设施和耗材要求

1. 本标准在 4.2 医用清洗剂中的 4.2.1 医用清洗剂应符合国家相关标准和规定。根据器械的材质、污染物种类，选择适宜的清洗剂，清洗剂种类包括碱性清洗剂、中性清洗剂、酸性清洗剂、酶清洗剂，使用中遵循厂家产品说明书。医用润滑剂应为水溶性，与人体组织有较好的相容性。不应影响灭菌介质的穿透性和器械的机械性能。4.4 清洗用水中的 4.4.2 清洗用水的氯化物含量宜≤100ppm 和 pH 值为 6.5~7.5。其中氯化物含量是评价水质的一个重要指标，在医疗器械清洗过程中，如果氯化物含量过高，可能会对医疗器械产生腐蚀作用，降低其使用寿命，甚至可能残留在医疗器械上，对人体健康构成潜在威胁。pH 值是衡量水质酸碱度的指标。对于医疗器械清洗来说，适宜的 pH 值范围能够确保清洗剂的有效发挥，如果 pH 值过高或过低，都可能影响清洗剂的清洗效果，甚至对医疗器械造成腐蚀。因此，清洗用水的氯化物含量宜≤100ppm 和 pH 值为 6.5~7.5 是医疗器械清洗过程中的重要水质标准，对于确保清洗效果和医疗器械的安全性具有重要意义，符合这些要求有助于保证医疗器械清洗的有效性和安全性。

2. 本标准 4.5 水质监测中 4.5.1 提到每天监测终末漂洗水电导率，应≤15μS/cm（25℃）。4.5.2 每季度监测出水口处水的电导率，应≤15μS/cm（25℃），对水质监测的频率作了明确规定。通过明确监测频率和采样位点，加强对终末漂洗水质的监测，定期监测其电导率是非常必要的，因为这直接关系到水的质量和后续使用的安全性。电导率是衡量水体中溶解性固体含量的重要指标，它反映了水中离子浓度的高低，进而可以判断水质的纯净程度。具体来说，电导率≤15μS/cm（25℃）这一标准，意味着水中的离子浓度相对较低，水质较为纯净。同时，这一标准的设定也考虑到了温度对电导率的影响。在 25℃测定电导率，可以确保监测结果的准确性和可比性。因为电导率会随温度的变化而发生变化，所以在监测时需要明确温度条件。

3. 本标准 5 个人防护要求中 5.2 手工清洗操作时，应戴双层手套，根据需要使用喷溅防护罩。5.3 使用蒸汽喷枪等高温设备时，应戴防烫手套、喷溅防护罩。5.4 噪音过大时，可使用耳塞等隔音防护用品。手工清洗操作时，工作人员需要戴双层手套，这是为了双重保护手部皮肤免受清洗液、污染物等的直接侵害。根据清洗过程中的具体情况，如可能接触到液体喷溅或气溶胶污染,需要使用喷溅防护罩来进一步保护面部和眼睛,当使用蒸汽喷枪等高温设备进行清洗时,由于高温设备可能产生烫伤风险,因此应戴防烫手套来防止手部被烫伤。同时,喷溅防护罩在这里也起到了重要作用,它可以防止高温液体或蒸汽喷溅到面部和眼睛,造成不必要的伤害,如果工作环境中的噪音过大,会对医务人员的听力造成潜在威胁。因此,在噪音过大的环境中工作时,可以使用耳塞等隔音防护用品来有效降低噪音对听力的影响。

二、操作要点

(一)清洗操作

本标准在6.1基本原则中的6.1.5提到根据器械类型选择清洗方法。是对器械先进行了分类,再按分类给予了相关指导:对常规器械以及耐湿、耐热的器械宜首选机械清洗;精密、复杂器械和有特殊要求的器械宜选择手工清洗;污染较重的器械和结构复杂的器械宜手工和机械联合清洗。采取针对性的清洗方法可以有效去除器械表面的污垢和病原微生物,还可以延长器械的使用寿命,避免清洗方法选择不当,导致器械表面受到损伤或腐蚀,从而影响其使用性能和寿命。

(二)预处理

本标准在6.2对预处理的要求进行了细化,使用后及时去除诊疗器械、器具和物品上的明显污物,管腔器械应去除管腔内部的污染物;不能1小时内送达消毒供应中心的器械,应遵循产品使用说明书对器械(含管腔内部)进行保湿;对污染较重的器械,清洗前可用含酶清洗剂预浸泡和冲洗软化,初步去除污染物。通过预处理,避免器械使用后表面附着的大量有机物,如血液、脂肪、黏液和蛋白质、病原微生物等残留形成的生物膜引起感染的风险;同时器械中残留的血液等污物中含有大量的离子,容易造成金属器械的氧化腐蚀,不及时进行预处理,会加速器械氧化腐蚀,缩短器械的使用寿命;及时的预处理,可避免污物干涸,增强清洗消毒效果。同时污垢和残留物一旦干结,尤其是在器械有管腔和缝隙时,会比湿润的时候更难以去除,而预处理可以避免污物干涸,使后续的清洗消毒更容易进行,进而增强清洗消毒效果,预处理后器械清洗合格率也会进一步得到提升。预处理还能降低由于清洗不彻底而造成的器械反洗率,进一步降低医院的运营成本。

(三)手工清洗

本标准在6.3将手工清洗操作,细化为五种操作方式,包括:冲洗、浸泡、刷洗、擦洗、擦拭,分别写明各种方法的操作要点和适用范围,更具有指导性,形成同质化的管理。其中流动水冲洗和压力水枪冲洗适用于耐湿的器械,能够迅速去除附着力较弱的污染物。浸泡适用于污染较重或污染物已经干涸且能浸泡的器械,使用含有医用清洗剂的液体浸泡,浸泡时应打开器械的关节/阀门,置于清洗篮筐内,完全浸没,管腔内充满清洗液,浸泡可以软化并松解附着在器械上的顽固污渍,为后续清洗提供便利。刷洗适用于表面耐摩擦、能浸泡的器械,对器械的关节、弹簧卡锁、齿槽、螺纹、长管腔或孔洞等部位顺齿槽和螺纹的齿缝、纹路方向反复刷洗,管腔器械应选择与管腔直径、长度相适宜的清洗刷,一端开口的管腔器械刷洗后应抽出清洗刷,两端开口的管腔器械应贯通刷洗,去除清洗刷上的污染物后再进行下一次刷洗,刷洗通过压力和反作用力对器械的轴节、锁扣、齿牙、螺纹等难以清洗的部位进行反复刷洗，深入去除隐藏在这些部位的污物和微生物。擦洗适用于表面不耐摩擦且能浸泡的器械，宜在液面下擦洗。擦拭适用于能够耐受一定湿度但不能浸泡的器械。应使用柔软材质的擦拭工具。可使用含医用清洗剂的擦拭工具擦拭，直至无可见污染物，应使用含水的擦拭工具重复擦拭，直至去除清洗剂。手工清洗操作中的冲洗、浸泡、刷洗、擦洗和擦拭五种方式各有其独特的意义和作用，它们共同构成了医疗器械手工清洗的完整流程，确保器械的清洁度和安全性。

（四）机械清洗

本标准 6.4.1 超声清洗机清洗中明确了超声清洗机适用于管腔及结构复杂器械的清洗，为了保证清洗效果，宜与手工清洗或清洗消毒器联合应用。在装载时，器械不应触碰清洗槽壁，应打开器械的所有关节，在放入管腔器械时，宜从一端缓慢放入，保证管腔内充满清洗液。使清洗液与器械的缝隙充分接触。医用清洗剂应每天更换，有明显污染时立即更换；更换时同时清洁消毒超声清洗水槽，避免二次污染的产生。超声清洗机清洗是利用超声波发生器所发出的高频讯号，通过换能器转换成高频机械振荡而传播到介质——清洗液中，强力的超声波在清洗液中以疏密相同的形式向被清洗物件辐射，产生“空化”现象，即在清洗液中形成“气泡”，产生破裂的现象。当“空化”到达被洗物体表面破裂的瞬间，产生远大于 1 000 个大气压力的冲击力，致使物体表面空隙的污垢被分解、破裂及剥落，使物体达到净化和清洁。其作用针对性地指向了器械的复杂性，但对残留有机物较多的器械效果则不太理想，因此为了保证清洗效果，宜与手工清洗或清洗消毒器联合应用。

参 考 文 献

[1] 国家食品药品监督管理局. 清洗消毒器 第 1 部分：通用要求、术语定义和试验：YY/T 0734.1—2009 [S]. 北京：中国标准出版社，2009.

[2] 国家食品药品监督管理局. 清洗消毒器 第 2 部分：对外科和麻醉器械等进行湿热消毒的清洗消毒器要求和试验：YY/T 0734.2—2009 [S]. 北京：中国标准出版社，2009.

[3] 张青，高宏. 全自动清洗消毒器清洗效果的研究 [J]. 中华医院感染学杂志，2012，22(16)：3592-3594.

[4] 张青，张宇，高海燕，等. 新形势下医院消毒供应室集中管理实践 [J]. 中国护理管理，2015，15(4)：401-403.

[5] 中华人民共和国国家卫生和计划生育委员会. 医院消毒供应中心 第 1 部分：管理规范：WS 310.1—2016 [S/OL]. (2016-12-27) [2025-01-01]. http://www.nhc.gov.cn/wjw/s9496/201701/bbf3172246bd4fc49d4562a66407dd99.shtml.

[6] 中华人民共和国国家卫生和计划生育委员会. 医院消毒供应中心 第 2 部分：清洗消毒及灭菌技术操作规范：WS 310.2—2016 [S/OL]. (2016-12-27) [2025-01-01]. http://www.nhc.gov.cn/wjw/s9496/201701/bba98c75171446849107254929595984.shtml.

[7] 中华人民共和国国家卫生和计划生育委员会. 医院消毒供应中心 第 3 部分：清洗消毒及灭菌效果监测标准：WS 310.3—2016 [S/OL]. (2016-12-27) [2025-01-01]. http://www.nhc.gov.cn/wjw/s9496/201701/2821e39e324a421bbee5ca59f161cf5b.shtml.

[8] 中华人民共和国国家卫生和计划生育委员会. 软式内镜清洗消毒技术规范：WS 507—2016 [S/OL]. (2016-12-27) [2025-01-01]. http://www.nhc.gov.cn/wjw/s9496/201701/491ec38efc884531801549cfb90d865d.shtml.

第八章

成人有创机械通气气道内吸引技术操作

第一节 编制背景

一、本标准要解决的问题或技术

有创机械通气是危重患者临床支持治疗的重要手段之一。人工气道刺激、咳嗽能力减弱、镇痛镇静等可使患者痰液分泌增加但排痰能力减弱。气道分泌物吸引（俗称吸痰）是清除有创机械通气患者呼吸道分泌物保证呼吸道通畅，维持肺泡正常通气及氧合作用最直接有效且最根本的方法，是有创机械通气患者最常见、频繁的操作之一。

研究显示，如果气道分泌物吸引的时机、方法、持续时间等选择不当，会造成多种不良后果，如感染、低氧血症、人工气道梗阻、气道黏膜损伤等，进而影响患者康复。但是，目前国内外的指南、专家共识、行业标准等对气道分泌物吸引指征、气囊压监测频率、吸引负压等操作要求不尽相同。

因此，为实现气道分泌物吸引技术操作的同质化和标准化，中华护理学会重症和呼吸护理专业委员会在全面了解全国护士吸痰操作现状的基础上，制定《成人有创机械通气气道内吸引技术操作》团体标准，以期进一步指导、规范气道分泌物吸引技术操作，降低操作中各种并发症的发生率，促进患者康复。

二、国际、国内标准现状及需进一步解决的问题

国内外在成人有创机械通气气道内吸引方面已有部分指南和专家共识，在国内外出版的相关指南和专家共识中与成人有创机械通气气道内吸引相关的内容见表 8-1。

表 8-1　成人有创机械通气气道内吸引相关指南及专家共识

年份	机构 / 组织 / 作者	标准 / 指南 / 专家共识名称	主要内容
2010 年	美国呼吸治疗学会（AARC）	《临床实践指南：人工气道机械通气患者气管内吸痰》（Endotracheal Suctioning of Mechanically Ventilated Patients With Artificial Airways 2010）	主要介绍了机械通气患者气管内吸痰的临床指南
2012 年	中华人民共和国卫生部	《临床常用急救操作技术　第 4 部分：呼吸道分泌物吸引》	主要介绍了临床常用急救操作技术呼吸道分泌物吸引中相关技术
2012 年	美国呼吸治疗学会（AARC）	《AARC 临床指南：有创和无创机械通气时的气道湿化》	主要介绍了有创和无创机械通气时的气道湿化温度湿度
2012 年	成人慢性气道疾病雾化吸入治疗专家组	《成人慢性气道疾病雾化吸入治疗专家共识》	主要介绍了成人慢性气道疾病雾化吸入治疗相关要求
2012 年	中华人民共和国卫生部	《呼吸机临床应用》	主要介绍了呼吸机临床应用中参数要求
2013 年	美国呼吸治疗学会（AARC）	《住院患者非药物气道洁净疗法的有效性》	主要介绍了住院患者非药物气道洁净疗法的有效性
2014 年	澳大利亚临床变革机构（ACI）	《成年 ICU 患者人工气道吸引：临床实践指南（新增）》	主要介绍了成年 ICU 患者人工气道吸引技术
2014 年	中华医学会呼吸病学分会呼吸治疗学组	《成人气道分泌物的吸引专家共识（草案）》	主要介绍了成人气道分泌物的吸引专家共识
2014 年	中华医学会呼吸病学分会呼吸治疗学组	《人工气道气囊的管理专家共识（草案）》	主要介绍了人工气道气囊的管理专家共识
2015 年	英国国家卫生与临床优化研究所（NICE）	PneuX for preventing ventilator-associated pneumonia in intensive care	主要介绍了 PneuX 用于预防呼吸机相关肺炎
2015 年	英国国家卫生与临床优化研究所（NICE）	《带锥形防护套的 Shiley 气管插管用于重症监护患者》（Shiley Endotracheal Tube with TaperGuard Cuff for Intensive Care Patients at Risk of Ventilator-Associated Pneumonia）	主要介绍了应用带 TaperGuard 气囊的 Shiley 气管插管对重症监护呼吸机相关肺炎的影响
2015 年	美国呼吸治疗学会（AARC）	《住院患者药物气道清洁疗法的有效性》	主要介绍了住院患者药物气道清洁疗法的有效性
2015 年	德国麻醉学和重症监护医学学会指南	《气道管理指南》	主要介绍了气道管理指南

续表

年份	机构 / 组织 / 作者	标准 / 指南 / 专家共识名称	主要内容
2016 年	克拉姆林妇女儿童医院	《气管内导管吸痰指南》	主要介绍了气管内导管吸痰指南
2016 年	JBI 循证卫生保健中心	Artificial Airway: Suctioning	主要介绍了气道管理技术
2016 年	中华医学会神经外科学分会，中国神经外科重症管理协作组	《中国神经外科重症患者气道管理专家共识》	主要介绍了中国神经外科重症患者气道管理专家共识
2016 年	中国急诊气道管理协作组	《急诊气道管理共识》	主要介绍了急诊气道管理共识
2016 年	中华人民共和国卫生和计划生育委员会	《重症监护病房医院感染预防与控制规范》	主要介绍了重症监护病房医院感染预防与控制规范要求
2018 年	多学科围手术期气道管理中国专家共识（2018 版）专家组成员	《多学科围手术期气道管理中国专家共识》	主要介绍了多学科围手术期气道管理中国专家共识
2018 年	中华医学会呼吸病学分会感染学组	《中国成人医院获得性肺炎与呼吸机相关性肺炎诊断和治疗指南（2018 年版）》	主要介绍了中国成人医院获得性肺炎与呼吸机相关性肺炎诊断和治疗指南
2019 年	DynaMed 循证医学数据库	《气道管理（新增）》	主要介绍了气道管理技术
2019 年	DynaMed 循证医学数据库	《机械通气病人呼吸窘迫的评估（新增）》	主要介绍了机械通气患者呼吸窘迫的评估方法
2019 年	JBI 循证卫生保健中心	《高级生命支持》	主要介绍了高级生命支持技术标准
2019 年	JBI 循证卫生保健中心	《急诊气道管理（老年人）》	主要介绍了急诊气道管理（老年人）
2019 年	JBI 循证卫生保健中心	《急诊气道管理》	主要介绍了急诊气道管理

当前，国内外发布的专业共识、指南等对成人有创机械通气气道内吸引进行了相关阐述，然而，这些阐述大多侧重于临床诊疗、感染控制、气道管理等，对于成人有创机械通气气道内吸引的护理操作细节的探讨并不全面，且这些内容往往分散于不同章节，缺乏整合性，不利于护理人员进行系统学习；此外，不同地区指南和共识对于同一问题的细节要求不尽一

致。因此，迫切需要相关专业团体制定统一的技术操作标准，以规范护理操作行为，推动成人有创机械通气气道内吸引的规范化进程，并为护士的临床实践提供明确的指导。

三、适用范围

本团体标准适用于全国各级各类医疗机构，由经过成人有创机械通气气道内吸引相关培训且考核合格的注册护士在执行成人有创机械通气气道内吸引相关操作时使用。标准规定了成人有创机械通气气道内吸引技术操作的基本要求、识别吸引指征、确定吸引方式、选择吸引（吸痰）管及气道内吸引操作要点。本标准的目标患者为有创机械通气中需要气道内吸引的成人患者。

第二节　T/CNAS 10—2020 成人有创机械通气气道内吸引技术操作团体标准

中　华　护　理　学　会　团　体　标　准

T/CNAS 10—2020

成人有创机械通气气道内吸引技术操作

Endotracheal suctioning in adults receiving invasive mechanical ventilation

2021-02-01 发布　　2021-05-01 实施

中华护理学会　发布

目　　次

前　言

本文件按照 GB/T 1.1—2020《标准化工作导则　第 1 部分：标准化文件的结构和起草规则》的规定起草。

本文件由中华护理学会提出并归口。

本文件起草单位：北京协和医院、北京护理学会、北京医院、中山大学附属第一医院、北京协和医学院护理学院、北京大学护理学院、中南大学湘雅护理学院、首都医科大学附属北京朝阳医院、复旦大学附属中山医院、首都医科大学附属北京安贞医院、首都医科大学附属北京友谊医院、山东省立医院、安徽医科大学第一附属医院、河南省人民医院、天津市北辰医院、河北医科大学第二医院、华中科技大学同济医学院附属同济医院、中南大学湘雅二医院、北京中医药大学。

本文件主要起草人：孙红、李春燕、关欣、成守珍、绳宇、王志稳、李乐之、张雪静、刘凯、杜桂芳、骆金铠、杨丽娟、徐凤玲、李黎明、燕朋波、叶丽云、熊杰、王斗、杜斌、赵艳伟、郭海凌、李尊柱、李真、杨慧、梅茵、韩媛媛、董亮、营晓、李栩亭。

成人有创机械通气气道内吸引技术操作

1 范围

本文件规定了成人有创机械通气气道内吸引的基本要求、识别吸引指征、确定吸引方式、选择吸引(吸痰)管及气道内吸引操作要点。

本文件适用于各级各类医疗机构的注册护士。

2 规范性引用文件

下列文件中的内容通过文中的规范性引用而构成本文件必不可少的条款。其中,注日期的引用文件,仅该日期对应的版本适用于本文件;不注日期的引用文件,其最新版本(包括所有的修改单)适用于本文件。

WS/T 311 医院隔离技术规范

WS/T 313 医务人员手卫生规范

3 术语和定义

下列术语和定义适用于本文件。

3.1 人工气道 artificial airway

为了保证气道通畅而在生理气道与空气或其他气源之间建立的有效连接。

3.2 气道内吸引 endotracheal suctioning

将吸引(吸痰)管置入人工气道,吸引出气道内的痰液、血液、误吸的胃内容物及其他异物的技术操作。

3.3 开放式气道内吸引 open-endotracheal suctioning

将患者的人工气道与呼吸机的连接断开后,吸引(吸痰)管通过人工气道置入气道内进行吸引的方法。

3.4 密闭式气道内吸引 closed-endotracheal suctioning

吸引装置与呼吸机结合,允许患者在呼吸机不断开的情况下,吸引(吸痰)管通过人工气道置入进行吸引的方法。

3.5 声门下吸引 subglottic secretion drainage

应用带有声门下吸引装置的气管导管,通过负压吸引,直接吸引积聚在气囊上方的分泌物的方法。

4 基本要求

4.1 应按需实施气道内吸引，应至少每 2h 通过肺部听诊等方式评估一次气道内吸引指征。

4.2 应进行气道温湿化，Y 型管温度应在 34℃ ~41℃之间、相对湿度 100%。

4.3 应每隔 6~8h 测量一次气囊压，并使其维持在 25~30cmH_2O。

4.4 应遵循无菌原则，手卫生应遵守 WS/T 313 的规定。

4.5 对于患有呼吸道传染性疾病的患者，应按照 WS/T 311 中的规定进行隔离和自我防护。

5 识别吸引指征

5.1 气道内有可听见、看到的分泌物。

5.2 听诊可闻及肺部粗湿啰音。

5.3 考虑与气道分泌物相关的血氧饱和度下降和（或）血气分析指标恶化。

5.4 排除呼吸机管路抖动和积水后，呼吸机监测面板上流量和（或）压力波形仍呈锯齿样改变。

5.5 考虑与气道分泌物增多相关的机械通气时潮气量减小，或容积控制机械通气时吸气峰压增大。

5.6 考虑吸入上呼吸道分泌物或胃内容物等状况时。

5.7 需留取痰标本。

6 确定吸引方式

6.1 一般情况下应选择开放式气道内吸引。

6.2 符合以下条件之一，宜选择密闭式气道内吸引：

——呼气末正压≥10cmH_2O；

——平均气道压≥20cmH_2O；

——吸气时间≥1.5s；

——吸氧浓度≥60%；

——断开呼吸机将引起血流动力学不稳定；

——有呼吸道传染性疾病（如肺结核）；

——呼吸道多重耐药菌感染。

7 选择吸引（吸痰）管

7.1 应根据人工气道的型号选择适宜型号的吸引（吸痰）管，吸引（吸痰）管管道外径应不超过人工气道内径的 50%。附录 A 给出了气管插管、气管切开管、吸引（吸痰）管的规格。

7.2 宜使用有侧孔的吸引（吸痰）管。

7.3 密闭式气道内吸引时，应使用密闭式吸引（吸痰）管。

8 气道内吸引操作要点

8.1 应按照附录 B 指明的流程进行气道内吸引。

8.2 吸引负压应控制在 -150~-80mmHg（约 -20~-11kPa）。

8.3 吸引前后应给予 30~60s 纯氧。

8.4 开放式气道内吸引应使用无菌手套，密闭式气道内吸引可使用清洁手套。

8.5 置入吸引（吸痰）管过程中应不带负压。

8.6 置入过程中感觉有阻力或刺激咳嗽时，应将吸引（吸痰）管退出 1~2cm，然后轻柔旋转提吸。

8.7 从置入到退出吸引（吸痰）管，宜在 15s 内。

8.8 应先进行口咽部和（或）鼻咽部吸引，再进行气道内吸引。

8.9 更换吸引部位时，应更换吸引（吸痰）管。

8.10 密闭式吸引（吸痰）管更换频率参照产品说明书，出现可见污染或套囊破损时应立即更换。

8.11 吸引过程中应观察患者的面色、呼吸、血氧饱和度、心率 / 律和血压。

8.12 吸引后应评估患者的血氧饱和度、呼吸音和机械通气波形，记录吸引物的颜色、性状和量。

8.13 每次吸引结束后应及时、充分地冲洗管路。密闭式气道内吸引应使用灭菌注射用水或无菌生理盐水，开放式气道内吸引可用清水。

8.14 条件允许时可持续监测气囊压。

8.15 对于插管时间超过 48~72h 的患者，宜使用带有声门下吸引的气管导管，每 1~2h 进行声门下吸引。

附　录　A
（资料性）
气管插管、气管切开管、吸引（吸痰）管的规格

单位：mm

气管插管		气管切开管		吸引（吸痰）管	
型号	内径和公差	型号	内径和公差	型号（F）	外径和公差
—	—	—	—	4	1.33 ± 0.10
—	—	—	—	4.5	1.50 ± 0.10
—	—	—	—	5	1.67 ± 0.10
4.0	4.0 ± 0.15	—	—	6	2.00 ± 0.10
4.5	4.5 ± 0.15	—	—	6.5	2.17 ± 0.10
—	—	—	—	7	2.33 ± 0.10
5.0	5.0 ± 0.15	—	—	7.5	2.50 ± 0.10
5.5	5.5 ± 0.15	—	—	8	2.67 ± 0.10
6.0	6.0 ± 0.15	—	—	9	3.00 ± 0.15
6.5	6.5 ± 0.2	6.5	6.5 ± 0.2	—	—
7.0	7.0 ± 0.2	7.0	7.0 ± 0.2	10	3.33 ± 0.15
7.5	7.5 ± 0.2	7.5	7.5 ± 0.2	—	—
8.0	8.0 ± 0.2	8.0	8.0 ± 0.2	12	4.00 ± 0.15
8.5	8.5 ± 0.2	8.5	8.5 ± 0.2	—	—
9.0	9.0 ± 0.2	9.0	9.0 ± 0.2	14	4.67 ± 0.20
9.5	9.5 ± 0.2	9.5	9.5 ± 0.2	—	—
10.0	10.0 ± 0.2	10.0	10.0 ± 0.2	15	5.00 ± 0.20
10.5	10.5 ± 0.2	10.5	10.5 ± 0.2	—	—
11.0	11.0 ± 0.2	11.0	11.0 ± 0.2	16	5.33 ± 0.20

注：某型号气管插管或气管切开管应选择同一行对应的或更小型号的吸引（吸痰）管。

示例：使用 7 号气管插管或气管切开管时，内径为（7.0 ± 0.2）mm，应选择内径小于 3.5mm 的吸引（吸痰）管，即 10 号或小于 10 号的吸引（吸痰）管。

附　录　B
（规范性）
成人有创机械通气气道内吸引流程

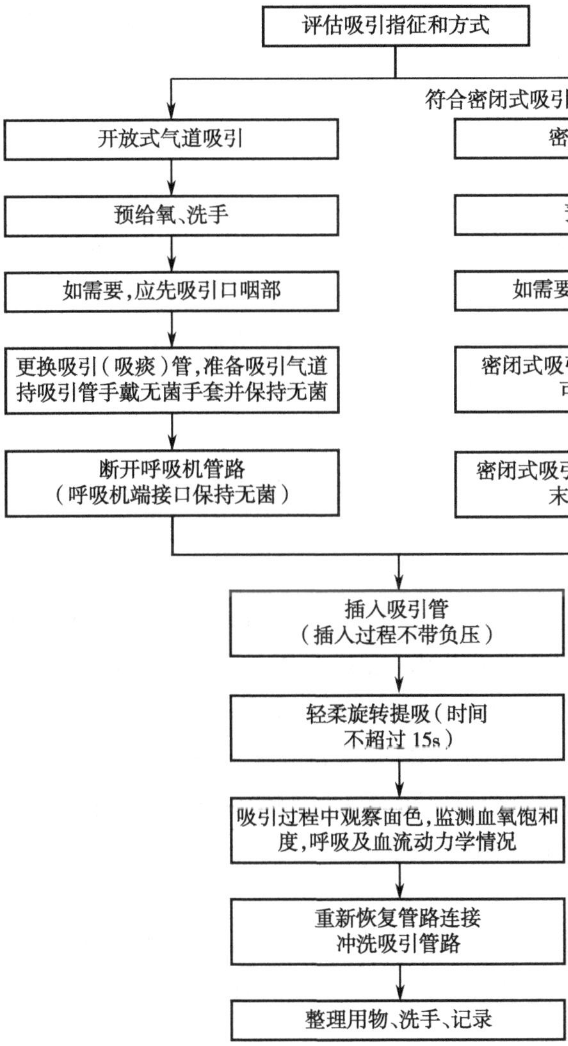

第三节　团体标准要点解读

在《成人有创机械通气气道内吸引技术操作》团体标准中，核心要素涵盖基本要求、操作要点以及操作流程三个主要部分。基本要求部分对操作原则进行了明确规定；操作要点部分对识别吸引指征、确定吸引方式、选择吸引（吸痰）管、气道内吸引等提供了详尽的要求与建议；操作流程部分详细阐述了在不同吸引方式下应遵循的操作顺序。本节旨在对标准中的关键与复杂内容进行深入解析。

一、基本要求

（一）吸引原则

本标准在基本要求的 4.1 中提及，应按需实施气道内吸引，应至少每 2 小时通过肺部听诊等方式评估一次气道内吸引指征。本条目包括两层含义，一方面是吸引原则，要求按需实施气道内吸引，这一点在多个指南共识中均有提及；另一方面给出吸引评估的最长时间间隔，并且强调了肺部听诊在评估中的重要性。

（二）气道温湿化

本标准在基本要求的 4.2 中提及，应进行气道温湿化，Y 形管温度应在 34~41℃之间、相对湿度 100%。

（三）气囊管理

本标准在基本要求的 4.3 中给出了气囊压的正常范围和评估频率。《中国成人医院获得性肺炎与呼吸机相关性肺炎诊断和治疗指南（2018 年版）》指出，气管导管气囊充盈压应不低于 25cmH$_2$O；《人工气道气囊的管理专家共识（草案）》建议，应使气囊充气后压力维持在 25~30cmH$_2$O。气管导管气囊无自动充气装置时，应每隔 6~8 小时使用气囊测压表手动测量气囊压力；因连接气囊指示球阀门时会出现漏气，每次测量后气囊压力下降约 2cmH$_2$O，因此每次手动测量时充气压力宜高于理想值 2cmH$_2$O。

（四）隔离与防护

本标准在基本要求的 4.4 和 4.5 中，要求操作者应遵循无菌原则，手卫生应遵守 WS/T 313 的规定，对于有呼吸道传染性疾病的患者，应按照 WS/T 311 中的规定进行隔离和自我防护。

二、操作要点

（一）识别吸引指征

本部分按照临床需要气道吸引的情况，根据出现频率和重要性进行梳理，提出吸引指征包括：气道内有可听见、看到的分泌物；听诊可闻及肺部粗湿啰音；考虑与气道分泌物相关的血氧饱和度下降和 / 或血气分析指标恶化；排除呼吸机管路抖动和积水后，呼吸机监测面板上流量和/或压力波形仍呈锯齿样改变；考虑与气道分泌物增多相关的机械通气时潮气量减小，或容积控制机械通气时吸气峰压增大；考虑吸入上呼吸道分泌物或胃内容物等状况时；须留取痰标本。

（二）确定吸引方式

气道内吸引分为开放式和密闭式两种方式，通常情况下应选择开放式气道内吸引。符合以下条件之一，宜选择密闭式气道内吸引：呼气末正压≥10cmH_2O；平均气道压≥20cmH_2O；吸气时间≥1.5s；吸氧浓度≥60%；断开呼吸机将引起血流动力学不稳定；有呼吸道传染性疾病（如肺结核）；呼吸道多重耐药菌感染。

气道内吸引方式对呼吸机相关性肺炎的发生率没有影响。密闭式气道内吸引允许在机械通气的同时进行吸引，从而尽可能避免吸引过程中脱离呼吸机而导致的低氧或肺泡塌陷；开放式气道内吸引过程中有呼吸道飞沫的可能，从安全角度考虑，有呼吸道传染风险时，推荐使用密闭式气道内吸引方式。

（三）选择吸引（吸痰）管

应根据人工气道的型号选择适宜型号的吸引（吸痰）管，吸引（吸痰）管管道外径应不超过人工气道内径的50%。具体参考附录A给出的气管插管、气管切开管、吸引（吸痰）管的规格及对应关系。

本标准在基本要求的7.2中提及，宜使用有侧孔的吸引（吸痰）管。侧孔可以增加气道吸引面积、提高吸引效率。有侧孔的吸引（吸痰）管在吸引时不容易被分泌物阻塞，其效果优于无侧孔的吸引（吸痰），并且侧孔越大效果越好。吸引（吸痰）的管径越大，吸引负压在气道内的衰减就越小，吸引效果也就越好，但吸引过程中所造成的肺塌陷也越严重，当吸引（吸痰）管的管径超过人工气道内径的50%时，将显著降低气道内压力和呼气末肺容量。因此，需要根据人工气道的内径选择合适尺寸吸引（吸痰）管。

（四）确定吸引负压

在吸引压力上，美国呼吸治疗学会2010年发布的循证指南 *Endotracheal Suctioning of Mechanically Ventilated Patients With Artificial Airways 2010* 指出每次抽吸前，必须先将抽吸管的末端封住，检查负压，吸入压力应尽可能低，但能有效清除分泌物，建议新生儿负压 -100~-80mmHg，成人负压小于 -150mmHg，因此本标准规定成人吸引负压应控制在 -150~-80mmHg（-20~-11kPa）。在本团体标准发布后，美国呼吸治疗学会2022年发布的循证指南 *AARC Clinical Practice Guidelines: Artificial Airway Suctioning* 变更了吸引压力，提出成人负压小于 -200mmHg。

（五）建议吸引手法

Endotracheal Suctioning of Mechanically Ventilated Patients With Artificial Airways 2010 建议使用浅吸引代替深吸引。在吸引（吸痰）管置入过程中感觉有阻力或刺激咳嗽时，应将吸引（吸痰）管退出1~2cm，然后轻柔旋转提吸，采用间歇吸引技术防止呼吸道黏膜损伤。

（六）明确吸引顺序和观察要点

应先进行口咽部和/或鼻咽部吸引，再进行气道内吸引。吸引过程中应观察患者的面色、呼吸、血氧饱和度、心率/律和血压。吸引后应评估患者的血氧饱和度、呼吸音和机械通气波形，记录吸引物的颜色、性状和量。

（七）提出冲洗液和冲洗要求

每次吸引结束后应及时、充分地冲洗管路。密闭式气道内吸引应使用灭菌注射用水或无菌生理盐水，开放式气道内吸引可用清水。

（八）给出声门下吸引相关建议

High Impact Intervention Care Bundle to Reduce Ventilation-Association Pneumonia 建议，每1~2小时进行声门下吸引。WS/T 509—2016《重症监护病房医院感染预防与控制规范》《中国成人医院获得性肺炎与呼吸机相关性肺炎诊断和治疗指南（2018年版）》和《人工气道气囊的管理专家共识（草案）》建议，对于插管时间超过48~72小时的患者，宜使用带有声门下吸引的气管导管。

三、成人有创机械通气气道内吸引流程

（一）密闭式气道内吸引流程

成人有创机械通气气道内吸引时，符合密闭式吸引指征时，应选择密闭式气道内吸引，预给氧、洗手后，如需要、应先吸引口咽部，以免分泌物坠入气道深部。密闭式气道吸引时，可戴清洁手套，将密闭式吸引管前端连接气管插管末端接吸引装置。插入吸引管后（插入过程不带负压），轻柔旋转提吸（时间不超过15秒），吸引过程中观察面色、监测血氧饱和度、呼吸及血流动力学情况，之后冲洗吸引管路，整理用物、洗手、记录。

（二）开放式气道内吸引流程

对于选择开放式气道内吸引的情况，预给氧、洗手，如需要应先吸引口咽部。每更换一个部位，如口腔、咽部、鼻腔，均应更换新的吸引（吸痰）管。应该一只手戴无菌手套持吸引管并保持无菌，另一只手断开呼吸机管路，并在此过程中保持呼吸机端接口无菌。插入吸引管后（插入过程不带负压），轻柔旋转提吸（时间不超过15秒），吸引过程中观察面色、监测血氧饱和度、呼吸及血流动力学情况，之后重新恢复管路连接、冲洗吸引管路，整理用物、洗手、记录。

《成人有创机械通气气道内吸引技术操作》团体标准已经在临床广泛应用，为保证有创机械通气患者呼吸道通畅、维持肺泡正常通气及氧合提供保障。本节的解读有助于操作者了解《成人有创机械通气气道内吸引技术操作》团体标准的制定依据及内容内涵，更有利于临床工作者科学、合理地将本标准应用于临床。

参考文献

[1] 多学科围手术期气道管理中国专家共识（2018版）专家组. 多学科围手术期气道管理中国专家共识（2018版）[J]. 中国胸心血管外科临床杂志，2018，25（7）：545-549.

[2] 中华医学会呼吸病学分会呼吸治疗学组. 成人气道分泌物的吸引专家共识（草案）[J]. 中华结核和呼吸杂志，2014，37（11）：809-811.

[3] 中华人民共和国卫生部. 呼吸机临床应用: WS 392—2012[S/OL]. (2012-09-04)[2025-01-01]. http://www.nhc.gov.cn/wjw/s9494/201209/55886/files/3f6f686ead334bfe8eced0813e7a72a0.PDF.

[4] 中华人民共和国卫生部. 临床常用急救操作技术　第4部分: 呼吸道分泌物吸引: WS 387.4—2012[S/OL]. (2012-09-14)[2025-01-01]. http://www.nhc.gov.cn/zwgkzt/s9494/201209/55884/files/0ea82c787fa64a8982285298c170e3d9.PDF.

[5] 中华医学会呼吸病学分会呼吸治疗学组. 人工气道气囊的管理专家共识(草案)[J]. 中华结核和呼吸杂志, 2014, 37(11): 816-819.

[6] 中国急诊气道管理协作组. 急诊气道管理共识[J]. 中华急诊医学杂志, 2016, 25(6): 705-708.

[7] American Association for Respiratory Care. AARC Clinical Practice Guidelines: Endotracheal suctioning of mechanically ventilated patients with artificial airways 2010[J]. Respir Care, 2010, 55(6): 758-764.

[8] BLAKEMANT T C, SCOTT J B, YODER M A, et al. AARC clinical practice guidelines: artificial airway suctioning[J]. Respir Care, 2022, 67(2): 258-271.

[9] PEDERSEN C M, ROSENDAHL-NIELSEN M, HJERMIND J, et al. Endotracheal suctioning of the adult intubated patient: what is the evidence? [J]. Intensive Crit Care Nurs, 2009, 25(1): 21-30.

[10] STRICKLAND S L, RUBIN B K, HAAS C F, et al. AARC Clinical Practice Guideline: Effectiveness of pharmacologic airway clearance therapies in hospitalized patients[J]. Respiratory Care, 2015, 60(7): 1071-1077.

[11] CHASELING W, BAYLISS S L, ROSE K, et al. Suctioning an adult ICU patient with an artifcial airway: a clinical practice guideline[EB/OL]. [2025-01-01]. https://researchers.westernsydney.edu.au/en/publications/suctioning-an-adult-icu-patient-with-an-artificial-airway-a-clini.

[12] O'DONNELL L, TIERNAN E. Guideline on suctioning via an endotracheal tube[EB/OL]. [2025-01-01]. https://media.childrenshealthireland.ie/documents/Suctioning-via-Endotracheal-Tube-2016.pdf.

第九章

PICC 尖端心腔内电图定位技术

第一节 编制背景

一、本标准要解决的问题或技术

经外周静脉置入中心静脉导管（peripherally inserted central catheter，PICC）是指经上肢贵要静脉、肘正中静脉、头静脉、肱静脉、颈外静脉（新生儿还可通过下肢大隐静脉、头部颞静脉、耳后静脉等）穿刺置管，尖端位于上腔静脉或下腔静脉的导管，经上腔静脉置入的PICC尖端最佳位置应为腔静脉（superior vena cava，SVC）至上腔静脉下段与右心房交界处（cavoatrial junction，CAJ）。PICC作为中长期中心静脉通路，是危重症及肿瘤患者不可或缺的生命线，准确的导管尖端位置是PICC安全使用的前提。胸部X线摄影、X射线计算机断层成像、经食管超声心动图、心腔内电图定位技术、数字减影血管造影等多种技术均可实现PICC的尖端定位。

心腔内电图定位技术（intracardiac electrocardiogram，IC-ECG）是以中心静脉导管内导丝作为腔内电极，引出规律性的P波变化以指示导管位置的实时导管尖端定位技术。心腔内电图应用于PICC尖端定位具有灵敏度及特异度高、置管准确率高、并发症少、使用成本低；在置管过程中准确指示导管尖端位置，缩短危重症患者因等候拍摄床旁胸片导致的输液延迟；降低因导管异位反复调管导致的血管损伤，减少调管后拍胸片增加的辐射暴露。从患者安全、医务人员保护、经济效益等方面考量，心腔内电图定位应用于PICC置管的规范与推广具有深远的临床意义。

随着心腔内电图定位技术研究的临床实践的深入，其在准确、安全引导PICC置管的临床效果得到广泛认可，但临床操作仍存在差异性与多样性，心腔内电图定位技术的适应证与禁忌证尚存争议，操作方法因PICC导管类型的差异、心电图检测设备不同、无菌连接导线配备不全、心腔内电图波形的识别与判断标准不一致等问题，导致心腔内电图定位技术引导PICC置管的适用范围、用物准备、心腔内电图定位PICC尖端位置、心电图记录等环节存在较大差异，不规范操作将增加导管相关并发症的风险，为导管的安全使用埋下隐患。该技术在 PICC 置管实践中存在许多问题：①应用心腔内电图定位技术的评估；②心电监护设备的应用及电极片放置位置；③导管尖端最终留置位置及其对应的心电图形态；④置管中心腔内电图定位技术是否能替代置管后胸部 X 线摄影定位导管尖端位置；⑤护理文书的记录。基于上述临床实践问题，本次制定的《标准》旨在填补心腔内电图定位技术引导 PICC 置管技术规范的空缺，为我国心腔内电图定位技术引导 PICC 置管的规范化流程提供最新的实践操作参考，为日后制定更完善的标准提供循证依据。

二、国际、国内标准现状及需进一步解决的问题

国内外在静脉输液治疗方面已有部分指南及专家共识，PICC 尖端定位技术作为静脉输液治疗的一种技术，在国内外出版的相关指南及专家共识中与 PICC 尖端定位治疗和护理方面相关的内容见表 9-1。

表 9-1　国内外出版的 PICC 尖端定位技术相关指南及专家共识

年份	机构 / 组织 / 作者	标准 / 指南 / 专家共识名称	主要内容
2013 年	国家卫生和计划生育委员会	《静脉治疗护理技术操作规范》	主要介绍了全国各级各类医疗机构医务人员静脉治疗护理技术的操作要求。涉及 PICC 置管人员资质要求、操作程序、相关并发症处理原则、职业防护等内容，规定了静脉治疗护理技术操作的要求，适用于全国各级各类医疗机构从事静脉治疗护理技术的医务人员。该标准指出 PICC 尖端是位于上腔静脉或下腔静脉的导管，通过 X 线片确定导管尖端位置；应记录穿刺静脉、穿刺日期、导管刻度、导管尖端位置等，测量双侧上臂臂围并与置管前对照，为此团体标准的构建提供了较为系统及全面的参考。但缺乏应用心腔内电图定位技术的评估、心电监护设备的应用及电极片放置位置、导管尖端最终留置位置及其对应的心电图形态、置管后是否 X 线片定位导管尖端位置及相应的护理文书的记录
2014 年	复旦大学 Joanna Briggs 循证护理合作中心	《经外周静脉置入中心静脉导管（PICC）置管临床实践指南》	该实践指南结合我国 PICC 导管发展现状，从环境卫生、无菌操作、置管和导管尖端位置定位等 8 个步骤对相关证据进行系统检索及汇总，归纳总结出 PICC 置管领域的最新、最佳证据，为 PICC 置管的临床实践提供了良好的参考依据。在导管尖端定位系统部分指出，相关医疗机构在条件允许的情况下，建议使用心腔内电图、SherlockⅡ型尖端定位系统、VasoNova 血管定位系统等引导 PICC 导管尖端位置到达理想位置，有助于提高 PICC 导管的穿刺和置管成功率

续表

年份	机构 / 组织 / 作者	标准 / 指南 / 专家共识名称	主要内容
2016 年	英国国家卫生与临床优化研究所	《基于腔内心电图技术的 Sherlock 3CG 尖端定位系统的临床指南》	该临床指南提出：应遵循产品说明，对于心脏节律改变、P 波不易观察的患者应谨慎使用；对于房颤患者应谨慎使用导管尖端定位系统，PICC 置管完成后须行胸片再次定位。房颤并非心腔内电图定位技术的绝对禁忌证，然而心腔内电图不宜作为导管尖端定位的唯一方法，仍需借助影像学方法再次确认
2016 年	美国静脉输液护理学会	2016 版《输液治疗实践标准》	该标准涵盖了血管通路装置的选择和置入（包括 PICC）的操作规范，从置入人员的资质、血管通路工具的选择、血管可视化、中心血管通路装置的尖端位置、穿刺部位的准备和导管置入，以及导管相关并发症的处置等方面做出指导，为 PICC 的临床使用提供了较为系统及全面的参考。对于 PICC 尖端心腔内电图定位技术，《输液治疗实践标准》指出：基于心电图的导管尖端定位技术的禁忌证包括心律失常、P 波异常、植入式起搏器、房颤和心动过速等；为保障护理记录真实反映护理的连续性、安全性，为追溯并核查 PICC 置管的完整过程，心腔内电图定位技术引导 PICC 置管与定位，应对其应用过程及结果进行规范地记录并留存于医疗文档中。但 PICC 尖端心腔内电图定位技术的适用范围、用物准备、心腔内电图定位 PICC 尖端位置、心电图记录等环节内容涉及较少，相关的内容分散在不同的章节，无法系统地指导临床工作人员的操作
2016 年	英国皇家护理学会	《输液治疗标准》	中心静脉导管的尖端应位于 SVC 下 1/3 段与右心房上部之间，因导管头端位于 CAJ 或右心房中部时有最大血流速度，经中心静脉导管输注的高渗药物能被快速稀释并减少对血管的刺激与损伤
2020 年	中心静脉血管通路装置安全管理专家组	《中心静脉血管通路装置安全管理专家共识（2019 版）》	主要介绍了 CVC、PICC、PORT 等中心静脉血管通路装置的管理要点。该共识从人员资质、冲封管及导管相关并发症管理、不同人群的中心静脉血管通路的选择等方面搜寻最佳证据，形成专家共识，为临床决策提供依据。为此团体标准的构建提供参考。强调了 PICC 尖端定位技术在 PICC 置管操作中的重要性：在 PICC 尖端定位上，推荐使用心电图实时定位，相比传统 X 线片定位，心电图定位可减少置管时间和成本，提高准确性，且在并发症方面与 X 线片定位无差异，安全有效，为临床 PICC 置管操作提供关键指导

续表

年份	机构 / 组织 / 作者	标准 / 指南 / 专家共识名称	主要内容
2020 年	《多普勒超声腔内心电一体化引导建立和维护中心血管通路专家共识》专家组	《多普勒超声腔内心电一体化引导建立和维护中心血管通路专家共识》	中心血管通路装置是治疗临床重症、肿瘤、长期需要进行静脉输液患者的重要工具。选择适当的穿刺部位和血管,确保正确的导管头端位置,对维护其长期通畅率,降低感染、血栓形成、导管异位等并发症的发生率至关重要。应用多普勒超声行血管评估与穿刺,结合心腔内电图定位导管头端位置,替代传统盲目穿刺及置管术后X线定位,可避免孕妇、新生儿及儿童等患者射线暴露损伤。将多普勒超声与心腔内电图定位技术有机结合的一体化设备称为多普勒超声腔内心电一体化引导(EDUG),现已广泛应用于临床,成为辅助临床微创手术、介入治疗、急诊抢救和临床护理操作的新方法

随着腔内心电定位技术在 PICC 领域的逐步应用与发展,已实现对导管尖端的实时定位,具有高安全性、准确性、操作简便、成本低等多项优势,引起了国内外专家的广泛关注。然而,目前国内外针对该技术的专家指南和共识尚缺乏基于证据的行业标准规范,且由于相关操作所使用的设备及仪器种类繁多,心腔内电图判定标准尚无统一规范,在临床实践中,心腔内电图定位技术的应用存在操作步骤差异较大、操作不规范、记录不完整等问题。因此,亟须制定相应的团体标准,以规范护理行为,确保 PICC 导管尖端心腔内电图定位技术的安全管理,并为护士的临床实践提供明确的指导。

三、适用范围

本团体标准适用于全国各级各类医疗机构,由经过心腔内电图定位技术知识与技能培训的 PICC 置管操作者使用。本标准的目标患者为拟行 PICC 置入的患者。

第二节　T/CNAS 11—2020
PICC 尖端心腔内电图定位技术团体标准

中　华　护　理　学　会　团　体　标　准

T/CNAS 11—2020

PICC 尖端心腔内电图定位技术

The intracardiac electrocardiogram method for positioning the tip of peripherally inserted central catheter

2021-02-01 发布　　　　2021-05-01 实施

中华护理学会　发布

目　次

前　言

本文件按照 GB/T 1.1—2020《标准化工作导则　第 1 部分：标准化文件的结构和起草规则》的规定起草。

本文件由中华护理学会提出并归口。

本文件起草单位：北京医院、山东大学齐鲁医院、吉林大学中日联谊医院、湖南省肿瘤医院、北京协和医院、中山大学附属第一医院、河北医科大学第二医院、阜外华中心血管病医院、南昌大学第二附属医院、武汉大学中南医院、复旦大学附属中山医院。

本文件主要起草人：孙红、高伟、郭彩霞、李旭英、孙文彦、陈利芬、赵改婷、杨巧芳、梅赣红、冯毕龙、颜美琼、王蕾。

PICC 尖端心腔内电图定位技术

1 范围

本文件规定了成人 PICC 尖端心腔内电图定位技术的基本要求及操作要点。

本文件适用于各级各类医疗机构从事 PICC 置管操作的医护人员。

2 规范性引用文件

下列文件中的内容通过文中的规范性引用而构成本文件必不可少的条款。其中,注日期的引用文件,仅该日期对应的版本适用于本文件;不注日期的引用文件,其最新版本(包括所有的修改单)适用于本文件。

GB/T 9706.1 医用电气设备第 1 部分:安全通用要求

WS/T 433 静脉治疗护理技术操作规范

3 术语和定义

下列术语和定义适用于本文件。

3.1 心腔内电图 intracardiac electrocardiogram; IC-ECG

将感知电极经外周血管置入心腔并放置在心腔内某一部位后记录到的局部心脏电活动。

4 缩略语

下列缩略语适用于本文件。

PICC:经外周静脉置入中心静脉导管(peripherally inserted central catheter)

SVC:上腔静脉(superior vena cava)

CAJ:上腔静脉与右心房交界处(cavoatrial junction)

5 基本要求

5.1 心电监护仪或心电图机的使用应遵循 GB/T 9706.1 的规定。

5.2 PICC 置入操作的基本原则应符合 WS/T 433 的规定。

5.3 经上腔静脉置入的 PICC 尖端最佳位置应为 SVC 下 1/3 段、接近 CAJ 处。

5.4 应保护患者隐私。

6 操作要点

6.1 评估与准备

6.1.1 评估心脏节律、心率，有无心律失常病史，心电图上有无可观察的 P 波。

6.1.2 评估是否植入心脏起搏器。

6.1.3 去除患者体表金属物。

6.1.4 确认患者着宽松衣物，操作前清洁安放电极部位的皮肤。

6.1.5 备好心电监护设备 / 心电图机、电极片、无菌导联线。

6.1.6 遵照心电监护设备 / 心电图机使用说明书安放电极，调试心电监护设备 / 心电图机使之示波清晰，描记并保存体表Ⅱ导联心电图（导联放置位置见图 1、图 2）。

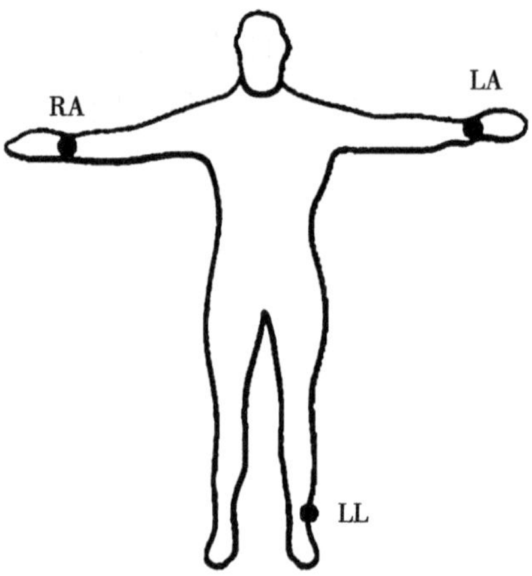

注：右上肢（RA）、左上肢（LA）和左下肢（LL）

图 1 心电图机的肢体导联电极放置位置

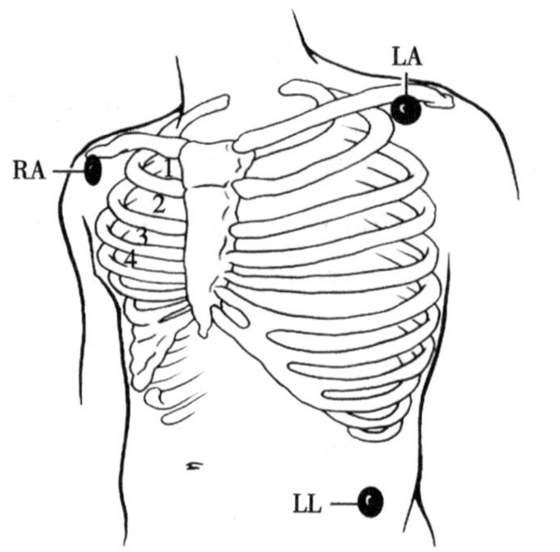

注：右上肢电极（RA）放置在锁骨下窝靠近右臂；左上肢电极（LA）放置在锁骨下窝靠近左肩；左下肢电极（LL）放置在左下腹肋弓下缘

图 2 心电监护仪的肢体导联电极放置位置

6.2 PICC 尖端心腔内电图定位

6.2.1 描记体表Ⅱ导联心电图（图 3a）。

6.2.2 将 PICC 送入至接近预置管长度时，用无菌导联线将右臂电极（RA）与 PICC 支撑导丝连接。

6.2.3 判断心腔内电图导管尖端位置：

a）随着导管在 SVC 内缓慢送入，心腔内电图的 P 波振幅逐渐高尖（图 3b）；

b）继续送管，心腔内电图显示 P 波最大振幅（图 3c）；

c）继续送管，心腔内电图显示 P 波呈负正双向时，描记心电图（图 3d）；

d）回撤导管至 P 波最大振幅（图 3c）后再回撤 0.5~1cm，确定导管位置，描记心电图（图 3e）。

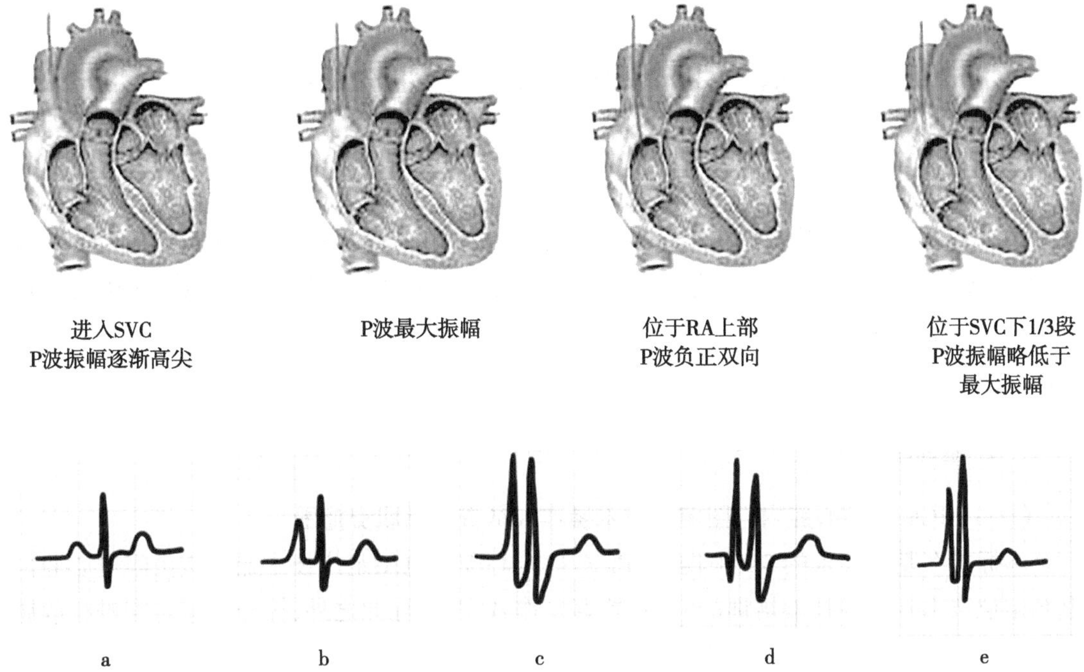

图 3　心腔内电图导管尖端位置的判断

6.2.4　无心腔内电图特征性 P 波改变时，应考虑发生导管异位等情况，可回撤导管后重新送入或在 X 线定位下调整导管位置。

6.2.5　置管后宜拍摄 X 线片，确定导管尖端位置及导管在血管内的走行。

6.2.6　应记录导管尖端位置对应的导管刻度，保存置管中的心电图（图 3a、图 3d、图 3e）。

第三节　团体标准要点解读

《PICC 尖端心腔内电图定位技术》团体标准中核心要素包括基本要求和操作要点两个部分，其中基本要求中对设备使用、PICC 尖端心腔内电图定位技术操作人员资质及职责范围、经上腔静脉置入的 PICC 尖端最佳位置等作出了规定，操作要点中对 PICC 尖端心腔内电图定位技术之前评估与准备等给出了要求及建议。本节将对标准中的重点难点内容进行解读。

一、基本要求

（一）PICC 尖端心腔内电图定位技术操作人员资质及职责范围

本标准在基本要求的 5.2 中提及，PICC 尖端心腔内电图定位技术操作应由经过心腔内电图定位技术知识与技能培训的 PICC 置管操作者完成，除此之外，操作者应定期进行静脉治疗所必需的专业知识及技能培训。

（二）经上腔静脉置入的 PICC 尖端最佳位置

本标准在基本要求的 5.3 中提及，经上腔静脉置入的 PICC 尖端最佳位置应为上腔静脉（superior vena cava，SVC）下 1/3 段、接近上腔静脉与右心房交界处（cavoatrial junction，CAJ）。因导管头端位于 CAJ 或右心房中部时有最大血流速度，经中心静脉导管输注的高渗药物能被快速稀释并减少对血管的刺激与损伤，避免 PICC 尖端进入右心房后可能存在心律失常、心房血栓等风险。

二、操作要点

（一）心腔内电图定位 PICC 置管术前评估

本标准在 6.1 评估与准备的 6.1.1、6.1.2 中提及，置管术前应评估患者的心脏节律、心率，有无心律失常病史，心电图上有无可观察的 P 波，是否植入心脏起搏器。美国静脉输液护理学会（Infusion Nursing Society，INS）2016 年发布的《输液治疗实践标准》提出，基于心电图的导管尖端定位技术的禁忌证包括心律失常、P 波异常、植入式起搏器、房颤和心动过速等。英国国家卫生与临床优化研究所（National Institute for Health and Care Excellence，NICE）颁布的《基于腔内心电图技术的 Sherlock 3CG 尖端定位系统的临床指南》提出应遵循产品说明，对于心脏节律改变、P 波不易观察的患者应谨慎使用。因此，本标准要求在进行心腔内电图定位 PICC 置管术之前，须进行认真、全面的护理评估。

（二）心腔内电图定位 PICC 置管术前准备

本标准在 6.1 评估与准备的 6.1.3、6.1.4、6.1.5 中提及，操作前应去除患者体表金属物，确认患者着宽松衣物，操作前清洁安放电极部位的皮肤，备好心电监护设备 / 心电图机、电极片、无菌导联线。全面的护理评估可保证患者置管时以及导管留置期间的治疗需求及安全。

（三）描记体表Ⅱ导联心电图

本标准在 6.1 评估与准备的 6.1.6 中提及，应遵照心电监护设备或心电图机使用说明书安放电极片，描记并保存体表Ⅱ导联心电图（导联放置位置见标准图 1、标准图 2）。心电图机的肢体导联电极放置于右上肢（RA）、左上肢（LA）和左下肢（LL）（标准图 1）。心电监护仪的右上肢电极（RA）放置在锁骨下窝靠近右肩、左上肢电极（LA）放置在锁骨下窝靠近左肩、左下肢电极（LL）放置在左下腹肋弓下缘（标准图 2）。调试心电监护或心电图机使之示波清晰，描记Ⅱ导联心电图并保存。

（四）无菌导联线的连接时机

本标准在 6.2 PICC 尖端心腔内电图定位的 6.2.2 中提及，当 PICC 送入至接近预置管长度时，用无菌导联线将右上肢电极（RA）与 PICC 支撑导丝连接。使用导丝电极法时以 PICC 内金属导丝为电极，通过无菌导联线连接导丝末端及心电监护仪的右上肢电极，心腔内电图定位 PICC 尖端位置中的操作过程中，连接腔内电极时 PICC 置入长度及导管留置位置对应心腔内电图的分歧较大。

（五）判断心腔内电图导管尖端位置

本标准在 6.2 PICC 尖端心腔内电图定位的 6.2.3 中提及，PICC 置管中心腔内电图的 P 波特征性变化实时指示导管尖端位置，依照导管与 CAJ 的相对位置可将 P 波的特征性变化分为 P 波振幅逐渐高尖、P 波最大振幅、P 波呈负正双向的三阶段。

（1）随着导管在 SVC 内缓慢送入，心腔内电图的 P 波振幅逐渐高尖（标准图 3b）；

（2）继续送管，心腔内电图显示 P 波最大振幅（标准图 3c）；

（3）继续送管，心腔内电图显示 P 波呈负正双向时，描记心电图（标准图 3d）；

（4）回撤导管至 P 波最大振幅（标准图 3c）后再回撤 0.5~1cm，确定导管位置，描记心电图（标准图 3e）。多项研究已证实导管类型、体位、呼吸、手臂收展变化等因素对经上肢置入的 PICC 尖端位置产生影响。在置管中应注意到这些因素对导管尖端位置及实际心腔内电图的影响，将 PICC 留置于安全位置。

（六）影像学定位及记录

本标准在 6.2 PICC 尖端心腔内电图定位的 6.2.5 中提及，X 线片的可视化图像相较于心腔内电图定位技术的优势在于显示导管在血管内的走行，考虑到心腔内电图定位技术易受到外界干扰且无法正确识别导管打折等异位问题，结合临床护理专家的意见，建议置管后宜拍摄 X 线片，确定导管尖端位置及导管在血管内的走行。

（七）文书记录

本标准在 6.2 PICC 尖端心腔内电图定位的 6.2.6 中提及，须保存置管中的心电图，并记录对应的导管刻度（标准图 3a、标准图 3d、标准图 3e）：置管中的特征性心腔内电图可证实置管中的导管未发生异位；导管实际留置处的高尖 P 波心电图可证实导管尖端位置的安全性；当 PICC 带管患者使用心腔内电图定位导管尖端位置时，导管实际留置处原始心腔内电图及对应的 PICC 置入长度可作为实际 PICC 尖端位置的相对参照。

参考文献

[1] 邵亚，冯晓敏，李亚玲，等．心电图引导中心静脉导管置管与传统置管法效果比较的系统评价[J]. 护理学杂志，2017，32(8)：96-99.

[2] 常规心电图检查操作指南编写专家组．常规心电图检查操作指南(简版)[J]. 实用心电学杂志，2019，28(1)：1-6.

[3] 万学红，卢雪峰．诊断学[M]. 9版，北京：人民卫生出版社，2018：481-483.

[4] 孙红，王蕾，聂圣肖．心电图引导 PICC 尖端定位的多中心研究[J]. 中华护理杂志，2017，52(8)：916-920.

[5] 中华人民共和国国家卫生和计划生育委员会．静脉治疗护理技术操作规范：WS/T 433—2013[S/OL].(2013-11-14)[2025-01-01]. http://www.nhc.gov.cn/wjw/pjl/201412/806fe9a7171e4cf584c0d40ed093dfa7.shtml.

[6] 复旦大学 Joanna Briggs 循证护理合作中心．经外周静脉置入中心静脉(PICC)置管临床实践指南[S/OL].(2014-03)[2025-01-01]. http://ebn.nursing.fudan.edu.cn/detail/136?p=resource%2Fguide&name=%E6%8C%87%E5%8D%97.

[7] 中心静脉血管通路装置安全管理专家组．中心静脉血管通路装置安全管理专家共识(2019版)[J]. 中华外科杂志，2020，58(4)：261-272.

[8]《多普勒超声腔内心电一体化引导建立和维护中心血管通路专家共识》专家组，张海军，邹英华．多普勒超声腔内心电一体化引导建立和维护心血管通路专家共识[J]. 中国介入影像与治疗学，2020，17(4)：193-197.

[9] GORSKI L A. The 2016 infusion therapy standards of practice[J]. Home Healthc Now，2017，35(1)：10-18.

[10] DALE M，HIGGINS A，CAROLAN-REES G. Sherlock 3CG(R) tip confirmation system for placement of peripherally inserted central catheters：a NICE medical technology guidance[J]. Appl Health Econ Health Policy，2016，14(1)：41-49.

[11] National Institude for Health and Care Excellence. The Sherlock 3CG Tip Confirmation System for placement of peripherally inserted central catheters[EB/OL].(2015-03-25)[2025-01-01]. https://www.nice.org.uk/guidance/mtg24.

[12] DREW，B J，CALIFF，R M，FUNK，M，et al. Practice standards for electrocardiographic monitoring in hospital settings an american heart association scientific statement from the Councils on Cardiovascular Nursing，Clinical Cardiology，and Cardiovascular Disease in the Young Endorsed by the International Society of Computerized Electrocardiology and the American Association of Critical-Care Nurses[J]. Circulation，2004，110(17)：2721-2746.

[13] DENTON A，BODENHAM A，CONQUEST A，et al. Standards for infusion therapy[M/OL]. 4th ed. London：Royal College of Nursing，2016[2025-01-01]. https://www.rcn.org.uk/professional-development/publications/PUB-005704.

第十章

成人经口气管插管机械通气患者口腔护理

第一节 编制背景

一、本标准要解决的问题或技术

口腔护理是指为保持口腔清洁、卫生和健康，护士通过评估患者现存或潜在的口腔卫生问题，制订合适的护理计划，选取恰当的护理溶液、清洁用具及操作方法，为患者提供的护理技术操作和卫生指导。通过口腔护理可减少牙菌斑和黏膜炎症、促进患者口腔健康和整体舒适感，对于预防患者感染有重要意义。机械通气患者，尤其是经口气管插管机械通气患者极易发生口腔卫生状况改变，如口腔黏膜干燥、口腔 pH 值与唾液成分改变、口咽部定植菌移位等，而口腔卫生状况与呼吸机相关性肺炎（ventilator associated pneumonia，VAP）的发生密切相关。国外大规模研究显示，ICU 中 VAP 患病率为 2.5%~40.0%，病死率为 13.0%~25.2%，VAP 大大延长了患者机械通气时长和住院时长，增加了医疗支出。有效的口腔护理是改善口腔功能状态、预防 VAP 的重要措施。国内外指南已将口腔护理作为预防机械通气患者 VAP 的集束化策略之一，《中国成人医院获得性肺炎与呼吸机相关性肺炎诊断和治疗指南（2018 年版）》、美国重症监护护士协会等均推荐，对于机械通气患者，每日应常规进行口腔卫生护理。但目前，国内外机械通气尤其是经口气管插管患者口腔护理实践尚无统一标准，在评估、频次、护理液及工具选择、技术流程等方面也尚未统一。在临床实施过程中，各个医院操作各不相同，效果参差不齐。不仅影响患者的健康，同时也会造成经济和医疗资源的浪费。

基于经口气管插管机械通气患者口腔护理操作的规范性、统一性问题，本标准拟采用系统、科学的方法，在前期研究的基础上，制定规范的成人经口气管插管机械通气患者口腔护理操作标准，以指导护理人员进行标准化口腔护理操作，最大程度保证口腔护理质量、提高患者舒适度、预防 VAP、改善患者预后并降低医疗成本，达到患者、医务人员共赢的目标。

二、国际、国内标准现状及需进一步解决的问题

国内外在口腔护理方面已有部分指南及专家共识，在国内外出版的相关指南及专家共识中与口腔护理相关的内容见表 10-1。

表 10-1　国内外出版的口腔护理相关指南及专家共识

年份	机构 / 组织 / 作者	标准 / 指南 / 专家共识名称	主要内容
2008 年	加拿大安大略省注册护士协会	《口腔健康：护理评估与干预护理最佳实践指南》	主要提出了重症监护病房患者应执行口腔每日评估计划，评估口唇、牙齿、牙龈、舌面、上下腭的色泽、湿润度等，唾液有无黏稠，有无口腔气味、牙菌斑、牙龈炎、牙周病、口腔炎等；建议用 0.12% 氯己定进行口腔护理。对本标准的制定起到了一定的指导作用
2010 年	美国重症监护护士协会	《重症监护操作手册：气管插管患者口腔护理操作指南》	主要介绍了气管插管患者口腔护理须掌握的专业知识、物品准备、患者及家属宣教、患者评估及准备、操作程序、患者观察与护理、护理记录等。为此团体标准的构建提供参考
2011 年	中华人民共和国卫生部	《临床护理实践指南》	主要介绍了经口气管插管口腔护理的评估观察、操作、指导要点及注意事项。对本标准的制定起到了一定的指导作用
2013 年	中华医学会呼吸病学分会感染学组	《中国成人医院获得性肺炎与呼吸机相关性肺炎诊断和治疗指南（2013 年版）》	主要介绍了机械通气患者口腔卫生护理的方法，包括使用生理盐水、氯己定或聚维酮碘冲洗，用牙刷刷洗牙齿和舌面等。但对口腔护理的其他具体操作程序等未进行阐述
2016 年	国家卫生健康委员会	《重症监护病房医院感染预防与控制规范》	主要推荐呼吸机相关性肺炎的预防和控制应使用有消毒作用的口腔含漱液进行口腔护理，每 6~8h 一次。为本标准撰写口腔护理频次部分提供思考
2018 年	中华医学会呼吸病学分会感染学组	《中国成人医院获得性肺炎与呼吸机相关性肺炎诊断和治疗指南（2018 年版）》	主要推荐了机械通气患者口腔护理的方法和频次，包括使用生理盐水、氯己定或聚维酮碘含漱液冲洗、用牙刷刷洗牙齿和舌面等，频次 1 次 /6~8h。但对口腔护理的评估、具体操作、观察记录等并未阐述
2020 年	英国重症监护护士协会	《成人重症监护病房口腔护理循证共识》	主要介绍了重症监护病房成人患者口腔护理的频率、工具、口腔护理清洗液选择、口腔护理程序等，为本标准的撰写提供了依据

目前,国外现有指南、共识虽可部分指导经口气管插管机械通气患者口腔护理操作,但内容分散、护理操作细节涉及不全。国内目前尚无统一推荐,更缺乏严格意义上的循证性临床实践操作标准,各地各医院按照机构规范或经验进行口腔护理,操作的科学性、规范性、有效性和安全性难以保障。因此,亟须相关团体标准规范护理行为,促进经口气管插管机械通气患者口腔护理的同质化管理,以更好地指导临床实践。

三、适用范围

本团体标准适用于全国各级各类医疗机构,由接受经口气管插管机械通气口腔相关培训且考核合格的注册护士在执行相关操作时使用。本标准的目标患者为经口气管插管机械通气的成人患者。

第二节　T/CNAS 12—2020 成人经口气管插管机械通气患者口腔护理团体标准

中　华　护　理　学　会　团　体　标　准

T/CNAS 12—2020

成人经口气管插管机械通气患者口腔护理

Oral care for adult mechanically ventilated patients with orotracheal intubation

2021-02-01 发布　　2021-05-01 实施

中华护理学会　发布

目 次

前　言

本文件按照GB/T 1.1—2020《标准化工作导则　第1部分：标准化文件的结构和起草规则》的规定起草。

本文件由中华护理学会提出并归口。

本文件起草单位：山东第一医科大学附属省立医院、北京协和医院、北京医院、重庆医科大学附属第一医院、浙江大学医学院附属邵逸夫医院、天津市泰达医院、北京协和医学院护理学院、山东大学护理与康复学院、河南省人民医院、海军军医大学第二附属医院、新疆医科大学第一附属医院、兰州大学第一医院、中国医科大学附属口腔医院、中山大学附属第一医院、华中科技大学同济医学院附属协和医院、烟台毓璜顶医院、济宁医学院附属医院、山东大学齐鲁医院。

本文件主要起草人：杨丽娟、孙红、关欣、赵庆华、庄一渝、夏欣华、绳宇、王克芳、李黎明、丁敏、邵小平、张莉、魏华萍、高玉琴、王春亭、李卫光、高明榕、黄海燕、朱永健、常丽、周敏、韩瑜、栾琳琳、刘聪聪、吕芳芳。

成人经口气管插管机械通气患者口腔护理

1 范围

本文件规定了成人经口气管插管机械通气患者口腔护理的基本要求、评估及操作要点。本文件适用于各级各类医疗机构的注册护士。

2 规范性引用文件

下列文件中的内容通过文中的规范性引用而构成本文件必不可少的。其中，注日期的引用文件，仅该日期对应的版本适用于本文件；不注日期的引用文件，其最新版本（包括所有的修改单）适用于本文件。

WS/T 311 医院隔离技术规范

WS/T 313 医务人员手卫生规范

3 术语和定义

下列术语和定义适用于本文件。

3.1 经口气管插管术 orotracheal intubation

将气管导管通过口腔经声门置入气管，为气道通畅、通气供氧等提供最佳条件的一种技术。

3.2 声门下吸引 subglottic secretion drainage

应用带有声门下吸引装置的气管导管，通过负压吸引，直接吸引积聚在气囊上方的分泌物的方法。

4 基本要求

4.1 操作前后手卫生应遵守 WS/T 313 的规定。

4.2 对于患有呼吸道传染性疾病的患者，应按照 WS/T 311 中的规定进行隔离和自我防护。

4.3 应每 6~8h 进行 1 次口腔护理。

4.4 应双人操作，保持气管插管末端至门齿的距离不变。

4.5 应监测并维持气管插管气囊压力在 25~30cmH_2O。

4.6 对于无禁忌证患者，应抬高床头≥30°，头偏向一侧。

5 评估

5.1 应评估患者的意识、生命体征、血氧饱和度、配合程度等。

5.2 应评估机械通气潮气量、气道压力、报警限等参数。

5.3 应评估气管插管有无移位及气道通畅情况。

5.4 应评估口腔卫生状况（如牙齿、牙龈、舌、黏膜、唾液、口唇、气味等）及口腔周围皮肤。

6 操作要点

6.1 应首选冲洗结合刷洗法，对于Ⅱ级及以上口腔黏膜炎（见附录 A）、有出血或出血倾向的患者，宜选择冲洗结合擦拭法。

6.2 可选择生理盐水、0.12% 氯己定含漱液等进行口腔护理。使用含漱液时，应确认无误吸风险。

6.3 应按附录 B 中指明的流程进行口腔护理，方法见附录 C、附录 D。

6.4 应以下颌为支点，以拇指和食指固定气管插管。

6.5 清洁一侧口腔时，应将气管插管移向对侧臼齿处。

6.6 应动作轻柔，避免触及咽喉部。

6.7 应将负压吸引值控制在 -120~-80mmHg，按需进行口鼻、气道、声门下吸引。

6.8 应观察吸引液的颜色、性质、量，冲洗时注液速度不宜过快，擦拭时棉球以不滴水为宜。

6.9 应避免气管插管及固定装置压迫舌或口唇。

6.10 应监测呼吸机运行状况及患者对机械通气的反应，观察有无呼吸困难、人机对抗等。

6.11 口腔护理中若出现气管插管脱出、受损等异常情况，应及时处理（见附录 E）。

附　录　A

（资料性）

WHO 口腔黏膜炎分级标准

分级	分级标准
0 级	口腔黏膜无异常
Ⅰ级	口腔黏膜有 1~2 个小于 1.0cm 的溃疡
Ⅱ级	口腔黏膜有 1 个大于 1.0cm 的溃疡和数个小溃疡
Ⅲ级	口腔黏膜有 2 个大于 1.0cm 的溃疡和数个小溃疡
Ⅳ级	口腔黏膜有 2 个以上大于 1.0cm 的溃疡和 / 或融合溃疡

附　录　B

（规范性）

成人经口气管插管机械通气患者口腔护理流程

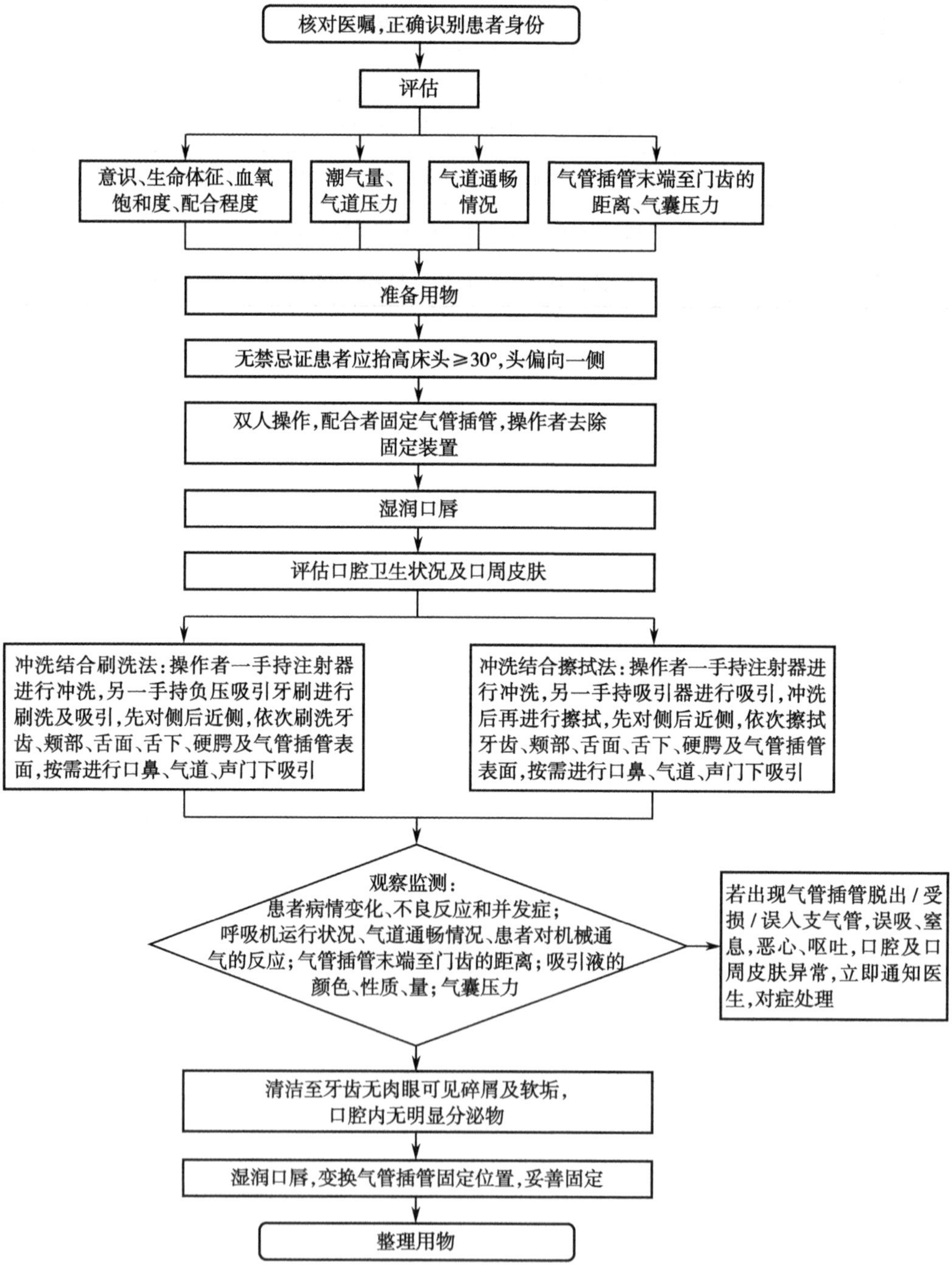

附　录　C
（资料性）
成人经口气管插管机械通气患者口腔护理方式

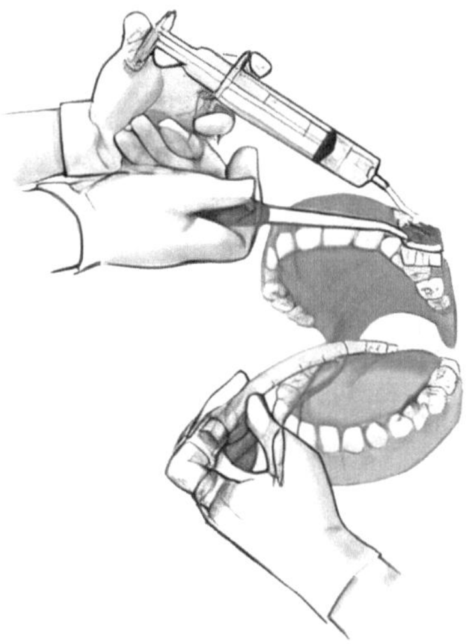

1. 冲洗结合刷洗法

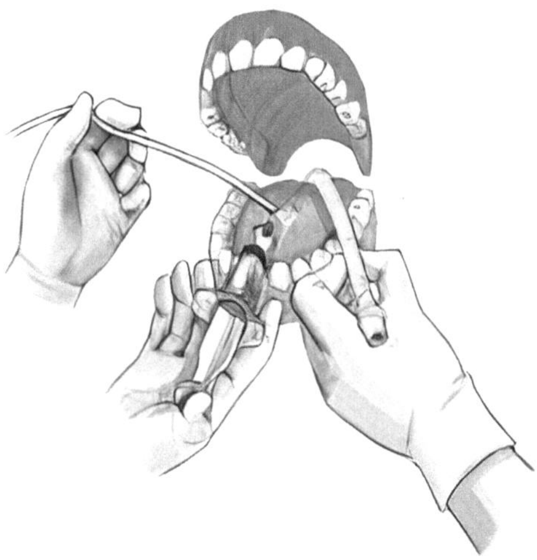

2. 冲洗结合擦拭法——冲洗

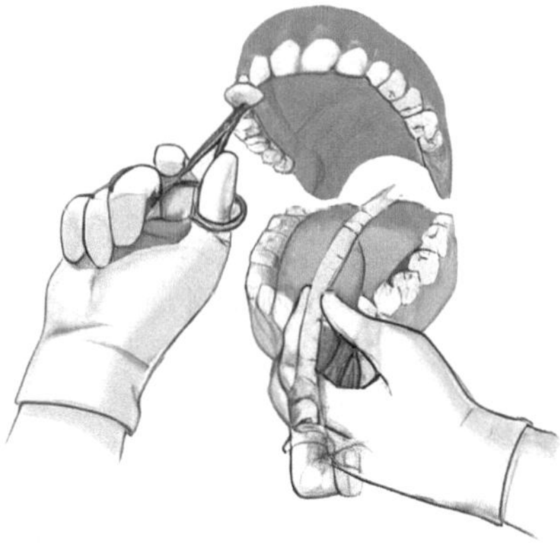

3. 冲洗结合擦拭法——擦拭

附　录　D

（资料性）

成人经口气管插管机械通气患者口腔护理手法（以刷洗法为例）

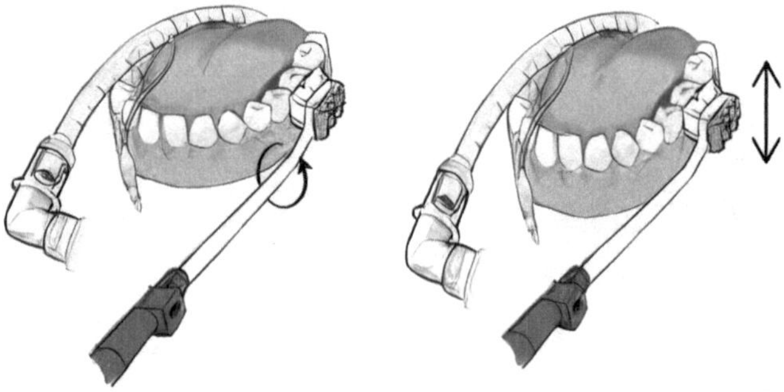

1. 内外侧面颤动 / 纵向刷

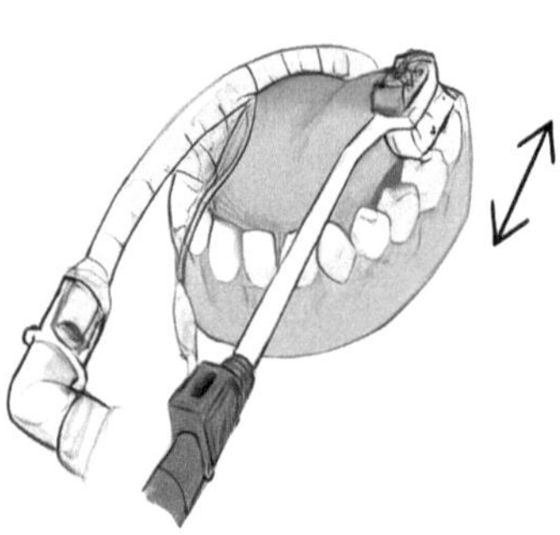

2. 咬合面前后来回刷

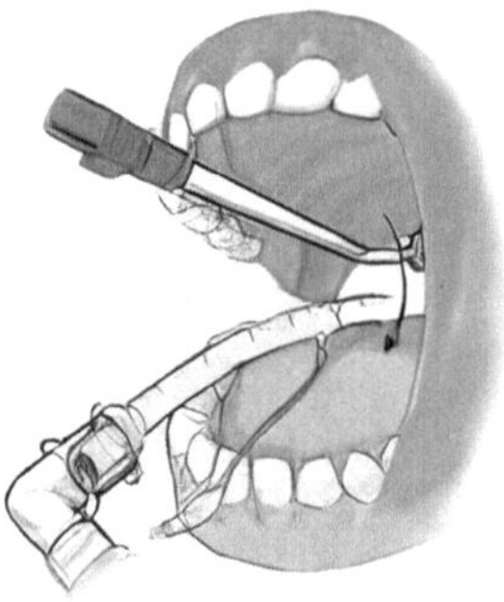

3. 颊部弧形刷

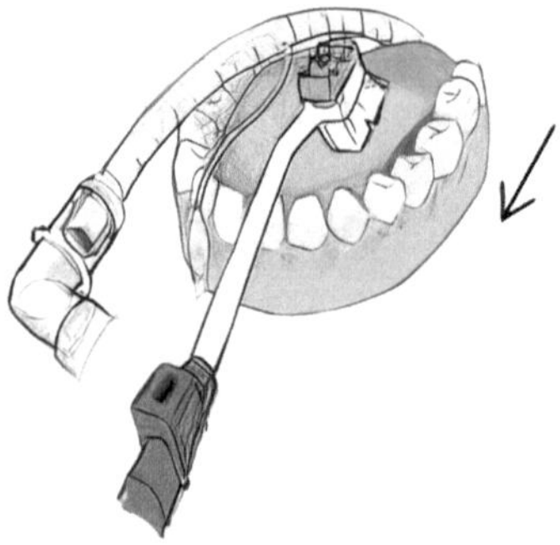

4. 舌面由内向外刷

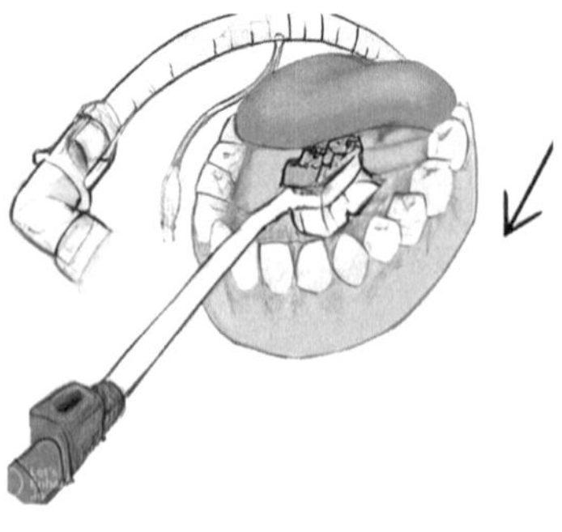

5. 舌下由内向外刷

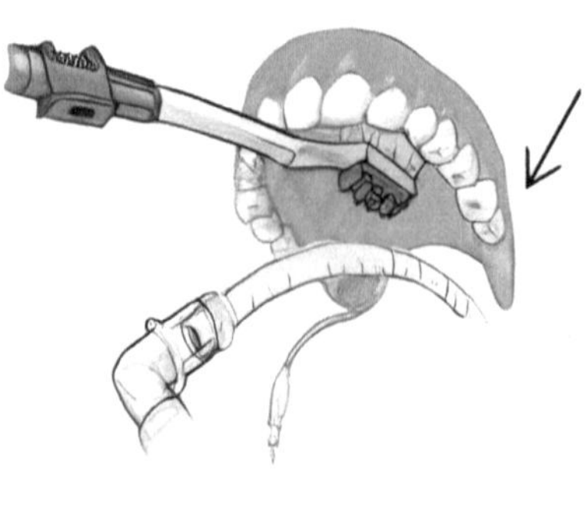

6. 硬腭由内向外刷

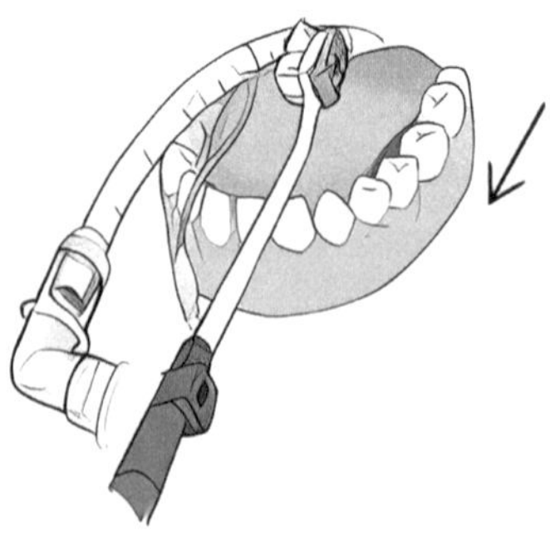

7. 气管插管由内向外刷

附　录　E
（资料性）
异常情况及处理措施

异常情况	主要表现	处理措施
气管插管脱出	气管插管外露长度变长，喉部发声，呼吸机低潮气量或低压报警，呼吸急促、发绀、血氧饱和度下降	立即给予吸氧或简易呼吸器辅助通气，必要时协助医生重新置管
气管插管受损	插管管腔变形或破损，气道压力过高，呼吸困难，血氧饱和度下降	立即解除压迫，妥善固定牙垫及气管插管；若插管无法维持通气，立即气囊放气，给予吸氧或简易呼吸器辅助通气，必要时协助医生更换气管插管
气管插管误入支气管	气管插管外露长度变短，一侧胸廓起伏减弱、呼吸音减弱或消失，血氧饱和度下降	立即行气道及口咽部分泌物吸引，气囊放气，调整气管插管末端至门齿（22±2）cm，听诊双肺呼吸音对称，必要时行胸片确认
误吸、窒息	呛咳、气道压力过高，呼吸窘迫，烦躁不安，血氧饱和度下降	立即清除误吸物，提高吸入氧浓度，调整气囊压力至 25~30cmH_2O，必要时协助医生行纤维支气管镜治疗
恶心、呕吐	上腹部不适、紧迫欲吐，皮肤苍白、出汗、流涎，胃或部分肠内容物经食管、口腔排出体外	立即清除呕吐物，保持气道通畅及气囊压力在正常范围，必要时遵医嘱给予药物治疗
口腔及口周皮肤异常	出血、红肿、溃疡、破损	给予压迫止血、敷料保护或遵医嘱药物涂抹等对症处理

第三节 团体标准要点解读

《成人经口气管插管机械通气患者口腔护理》团体标准中核心要素涵盖基本要求、评估和操作要点三个部分。其中基本要求部分对操作过程应遵循的隔离防护要求、口腔护理频次等作出了规定;评估部分指出了机械通气运行、口腔卫生状况等评估要点;操作要点部分对口腔护理方式、工具选择、异常情况及处理措施等给出了要求及建议,并在附录性资料中配有相应图表,增强标准的可操作性与实用性。本节内容旨在对标准中的重点与难点内容进行深度解读。

一、基本要求

(一)口腔护理频次要求

本标准在基本要求的4.3提及,应每6~8小时进行一次口腔护理。口腔护理频次的确定来源于最新循证指南,是综合考虑保持患者舒适度,最大限度地减少呼吸机相关性肺炎(ventilator associated pneumonia,VAP)的结果。应根据患者口腔卫生状况的评估结果确定护理间隔时间,以实现个体化的精准护理。

(二)口腔护理操作人员的要求及职责

本标准在基本要求的4.4中提及,应双人操作,保持气管插管末端至门齿的距离不变。口腔护理过程中为了预防气管插管脱出、受损、误入支气管等风险,要求操作必须由两人完成,一人进行口腔护理,另一人全程协助固定气管插管,保证气管插管末端至门齿的距离不变(男性维持在22~26cm,女性维持在20~24cm)。

二、评估

(一)患者意识、生命体征、配合程度评估

本标准在评估的5.1中提及,应评估患者的意识、生命体征、血氧饱和度、配合程度等。口腔护理的时机选择应以确保患者安全为首要前提,患者应生命体征平稳,清醒患者可配合治疗,对烦躁或不配合的患者,可遵医嘱适当镇静镇痛处理,或考虑暂停操作。评估应贯穿于口腔护理的全过程,以实时监测患者的安全状况,及时发现并处理可能出现的问题。

(二)机械通气运行状况及气道状况的评估

本标准在评估的5.2及5.3中提及,应评估机械通气潮气量、气道压力、报警限等参数,应评估气管插管有无移位及气道通畅情况。口腔护理操作时会对气道产生一定的刺激,机械通气的相关参数波动可间接反映患者对操作的耐受性。若参数波动较大,应及时调整呼吸机参数或暂停护理操作,以保证通气安全。气道通畅度不仅反映了气管插管位置的准确性,还与气囊漏气、呼吸道分泌物积聚等因素密切相关,医护人员应根据评估结果,及时采取针对性的处理措施,以维护气道的通畅性。

(三)口腔卫生状况、口腔周围皮肤评估

本标准在评估的5.4中提及,应评估口腔卫生状况(如牙齿、牙龈、舌、黏膜、唾液、口唇、气味

等）及口腔周围皮肤。口腔卫生状况的评估可以识别潜在的感染风险，从而为口腔护理频次、方式、器具的选择提供依据。在口腔护理前后均须评估牙齿有无软垢、碎屑附着；牙龈是否完整，有无水肿或发炎；舌头是否平滑、粉红，有无干燥、水肿、凸起；舌苔是否厚重；口腔黏膜是否完整湿润，有无水肿、发炎；唾液的量以及性状；口腔有无异味；口周皮肤是否完整湿润，有无器械相关及黏胶相关性压力性损伤等。在临床实践中，虽然“改良 Beck 口腔评估表”是一种常用的评估工具，但该量表在循证证据中推荐等级不高，且无法体现口腔护理前后的对比情况，难以对口腔护理方式、护理频次等关键环节作出具体指引。最终经多方专家讨论后，推荐按照“改良 Beck 口腔评估表”的顺序，采用主观评估方式，对患者的口腔卫生状况进行综合评判。

三、操作要点

（一）口腔护理方式

本标准在操作要点的 6.1 中提及，应首选冲洗结合刷洗法，对于Ⅱ级及以上口腔黏膜炎（见附录 A）、有出血或出血倾向的患者，宜选择冲洗结合擦拭法（见附录 C）。

传统口腔护理方式为擦拭法，较难去除牙齿附着物及擦净齿龈、牙间隙等部位，尤其对气管插管患者，较难行口腔深部、舌面护理。现有循证证据均推荐使用一次性负压吸引牙刷采用冲洗结合刷洗法进行口腔护理。操作时一手持注射器进行冲洗，另一手持负压吸引牙刷边刷洗边吸引，冲刷结合，使血痂、痰痂易于脱落，减少污物残留及口咽部细菌定植，有效降低 VAP 发生率。

如患者血常规、凝血功能等相关检验结果异常，稍加外力作用就易出血或有出血倾向，或按照 WHO 口腔黏膜炎分级标准（见附录 A），评定Ⅱ级及以上口腔黏膜炎的患者，应采用冲洗结合擦拭法。操作时一手持注射器进行冲洗，另一手持负压吸引器进行吸引，冲洗后再使用棉球或纱球等进行擦拭，擦洗时更加轻柔，减少口腔黏膜的损伤风险。

（二）口腔护理含漱液

本标准在操作要点的 6.2 中提及，可选择生理盐水、0.12% 氯己定含漱液等进行口腔护理。多项研究肯定了 0.12% 氯己定含漱液在预防机械通气患者 VAP 中发挥着重要作用。但也有新的证据表明，氯己定误吸会引发急性呼吸窘迫综合征（acute respiratory distress syndrome，ARDS），导致患者病死率上升。对于高龄（年龄≥70 岁）、腹内压增高、吞咽功能障碍、意识丧失 / 下降、声门或贲门关闭功能破坏、合并神经系统疾病或精神类疾病、使用肌松药物等误吸高风险患者，谨慎选择含漱液，在操作过程中应规避误吸的发生。

（三）口腔护理的顺序及手法

本标准在操作要点的 6.3 提及，应按附录 B 中指明的流程进行口腔护理，方法见附录 C、附录 D。操作顺序应遵循先对侧后近侧的原则，依次对牙齿、颊部、舌面、舌下、硬腭及气管插管表面进行刷洗或擦拭。这一顺序充分考虑了经口气管插管的特殊性，整体采用由内向外的顺序，先清洁较为坚硬的牙齿，可为后续清洁舌面、舌下、硬腭等位置提供充分空间，最后清洁气管插管，既能避免中途污染气管插管后的重复操作，又能一定程度上减少分泌物的误吸风险。操作手法采用内外侧面颤动 / 纵向刷→咬合面前后来回刷→颊部弧形刷→舌面由内向外刷→舌下由内向外刷→硬腭由内向外刷→气管插管由内向外刷进行。

（四）气管插管固定方式

本标准在操作要点的6.4中提及，应以下颌为支点，以拇指和示指固定气管插管。口腔护理时，患者可能会出现不自主的头部或口腔活动，配合者应用拇指和示指固定气管插管，以下颌的骨性支撑作为支点，增强固定力度的稳定性，有效避免管道移位。

（五）操作力度要求

本标准在操作要点的6.6提及，应动作轻柔，避免触及咽喉部。操作时，应避免力度过大引起患者出血、疼痛及不适等反应；同时应避免口腔护理工具触及患者咽喉部引发的咳嗽或呕吐反射，增加误吸、气管插管移位的风险。

（六）冲洗液量和吸引液量的观察

本标准操作要点的6.8提及，应观察吸引液的颜色、性质、量，冲洗时注液速度不宜过快，擦拭时棉球以不滴水为宜。观察吸引液的性状有助于准确评价口腔护理的效果，及时判断是否存在口腔出血等情况。同时，应将冲洗液速度调整至既能有效起到冲洗作用，又能确保及时吸引的合理范围，避免患者出现呛咳和误吸等不良反应。

参考文献

[1] 中华人民共和国卫生部. 临床护理实践指南（2011版）[M]. 北京：人民军医出版社，2011：61-62.

[2] 中华医学会重症医学分会. 呼吸机相关性肺炎诊断、预防和治疗指南（2013）[J]. 中华内科杂志，2013，52（6）：524-543.

[3] 中华人民共和国卫生和计划生育委员会. 重症监护病房医院感染预防与控制规范：WS/T 509—2016[EB/OL].（2016-12-27）[2025-01-01]. http：//www.nhc.gov.cn/ewebeditor/uploadfile/2017/01/20170119150236548.pdf.

[4] 中华医学会呼吸病学分会感染学组. 中国成人医院获得性肺炎与呼吸机相关性肺炎诊断和治疗指南[J]. 中华结核和呼吸杂志，2018，41（4）：255-280.

[5] Registered Nurses' Association of Ontario. Oral health：nursing assessment and interventions[M/OL]. Toronto，ON：Registered Nurses' Association of Ontario，2008[2025-01-01]. https：//rnao.ca/sites/rnao-ca/files/Oral_Health_-_Nursing_Assessment_and_Interventions.pdf.

[6] AACN. Procedure manual for critical care：endotracheal tube and oral care[M]. Oxford：Elsevier Science，2010：31-39.

[7] COLLINS T，PLOWRIGHT C，GIBSON V，et al. British Association of Critical Care Nurses：evidence-based consensus paper for oral care within adult critical care units[J]. Nurs Crit Care，2021，26（4）：224-233.

[8] BERRY A M，DAVIDSON P M，NICHOLSON L，et al. Consensus based clinical guideline for oral hygiene in the critically ill[J]. Intensive Crit Care Nurs，2011，27（4）：180-185.

[9] HUA F，XIE H，WORTHINGTON H V，et al. Oral hygiene care for critically ill patients to prevent ventilator-associated pneumonia[J]. Cochrane Database Syst Rev，2016，10（10）：CD008367.

[10] AMES N J，SULIMA P，YATES J M，et al. Effects of systematic oral care in critically ill patients：a multicenter study[J]. Am J Crit Care，2011，20（5）：103-114.

第十一章

缺血性脑卒中静脉溶栓护理

第一节 编制背景

一、本标准要解决的问题或技术

脑卒中仍是全球第二大死因、第三大致残原因疾病。其中急性缺血性脑卒中(acute ischemic stroke, AIS)是最常见的脑卒中类型,占我国脑卒中的69.6%~87%。静脉溶栓即通过静脉输注纤维蛋白溶酶原激活剂,以激活血栓中的纤维蛋白溶酶原,使其转变为纤维蛋白溶酶而溶解血栓的一种治疗方法。静脉溶栓是目前最主要的恢复血流措施,重组组织型纤溶酶原激活剂(recombinant tissue plasminogen activator, rt-PA)和尿激酶是我国目前使用的主要溶栓药。此外,替奈普酶是目前的研究热点,多国指南均有提及,但尚未广泛运用。目前认为有效抢救缺血半暗带的时间窗为:发病4.5小时内(使用rt-PA溶栓)或发病6小时内(使用尿激酶溶栓)。此外,临床上也有采用多模态影像学指导超时间窗的静脉溶栓治疗。

AIS患者静脉溶栓救治涉及院前、院内(神经科、急诊、放射科、检验科、重症医学科、信息科等)多学科专业团队的合作,护理人员在其中起着实施、协调等不可或缺的作用,以缩短救治时间,提升绿色通道运行及质量改进效率。但是在实践过程中,由于缺乏统一、规范且具有权威性的护理技术标准,各医疗机构在评估、给药、病情观察与监护中存在较大差异。这些差异体现在以下方面:①缺血性脑卒中的早期判断及面-臂-语言测试(face, arm, speech, time, FAST)评估量表的使用;②溶栓前末梢血糖、心电图等各项辅助检查的时机;③溶栓药物的配制;④静脉通路的选择;⑤静脉溶栓时生命体征的监测频率;⑥静脉溶栓后出血表现部位的观察;⑦静脉溶栓后不良反应的观察等。

此次,《缺血性脑卒中静脉溶栓护理》团体标准的撰写旨在基于国内外AIS相关医学及护理研究进展和指南,对AIS静脉溶栓护理内容进行收集和整理,总结和推荐AIS静脉溶栓相关护理干预的临床循证依据,在国内建立符合中国国情的AIS静脉溶栓护理指导规范,提高临床护理质量,确保静脉溶栓的及时性和安全性,最终降低患者的致残率、致死率。

二、国际、国内标准现状及需进一步解决的问题

国内外在缺血性脑卒中静脉溶栓护理已有部分指南及专家共识，在国内外出版的相关指南及专家共识中与缺血性脑卒中静脉溶栓护理相关的内容见表 11-1。

表 11-1 国内外出版的缺血性脑卒中静脉溶栓护理指南及专家共识

年份	机构 / 组织 / 作者	标准 / 指南 / 专家共识名称	主要内容
2012 年	重组组织型纤溶酶原激活剂治疗缺血性卒中共识专家组	《重组组织型纤溶酶原激活剂静脉溶栓治疗缺血性卒中中国专家共识（2012 版）》	主要介绍了重组组织型纤溶酶原激活剂（rt-PA）用于缺血性脑卒中静脉溶栓不同治疗时机的获益、药物给药剂量、溶栓药物的出血风险、特殊缺血性脑卒中人群的静脉 rt-PA 溶栓及使用 rt-PA 静脉溶栓的相关操作规范。缺乏对缺血性脑卒中人群的早期评估方法
2015 年	中华医学会神经病学分会，中华医学会神经病学分会脑血管病学组	《中国急性缺血性脑卒中诊治指南 2014》	主要介绍了急性缺血性脑卒中的诊断标准、病因分型、诊断流程，以及溶栓治疗的适应证和禁忌证。缺乏静脉溶栓后的病情评估和监测
2016 年	国家卫生计生委脑卒中防治工程委员会	《中国急性缺血性脑卒中静脉溶栓指导规范》	主要介绍了急性缺血性脑卒中静脉溶栓治疗的标准化流程，包括患者筛选、药物选择（rt-PA 或尿激酶）、剂量控制、治疗监测及并发症管理，旨在提高治疗效果，降低风险，改善患者预后。但未涉及护理的细节操作，内容对本标准的制定起到了一定的指导作用
2017 年	中国卒中学会急救医学分会	《脑卒中院前急救专家共识》	主要介绍了脑卒中院前急救流程，包括脑卒中的快速判断、正确使用评估工具、院前规范救治流程等内容。但缺乏静脉使用溶栓药物的剂量、溶栓护理技术等内容
2018 年	中国老年医学学会急诊医学分会，中华医学会急诊医学分会卒中学组，中国卒中学会急救医学分会	《急性缺血性脑卒中急诊急救中国专家共识（2018）》	主要介绍了急性缺血性脑卒中快速识别、诊断和血管再通治疗（包括静脉溶栓和机械取栓）的流程。共识提出了关键时间指标，如急诊 CT 扫描时间，并强调了多学科团队合作的必要性。但未涉及护理的细节操作和溶栓后的生命体征监测方法及病情观察等内容

续表

年份	机构/组织/作者	标准/指南/专家共识名称	主要内容
2011年	*International Journal of Stroke*	The South African Guideline for the Management of Ischemic Stroke and Transient Ischemic Attack: Recommendations for a Resource-Constrained Health Care Setting	主要介绍了脑卒中单元的人员组成、护理人员为可疑脑卒中患者提供的护理服务包括危险因素的识别、制订预防方案等、急诊CT的适应证及脑卒中后康复等内容。但缺乏急性缺血性脑卒中静脉溶栓药物的选择、剂量、溶栓后的护理
2018年	*Stroke*	2018 Guidelines for the Early Management of Patients With Acute Ischemic Stroke	主要介绍了急性缺血性脑卒中的早期评估包括量表及辅助检查、一般治疗及护理、生命体征的管理、静脉注射阿替普酶的给药时间、剂量、溶栓后生命体征的维持范围和检测频率、在特殊人群阿替普酶使用的安全性等内容。但未涉及护理的细节操作，内容对本标准的制定起到了一定的指导作用
2018年	*International Journal of Stroke*	Canadian Stroke Best Practice Recommendations for Acute Stroke Management: Prehospital, Emergency Department, and Acute Inpatient Stroke Care, 6th Edition, Update 2018	主要介绍了急性缺血性脑卒中的快速识别方法、院内的详细评估和辅助检查方法、缺血性脑卒中后的血压、血糖、体温的管理、急性缺血性脑卒中的治疗方案包括静脉溶栓、抗血小板治疗、机械取栓等、脑卒中后预防及并发症的管理。但缺乏静脉溶栓后的护理评估、观察静脉溶栓详细护理操作的内容

在当前国内外所发布的缺血性脑卒中静脉溶栓相关专家共识与指南中，对静脉溶栓的医疗操作细节予以重点关注。然而，上述共识和指南在针对护理人员职责以及护理操作方面，缺乏系统的、规范化说明。鉴于此，亟须制定缺血性脑卒中静脉溶栓护理团体标准，以规范护理行为，提升静脉溶栓的安全管理水平，并为缺血性脑卒中静脉溶栓护理实践提供明确且具有针对性的指导。

三、适用范围

本标准适用于开展缺血性脑卒中静脉溶栓治疗的各级各类医疗机构中的注册护士，包括但不限于医疗机构卒中中心的急诊科、卒中单元、重症医学科的临床护理人员在对缺血性脑卒中患者进行静脉溶栓相关操作及病情观察时使用。本标准的目标患者为拟进行静脉溶栓或正在进行静脉溶栓的缺血性脑卒中患者。

第二节　T/CNAS 13—2020 缺血性脑卒中静脉溶栓护理团体标准

中　华　护　理　学　会　团　体　标　准

T/CNAS 13—2020

缺血性脑卒中静脉溶栓护理

Intravenous thrombolysis nursing for patients with ischemic stroke

2021-02-01 发布　　2021-05-01 实施

中华护理学会　发布

目　次

前　言

本文件按照 GB/T 1.1—2020《标准化工作导则　第1部分：标准化文件的结构和起草规则》的规定起草。

本文件由中华护理学会提出并归口。

本文件主要起草单位：北京大学人民医院、北京协和医院、首都医科大学宣武医院、中华护理学会、北京医院、中国人民解放军总医院、首都医科大学附属天坛医院、天津环湖医院、中国医科大学、北京大学深圳医院、四川大学华西医院、吉林大学附属第一医院、内蒙古自治区人民医院、南京大学医学院附属鼓楼医院、江西省人民医院、河南省人民医院、华中科技大学同济医学院附属同济医院、广西南宁市第二医院、广西医科大学附属第一医院、山西省临汾市中心医院。

本文件主要起草人：张素、吴欣娟、常红、齐晓玖、么莉、梁建妹、金奕、朱秀勤、刘宇、丁小容、张智霞、杨蓉、颜秀丽、白雪梅、王清、冯英璞、李玲、汪莉、赵洁、范凯婷、曹闻亚、谭小波、唐丽安、唐霞珠。

缺血性脑卒中静脉溶栓护理

1 范围

本文件规定了缺血性脑卒中静脉溶栓护理的基本要求、静脉溶栓给药、病情观察与监测。

本文件适用于开展缺血性脑卒中静脉溶栓治疗的各级各类医疗机构中的注册护士。

2 规范性引用文件

下列文件中的内容通过文中的规范性引用而构成本文件必不可少的条款。其中，注日期的引用文件，仅该日期对应的版本适用于本文件；不注日期的引用文件，其最新版本（包括所有的修改单）适用于本文件。

本文件没有规范性引用文件。

3 术语和定义

下列术语和定义适用于本文件。

3.1 缺血性脑卒中 ischemic stroke

各种脑血管病变所致脑部血液供应障碍，导致局部脑组织缺血、缺氧性坏死，而迅速出现相应神经功能缺损的一类临床综合征。

3.2 静脉溶栓 intravenous thrombolysis；IVT

静脉输注纤维蛋白溶酶原激活剂，以激活血栓中的纤维蛋白溶酶原，使其转变为纤维蛋白溶酶而溶解血栓的一种治疗方法。

4 缩略语

下列缩略语适用于本文件

SBP：收缩压（systolic blood pressure）

DBP：舒张压（diastolic blood pressure）

rt-PA：重组组织型纤溶酶原激活剂（recombinant tissue plasminogen activator）

FAST：面 - 臂 - 语言测试（Face，Arm，Speech，Time）

NIHSS：美国国立卫生研究院卒中量表（national institutes of health stroke scale）

5 基本要求

5.1 对于头晕、上肢无力、言语异常的患者，应立即进行 FAST 评估（见附录 A），存在任何一项异常时，应启动院内快速救治通道。

5.2　应遵循患者进入医院到溶栓给药时间≤60min 的原则，快速完成用药前准备。

5.3　应建立单独静脉通路输注溶栓药物。

5.4　在溶栓前至溶栓结束 24h 内，应监测血压（SBP≤180mmHg，DBP≤100mmHg）、意识、肌力、言语变化，应与医生共同关注患者 NIHSS 评分的变化（见附录 B）。

6　静脉溶栓给药

6.1　应遵医嘱测末梢血血糖、采集静脉血标本并快速送检，建立静脉通路，并连接多功能心电监护。

6.2　应遵医嘱给药，输注 rt-PA 时，1min 内推注总量的 10%，其余剂量在 60min 内静脉输注完毕；输注尿激酶时，持续静脉输注 30min 完毕。

6.3　如出现严重头痛、血压骤升、恶心、呕吐，或意识水平、言语、肌力等神经功能恶化表现，应立即询问医生是否停用溶栓药物，并做好再次行 CT 检查的准备。

7　病情观察与监测

7.1　静脉溶栓后初次进食、水和口服药前，宜使用洼田饮水试验（见附录 C）筛查吞咽障碍风险。

7.2　应关注血压变化，按表 1 中的频次进行监测并记录。

表 1　血压监测频次

阶　　段	频　　次
静脉溶栓开始至结束后 2h	每 15min 一次
静脉溶栓结束后 3~8h	每 30min 一次
静脉溶栓结束后 9~24h	每 60min 一次

7.3　突发意识水平下降、剧烈头痛、恶心 / 呕吐、血压骤升、瞳孔改变等表现时，应立即报告医生，并做好抢救准备。

7.4　出现表 2 中描述的出血表现时，应立即报告医生，并观察出血量及性质变化。

表 2　静脉溶栓后常见出血部位及表现

出血部位	表　　现
口鼻腔	牙龈、舌体、鼻黏膜渗血或出血
皮肤	瘀点、瘀斑、皮下血肿、穿刺处渗血、血肿
呼吸道	咯血、痰中带血
消化道	呕吐咖啡色胃内容物、呕血、黑便

7.5　出现口、舌、咽部肿胀或呼吸困难时，应立即报告医生，并做好高流量吸氧及气管插管准备。

7.6　出现寒战、心率增快、皮疹、荨麻疹及休克等药物过敏症状时，应立即报告医生。

附　录　A
（资料性）
FAST 评估表

内容	说明	异常
F 即 face（脸）	让患者微笑	出现一侧口角下垂
A 即 arm（手臂）	让患者举起双手	一侧肢体麻木无力下垂
S 即 speech（言语）	请患者重复说一句话	表达困难
T 即 time（时间）		存在任何一项异常时，立即安排就诊

附　录　B
（资料性）
美国国立卫生研究院卒中量表（NIHSS）

步骤	评估方法	评分标准	评分
1. 意识 1a	意识水平： 先观察，如患者为非觉醒状态，再依次呼叫患者、轻拍肩膀、按压眶上神经出口处（眶上切迹），判断意识水平	0= 清醒，反应敏锐 1= 嗜睡，最小刺激能唤醒患者完成指令、回答问题或有反应 2=昏睡或反应迟钝，需强烈反复刺激或疼痛刺激才能有非固定模式的反应 3=仅有反射活动或自发反应，或完全没反应、软瘫、无反应，对有害刺激无反应	□ 0 □ 1 □ 2 □ 3
1b	意识水平提问： 询问患者月份、年龄。回答必须正确，不能大致正常	0= 都正确 1= 正确回答一个（非失语所致的，如气管插管、气管创伤、严重构音障碍、语言障碍或其他任何原因不能说话者，记 1 分） 2= 两个都不正确或不能说（失语和昏迷者不能理解问题，记 2 分）	□ 0 □ 1 □ 2
1c	意识水平指令： 要求患者睁眼、闭眼；非瘫痪手握拳、张手。若双手不能检查，用另一个指令（伸舌）。仅对最初的反应得分，有明确努力但未完成也给评分；若对指令无反应，用动作示意，然后记录评分；对创伤、截肢或其他生理缺陷者，应给予一个适宜的指令	0= 都正确 1= 正确完成一个 2= 都不正确	□ 0 □ 1 □ 2
2. 凝视	只测试水平眼球运动。对随意或反射性眼球运动记分。对眼球创伤、绷带包扎、盲人或有其他视力、视野障碍者，由检查者选择一种反射性运动来测试，建立与眼球的联系，然后从一侧向另一侧运动	0= 正常 1= 部分凝视麻痹（单眼或双眼凝视异常，但无被动凝视或完全凝视麻痹）；眼球偏斜能被随意或反射性活动纠正，记 1 分；独立性外周神经麻痹（Ⅲ、Ⅳ、Ⅴ），记 1分 2= 被动凝视或完全凝视麻痹（不能被眼头动作克服）	□ 0 □ 1 □ 2

续表

步骤	评估方法	评分标准	评分
3. 视野	用对诊法检查视野（上下象限），可用辨认手指数或适度的视觉惊吓法（视威胁）检测，如果单眼盲或眼球摘除，检查另一只眼	0= 无视野缺损（能看到侧面手指，记 0分） 1= 部分偏盲。明确的非对称盲（包括象限盲），记 1 分；濒临死亡记 1 分 2= 完全偏盲 3= 双侧偏盲（全盲，包括皮质盲）任何原因的全盲记 3 分，应刺激双眼	□ 0 □ 1 □ 2 □ 3
4. 面瘫	通过言语指令或动作示意，要求患者示齿、扬眉和闭眼	0= 正常 1= 最小（鼻唇沟变平、微笑时不对称） 2= 部分（下面部完全或几乎完全瘫痪，中枢性瘫） 3= 完全（单或双侧瘫痪，上下面部缺乏运动，周围性瘫）	□ 0 □ 1 □ 2 □ 3
5. 上肢运动	评定患侧上肢：在坐位 90°、卧位 45°时嘱患者伸展上肢，坚持 10s。评定者可抬起患者的上肢到要求的位置，鼓励患者坚持。对失语患者用语言或动作鼓励	0= 上肢于要求位置坚持 10s，无下落 1= 上肢能抬起，但不能维持 10s，下落时不撞击床或其他支持物 2= 能对抗一些重力，但上肢不能达到或维持坐位 90°或卧位 45°，较快下落到床 3=不能抗重力，上肢快速下落 4= 无运动 9= 截肢或关节融合	5a 左上肢：□ 0 □ 1 □ 2 □ 3 □ 4 □ 9 5b 右上肢：□ 0 □ 1 □ 2 □ 3 □ 4 □ 9
6. 下肢运动	评定患侧下肢：卧位抬高 30°，坚持 5s；评定者可抬起患者的下肢到要求的位置，鼓励其坚持。对失语患者用语言或动作鼓励	0= 于要求位置坚持 5s，不下落 1= 在 5s 末下落，不撞击床 2=5s 内较快下落到床上，但可抗重力 3= 快速落下，不能抗重力 4= 无运动 9= 截肢或关节融合	6a 左下肢：□ 0 □ 1 □ 2 □ 3 □ 4 □ 9 6b 右下肢：□ 0 □ 1 □ 2 □ 3 □ 4 □ 9

续表

步骤	评估方法	评分标准	评分
7. 共济失调	确保测评在无缺损视野内进行。嘱患者睁开双眼,行双侧指鼻、跟膝胫试验。对盲人患者采用伸展的上肢摸鼻。截肢或关节融合时直接记 9 分,并记录原因	0=没有共济失调 1= 一个肢体有 2= 两个及两个以上肢体有 9= 截肢或关节融合,解释:__________	☐ 0 ☐ 1 ☐ 2 ☐ 9
8. 感觉	只对与卒中有关的感觉缺失进行评分。用带针叩诊锤或大头针尖刺激和撤除刺激,观察昏迷或失语病人的感觉和表情。偏身感觉丧失者应测试身体多处部位,包括上肢(不包括手)、下肢、躯干、面部	0= 正常,无感觉缺失 1= 轻到中度,患侧针刺感不明显或为钝性或仅有触觉 2= 严重到完全感觉缺失,面、上肢、下肢无触觉 注:无反应且四肢瘫痪者、昏迷患者、双侧失去感觉的脑干卒中患者记 2 分	☐ 0 ☐ 1 ☐ 2
9. 语言	嘱患者叫出图片中物体的名称。 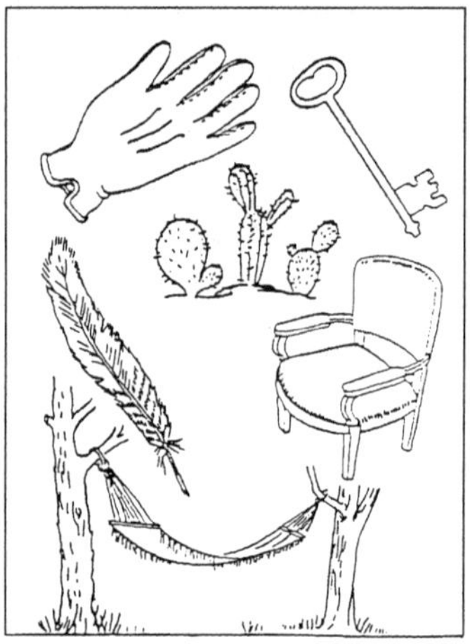 嘱患者阅读下列句子:知道;下楼梯;回家做饭;在学校复习;发表精彩演讲。从患者的反应及一般神经系统检查中对指令的反应判断理解能力。若患者存在视觉缺损,可让患者识别放在手上的物品,重复和发音。气管插管者可手写回答	0= 正常,无失语 1= 轻到中度,流利程度和理解能力有一些缺损,但表达无明显受限 2= 严重失语,交流是通过患者破碎的语言表达,听者须推理、询问、猜测,能交换的信息范围有限,检查者感交流困难 3= 哑或完全失语,不能讲或不能理解,或完全不能执行命令的人 注:昏迷患者记 3 分	☐ 0 ☐ 1 ☐ 2 ☐ 3
10. 构音障碍	嘱患者读或重复单词(妈妈、大地、飞机、丝绸、按时开工)。若患者有严重失语,评估自发语言时发音的清晰度	0= 正常 1= 轻到中度,至少有一些发声不清,虽有困难,但能被理解 2= 言语不清,不能被理解 9= 气管插管或其他物理障碍(注明原因)	☐ 0 ☐ 1 ☐ 2 ☐ 9

续表

步骤	评估方法	评分标准	评分
11. 忽视症	通过检验患者对左右侧同时发生的皮肤感觉和视觉刺激的识别能力来判断是否有忽视。把图显示给患者,要求患者描述。 让患者仔细看图,识别图中左右侧的特征。然后再请患者闭眼,分别测上或下肢针刺觉来检查双侧皮肤感觉。 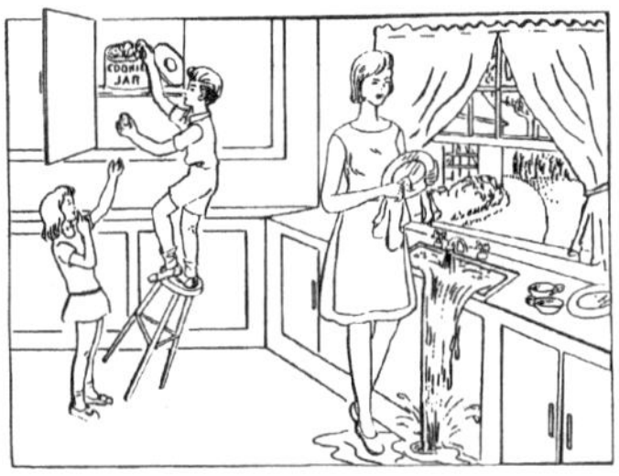 若患者有一侧感觉忽略则为异常。如果患者不能识别一侧图的部分内容,则定位异常	0= 无忽视症 1= 视、触、听、空间觉或自身的注意力下降,或双侧同时刺激时有任一种感觉的消失 2= 对超过一种以上的感觉测试有严重的半侧注意力丧失,不认识自己的手或身体,仅能对一边的空间有定向力	□ 0 □ 1 □ 2

附　录　C
（资料性）
洼田饮水试验

嘱患者端坐或半坐卧位，饮下 30ml 温开水，观察呛咳情况

级别	说明	处理建议
1 级	5s 内能顺利地 1 次将水咽下	正常饮食
2 级	分 2 次以上，能不呛咳地咽下	进一步吞咽评估或改变食物性状
3 级	能 1 次咽下，但有呛咳	进一步吞咽评估或必要时留置胃管
4 级	分 2 次以上咽下，但有呛咳	进一步吞咽评估或必要时留置胃管
5 次	频繁呛咳，不能全部咽下	进一步吞咽评估或必要时留置胃管

第三节　团体标准要点解读

《缺血性脑卒中静脉溶栓护理》团体标准的主要内容涉及了缺血性脑卒中静脉溶栓基本要求、给药及病情观察与监测 3 个方面的核心要素。为缺血性脑卒中静脉溶栓的护理配合提供了规范的指导，力求使静脉溶栓护理实践能够达到同质化，进一步提高缺血性脑卒中患者紧急救治的质量。本节将对标准中的重点难点内容进行解读。

一、基本要求

（一）缺血性脑卒中快速识别

本标准在基本要求的 5.1 中提及，对于头晕、上肢无力、言语异常的患者，应立即进行 FAST 评估，存在任何一项异常时，应启动院内快速救治通道。在急诊接诊时，对于出现头晕、上肢无力以及言语异常症状的患者，医护人员需要立即展开 FAST 评估。FAST 评估是一种重要的快速评估方法，当患者出现上述症状时，FAST 评估能够迅速判断患者是否存在急性脑卒中的可能性。这一评估主要关注以下几个关键方面：面部（face）、手臂（arm）、言语（speech）和时间（time）。其中，面部主要观察患者是否存在口角歪斜；手臂则关注是否有无力下垂的情况；言语方面主要检查是否存在言语表达不清或异常。在 FAST 评估过程中，一旦发现患者存在任何一项异常，就意味着可能存在急性脑卒中的风险。此时，应立即启动院内快速救治通道，确保患者能够在最短时间内获得专业的医疗救治，包括快速诊断、紧急治疗以及相关的护理支持等。

（二）静脉溶栓给药前的准备工作

本标准在基本要求的 5.2 和 6.1 中提及，应遵循患者进入医院到溶栓给药时间≤60 分钟的原则，快速完成用药前准备。首先，医护人员在患者入院的第一时间就要启动紧急救治流程，迅速对患者进行全面而精准的评估，包括详细询问病史、快速体格检查以及必要的影像学检查排除脑出血、采集血样进行血糖、血常规、凝血功能等相关实验室检查并快速送检。同时，在基本要求的 5.3 中提及护理人员要同步开展一系列准备工作，如建立静脉通路，确保后续溶栓药物能够顺利、快速地注入患者体内。

（三）静脉溶栓的基本监测

本标准在基本要求的 5.4 中提及，在溶栓前至溶栓结束 24 小时内，应监测血压（SBP≤180mmHg，DBP≤100mmHg）、意识、肌力、言语变化，应与医生共同关注患者 NIHSS 评分的变化。在急性缺血性脑卒中患者接受静脉溶栓治疗这一关键阶段，即溶栓前至溶栓结束 24 小时内，对多项生理指标及病情相关参数进行严密监测至关重要。①血压监测，要求收缩压（SBP）≤180mmHg，舒张压（DBP）≤100mmHg。维持血压在上述范围，既能保障脑部一定的血液灌注，避免因血压过低造成脑部缺血进一步加重，又能降低出血等不良事件发生概率。②神经功能检查包括意识状态的监测，医护人员须定时呼唤患者、观察其对刺激的反应，及时察觉意识细微变化，以便早期干预；肌力监测，评估时要求患者处于合适体位，以放松肌肉便于准确评估；言语变化，医护人员需要观察患者的自发性言语、命名能力、复述能力、理解能力等。以上观测内容可以使用美国国立卫生研究院卒中量表（NIHSS）进行标准化评估。其监测观察频率同血压监测频率，并在本标准的7.2中提及。NIHSS评分是综合评估患者神经功能缺损程度的量化工具，涵盖意识水平、视觉功能、面瘫、肢体运动、语言、感觉等多方面。在溶栓前后对比该评分，若分值降低，说明溶栓治疗促使神经功能改善，治疗有效；若分值升高，提示病情可能恶化，如出现新的梗死灶、颅内出血并发症等，需要立刻深入分析原因，采取针对性更强的挽救措施，以保障患者生命健康及后续康复效果。

二、静脉溶栓给药

（一）给药方法

本标准在6.2中提及，应遵医嘱给药，输注rt-PA时，1分钟内推注总量的10%，其余剂量在60分钟内静脉输注完毕；输注尿激酶时，持续静脉输注30分钟完毕。在急性缺血性脑卒中的治疗流程中，遵医嘱准确给药是确保治疗效果、保障患者安全的关键环节，尤其是在使用溶栓药物时，对输注要求非常严格，以确保药物在有效时间内充分发挥溶栓功效。

（二）给药过程中不良反应的观察及抢救

本标准在6.3中提及，如出现严重头痛、血压骤升、恶心、呕吐，或意识水平、言语、肌力等神经功能恶化表现，应立即询问医生是否停用溶栓药物，并做好再次行CT检查的准备。在急性缺血性脑卒中患者接受溶栓治疗期间，医护人员必须严密监测患者的各项体征与症状表现，随时做好抢救准备。当患者呈现出严重头痛、血压骤升、恶心、呕吐等症状，或者出现意识水平下降，言语能力变差，肌力减弱等神经功能恶化的表现时。护士应立即询问医生是否停用溶栓药物，并整理好管路，做好行CT检查的准备。

三、病情观察与监测

（一）吞咽障碍的筛查方法

本标准在7.1中提及，静脉溶栓后初次进食、水和口服药前，宜使用洼田饮水试验筛查吞咽障碍风险。脑卒中患者由于脑部神经功能受损，常常会并发吞咽障碍。若在未明确患者吞咽能力的情况下让其进食、进水或服药，极易引发呛咳，呛咳不仅可能导致患者呼吸道梗阻，引发窒息危险，还可能使食物残渣、药物误入气管，进而诱发肺部感染等严重并发症。洼田饮水试验是一种广泛应用且具有较高可靠性的吞咽障碍筛查工具。具体操作方式是：首先，让患者端坐，保持放松状态，嘱患者端坐或半坐卧位，饮下30ml温开水，观察呛咳情况。若患者能在5秒内能顺利地1次将水咽下，无呛咳发生，评定为1级，可正常饮食；分2次以上，能不呛咳地咽下，为2级，建议进一步吞咽评估或改变食物性状；如果患者能1次咽下，但有呛咳，为3级；分2次以上咽下，但有呛咳，即为4级；频繁呛咳，不能全部咽下，判定为5级，当洼田饮水试验结果为3级及以上时，建议进一步吞咽评估或必要时留置胃管，以降低误吸的发生风险。

（二）出血表现的观察

本标准在 7.3 和 7.4 中提及，出现突发意识水平下降、剧烈头痛、恶心 / 呕吐、血压骤升、瞳孔改变等颅内出血表现时，应立即报告医生，并做好抢救准备；出现其他系统出血表现时，也应立即报告医生，并观察出血量及性质变化（表 11-2）。出血是静脉溶栓后常见且严重危及患者生命安全的不良反应之一。常见的出血部位包括口腔鼻黏膜、皮肤、呼吸道、消化道等，其中最严重的出血部位为颅内出血。护士应在溶栓前、中、后动态观察患者上述部位有无出血表现、出血量及性质变化，如皮肤瘀斑的扩大范围、鼻腔或牙龈出血的滴数等，一旦发现异常还须及时告知医生判断是否停用溶栓药物。当患者出现严重的外周出血时，如非必要，应延迟行有创操作如放置鼻胃管、留置导尿管或静脉穿刺。

表 11-2　静脉溶栓后常见出血部位及表现

出血部位	表　现
口腔鼻	牙龈、舌体、鼻黏膜渗血或出血
皮肤	瘀点、瘀斑、皮下血肿、穿刺处渗血、血肿
呼吸道	咯血、痰中带血
消化道	呕吐咖啡色胃内容物、呕血、便血

（三）过敏症状的观察及处理

本标准在 7.5、7.6 中提及出现口、舌、咽部肿胀或呼吸困难时，应立即报告医生，并做好高流量吸氧及气管插管准备。出现寒战、心率增快、皮疹、荨麻疹及休克等药物过敏症状时，应立即报告医生。患者出现口、舌、咽部肿胀或呼吸困难等症状，可能是由于过敏反应，使其充血、水肿，进而阻塞气道。当患者出现呼吸困难时表明气道严重受阻，随时面临窒息风险。此时，护士应在立即报告医生的同时，准备高流量吸氧、气管插管、肾上腺素等抢救物品。此外，若患者出现寒战、心率增快、皮疹、荨麻疹及休克等药物过敏症状时，也应该立即报告医生、准备抢救物品。医生会依据患者具体情况，判断过敏严重程度，决定是否停用溶栓药物、给予抗过敏药物如肾上腺素、糖皮质激素等药物，挽救患者生命。护士在阿替普酶使用后的几分钟至 3 小时内均应观察口舌部和喉头的血管性水肿反应、皮疹、过敏性休克等过敏症状。

本节关于《缺血性脑卒中静脉溶栓护理》的解读有助于临床工作者了解《缺血性脑卒中静脉溶栓护理》团体标准的制定依据及内容内涵，更有利于临床工作者科学、合理地将本标准应用于静脉溶栓护理的临床使用中。

参考文献

[1] 郝峻巍，罗本燕．神经病学[M]．9 版．北京：人民卫生出版社，2024.

[2] 中华护理学会内科专业委员会，首都医科大学宣武医院．急性缺血性脑卒中静脉溶栓护理指南[J]．中华护理杂志，2023，58(1)：10-15.

[3] 中华医学会神经病学分会，中华医学会神经病学分会脑血管病学组．中国急性缺血性卒中诊治指南

2023[J]. 中华神经科杂志，2024，57(6)：523-559.

[4] 国家卫生计生委脑卒中防治工程委员会 . 中国急性缺血性脑卒中静脉溶栓指导规范[J]. 中华神经科杂志，2018，51(9)：666-682.

[5] 常红，张素，范凯婷，等 . 急性缺血性脑卒中静脉溶栓护理实践现状的调查分析[J]. 中国护理管理，2020，20(8)：1266-1270.

[6] 夏淑琴，杨杏静 . 阿替普酶静脉溶栓后急性缺血性脑卒中患者出血转化的影响因素[J]. 国际护理学杂志，2024，43(22)：4071-4075.

[7] XIONG Y，WAKHLOO A K，FISHER M. Advances in acute ischemic stroke therapy[J]. Circ Res，2022，130(8)：1230-1251.

[8] BERGE E，WHITELEY W，AUDEBERT H，et al. European Stroke Organisation(ESO) guidelines on intravenous thrombolysis for acute ischaemic stroke[J]. Eur Stroke J，2021，6(1)：I-LXII.

[9] LI B，ZHANG Z，LI K，et al. Stroke nurse-led intravenous thrombolytic therapy strategy for ischemic stroke based on timeline process：a quality improvement program from China[J]. Int J Nurs Sci，2024，11(5)：521-527.

第十二章

认知障碍患者进食问题评估与处理

第一节 编制背景

一、本标准要解决的问题或技术

国际阿尔茨海默病协会 2018 年的报告显示，全球每 3 秒就会有一个新的失智症病例，到 2050 年，失智老人数预计将从目前的 5 000 万人增加到 1.52 亿人，而中国的失智老人数位居全球首位。庞大的失智人口、失智症病程长、合并症多样且需长期照护等给国家、社会和家庭带来巨大压力。研究显示，中国失智症所致社会经济负担总额已达 1 677.4 亿美元；长期失智照护还会对照护者的躯体、心理、经济和社会交往等多方面产生负面影响，照护者负担沉重，进而引起照护质量下降。随着疾病进展，失智老人常出现社会交往、工作和日常生活能力等的减退，其中进食困难是失智老人较常出现的问题。

由于认知功能减退、生理功能退化、与控制食欲相关的脑组织损伤、不合适的进餐环境、食物种类及进餐时间、文化因素等，有 30%~60% 的失智老人会出现拒绝进食、食欲减退或旺盛、食物偏好和进食习惯改变、进食异物、无法自主进食和吞咽困难等不同程度的进食问题。进食能力的退化程度因失智症的类型、发展阶段和个体差异有所不同。长期的进食困难导致失智老人出现食物摄入量不足、体重减轻、营养不良、脱水、误吸和肺部并发症等不良结果，最终导致死亡。在应对进食问题过程中，照护者往往出现照护行为不当，导致失智老人出现进食依赖，不但导致功能进一步减退，还会降低进食自主性，减少进食愉悦性，引发焦虑、抗拒和激越行为，加重照护者负担，甚至扰乱居家照护。因此，及时识别失智老人现存和潜在的进食问题，并为照护者提供进食管理策略指导，对于恰当管理进食问题、维持失智老人生活自主性、减少精神行为问题等具有重要意义。

目前国内外已有关于失智老人疾病相关的指南、系统评价及原始研究等，但是关于进食问题评估与管理的证据散在分布，尚无任何一部指南或标准针对失智老人进食问题评估和管理的各个方面进行集中阐述，部分推荐意见尚存在争议，同时，对于困扰照护者的一些具体进食问题缺乏针对性的推荐意见，而系统评价和原始研究中就进食问题管理相关干预措施的有效性有待进一步探究。本研究通过对现有的国内外标准、临床实践指南、系统评价及原始研究进行质量评价，汇总最佳证据，结合专家意见，构建适合我国国情的针对具体进食问题的失智老人进食问题与管理规范，以帮助照护者及早识别失智老人的进食问题，为其提供科学、可操作性强的进食问题管理策略。

二、国际、国内标准现状及需进一步解决的问题

国内外已有关于失智老人疾病诊治和照护相关指南、专家共识，但是证据笼统且散在分布。阿尔茨海默病协会指南（AA，2008）在“评估”“行为症状的非药物治疗方法”“临终关怀”部分分别提出定期评估进食能力、调整进餐环境、改变食物类型、管饲4方面的推荐意见；中国痴呆与认知障碍诊治指南（ADC，2011）在“痴呆患者的护理评估”和“重度痴呆患者的护理”部分提出关于定期评估营养状态和进食能力及管饲2方面的建议；欧洲临床营养与代谢学会指南（ESPEN，2015）针对失智老人的营养保健提出了26条推荐建议，其中19条与进食问题有关，涉及营养不良筛查和体重监测、进餐环境、维持进食自主性、照护者营养教育、营养补充剂以及肠内喂养（管饲），大部分推荐意见的推荐级别较低；澳大利亚国家卫生和医学研究委员会指南（NHMRC，2016）中在“生活”“营养补充剂”及“姑息疗法”部分分别提出1条推荐意见，涉及营养状态评估和体重监测、营养补充剂和人工（管）喂3个方面的内容；中国老年医学学会认知障碍分会专家共识（ACDC，2016）在“评估”“日常生活照料措施”和“精神行为的照料管理”部分分别提出营养状态和进食能力评估、进餐环境、食物服务、维持进食自主性、营养补充剂、肠内喂养等方面的推荐建议，并针对食欲减退和进食障碍提出照护建议。各指南及专家共识中关于进食评估与管理相关推荐意见不全面，可操作性欠佳，不足以应对失智老人出现的各种具体进食问题。

此外，对于吞咽障碍后期的失智老人，关于是否进行肠内营养的推荐意见尚有争议。昆士兰科技大学发布的指南（QUT，2008）中仅在“水合和营养”部分提出1项推荐意见，即不推荐管饲；英国国家卫生与临床优化研究所指南（NICE，2018）提出除非有潜在的可逆性合并症，否则不要经常在严重失智老人中使用肠内营养；新加坡卫生部的指南（MOH，2013）则推荐实施个体化管饲决策；欧洲临床营养与代谢学会指南（ESPEN，2015）建议对于轻度或中度失智老人在有限的时间内进行管饲，以克服口服摄入显著不足的危象情况，且建议不要在严重失智老人中给予管饲；中国老年医学学会认知障碍分会专家共识（ACDC，2016）建议当疾病进展或应激时，失智老人经口能量摄入低于预期的50%且超过10天时给予管饲。因此，针对该问题仍需多学科专家继续进行探究。

本项目通过对现有的国内外标准、指南、系统评价及原始研究进行质量评价，汇总最佳证据，并划分评估、一般性进食问题管理策略以及针对各个进食问题的特异性管理策略，指向性较强，方便照护者及早识别并采取针对性的管理策略应对失智老人的进食问题，从而增加食物和液体摄入量，改善失智老人的营养状态和进食行为，提高生活质量，进而减轻照护者负担。

三、适用范围

本团体标准适用于各级各类医疗机构、养老机构有执业资格的护理人员。

第二节　T/CNAS 16—2020 认知障碍患者进食问题评估与处理团体标准

中　华　护　理　学　会　团　体　标　准

T/CNAS 16—2020

认知障碍患者进食问题评估与处理

Assessment and management of eating problems in patients with dementia

2021-02-01 发布　　2021-05-01 实施

中华护理学会　发布

目　次

前　言

本文件按照 GB/T 1.1—2020《标准化工作导则　第1部分：标准化文件的结构和起草规则》的规定起草。

本文件由中华护理学会提出并归口。

本文件起草单位：北京大学护理学院、首都医科大学宣武医院、四川大学华西医院、复旦大学附属华东医院、中国医科大学附属第一医院、北京协和医院、北京大学第一医院、北京医院、上海市长宁区精神卫生中心、北京回龙观医院、天津市第一中心医院、北京大学人民医院、北京市第六医院、浙江大学医学院附属第一医院、中日友好医院、北京老年医院、深圳市康宁医院、河南省人民医院。

本文件主要起草人：王志稳、杨莘、胡秀英、程云、王爱平、郭欣颖、李立玉、张建华、沈妙莉、李菲菲、秦延京、王申、贾春玲、张妍、张华芳、乔雨晨、王敏、邓宝凤、王永军、张俊梅、吴惠人。

认知障碍患者进食问题评估与处理

1　范围

本文件规定了认知障碍患者进食问题评估与处理的基本要求、进食问题的评估及处理。

本文件适用于各级各类医疗机构、养老机构有执业资格的护理人员。

2　规范性引用文件

下列文件中的内容通过文中的规范性引用而构成本文件必不可少的条款。其中，注日期的引用文件，仅该日期对应的版本适用于本文件；不注日期的引用文件，其最新版本（包括所有的修改单）适用于本文件。

本文件没有规范性引用文件。

3　术语和定义

下列术语和定义适用于本文件。

3.1　认知障碍　cognitive impairment

与学习、记忆、语言、思维、判断等有关的大脑高级智能加工过程出现异常，从而引起学习、记忆障碍，同时伴有失语或失用或失认或失行等改变的病理过程。包括轻度认知障碍和痴呆。

3.2　进食问题　feeding problems

影响进食过程的异常情况，包括自主进食能力下降的问题、引发安全风险的问题、导致营养失衡的问题。

4　基本要求

4.1　应通过评估，识别出需处理的进食问题，与医生、营养师及家属沟通，共同制订措施。

4.2　应在评估的基础上，针对进食问题的类型及原因制订个性化措施，并动态调整。

4.3　应优先采取维持自主进食的策略，避免过度照护、忽略或限制饮食。

4.4　应指导照护者预防、识别和应急处理进食问题的安全风险。

5　进食问题的评估

5.1　识别出需处理的进食问题

应在入院时及入院后 1 周内，通过询问照护者，识别出患者近 1 周现存需处理的进食问题（见附录 A）。

5.2 动态评估进食问题的变化

应每周评估进食问题的变化，测量并记录体重。若2周内体重变化 >5% 或1个月内 >20%，应告知医生。

6 进食问题的处理

6.1 处理身心问题

6.1.1 应与医生沟通，识别导致进食问题的身心问题，如躯体疾病、疼痛、口渴 / 饥饿感丧失、牙齿缺失 / 义齿安装不当、抑郁、幻觉、被害妄想。

6.1.2 应针对识别出的身心问题，配合医生进行对症处理。

6.2 维持自主进食

6.2.1 应判断导致无法自主进食的问题类型，包括不能使用餐具、无法自主选择食物、进餐中注意力分散、自主咀嚼能力下降、吞咽困难。

6.2.2 应针对问题类型采取维持自主进食的相应措施，包括调整食物和餐具、语言提示和动作示范、进食能力训练（见附录 B），尽量不用喂食替代。

6.3 调控每日进食量

6.3.1 对于持续要求进食者，宜分次提供小份食物，避免限制饮食。

6.3.2 对于进食量减少者，宜尝试刺激食欲的方法，如进餐前播放刺激食欲的音乐 / 视频、展示食物图片，使用色彩鲜艳的餐具，提供有吸引力的手持食物。

6.4 指导照护者做好风险防控

6.4.1 应管理好风险物品，及时清理垃圾桶和过期食物，移除餐桌上的易碎品、锐利物品、调味瓶、装饰品、图案花哨的桌布。

6.4.2 非进餐时间发现患者有咀嚼动作时，应确认口内有无异物。

6.4.3 应将固体和液体食物分开提供给患者，移除过热、易致哽噎的食物。

6.4.4 对于进食速度过快的患者，宜将食物分成小份，分次提供。

6.4.5 进餐中应观察患者的表情和面色，识别噎食（见附录 C.1），一旦出现立即应急处理（见附录 C.2）。

6.4.6 进餐中出现激越行为时，应做好自身及其他患者的安全防范，将患者带离就餐区，待情绪稳定后再进食。

附　录　A

（资料性）

需处理的进食问题清单

类别	进食问题
1. 自主进食能力下降的问题	□ 不能使用餐具 □ 无法自主选择食物 □ 每次进餐中注意力分散，无法独立完成进餐 □ 自主咀嚼能力下降 □ 吞咽困难，表现为准备吞咽时有反胃感、食物无法下咽、吞咽中或后出现呛咳或窒息等
2. 引发安全风险的问题	□ 近 1 周出现过噎食、呛咳 □ 进食速度过快 □ 进食异物 □ 进餐中出现激越行为，如躯体攻击、扔餐具、破坏物品
3. 导致营养失衡的问题	□ 每日至少 1 次拒绝进食，表现为拒绝去进餐地点、拒绝张嘴、进食时将头转开、嘴里塞满食物或咀嚼时间延长但不吞咽、吐出食物、扔食物或餐具 □ 每餐进食量减少持续 1 周 □ 餐后持续要求进食至少 3 次 /d □ 身高体重指数（BMI）<18.5kg/m^2

附　录　B
（资料性）
维持自主进食的措施

进食问题	措　　施
1. 不能使用餐具	1.1　宜提供能用手抓握的食物。 1.2　宜提供替代性餐具，如较粗的筷子、勺子、用固定器将两根筷子绑在一起、将餐盘固定。 1.3　应在进餐中给予口头提示、示范或协助。 1.4　可配合康复师进行抓握能力训练。
2. 无法自主选择食物	2.1　应减少选择元素，如将多种食物搅拌在一起、将食物装在同一个餐盘。 2.2　应搭配好三餐的食物种类。
3. 进餐中注意力分散	3.1　应提供安静的就餐环境，减少就餐中分散注意力的因素，如关掉电视和音乐，减少人员走动。 3.2　可提供能用手抓握的食物、分多次进食，避免不停催促和喂食。
4. 自主咀嚼能力下降	4.1　可在唇上及下巴轻轻按压，加口头指示和示范动作引导患者咀嚼。 4.2　可配合康复师进行进食能力训练。
5. 吞咽困难	5.1　应提供黏稠度高的食物。 5.2　对于体重身高指数（BMI）$<18.5kg/m^2$ 者，可遵医嘱短期使用管饲饮食。 5.3　可配合康复师进行吞咽功能训练。

附　录　C
（资料性）
噎食的识别及应急处理

C.1　噎食的识别

进食中突然不能说话，出现窒息的痛苦表情、呼吸不畅、手握住喉咙、剧烈咳嗽、咳嗽间歇有哮鸣音；或突然猝倒，出现意识不清、烦躁不安等表现，提示出现噎食。

C.2　噎食的应急处理

1. 立即呼叫其他医护人员。

2. 用手指清除口咽部食物。

3. 用坚硬不易折断的物品（如汤匙）刺激咽喉部引吐。

4. 置患者于直立位或半坐位，头低 45°，拍击胸背部，促其吐出食物。

5. 前述措施无效时立即行海姆立克急救法

5.1　对于意识清醒者：

a）嘱患者头部略低、嘴张开；

b）站在患者身后，双臂围绕患者腰部；

c）一手握拳，将拳头的拇指侧顶在患者的上腹部（肚脐上方两横指），另一手握住握拳的手，向上向后迅速、猛烈挤压上腹部，压后随即放松，重复 5~6 次。

5.2　对于意识不清者：

a）置患者就地平躺在地板上，仰卧，头转向一侧并后仰，充分开放气道；

b）骑跨于患者的髋部或跪于患者一侧；

c）一手掌根置于患者脐和剑突之间，另一手置于其上，迅速有力向内上方冲击 5~6 次。

第三节　团体标准要点解读

《认知障碍患者进食问题评估与处理》团体标准中核心要素包括基本要求、进食问题的评估与进食问题的处理三个部分，其中基本要求对认知障碍患者进食问题评估与处理原则作出了规定，进食问题的评估中对识别出需处理的进食问题及动态评估进食问题的变化给出了要求及建议，进食问题的处理中对处理身心问题、维持自主进食、调控每日进食量和指导照护者做好风险防控四方面给出了要求及建议。本节将对标准中的重点难点内容进行解读。

一、基本要求

本标准在基本要求的 4.1 中提及，应通过评估，识别出需处理的进食问题，与医生、营养师及家属沟通，共同制订措施。进食是认知障碍患者最基本的日常生活能力之一，也是功能衰退或丧失后最容易恢复的能力。随着疾病进展，认知障碍患者的进食问题多样化，如果不会给患者或照护者带来危害或困扰，则不需干预。因此，通过评估，及时识别出需要处理的进食问题，对于确定干预靶点至关重要。其次，护理人员应与医生、营养师及患者家属进行沟通，确保各方共同参与制订解决方案。通过团队合作，确保进食问题得到及时、有效的干预。

本标准在基本要求的 4.2 中提及，应在评估的基础上，针对进食问题的类型及原因制订个性化措施，并动态调整。认知障碍患者的进食问题及原因存在很大的个体差异，例如拒绝进食的原因可能是口腔溃疡、抑郁、活动少缺乏食欲、被害妄想（怀疑饭菜有毒）等多种原因，护理人员应根据进食问题的具体类型及可能原因，制订个性化措施。同时，随着患者状况的变化，护理措施须灵活调整，确保持续地优化干预效果。

本标准在基本要求的 4.3 中提及，应优先采取维持自主进食的策略，避免过度照护、忽略或限制饮食。维持进食的自主性是一项基本健康需求，不仅能确保足够的食物摄入，还能减少进食依赖，增强功能自主性。过度照护可能导致患者进食能力出现废用性下降；忽视或限制饮食则可能会导致患者出现体重下降、营养不良等不良结局。因此，应首选维持自主进食的策略，鼓励和引导患者根据自己的能力完成进食，避免过度照护、忽略或限制饮食。

本标准在基本要求的 4.4 中提及，应指导照护者预防、识别和应急处理进食问题的安全风险。进食过程中可能出现误吸、噎食、攻击行为等安全风险，应指导照护者识别和应急处理可能的安全风险。例如，如何观察患者是否出现吞咽困难、呛咳等，并及时采取相应的急救措施。此外，还应强调照护者的预防意识，如避免食物过热、过冷等可能引起不适的情况。

二、进食问题的评估

本标准在 5.1 中提及，应在入院时及入院后 1 周内，通过询问照护者，识别出患者近 1 周现存需处理的进食问题。这些问题可能包括自主进食能力下降、引发安全风险及导致营养失衡等。通过询问照护者，结合患者的病史及临床表现，识别出需要处理的具体进食问题。这一过程是评估的第一步，为后续的护理干预和治疗方案提供依据。

本标准在 5.2 中提及，应每周评估进食问题的变化，测量并记录体重。若 2 周内体重变化 >5% 或 1 个月内 >20%，应告知医生。进食问题的评估应定期进行，关注进食问题是否有变化，并记录相关数据。同时，应定期测量并记录体重，作为评估营养状况的重要指标。这些变化可能反映出患者进食问题的严重程度或其他潜在的健康问题，须引起重视，进行进一步的评估和干预。

三、进食问题的处理

（一）处理身心问题

本标准在 6.1.1 中提及，应与医生沟通，识别导致进食问题的身心问题。进食问题可能不仅仅由生理因素引起，还可能与心理状态和躯体疾病有关。护理人员应与医生密切沟通，共同评估患者是否存在如疼痛、口渴 / 饥饿感丧失、牙齿问题、抑郁、幻觉等问题，这些都可能直接影响患者的进食行为。通过识别认知障碍患者的身心问题，能够为后续的治疗和干预提供准确方向。

本标准在 6.1.2 中提及，应针对识别出的身心问题，配合医生进行对症处理。一旦识别出患者的身心问题，护理人员应与医生配合，采取相应的治疗和护理措施。例如，针对疼痛可以采取止痛措施，针对抑郁可以考虑心理支持或药物治疗。通过对症处理，帮助患者克服进食困难，改善其进食状况。

（二）维持自主进食

本标准在 6.2 中提及，应判断导致无法自主进食的问题类型。对于认知障碍患者来说，影响自主进食的原因各异，包括不能使用餐具、无法自主选择食物、进餐时注意力分散、自主咀嚼能力下降或吞咽困难。针对原因，应采取更有针对性的措施维持自主进食，包括调整食物和餐具、语言提示和动作示范、进食能力训练，尽量不用喂食替代。本标准在附录 B 中列出了维持自主进食的措施。例如，对于不能使用餐具的患者，宜提供能用手抓握的食物，替代性餐具（如较粗的筷子、勺子、用固定器将两根筷子绑在一起、将餐盘固定），进餐中给予口头提示、示范或协助，进行抓握能力训练等来维持自主进食。

（三）调控每日进食量

本标准在 6.3.1 中提及，对于持续要求进食者，宜分次提供小份食物，避免限制饮食。这样不仅能满足患者的需求，还能避免因一次性进食量过大导致消化不良或其他健康问题。

本标准在 6.3.2 中提及，对于进食量减少者，宜尝试刺激食欲的方法。疾病早期，认知障碍患者即可出现食欲减退，表现为不想进食或进食量显著减少。由于患者不能准确表达食欲减退等胃肠道症状，食欲减退症状发现较晚，进而引发体重下降、营养不良、脱水、感染风险增加等不良结局。护理人员可以尝试通过刺激食欲的方法来提高患者的进食意愿。例如，播放与美食相关的视频或音乐、展示食物图片、使用色彩鲜艳的餐具等方式促进食欲。

（四）指导照护者做好风险防控

本标准在 6.4.1 中提及，应管理好风险物品及时清理垃圾桶和过期食物，移除餐桌上的易碎品、锐利物品、调味瓶、装饰品、图案花哨的桌布。部分认知障碍患者会出现进食异物的情况，进食非食物（如肥皂、洗洁精、烟头、泥土、纸制品、大小便等）、过期食物、垃圾桶里的食物残渣等。因此，管理好餐桌周围的物品，对于保证进餐安全至关重要。

本标准在 6.4.3 和 6.4.4 中提及，应将固体和液体食物分开提供给患者，移除过热、易致哽噎的食物；对于进食速度过快的患者，宜将食物分成小份，分次提供。认知障碍患者晚期可能出现吞咽困难，应将固体食物、液体食物分开提供，避免因吞咽时食物混合而导致的窒息。同时，应避免提供过热或容易导致哽噎的食物，确保食物温度适宜，减少吞咽过程中引起的不适或意外。部分认知障碍患者由于大脑退化引起的海马损伤，识别身体内部饱腹感信号的能力下降，出现进食速度过快等问题，可能造成呛咳、噎食，应采取分餐方式，将食物分成小份，分次提供，帮助患者控制进食速度。

本标准在 6.4.5 中提及进餐中应观察患者的表情和面色，识别噎食，一旦出现立即应急处理。护理人员可参照附录 C，指导照护者识别噎食：进食时突然不能说话，并出现窒息的痛苦表情、呼吸不畅、手握住喉咙（V 形手势），甚至出现剧烈咳嗽，咳嗽间歇有哮鸣音，并教会海姆立克急救法。

本标准在 6.4.6 中提及，进餐中出现激越行为时，应做好自身及其他患者的安全防范，将患者带离就餐区，待情绪稳定后再进食。部分认知障碍患者因被害妄想、幻觉、不喜欢准备的食物、心理因素、不合适的进食环境、照护者沟通不当、文化差异等因素，会在进餐过程中出现攻击行为、咒骂、大喊大叫等激越行为，应教会照护者识别征兆，迅速采取行动，将患者带离就餐区，确保安全。

参考文献

[1] 郑剑煌，李红．老年痴呆患者进食困难的研究进展[J]. 中华护理杂志，2013，48(7)：655-657.

[2] 陈丽丽，李红，金爽，等．老年痴呆患者异常进食行为特征及潜在需求分析[J]. 中华护理杂志，2017，52(11)：1304-1309.

[3] Alzheimer's Disease International. World Alzheimer Report 2018[EB/OL].(2018-09-21)[2019-03-12]. https://www.alzint.org/resource/world-alzheimer-report-2018/.

[4] JIA J，WEI C，CHEN S，et al. The cost of Alzheimer's disease in China and re-estimation of costs worldwide[J]. Alzheimers Dement，2018，14(4)：483-491.

[5] LIU S，LIU J，WANG X D，et al. Caregiver burden，sleep quality，depression，and anxiety in dementia caregivers：a comparison of frontotemporal lobar degeneration，dementia with Lewy bodies，and Alzheimer's disease[J]. Int Psychogeriatr，2018，30(8)：1131-1138.

[6] LEE K M, SONG J A. Factors influencing the degree of eating ability among people with dementia[J]. J Clin Nurs, 2015, 24(11/12): 1707-1717.

[7] CHANG C C, LIN Y F, CHIU C H, et al. Prevalence and factors associated with food intake difficulties among residents with dementia[J]. PloS one, 2017, 12(2): e0171770.

[8] SHINAGAWA S, HONDA K, KASHIBAYASHI T, et al. Classifying eating-related problems among institutionalized people with dementia[J]. Psychiatry Clin Neurosci, 2016, 70(4): 175-181.

[9] LIU W, GALIK E, BOLTZ M, et al. Optimizing eating performance for older adults with dementia living in long-term care: a systematic review[J]. Worldviews Evid Based Nurs, 2015, 12(4): 228-235.

[10] LIU W, CHEON J, THOMAS S A. Interventions on mealtime difficulties in older adults with dementia: a systematic review[J]. Int J Nurs Stud, 2014, 51(1): 14-27.

第十三章

成年女性压力性尿失禁护理干预

第一节 编制背景

一、本标准要解决的问题或技术

国际尿控协会（International Continence Society，ICS）将尿失禁（urinary incontinence，UI）定义为“任何不自主漏尿的现象，并造成社交及卫生上的困扰”。尿失禁是全球女性面临的重大健康问题之一，主要分为三种类型：压力性尿失禁、急迫性尿失禁和混合性尿失禁，其中以压力性和混合性尿失禁较为常见。2017 年 WHO 数据显示，全球尿失禁患病率为 9.9%~36.1%，其中老年女性的患病率是老年男性的两倍。美国女性尿失禁实践指南指出，75% 的老年女性存在不同程度的尿失禁。国内 Meta 分析结果显示，成年女性尿失禁患病率为 31.1%，且患病率随年龄增长而增加。

老年女性作为尿失禁的高发人群，不仅与女性绝经后雌激素水平下降、性器官退化、盆底肌肉和尿道括约肌退行性变等生理变化有关，还与糖尿病、慢性阻塞性肺疾病、脑卒中和认知障碍等老年常见疾病的发生有关。

尿失禁虽非致命性疾病，但对患者、家庭及社会造成诸多负面影响。研究表明长期尿失禁将会增加患者发生皮肤疾病、性功能障碍、败血症、尿路感染、肾衰竭和跌倒等风险；此外，尿失禁患者多因担心漏尿、异味等而出现羞耻、尴尬、沮丧、自卑、焦虑、抑郁等心理问题，其社交活动也会因此受到限制而造成社会隔离。尿失禁严重影响患者日常生活活动，降低患者生活质量；同时增加家庭和社会公共健康成本，预计随着人口老龄化，由尿失禁造成的国家和全球经济负担将继续加重。我国老年女性人口基数大、患病率高，所致照护及疾病负担严重，亟须结合我国国情及该群体的不同状况和个体需求，通过循证的方法，制定我国老年女性尿失禁预防与护理规范。

二、国际、国内标准现状及需进一步解决的问题

国内外在压力性尿失禁患者评估和管理方面已有部分指南及专家共识，在国内外出版的相关指南及专家共识中尿失禁评估与干预策略相关的内容见表 13-1。

表 13-1　国内外出版的压力性尿失禁相关指南及专家共识

年份	机构/组织/作者	标准/指南/专家共识名称	主要内容
2019 年	中华医学会	《压力性尿失禁指南(2019 版)》	主要介绍了压力性尿失禁的诊断、严重程度判定、分型诊断。强调疾病预防与保守治疗的重要性,推荐了压力性尿失禁手术的适应证
2017 年	中华医学会妇产科学分会妇科盆底学组	《女性压力性尿失禁诊断和治疗指南》	主要介绍了压力性尿失禁的诊断,尿失禁严重程度的评价,非手术治疗和手术治疗的方法
2019 年	英国国家卫生与临床优化研究所(NICE)	《女性尿失禁和盆腔器官脱垂管理指南》	主要介绍了盆腔器官脱垂的评估。常用的临床检查手段和方法。盆腔器官脱垂的非手术管理办法,包括生活方式的改变,盆底肌训练,使用子宫托等
2020 年	欧洲泌尿外科学会(EAU)	《成人尿失禁指南》	2020 版欧洲成人尿失禁指南主要介绍成人(女性及男性)压力性尿失禁、急迫性尿失禁、混合性尿失禁的保守、行为、康复药物、手术治疗,同时该指南并未涵盖由神经系统疾病引起的尿失禁(神经源性尿失禁)和儿童尿失禁
2020 年	欧洲泌尿外科学会(EAU)	《尿失禁的评估和非手术治疗》	主要介绍了尿失禁患者评估、诊断和保守治疗的方法。生活方式干预,以及药物治疗
2020 年	美国妇产科学会(ACOG)和美国泌尿妇科学会(AUGS)	《ACOG/AUGS 女性单纯性压力性尿失禁术前评估指南》	主要介绍了术前评估的 6 个基本步骤,病史及用药史;进行尿液检测排除尿路感染;进行体格检查评估影响因素,包括尿道憩室、阴道分泌物、尿道外尿失禁、盆腔器官脱垂(如果脱垂超出了处女膜则诊断为复杂性压力性尿失禁);进行咳嗽压力测试证实压力性尿失禁;进行尿道流动性评估抗尿失禁手术成功的可能性;进行残余尿测量判断是膀胱排空异常还是慢性尿潴留所致尿失禁
2022 年	广东省医疗行业协会	《老年尿失禁护理专家共识》	主要介绍了老年尿失禁危险因素的评估,排尿状况的评估,尿失禁专科体格检查,尿失禁专科检查评估,皮肤评估,居住环境评估,推荐了评估工具。老年尿失禁的预防与护理,包括生活方式指导,饮水计划,膀胱功能训练,盆底肌训练,间歇导尿,尿失禁用品及辅具,如厕训练和皮肤管理

续表

年份	机构 / 组织 / 作者	标准 / 指南 / 专家共识名称	主要内容
2020 年	加拿大妇产科医生协会（SOGC）	《临床实践指南：女性尿失禁的保守治疗》	主要介绍了病史评估，尿失禁的分型判断；尿失禁的常规评估方法；推荐盆底肌训练是尿失禁最有效的一线治疗方法；强调“盆底肌训练”和“PFMT”不应该与“Kegel 练习”混淆；指南认为阴道内机械装置（尿失禁子宫托）也是压力性尿失禁和混合性尿失禁有效的一线治疗方法
2023 年	中华中医药学会	《女性压力性尿失禁中医诊疗指南》	主要介绍了尿失禁的中医诊断和西医诊断标准。尿失禁的分型诊断和鉴别诊断，中医角度的辨证分型。还介绍了物理治疗方法和生活方式干预以及心理干预等。但是没有介绍尿失禁筛查的方法
2024 年	国际妇科泌尿学会（IUGA）	《混合性尿失禁管理》	主要介绍了混合性尿失禁的定义，评估，临床检查方法，混合性尿失禁的保守治疗方法，包括咨询 / 认知疗法、生活方式改变、定时排尿、盆底肌肉训练（PFMT）、智能手机健康 App、电针（EA）和急迫抑制法，以及药物治疗的推荐和外科治疗方法
2024 年	加拿大泌尿外科协会（CUA）	《女性压力性尿失禁》	主要针对女性压力性尿失禁的管理提供指导建议，内容涉及评估、咨询、非手术以及手术治疗、FSUI 手术并发症的管理

目前国内外关于尿失禁的研究广泛，内容涉及流行病学调查、相关因素分析、保守治疗（行为疗法、生活方式干预及物理疗法，如盆底肌肉锻炼、膀胱功能训练、习惯再训练、定时或提示排尿；饮食、瑜伽和运动；电刺激、生物反馈和体外电磁波刺激等）以及手术治疗等；研究方法多样，研究对象涉及各类潜在或罹患尿失禁的患者及照顾者等；WHO、欧洲泌尿协会（European Association of Urology，EAU）及中华医学会等机构均对既往研究证据进行总结，并发布了相关指南。目前关于该群体尿失禁的研究虽然广泛，但现有指南主要以尿失禁的评估、诊断和治疗为主，对高危人群预防与筛查、健康教育普及、有效护理技术干预策略及规范的社区管理模式等证据较少且散在分布。本团体标准通过循证方法，结合国情及群体不同状况和个体需求，明确危险因素及评估方法，规范常用护理技术，探索有效的处理策略，进一步指导成年女性尿失禁的护理行为。

三、适用范围

本团体标准适用于各级各类医疗机构、养老机构、社区和居家有执业资格的护理人员。本标准的目标患者为疑似存在尿失禁症状及所有确诊为压力性尿失禁的女性成年患者。

第二节　T/CNAS 17—2020
成年女性压力性尿失禁护理干预团体标准

中　华　护　理　学　会　团　体　标　准

T/CNAS 17—2020

成年女性压力性尿失禁护理干预

Nursing interventions for women with stress incontinence

2021-02-01 发布　　　　2021-05-01 实施

中华护理学会　发布

目　次

前　　言

本文件按照 GB/T 1.1—2020《标准化工作导则　第 1 部分：标准化文件的结构和起草规则》的规定起草。

本文件由中华护理学会提出并归口。

本文件起草单位：首都医科大学宣武医院、中日友好医院、河南省人民医院、北京大学护理学院、复旦大学附属华东医院、四川大学华西医院、中国医科大学附属第一医院、福建卫生职业技术学院、北京协和医院、北京丰台右安门医院、北京回龙观医院、北京医院、解放军总医院、北京友谊医院、北京大学第一医院、青海省人民医院、北京朝阳医院、天津市第一中心医院、北京大学人民医院、北京市第六医院、重庆医科大学附属第一医院、浙江大学医学院附属第四医院、宁波大学附属医院、郑州大学护理与健康学院、赤峰市医院、华中科技大学同济医学院附属同济医院。

本文件主要起草人：杨莘、王敏、张俊梅、王志稳、程云、胡秀英、王爱平、郑翠红、郭欣颖、范凯婷、王清华、许冬梅、张建华、刘志英、柴源、吴惠人、马秀华、蔺建宇、王申、贾春玲、张研、丁福、张华芳、盛芝仁、张田宇、梁靖、徐嘉琦、李菲菲、杨雪。

成年女性压力性尿失禁护理干预

1 范围

本文件规定了成年女性压力性尿失禁护理的基本要求、评估及干预措施。

本文件适用于各级各类医疗机构、养老机构、社区和居家护理中有执业资格的护理人员。

2 规范性引用文件

下列文件中的内容通过文中的规范性引用而构成本文件必不可少的条款。其中,注日期的引用文件,仅该日期对应的版本适用于本文件;不注日期的引用文件,其最新版本(包括所有的修改单)适用于本文件。

本文件没有规范性引用文件。

3 术语和定义

下列术语和定义适用于本文件。

3.1 压力性尿失禁 stress urinary incontinence

腹压突然增加时,如打喷嚏、咳嗽或运动,出现不自主的尿液自尿道外口漏出。

3.2 盆底肌训练 pelvic floor muscle training

有意识地对以耻骨尾骨肌肉群为主的盆底肌肉群进行的自主性收缩锻炼,又称 Kegel 运动。

3.3 间断排尿 intermittent urination

排尿过程中暂停排尿 3~5s 后再继续将尿液排出。

4 基本要求

4.1 应在评估的基础上,根据压力性尿失禁的严重程度,遵循个体化原则制订干预措施。

4.2 应与专科医生、患者及照护者沟通协作,共同制订和实施护理措施。

4.3 应保护患者隐私,持尊重、鼓励的态度,提供心理支持。

5 评估

5.1 疑似尿失禁时,应采用“评估尿失禁类型问卷”(见附录 A),判断有无压力性尿失禁。

5.2 宜采用“压力性尿失禁临床症状主观分度法”(见附录 B),评估和记录尿失禁的严重程度。

5.3 对于中重度患者，宜采用“1h 尿垫试验”（见附录 C），评估和记录漏尿的严重程度。

5.4 对于中重度患者，宜至少每周评估并记录尿失禁症状及漏尿的改善情况。

6 干预措施

6.1 轻度患者

6.1.1 应告知到门诊就诊或电话咨询，指导使用尿垫、改变不良生活方式。

6.1.2 应教会患者进行盆底肌训练的方法（见附录 D），持续 3 个月以上。

6.2 中度患者

6.2.1 在轻度患者干预措施基础上，应建议其到专科医院就诊。

6.2.2 应了解排尿规律，记录排尿间隔时间、与漏尿有关的活动、液体摄入量等情况。

6.2.3 应根据排尿规律制订如厕计划，可每 2h 进行一次排尿，尽可能排空膀胱内尿液。

6.2.4 若 24h 内未发生漏尿，应将排尿间隔时间延长 15min，直至可 3~4h 排尿一次且无尿失禁发生。

6.2.5 在盆底肌训练期间和结束时，宜采用“盆底肌肉收缩评价表”（见附录 E）评价效果。

6.3 重度患者

在中度患者干预措施基础上，应建议其到专科医院手术治疗。

6.4 生活方式干预

6.4.1 对于体重指数大于 $30kg/m^2$ 的患者，应与其共同制订减轻体重计划。

6.4.2 对于吸烟者，应提供戒烟干预策略。

6.4.3 宜指导患者在饮食中增加膳食纤维，减少辛辣食物和含酒精、咖啡因或碳酸类饮料。

6.4.4 应指导排便困难患者定时排便，告知其排便时勿过度用力。

6.4.5 应指导患者减少或避免提重物、大笑、跑跳、快步行走等动作。

6.4.6 应指导患者睡前 4h 限制液体摄入。

附 录 A
（规范性）
评估尿失禁类型问卷

问题	选　　项
1. 在过去3个月内，您是否有过漏尿（包括很小量的）？	□ 有（继续作答） □ 无（问卷调查结束）
2. 在过去3个月里，您是在以下什么情况下漏尿（可多选）？	A. 正在进行某种活动，例如咳嗽、打喷嚏、提重物、运动时 B. 急切想要排尿时，来不及上洗手间 C. 没有身体活动或急迫的感觉
注：第2个问题选项为A时，视为存在压力性尿失禁	

附　录 B

（资料性）

压力性尿失禁临床症状主观分度法

（Ingelman-Sundberg 分度法）

严重程度	临床表现
轻度	尿失禁发生在咳嗽、喷嚏时，不需使用尿垫。
中度	尿失禁发生在跑跳、快步行走等日常活动时，需要使用尿垫。
重度	轻微活动、平卧体位改变时发生尿失禁。

附　录　C
（资料性）
1h 尿垫试验

严重程度	漏尿量
轻度	1h 漏尿≤1g
中度	1h 漏尿 1~10g
重度	1h 漏尿 10~50g
极重度	1h 漏尿≥50g

附　录　D

（资料性）

盆底肌训练方法

1. 排空膀胱，着宽松服装。

2. 身体放松，采用坐位、仰卧位或站立位等舒适体位。

a）坐位时，坐在椅子上，两脚展开与肩同宽，伸展背部，扬起面部，放松肩部，腹部放松。

b）仰卧位时，两膝轻微立起，两肩展开，腹部放松。

c）站立位时，手、脚与肩同宽展开，倚靠在桌子上，将体重放在手腕上，伸展背部，扬起面部，肩、腹部放松。

3. 收缩骨盆底肌肉 5s（即让患者做收缩肛门、同时收缩尿道的动作），开始可只收缩 2~3s，逐渐延长时间至 10s。

4. 放松盆底肌肉 10s（放松肛门、尿道），休息 10s，即完成 1 次盆底肌训练。

5. 连续做 15~30min，每天重复 3 组或每天做 150~200 次。

附　录　E
（资料性）
盆底肌肉收缩评价表

分数	收缩情况
0	完全不收缩
1	略微收缩
2	虽然很弱，但可以收缩
3	可以收缩，盆底肌可抬起
4	收缩良好，加外部阻力后仍可收缩
5	强烈收缩

第三节　团体标准要点解读

《成年女性压力性尿失禁护理干预》团体标准中核心要素包括基本要求、评估和干预措施三个部分。基本要求强调对尿失禁风险程度的评估是建立在收集评估结果和专业判断基础上得出的；评估要求首先鉴别尿失禁的类型，明确患者是压力性尿失禁，并对不同失禁程度的患者推荐了适宜的评估工具；干预措施要求对不同严重程度的尿失禁患者采取不同的干预策略和训练方法。本节将对标准中的重点难点内容进行解读。

一、基本要求

本标准在基本要求的4.1中提及，应在评估的基础上根据压力性尿失禁的严重程度，遵循个体化原则制订干预措施。2020年欧洲泌尿外科学会《成人尿失禁指南》指出，准确地诊断尿失禁决定着对女性生活质量的影响，也直接影响后续的治疗。并且，依据患者的症状轻重程度不同，可选择不同程度的有创治疗或无创治疗。因此，在基本要求中强调，对尿失禁风险程度的评估是建立在收集评估结果和专业判断基础上得出的。基本要求4.2中提及，应与专科医生、患者及照护者沟通协作，共同制订和实施护理措施。意味着需要各类人员共同参与策略的制订，包括个人、家庭、社区和医院。基本要求4.3中提及，应保护患者隐私，持尊重、鼓励的态度，提供心理支持。患者因尿失禁产生的漏尿不愿意他人知晓，就像个人日记、身体缺陷一样属于个人隐私。会产生自卑、害羞、沮丧等表现，故护理人员应持尊重、鼓励的态度，提供心理支持。

二、压力性尿失禁的评估

（一）判断尿失禁的类型

本标准5.1中提及，疑似尿失禁时，应采用“评估尿失禁类型问卷”，判断有无压力性尿失禁。疑似是指“未明确诊断”或“不确定”，以特定的状态界定了“评估时间”。2019年《中华医学会压力性尿失禁指南》中指出，压力性尿失禁会因腹压增加的行为出现症状，通过病史询问和体格检查可以确定有无压力性尿失禁，尤其是仔细询问患者是否存在打喷嚏、咳嗽、大笑、运动或站立等各种应力状态下，尿液是否有漏出，停止上述增加腹压的动作后，漏尿是否随即终止。根据以上描述，本团体标准推荐的附录A“评估尿失禁类型问题”，可以作为初步判断是否有尿失禁，以及尿失禁类型的简单筛查工具。非常便于临床尤其是基层护理人员学习和掌握。

（二）判断尿失禁的严重程度

本标准5.2提及，宜采用“压力性尿失禁临床症状主观分度法”（见附录B），评估和记录尿失禁的严重程度。中华医学会妇产科学分会妇科盆底学组发表的《女性压力性尿失禁诊断和治疗指南》推荐使用临床症状主观分度进行压力性尿失禁严重程度评估。该工具根据日常活动状态的漏尿程度来判断，易操作，且是根据患者的切身体验得出的结论，能较准确地反映严重程度。

（三）中重度患者进行客观的漏尿量测试

对于压力性尿失禁处于中重程度的患者，本标准在5.3中推荐使用“1小时尿垫试验”评估和记录漏尿的严重程度。“漏尿”依据“1小时尿垫试验”的漏尿量客观（精确）表示了对中重度患者严重程度测评的结果，并按漏尿的不同重量界定了漏尿的四个严重程度等级。轻度：1小时漏尿≤1g；中度：1小时漏尿1~10g；重度：1小时漏尿10~50g；极重度：1小时漏尿≥50g。

三、压力性尿失禁的干预策略

（一）轻度压力性尿失禁患者干预

6.1条目中的6.1.1建议患者一旦有漏尿现象，应及早进行干预，避免进展到中重度，早期通过生活方式干预和训练，可以缓解症状。2021年波兰妇产科医师协会《女性压力性尿失禁管理指南》指出，应积极改变生活方式，指南指出对于肥胖患者，减重是一线治疗措施；其他人如治疗便秘、适度的体育锻炼，戒烟等都可以缓解症状。6.1.2条目指出，应指导患者进行盆底肌的训练，《中华医学会压力性尿失禁指南（2019版）》明确指出，盆底肌训练作为高度推荐的保守治疗项目，既是治疗手段也是预防所需。训练前的准备包括排空膀胱，穿宽松的衣服。体位可以选择坐位、仰卧位或站立位。每个不同的体位都要患者处于最放松的状态。收缩骨盆底的肌肉，初学患者不容易掌握，可以告知患者寻找收缩肛门的感觉，同时感受在排尿过程中突然终止（即收缩尿道）的动作。开始时收缩时间可以2~3秒，收缩时间越久训练效果越好，逐渐延长至10秒；完成一次收缩动作后，进行盆底肌肉的放松，时间也是10秒，收缩一次放松一次，即完成1次盆底肌的训练。盆底肌训练需连续做15~30分钟，每天重复3组或每天做150~200次。

（二）中度压力性尿失禁患者干预

6.2条目中的6.2.1明确指出，中度尿失禁的患者仍然需要改变不良生活方式，也需要进行盆底肌训练，除此以外，应该尽早到专科医院就诊。国际妇科泌尿学会/国际尿控协会专家共识，建议患者进行习惯训练，包括根据个人排尿日记制订的与个人排尿模式相匹配的如厕时间表。本标准条目中6.2.2建议记录排尿间隔时间、与漏尿有关的活动、液体摄入量等情况。条目6.2.3建议刚开始的排尿计划可以每2小时进行一次，每次排尿都尽量将尿液排空，减少因尿液留存在膀胱而导致漏尿的发生。条目6.2.4中提及，通过定时排尿方法逐渐延长排尿时间，如24小时内未发生漏尿，每次将排尿时间延长15分钟，直至可3~6小时排尿一次且无尿失禁发生。条目6.2.5提及了盆底肌收缩评价表，用于评价盆底肌的收缩能力。可以在训练前后进行评估，从而反映盆底肌训练的效果。

（三）重度压力性尿失禁患者干预

在中度患者干预措施的基础上，应建议其到专科医院手术治疗。一般重度压力性尿失禁患者，普通的生活方式干预和盆底肌训练效果欠佳，且此类患者的生活质量受到严重影响，需要进行手术干预。

（四）生活方式干预

条目6.4对压力性尿失禁患者的生活方式干预方式进行了总结。加拿大妇产科医生协会 2020 年发布的《临床实践指南：女性尿失禁的保守治疗》，也提出了生活方式干预的重要性。包括控制体重，戒烟，饮食中增加膳食纤维，减少辛辣刺激，减少酒精、咖啡因和碳酸饮料的摄入；便秘患者应该积极治疗便秘，养成定时排便的习惯；避免增加腹压的行为如提重物、大笑、跑跳、快步行走等。为了避免夜间排尿次数增多，建议睡前 4 小时减少液体摄入。

参考文献

[1] 中华中医药学会女性压力性尿失禁中医诊疗指南项目组．女性压力性尿失禁中医诊疗指南（2023）[J]. 中医杂志，2024，65（13）：1408-1416.

[2] 中华医学会妇产科学分会妇科盆底学组．女性压力性尿失禁诊断和治疗指南（2017）[J]. 中华妇产科杂志，2017，52（5）：289-293.

[3] 王伟娜，姚金含，成曦，等．2021 年波兰妇产科医师协会“女性压力性尿失禁管理指南”解读[J]. 实用妇产科杂志，2022，38（4）：262-265.

[4] 宋奇翔，廖利民．中华医学会压力性尿失禁指南（2019 版）要点解读[J]. 实用妇产科杂志，2022，38（6）：419-421.

[5] 周晓美，刘晓双，柳韦华．成年女性压力性尿失禁诊疗的临床实践指南内容分析[J]. 中国现代医学杂志，2015，25（32）：78-83.

[6] 丛雪，徐杨，王斗，等．女性压力性尿失禁管理相关循证指南的质量评价[J]. 中国循证医学杂志，2019，19（11）：1341-1348.

[7] BETTEZ M, TU L M, CARLSON K, et al. 2012 update: guidelines for adult urinary incontinence collaborative consensus document for the Canadian Urological Association[J]. Can Urol Assoc J, 2012, 6(5): 354-363.

[8] GHONIEM G, STANFORD E, KENTON K, et al. Evaluation and outcome measures in the treatment of female urinary stress incontinence: International Urogynecological Association (IUGA) guidelines for research and clinical practice[J]. Int Urogynecol J Pelvic Floor Dysfunct, 2008, 19(1): 5-33.

[9] MENDES A, HOGA L, GONÇALVES B, et al. Adult women's experiences of urinary incontinence: a systematic review of qualitative evidence[J]. JBI Database System Rev Implement Rep, 2017, 15(5): 1350-1408.

[10] ESCOBAR-AGUILAR G, BARDERAS-MANCHADO A, TALTAVULL-APARICIO M, et al. Effectiveness of strategies to implement urinary incontinence clinical practice guidelines on healthcare delivery and patient outcomes[J]. JBI Libr Syst Rev, 2011, 9(32): 1-24.

[11] O'REILLY N, NELSON H D, CONRY J M, et al. Screening for urinary incontinence in women: a recommendation from the Women's Preventive Services Initiative[J]. Ann Intern Med, 2018, 169(5): 320-328.

[12] BO K, FRAWLEY H C, HAYLEN B T, et al. An International Urogynecological Association (IUGA)/International Continence Society (ICS) joint report on the terminology for the conservative and nonpharmacological management of female pelvic floor dysfunction[J]. Neurourol Urodyn, 2017, 36(2): 221-244.

[13] NAMBIAR A K, BOSCH R, CRUZ F, et al. EAU Guidelines on assessment and nonsurgical management of urinary incontinence[J]. Eur Urol, 2018, 73(4): 596-609.

[14] National Institute for Health and Care Excellence. Urinary incontinence and pelvic organ prolapse in women: management NICE guideline[EB/OL]. (2019-04)[2025-01-01]. https://www.nice.org.uk/guidance/NG123.

第十四章

成人住院患者跌倒风险评估及预防

第一节 编制背景

一、本标准要解决的问题或技术

跌倒（fall）是指住院患者在医疗机构任何场所，未预见性地倒于地面或倒于比初始位置更低的地方，可伴或不伴有外伤。中国护理质量报告显示，中国每年至少有 2 千万老人发生跌倒，约 30% 的住院患者因跌倒而受伤，其中 4%~6% 的患者受到严重伤害，如发生股骨颈骨折、颅内出血等，骨折又增加压力性损伤、下肢静脉血栓等风险，严重影响患者康复，延长住院时间。与未跌倒患者相比，院内跌倒和跌倒相关伤害导致住院时间平均延长 4~8 天，跌倒伤害相关费用为 12 000~23 000 美元 / 人。跌倒严重者可导致患者死亡，国家疾病监测系统死因监测结果显示，我国 65 岁及以上老年人跌倒死亡率为 58.03/10 万，占该年龄人群全部伤害致死原因的 34.8%（排名第一）。可见，跌倒发生率高、伤害严重，不仅给患者带来严重的身心影响，也给社会和家庭带来沉重经济负担，对医疗体系造成巨大压力，因此，降低住院患者跌倒发生率至关重要。

随着预防为主意识的增强，跌倒风险评估及预防也越来越受到重视。但在临床实践中，由于缺乏统一、规范且具有权威性的评估和预防标准，各医疗机构在跌倒风险评估内容、方法、结果判断、采取的预防措施等方面存在较大差异。在本标准制定前期，编写组对 31个省、自治区、直辖市各级医疗机构 116 523 名护理人员调研结果显示，这些差异体现在以下方面：①评估工具不统一；②评估时机不一致；③多数未进行风险因素评估；④每个患者均采用量表评估，护士工作量大；⑤采取的预防措施不一；⑥措施未能完全根据评估结果制定并实施。

这些差异直接影响了跌倒预防的有效性和同质性，导致我国跌倒发生率仍比较高，各医疗机构发生率高低不一、伤害严重程度不同。如评估时机不合适，可能因忽视某些风险因素未采取预防措施导致跌倒的发生；现有跌倒评估量表均未能涵盖跌倒的所有风险因素，如仅采用跌倒风险评估量表进行评估，可能导致评估欠全面，如头晕、眩晕、视力障碍、体位性低血压、贫血等风险因素均未涵盖在评估量表中，但却与跌倒发生密切相关；昏迷或完全瘫痪等患者发生跌倒的风险较低，这是显而易见的事，如同样用评估量表评估，不仅没有改变评估结果，还增加了护士工作量；未针对或部分针对患者存在的风险因素采取预防措施，会大大降低预防效果。因此，需要编制标准，用于规范成人住院患者跌倒风险的评估、基本要求、预防措施，以进一步降低跌倒的发生。

二、国际、国内标准现状及需进一步解决的问题

国内外在跌倒评估及预防方面已有部分指南及专家共识，但其侧重点各不相同（表 14-1）。

表 14-1　国内外出版的跌倒评估及预防相关指南及专家共识

年份	机构 / 组织 / 作者	标准 / 指南 / 专家共识名称	主要内容
2012 年	美国老年医学会、英国老年医学会	《老年人预防跌倒临床实践指南》	主要介绍跌倒风险评估，并对跌倒或存在跌倒风险的老年人进行管理，但该指南仅针对老年人，缺乏住院患者普适性
2017 年	加拿大安大略省注册护士学会	《预防跌倒和减少跌倒损伤（第四版）》临床实践指南	强调跌倒并不是一种意外，而是存在潜在的危险因素，跌倒是可预防和控制的。主要介绍了成人住院患者跌倒风险筛查、危险因素评估、跌倒预防、减轻跌倒伤害及跌倒后管理等方面，但该指南未就如何对跌倒危险因素进行系统评估及针对性干预进行详细阐述，有些措施的临床实用性还需斟酌
2009 年	澳大利亚卫生保健安全与质量委员会	《预防老年人跌倒和跌倒伤害》最佳实践指南	主要介绍了住院老年人跌倒风险筛查；肌力、平衡及步态功能、认知功能、大便 / 小便失禁、体位性低血压、晕厥、头晕及眩晕、药物、视力、环境因素、双足和鞋袜等跌倒风险因素评估；跌倒风险因素预防；减少跌倒伤害及跌倒后管理，但缺乏住院患者普适性
2011 年	温尼伯地区卫生局（WRHA）	《跌倒预防及管理》指南	主要介绍了住院、居家及长照机构老年人跌倒风险筛查、危险因素评估、针对危险因素预防及跌倒后管理等方面，缺乏住院患者普适性，且未见如何对跌倒风险因素进行评估的推荐
2017 年	英国国家临床医学研究所	《老年人跌倒：风险评估和预防》临床实践指南	主要强调了跌倒的可预防性，介绍了住院老年患者跌倒风险评估和预防相关内容，但仅针对老年患者，缺乏住院患者普适性，且未见针对风险因素采取预防措施的详细推荐

续表

年份	机构 / 组织 / 作者	标准 / 指南 / 专家共识名称	主要内容
2015 年	英国职业治疗师协会	《成人跌倒预防及管理作业治疗》实践指南	主要介绍了居家成人的安全，包括减少跌倒风险、保持体力活动、减少跌倒恐惧心理、跌倒管理等，但该指南主要针对居家成人，适用对象为职业治疗师
2018 年	美国预防服务工作组	《老年人跌倒预防最新证据报告和系统评价》	该报告发表于 *Journal of the American Medical Association*（*JAMA*），主要审查了社区老年人跌倒预防，包括多因素干预（基于初次全面个性化跌倒风险评估的定制干预）、运动干预和维生素 D 补充等措施的有效性和危害性证据，但对成人住院患者来说跌倒预防措施欠全面
2019 年	英国医学会	《老年人跌倒风险评估》最佳实践标准	主要介绍了老年人跌倒风险多因素综合评估，包括日常活动能力、感觉障碍、认知 / 心理障碍、体位性低血压、药物、环境、年龄及共病等相关证据，但缺乏成人住院患者的适用性
2011 年	卫生部疾病预防控制局	《老年人跌倒干预技术指南》	主要从公共卫生角度，总结了居家和社区老年人跌倒危险因素、跌倒相关信息收集和利用、老年人跌倒的干预策略和措施、跌倒伤害预防政策措施及组织实施，但不完全适用于住院患者
2011 年	复旦大学循证护理中心	《住院患者跌倒预防临床实践指南》	主要介绍了跌倒定义和临床现状、跌倒危险因素评估、跌倒预防措施实施及发生跌倒后处置 4 方面内容。截至本标准编写前，该指南是国内推出的唯一一部有关住院患者跌倒预防的临床实践指南，但该指南未结合临床实际推荐实用的风险评估工具，缺少针对风险等级及风险因素采取具体、可实施的预防措施规范
2017 年	中国康复医学会老年康复专业委员会专家共识组和上海市康复医学会专家共识组	《预防老年人跌倒康复综合干预专家共识》	主要介绍了老年人跌倒风险因素评估及康复综合干预，为康复从业人员、老年人及其家属制定恰当的康复综合干预决策提供依据，但仅从康复角度进行描述
2018 年	广东省药学会	《老年人药物相关性跌倒预防管理专家共识》	主要介绍了药物相关性跌倒原因分析、风险分层及药物相关性跌倒预防的管理措施，但仅适用于药物导致的跌倒预防

续表

年份	机构 / 组织 / 作者	标准 / 指南 / 专家共识名称	主要内容
2018 年	北京医院、国家老年中心、中国老年保健医学研究会老龄健康服务与标准化分会、《中国老年保健医学》杂志编辑委员会	《居家（养护）老年人跌倒干预指南》	主要介绍了居家养护老年人跌倒危险因素、跌倒风险评估、自我干预及居家养护者的干预措施，但该指南针对的对象是居家养护的老年人，对成人住院患者适用性不够

目前国内外相关研究逐渐加大对跌倒风险评估和预防的关注，但部分指南或共识仅围绕住院或居家老年人（或患者）等特定人群展开，有的从康复综合干预和药物导致跌倒预防的角度展开，对成人住院患者跌倒预防实用性不够。与成人住院患者跌倒风险评估和预防内容相关的文献发表年份较早，有些实用方法和措施未能涵盖，或分散在不同的指南或共识中，不利于护理人员规范学习。因此，亟须编制相关团体标准来指导临床护理实践，规范护士行为，以降低成人住院患者跌倒发生率。

三、适用范围

本团体标准适用于各级各类医疗机构的护理人员。本标准的目标患者为所有成人住院患者。内容框架包括成人住院患者跌倒风险预防基本要求、评估及预防措施。

第二节 T/CNAS 18—2020 成人住院患者跌倒风险评估及预防团体标准

中 华 护 理 学 会 团 体 标 准

T/CNAS 18—2020

成人住院患者跌倒风险评估及预防

Risk assessment and prevention of falls for adult inpatients

2021-02-01 发布 2021-05-01 实施

中华护理学会 发布

目　　次

前　言

本文件按照 GB/T 1.1—2020《标准化工作导则　第 1 部分：标准化文件的结构和起草规则》的规定起草。

本文件由中华护理学会提出并归口。

本文件起草单位：江苏省人民医院（南京医科大学第一附属医院）、北京协和医院、中华护理学会护理管理专业委员会、中日友好医院、华中科技大学同济医学院附属协和医院、河南省人民医院、中南大学湘雅医院、北京医院、山西医科大学第一医院、华中科技大学同济医学院附属同济医院、安徽省立医院、上海交通大学医学院附属仁济医院、山东大学齐鲁医院、四川省人民医院、吉林大学第一医院、武汉市中心医院、无锡市人民医院、重庆医科大学附属第一医院、贵州医科大学附属医院。

本文件主要起草人：顾则娟、吴欣娟、郑一宁、赵菁、刘义兰、宋葆云、高红梅、孙超、杨辉、王颖、宋瑰琦、杨艳、栾晓嵘、温贤秀、殷欣、付阿丹、蔡英华、谢莉玲、李亚玲、王荣、梅克文、夏丽霞、鲁婕雨、陈鹏、刁庆庆。

成人住院患者跌倒风险评估及预防

1　范围

本文件规定了成人住院患者跌倒风险评估和预防的基本要求及措施。

本文件适用于各级各类医疗机构的护理人员，其他机构参照执行。

2　规范性引用文件

下列文件中的内容通过文中的规范性引用而构成本文件必不可少的条款。其中，注日期的引用文件，仅该日期对应的版本适用于本文件；不注日期的引用文件，其最新版本（包括所有的修改单）适用于本文件。

WS/T 431—2013 护理分级

3　术语和定义

下列术语和定义适用于本文件。

3.1　跌倒　fall

住院患者在医疗机构任何场所，未预见性地倒于地面或倒于比初始位置更低的地方，可伴或不伴有外伤。

4　基本要求

4.1　应提供安全的住院环境，包括功能良好的床单元及设施、活动区域无障碍物、地面干燥防滑等。

4.2　在判定跌倒风险等级的同时，应根据评估确定的风险因素，采取针对性的预防措施。

4.3　应对跌倒风险因素及风险级别进行动态评估，并及时调整预防措施。

4.4　应对患者和/或照护者进行预防跌倒的健康教育，并鼓励主动参与预防措施的制订与实施。

5　风险评估

5.1　评估时机

5.1.1　在患者入院时、转科时，应进行跌倒风险评估。

5.1.2　住院期间出现病情变化、使用高跌倒风险药物、跌倒后、跌倒高风险患者出院前，应再次评估。

5.2 评估跌倒风险因素

包括但不限于下列风险因素：

——头晕、眩晕；视力障碍；

——肌力、平衡及步态异常；

——体位性低血压；

——大便/小便失禁，且紧急和频繁的排泄；

——使用高跌倒风险药物（如镇痛药、抗惊厥药、降压利尿剂、催眠药、泻药、镇静剂和精神类药）；

——有跌倒史；

——携带导管；

——认知功能受损。

5.3 判定跌倒风险等级

5.3.1 可按表1临床判定法，判定为跌倒低风险、中风险和高风险。

表1 跌倒风险临床判定法

跌倒风险等级	患者情况
跌倒低风险	昏迷或完全瘫痪
跌倒中风险	存在以下情况之一： —过去24h内曾有手术镇静史； —使用2种及以上高跌倒风险药物
跌倒高风险	存在以下情况之一： —年龄>80岁； —住院前6个月内有2次及以上跌倒经历，或此次住院期间有跌倒经历； —存在步态不稳、下肢关节和/或肌肉疼痛、视力障碍等； —6h内使用过镇静镇痛、安眠药物

5.3.2 当患者不符合表1中任何条目时，宜使用Morse跌倒风险评估量表（见附录A）进行评估，根据总分判定为跌倒低风险、跌倒中风险、跌倒高风险。

6 预防措施

6.1 跌倒低风险患者

6.1.1 应在床边、就餐区、卫生间、盥洗间等跌倒高危区域及腕带上放置防跌倒警示标识。

6.1.2 应将日常用物、呼叫铃放在患者方便取用位置。

6.1.3 宜减少跌倒风险的因素，如协助肌力、平衡及步态功能训练改善步态不稳。

6.1.4 使用带轮子的床、轮椅等器具时，静态时应锁定轮锁，转运时应使用安全带或护栏。

6.2 跌倒中风险患者

6.2.1 应执行跌倒低风险的预防措施。

6.2.2　应执行 WS/T 431—2013 规定，确定患者需要照护的程度，按实施要求提供护理。

6.2.3　告知患者离床活动时应有他人陪同。

6.3　跌倒高风险患者

6.3.1　应执行跌倒低、中风险的预防措施。

6.3.2　应有专人 24h 看护，保持患者在照护者的视线范围内。

6.3.3　应每班床边交接跌倒风险因素及跌倒预防措施的执行情况。

6.4　针对风险因素的预防措施

6.4.1　头晕、眩晕

6.4.1.1　应将头晕、眩晕引起跌倒的可能性提前告知患者和 / 或照护者。

6.4.1.2　可鼓励患者记录头晕、眩晕病史日记。

6.4.1.3　应评估头晕及眩晕感受、诱发因素、持续时间和强度、性质、相关症状、缓解方法。

6.4.1.4　应指导患者头晕及眩晕时及时蹲下或扶靠牢固稳定物体。

6.4.1.5　宜鼓励患者和 / 或照护者参加由康复医师实施的前庭疗法。

6.4.2　视力障碍

6.4.2.1　如有不同用途的两副以上眼镜，应贴上相应的标签。

6.4.2.2　应指导因视力减弱曾有跌倒史或跌倒风险的患者使用单光眼镜。

6.4.2.3　护理偏盲患者时，宜站在盲侧，并通过声音等增强患者对空间、位置的感知。

6.4.2.4　发现患者存在尚未诊断的视力问题时，应报告医师。

6.4.3　肌力、平衡及步态异常

6.4.3.1　应观察和询问患者在行走或平衡方面遇到的问题。

6.4.3.2　宜鼓励患者参加由康复医师制订的肌力、平衡及步态训练计划，并督促实施。

6.4.3.3　应指导患者正确使用助行器等保护性器具。

6.4.3.4　对严重骨质疏松、髋关节骨折的患者，可协助佩戴髋部保护器。

6.4.4　体位性低血压

6.4.4.1　应指导患者体位转换时速度缓慢，避免弯腰后突然站起，减少弯腰动作及弯腰程度。

6.4.4.2　应指导患者卧位转为站位时，遵循“三部曲”，即平躺 30s、坐起 30s、站立 30s 再行走。

6.4.4.3　应指导患者睡眠时抬高床头 10°~30°，以舒适为宜。

6.4.4.4　应指导患者淋浴时水温以 37℃ ~40℃为宜。

6.4.4.5　宜对患者有计划进行有氧耐力训练，站立时可行间歇踮脚尖或双下肢交替负重训练。

6.4.4.6　宜协助下肢静脉曲张或静脉回流差的患者穿弹力袜、紧身裤或使用绷带等。

6.4.4.7　应指导患者一旦发生体位性低血压，或患者体位改变、外出行走出现头晕、肢体无力等不适症状时，应立即就近坐下或搀扶平躺休息；指导陪同人员按摩四肢并立即呼救。

6.4.5　大便 / 小便失禁且紧急和频繁的排泄

6.4.5.1　宜将患者安置在离厕所较近的区域，或在床旁提供洗漱和如厕的替代设施。

6.4.5.2 应观察、识别患者大 / 小便失禁的原因。

6.4.5.3 可对患者进行大小便自控能力训练。

6.4.5.4 宜制定如厕计划，对频繁如厕的患者，可使用大 / 小便失禁护理裤、护理床等。

6.4.6 使用高跌倒风险药物

6.4.6.1 应识别并明确告知患者和 / 或照护者可能增加跌倒风险的药物。

6.4.6.2 指导患者服用高跌倒风险药物时，在药效期内宜限制活动。

6.4.6.3 应与医师沟通减少使用或及早停用高跌倒风险药物。

6.4.7 认知功能受损

6.4.7.1 宜根据康复医师评定的认知功能受损情况提供帮助。

6.4.7.2 当患者出现精神与行为症状时，应移除周围可能造成伤害的物品。

6.4.7.3 对产生幻觉并出现游走或夜间异常行为的患者，夜间可反锁门窗或实施保护性约束。

附　录　A

（资料性附录）

Morse 跌倒风险评估量表

（Morse Fall Scale）

项目	评分标准	分值
跌倒史	无	0
	有	25
超过一个疾病诊断	无	0
	有	15
使用助行器具	没有需要 / 卧床休息 / 坐轮椅 / 护士帮助	0
	拐杖 / 手杖 / 助行器	15
	依扶家具	30
静脉输液	否	0
	是	20
步态	正常 / 卧床休息 / 轮椅	0
	虚弱	10
	受损	20
精神状态	正确评估自我能力	0
	高估 / 忘记限制	15

注：跌倒低风险：<25 分；跌倒中风险：25~45 分；跌倒高风险：>45 分。

第三节　团体标准要点解读

《成人住院患者跌倒风险评估及预防》团体标准中核心要素包括基本要求、评估和预防措施三部分，其中基本要求对安全环境、跌倒风险判断原则、动态调整、患者参与等要求进行了规定，评估中明确了跌倒评估时机、风险因素、风险等级判断标准，预防措施中分别针对不同风险等级、风险因素给出了明确的推荐意见。本节将对标准中的重点难点内容进行解读。

一、基本要求

（一）环境要求

本标准在基本要求的4.1中提及，应提供安全的住院环境，包括功能良好的床单元及设施、活动区域无障碍物、地面干燥防滑等。环境因素导致的跌倒在临床比较常见，故应保持患者活动区域地面平坦、不放置任何障碍物，如拉接的电线。设施应包括患者可能接触到或使用到的任何器具等，如扶手、座椅，应稳定牢固；地面应包括所有患者可能走到的地方，如病房、走廊、开水间等，均应保持干燥防滑，打扫地面卫生时应将防滑倒指示牌放置显著位置。

（二）患者和/或照护者主动参与跌倒预防要求

本标准在基本要求的4.4中提及，应对患者和/或照护者进行预防跌倒的健康教育，并鼓励主动参与预防措施的制订与实施。研究显示，与患者和照护者在跌倒预防中参与度与跌倒发生相关性较大，如患者穿宽大的衣裤、不穿防滑鞋、坐于床沿、卧床和/或步态不稳和/或虚弱患者自行下床活动等均可能导致跌倒；照护者能实时观察、调整、提醒患者，协助拉床挡等措施落实，是跌倒预防的重要参与者。因此，应高度重视对患者和/或照护者的跌倒预防教育，使其主动参与并落实预防措施。特别提醒，在照护者更换、暂时离开患者时，要做好交接或执行临时保护措施，确保患者安全。

（三）评估和选择预防措施应遵循的基本要求

本标准在基本要求4.2和4.3中提及，在判定跌倒风险等级的同时，应根据评估确定的风险因素，采取针对性的预防措施；应对跌倒风险因素及风险级别进行动态评估，并及时调整预防措施。针对可能导致跌倒的风险因素采取预防措施，其效果是最佳的。因目前没有一个评估量表可涵盖临床所有跌倒风险因素，故在使用跌倒风险评估量表评估时，要同时对量表中未涉及的风险因素进行评估，以保证评估的全面性，并根据风险等级、风险因素采取针对性的预防措施，这一过程须贯穿患者住院全过程并实行动态调整。

二、风险评估

（一）评估时机

本标准在评估时机5.1.1和5.1.2中提及，在患者入院时、转科时，应进行跌倒风险评估；住院期间出现病情变化、使用高跌倒风险药物、跌倒后、跌倒高风险患者出院前，应再次评估。评估时机的统一，能保证及时发现跌倒风险等级及风险因素的变化，是采取或及时调整预防措施的前提。特别提醒，对跌倒高风险患者，出院前要再次评估，并依据评估结果做好防跌倒的出院前指导。

（二）评估跌倒风险因素

本标准在5.3跌倒风险等级判断中提及的Morse跌倒风险评估量表未能涵盖所有风险因素，此部分风险因素评估弥补了这一不足。在5.2评估跌倒风险因素中提及，跌倒风险因素包括但不限于头晕、眩晕、视力障碍，肌力、平衡及步态异常，体位性低血压，大便/小便失禁等，但此处只列出了跌倒的常见风险因素。本标准制定前期调查结果显示：疾病原因导致的跌倒占81.7%，使用易致跌倒的药物占50.1%。因此，临床使用时可根据实际情况增减，特别要重视疾病相关的因素评估，如低血红蛋白、低氧饱和度、衰弱等也是跌倒风险因素。

（三）判定跌倒风险等级

本标准在判断跌倒风险等级部分推荐了2种方法。为简化风险等级判断方法，参考美国跌倒风险临床判定法，在本标准5.3.1中推荐了跌倒风险临床判定法，即根据患者年龄、过去史、用药史等，直接判断患者跌倒风险等级，提高了评估的效率。在5.3.2中推荐了国内临床使用最多的Morse跌倒风险评估量表，用于不符合5.3.1跌倒风险临床判定法中任何跌倒风险判断条件患者的评估，但医院或科室可根据实际情况选用其他信效度良好的量表，使用时须注意对量表中未包含的风险因素进行评估。

三、预防措施

本标准推荐了基于跌倒风险等级、风险因素的针对性预防措施，包括跌倒低、中、高风险患者及针对风险因素的预防措施4个方面。

（一）预防措施的选择

对具体患者制订跌倒预防措施时，高一级风险等级患者的预防措施应包括低一级风险等级的所有措施，同时应将不同风险等级的预防措施与针对风险因素的措施进行整合，以形成完整、个体化的预防措施集，提高预防的有效性。

（二）低风险跌倒患者

所有住院患者均应采取低风险跌倒患者的预防措施。本标准在低风险患者6.1.1中提及，应在床边、就餐区、卫生间、盥洗间等跌倒高危区域及腕带上放置防跌倒警示标识。该条目强调放置警示标识的重要性，标识要清晰、醒目并放于显著位置。在6.1.2中提及，应将日常用物、呼叫铃放在患者方便取用位置。日常用物应包括患者住院期间所有需要本人拿取的物品，避免因放置位置不当导致患者取物时跌倒。在6.1.3中提及，宜减少跌倒风险因素。这是预防跌倒的根本措施，因此，应针对风险因素特性和患者病情等情况，尽早尽快采取相应措施，减少或消除跌倒风险因素。

（三）中风险跌倒患者

本标准在跌倒中风险患者6.2.2中提及，应执行WS/T 431—2013规定，确定患者需要照护的程度，按实施要求提供护理。因本标准是2020年发布，此处护理分级标准仍使用了

2013版，但今后临床使用时应使用WS/T 431—2023《护理分级标准》，根据患者Barthel指数评定量表总分，确定自理能力等级。在6.2.3中提及，告知患者离床活动时应有他人陪同。强调了跌倒中风险患者离床活动时应有他人陪同，陪同人员应具有确保患者活动安全的能力。

（四）高风险跌倒患者

本标准在跌倒高风险患者6.3.2中提及，应有专人24小时看护，保持患者在照护者的视线范围内。强调24小时不间断的专人看护，如果条件不允许，照护者可于夜间为患者做好约束等保护性措施后，在患者床旁休息。对"保持患者在照护者的视线范围内"这一措施中没有规定具体距离，但应以在患者跌倒的瞬间，照护者能第一时间实施保护措施为原则。在6.3.3中提及，应每班床边交接跌倒风险因素及跌倒预防措施的执行情况。应重点交接患者和/或照护者对跌倒风险因素的重视程度、执行预防措施的依从性等内容，确保患者安全。

（五）针对风险因素的预防措施

1. 头晕、眩晕　对头晕、眩晕患者，应通过提前告知、观察找出可能原因和缓解方法、指导头晕及眩晕时处理方法、前庭疗法等预防跌倒。在本标准头晕、眩晕6.4.1.2中提及，可鼓励患者记录头晕、眩晕病史日记。记录内容可包括发生时间、频次、发生前后的情境、持续时间、性质、症状、缓解方法等，越详细诊断价值越大，这也是6.4.1.3中护士需评估的内容。在6.4.1.5中提及，宜鼓励患者和/或照护者参加由康复医师实施的前庭疗法。目前前庭疗法只能由康复师实施，护士负责转介和协助。

2. 视力障碍　视力障碍患者跌倒预防措施应包括佩戴合适的眼镜、增强偏盲患者对空间和位置的感知、及时报告患者存在尚未诊断的视力问题并得到及时治疗等。在本标准视力障碍6.4.2.2中提及，应指导因视力减弱曾有跌倒史或跌倒风险的患者使用单光眼镜。原因是单光镜只有一个焦距，成像质量清晰稳定。在6.4.2.3中提及，护理偏盲患者时，宜站在盲侧，并通过声音等增强患者对空间、位置的感知。此条措施是建议照护者、医务人员通过与患者交谈的声音、皮肤接触等，起到对患者空间、位置感知进行训练的目的。

3. 肌力、平衡及步态异常　在本标准肌力、平衡及步态异常6.4.3.1中提及，应观察和询问患者在行走或平衡方面遇到的问题。了解的问题可包括发生时间、发生时的情境、时长、程度等，掌握的情况越详细，诊断价值越高。在6.4.3.2中提及，宜鼓励患者参加由康复医师制订的肌力、平衡及步态训练计划，并督促实施。护士应与康复师合作，了解患者相关功能状态和训练要求，在督查实施时避免发生新的问题。在本标准6.4.3.3、6.4.3.4中提及保护性器具的使用。执行此措施时，除协助或指导患者正确使用器具外，还应注意受压部位压力性损伤等的发生。

4. 体位性低血压　在本标准体位性低血压6.4.4.1中提及，应指导患者体位转换时速度缓慢。主要指在弯腰或蹲位到直立位时应缓慢进行。在6.4.4.5中提及，站立时可行间歇踮脚尖或双下肢交替负重训练。负重训练方式须根据患者肌力等状况进行选择，如静态或动态直抬腿运动。本标准6.4.4.7建议，应指导患者一旦发生体位性低血压，或患者体位改变、外出行走出现头晕、肢体无力等不适症状时，应立即就近坐下或搀扶平躺休息。这一措施对减少体位性低血压导致跌倒及减少伤害非常重要，因此，要对患者做好健康教育，同时强调外出时应有他人陪同。

5. 大便/小便失禁且紧急和频繁地排泄　在本标准大便/小便失禁且紧急和频繁地排泄 6.4.5.1 中提及，宜将患者安置在离厕所较近的区域，或在床旁提供洗漱和如厕的替代设施。这一措施主要是避免因频繁且紧急如厕而未能注意到地面障碍物等情况导致跌倒，如落实有难度，可采用 6.4.5.4 提及的措施，宜制订如厕计划，对频繁如厕的患者，可使用大/小便失禁护理裤、护理床等。制订如厕计划时，须观察或评估患者如厕规律；使用失禁护理裤、护理床时，要注意保持局部清洁干燥，避免压力性损伤等问题发生。在 6.4.5.3 中提及，可对患者进行大小便自控能力训练。训练方法应根据患者情况选择，如盆底肌训练。

6. 使用高跌倒风险药物　在本标准使用高跌倒风险药物 6.4.6.1 中提及，应识别并明确告知患者和/或照护者可能增加跌倒风险的药物。执行时可在床头悬挂警示标识，时时提醒注意。在 6.4.6.2 中提及，指导患者服用高跌倒风险药物时，在药效期内宜限制活动。限制活动的程度和范围要视具体情况来定，如唑吡坦血浆浓度达峰时间是 0.5~3 小时，平均血浆清除率半衰期是 2.4 小时，一般能保持患者睡眠 4~5 小时，因此，使用该药时，须指导患者在完成所有睡前准备（包括如厕）后再服药，服药后应立即上床休息。护士须了解每类（个）高跌倒风险药物药效期，以便对患者进行更有针对性的指导。在 6.4.6.3 中提及，应与医师沟通减少使用或及早停用高跌倒风险药物。此条措施应在与医生商量并停止医嘱后执行，减少或停用的药物应以不影响患者病情和治疗为原则。

7. 认知功能受损　在本标准认知功能受损 6.4.7.1 中提及，宜根据康复医师评定的认知功能受损情况提供帮助。护士应与康复师共同商定应提供帮助的内容。6.4.7.2 中提及，当患者出现精神与行为症状时，应移除周围可能造成伤害的物品。此处应包括刀、剪刀等尖锐物品以及任何可能伤害患者的硬质物品。6.4.7.3 中提及，对产生幻觉并出现游走或夜间异常行为的患者，夜间可反锁门窗或实施保护性约束。这类患者存在很大的潜在危险，要有他人陪同，特别在夜间要注意保护好患者，如实施保护性约束应符合中华护理学会颁布的团体标准 T/CNAS 04—2019《住院患者身体约束护理》中相关要求。

《成人住院患者跌倒风险评估及预防》团体标准目前已在临床广泛应用，为临床及早全面发现患者跌倒风险因素、跌倒风险程度、实施针对性预防措施提供了标准，降低了跌倒发生率。本节的解读有助于临床工作者了解本标准制定的依据及内涵要求，更有利于临床的推广使用。

参考文献

[1] 卫生部疾病预防控制局.老年人跌倒干预技术指南[EB/OL].(2011-09-06)[2025-01-01]. http://www.caderm.org/upload/file/2011/%E8%80%81%E5%B9%B4%E4%BA%BA%E8%B7%8C%E5%80%92%E5%B9%B2%E9%A2%84%E6%8A%80%E6%9C%AF%E6%8C%87%E5%8D%97.pdf.

[2] 成磊，胡雁，吴金球，等.《住院患者跌倒预防临床实践指南》的设计和初步应用[J].中华护理杂志，2011，46(3)：267-270.

[3] 中国康复医学会老年康复专业委员会专家共识组，上海市康复医学会专家共识组．预防老年人跌倒康复综合干预专家共识[J]. 老年医学与保健，2017，23(5)：349-352.

[4] 广东省药学会．老年人药物相关性跌倒预防管理专家共识[J]. 今日药学，2019，29(10)：649-658.

[5] 北京医院，国家老年医学中心，中国老年保健医学研究会老龄健康服务与标准化分会，等．居家(养护)老年人跌倒干预指南[J]. 中国老年保健医学，2018，16(3)：32-33.

[6] AGS/BGS clinical practice guideline：prevention of falls in older persons[J]. National Guideline Clearinghouse，2012.

[7] Registered Nurses' Association of Ontario. Prevention of falls and reducing injury from falls best practice guideline[M/OL]. 4th Ed. Toronto ON：Registered Nurses Association of Ontario，2017[2025-01-01]. https://ltctoolkit.rnao.ca/resources/best-practicesstandards/rnao-best-practice-guideline-bpg-prevention-falls-and-fall-injurie.

[8] Australian Commission on Safety and Quality in Health Care. Preventing falls and harm from falls in older people best practice guidelines for Australian hospitals[EB/OL]. (2009)[2025-01-01]. https://www.safetyandquality.gov.au/sites/default/files/migrated/Guidelines-HOSP.pdf.

[9] Preventing falls and harm from falls in older people：Best practice guidelines for Australian hospitals，residential care facilities and community care. Australian Commission on Safety and Quality in Health Care，2011.

[10] Centre for Clinical Practice at NICE(UK). Falls：assessment and prevention of falls in older people[M/OL]. London：National Institute for Health and Care Excellence，2013[2025-01-01]. https://hub.careinspectorate.com/media/1502/falls-assessment-and-prevention-of-falls-in-older-people. pdf.

[11] College of Occupational Therapists Specialist Section Older People. Occupational therapy in the prevention and management of falls in adults[M/OL]. London：College of Occupational Therapists，2015[2025-01-01]. https://www.rcot.co.uk/sites/default/files/Falls-CPD-Session-PowerPoint-Group-Activities%20%281%29. pdf.

[12] US Preventive Services Task Force，GROSSMAN D C，CURRY S J，et a1. Interventions to prevent falls in community-dwelling older adults[J]. JAMA，2018，319(16)：1696-1704.

[13] BMJ Best Practice. Evaluation of falls in the elderly[Z]. (2019-02)[2025-01-01]. https://bestpractice.bmj.com/topics/en-us/880.

第十五章

成人肠内营养支持的护理

第一节 编 制 背 景

一、本标准要解决的问题或技术

肠内营养（enteral nutrition，EN）是将一些只需化学性消化或不需消化就能吸收的营养液通过口服或管饲注入患者的胃肠道内，从而提供患者所需要的营养素。相较于肠外营养，肠内营养更符合人体生理特点，有助于维护肠道黏膜的完整性与功能，且并发症少、成本低廉。鉴于其显著的治疗效果，肠内营养已成为胃肠功能正常患者营养支持的首选方法，其主要途径有鼻胃管、鼻肠管、经皮内镜下胃造瘘管等。

肠内营养作为临床中重要的辅助治疗措施之一，已在消化疾病术后患者、肿瘤患者以及危重患者等广泛应用。然而，在目前使用过程中，存在操作程序不规范、监测与评估环节存在疏漏、营养制剂的配制与储存方法不科学、置管后的维护工作不到位等问题，进而引发胃肠道反应、感染、代谢异常及喂养管堵塞等多种并发症，增加了患者痛苦与医疗成本。

科学、规范的肠内营养支持护理是保证患者肠内营养安全有效的基本条件。大量研究显示，通过规范的肠内营养护理，可以保障患者营养供给、促进和维持其消化道功能，减少肠内营养相关并发症，对改善患者预后具有重要意义。因此，构建基于本土化最新循证证据的肠内营养临床实践标准，实现肠内营养支持护理操作的同质化和标准化，对于规范我国成人肠内营养支持的护理操作、提升患者治疗效果和生活质量具有重要意义，也是当前临床护理工作亟待解决的关键问题。

二、国际、国内标准现状及需进一步解决的问题

国内外在营养治疗和营养支持方面已有部分指南及专家共识，在国内外出版的相关指南及专家共识中与肠内营养治疗和护理方面相关的内容见表 15-1。

表 15-1　国内外出版的肠内营养相关指南及专家共识

年份	机构 / 组织 / 作者	标准 / 指南 / 专家共识名称	主要内容
2009 年	美国肠外肠内营养学会	《肠内营养支持操作规范》	主要介绍了肠内营养处方、肠内营养配方、水和肠内营养配方的安全性与稳定性、肠内营养途径、肠内营养管理、肠内营养与药物、肠内营养监测共 7 个项目，为肠内营养的护理规范管理提供标准，但主要以治疗为主
2011 年	美国肠外肠内营养学会	《成人和儿童患者肠外肠内营养临床指南》	主要介绍了肠内肠外营养的证据和等级，以及在成人和儿童中的差异，但内容更多地涉及医疗建议
2015 年	北京医学会肠外肠内营养学专业委员会	《慢性肝病患者肠外肠内营养支持与膳食干预专家共识》	主要介绍了慢性肝病患者肠外肠内营养的定义、方法、慢性肝病与营养不良的关系、营养支持的干预及筛查与评定，为本标准的撰写提供了依据；但该共识仅针对慢性肝病患者，缺乏普适性，且涉及肠内肠外两种途径
2017 年	中国抗癌协会肿瘤营养与支持治疗专业委员会，中国医师协会放射肿瘤治疗医师分会	《恶性肿瘤放射治疗患者肠内营养专家共识》	主要介绍了放疗患者肠内营养的背景、治疗方法、时机、手段等，依据循证医学证据等级评估给出了 8 条建议，为本标准的撰写提供了依据；但该共识仅针对恶性肿瘤放射治疗患者，缺乏普适性
2018 年	欧洲肠外肠内营养学会	《危重症患者营养支持治疗指南》	主要介绍了 ICU 内一些特殊患者，如吞咽困难、极度虚弱、多发创伤、腹部术后、脓毒症以及肥胖患者的营养支持治疗，从而为临床医师提供了基于最佳证据的营养支持疗法，但主要针对 ICU 内特殊患者，缺乏普适性
2019 年	欧洲肠外肠内营养学会	《ESPEN 家庭肠内营养指南》	主要介绍了 HEN 的使用指征、禁忌证、临床实施及监测，为居家肠内营养的护理规范管理提供临床标准，但适用范围主要应用于居家环境，缺少对医院内成人肠内营养支持护理的具体指导
2020 年	中国抗癌协会肿瘤营养专业委员会，中华医学会肠外肠内营养学分会，中国医师协会放射肿瘤治疗医师分会营养与支持治疗学组	《食管癌患者营养治疗指南》	主要介绍了食管癌患者的营养诊断、营养治疗适应证、治疗途径、治疗通路、营养素和疗效评价六个方面的内容，并分别进行了证据论述和意见推荐，为临床护理的规范化和标准化提供依据，但该共识仅针对食管癌患者，缺乏普适性

续表

年份	机构 / 组织 / 作者	标准 / 指南 / 专家共识名称	主要内容
2021 年	欧洲肠外肠内营养学会	《外科患者营养治疗实践指南（2021 版）》	主要介绍了外科患者营养治疗的总体原则和特殊类型外科患者的个体化营养治疗，总计给出 37 条推荐，内容对本标准的制定起到了一定的指导作用，但主要以医疗方向的营养治疗为主
2021 年	四川大学华西循证护理中心，中华护理学会护理管理专业委员会，中华医学会神经外科学分会	《中国卒中肠内营养护理指南》	主要介绍了对脑卒中患者肠内营养临床护理实践中的 18 个关键问题形成推荐意见，为脑卒中肠内营养的护理规范管理提供临床标准，主要针对脑卒中患者，虽然提供了临床护理实践的推荐意见，但缺乏普适性

近年来，国际及国内多个权威机构与组织发布了多项关于肠内营养支持护理的标准、指南及专家共识。这些文件涵盖了营养素需求、营养风险筛查、营养支持途径选择、肠内营养配方与输注管理，以及针对神经疾病、慢性病、恶性肿瘤、危重症等特定疾病的营养支持操作规范。尽管这些标准和指南为肠内营养支持提供了全面的医疗指导，但在护理人员的实际操作职责与细节规范方面，部分文件涉及较少或内容分散，缺乏系统性。特别是针对肠内营养护理的普适性指导相对不足，多数共识主要聚焦于特定患者群体。因此，亟须基于本土化的最新循证证据，构建具有普适性的肠内营养支持护理临床实践标准，加强护理操作的规范管理，以促进安全、有效的肠内营养护理实践。

三、适用范围

本团体标准适用于全国各级各类医疗机构，供注册护士在实施肠内营养支持护理操作时使用。本标准主要针对医嘱开具拟实施肠内营养治疗的成人患者。

第二节 T/CNAS 19—2020 成人肠内营养支持的护理团体标准

中 华 护 理 学 会 团 体 标 准

T/CNAS 19—2020

成人肠内营养支持的护理

Nursing care of adult patients with enteral nutrition support

2021-02-01 发布 2021-05-01 实施

中华护理学会 发布

目　　次

前　言

本文件按照 GB/T 1.1—2020《标准化工作导则　第 1 部分：标准化文件的结构和起草规则》的规定起草。

本文件由中华护理学会提出并归口。

本文件起草单位：同济大学附属第十人民医院、北京大学护理学院、中国医科大学附属第一医院、华中科技大学同济医学院附属协和医院、华中科技大学同济医学院附属同济医院、四川大学华西医院、解放军东部战区总医院、浙江大学医学院附属第二医院、广西医科大学附属第三医院、华中科技大学协和深圳医院、上海交通大学医学院附属瑞金医院、复旦大学附属华东医院。

本文件主要起草人：施雁、秦环龙、余震、路潜、王爱平、汪晖、蒋艳、金静芬、彭南海、程云、李素云、汪莉、莫蓓蓉、韩婷、吴蓓雯、朱晓萍、陈静娟、吴茜、陈亚梅、邱昌翠、王莉。

成人肠内营养支持的护理

1　范围

本标准规定了成人肠内营养支持的基本要求、操作要点、并发症护理及健康教育。

本标准适用于各级各类医疗机构的注册护士。

2　规范性引用文件

下列文件中的内容通过文中的规范性引用而构成本文件必不可少的条款。其中，注日期的引用文件，仅该日期对应的版本适用于本文件；不注日期的引用文件，其最新版本（包括所有的修改单）适用于本文件。

本文件没有规范性引用文件。

3　术语和定义

下列术语和定义适用于本文件。

3.1　肠内营养支持　nutrition support

在患者饮食不能获取或摄入不足的情况下，通过肠内途径补充或提供维持人体必需的营养素。

3.2　胃残留量　gastric residual volumes

胃内未排空的内容物的体积，组成成分包括唾液、胃液、十二指肠反流液和肠内营养液，可使用注射器经胃管抽出来衡量。

3.3　胃潴留　gastric retention

胃内容物积聚而未及时排空的异常状态，呕吐出 4~6h 前的食物或空腹 8h 以上，胃内残留食物仍 >200ml 者，表明存在胃潴留。

3.4　经皮胃 / 空肠造瘘管　percutaneous gastrostomy/jejunostomy tube

通过手术或内镜 / 影像等技术经腹部体表、胃 / 空肠前壁穿刺，置入连接胃 / 肠与体外的造瘘管路。

4　基本要求

4.1　应遵医嘱实施肠内营养支持，并了解肠内营养支持的途径和方法。

4.2　肠内营养支持过程中应评估患者肠内营养的耐受性，及时识别并处理并发症。

4.3　应在喂养管外露端和肠内营养输液器上粘贴肠内营养标识，使用专用输液架输注。

5 操作要点

5.1 操作前评估

5.1.1 应评估患者的合作程度，有无腹部不适、腹泻、胃潴留等情况。

5.1.2 应评估患者目前肠内营养支持的途径、喂养管位置及喂养管路通畅情况。

5.2 准备肠内营养制剂

5.2.1 应现配现用，配制过程中应避免污染。

5.2.2 配制的肠内营养制剂常温保存不宜超过4h，超过4h应置于冰箱冷藏，24h内未用完应丢弃；成品肠内营养制剂应根据产品说明保存。

5.2.3 肠内营养制剂应与其他药物分开存放。

5.3 实施

5.3.1 无特殊体位禁忌时，喂养时应抬高床头30°~45°，喂养结束后宜保持半卧位30~60分钟。

5.3.2 宜将营养液加热至37~40℃。持续输注营养液时，可使用肠内营养输液器专用加温器。

5.3.3 一次性输注者，可使用注射器缓慢注入喂养管，根据营养液总量分次喂养，每次推注量不宜超过400ml。

5.3.4 间歇重力滴注者，可将肠内营养制剂置于吊瓶或专用营养液输注袋中，通过肠内营养输液器与肠内营养喂养管连接，通过重力滴注方法进行分次喂养。

5.3.5 持续经泵输注者，可在间歇重力滴注的基础上，使用肠内营养泵持续12~24h输注，速度应由慢到快，先调至20~50ml/h，根据患者耐受情况逐渐增加，操作流程见附录A。

5.3.6 分次推注和间歇重力滴注每次喂养前应检查胃残留量；重症患者持续经泵输注时，应每隔4~6h检查胃残留量。

5.3.7 应每4~6h评估患者肠内营养耐受性情况（见附录B）。

5.4 喂养管的维护

5.4.1 经鼻喂养管

5.4.1.1 宜采用弹性胶布固定喂养管。

5.4.1.2 应每天检查管道及其固定装置是否在位、管道是否通畅、喂养管固定处皮肤和黏膜受压情况。

5.4.1.3 长期置管时，应每隔4~6w更换导管至另一侧鼻腔。

5.4.2 胃造瘘/空肠造瘘管

5.4.2.1 应对造瘘周围皮肤定期进行消毒和更换敷料，保持周围皮肤清洁干燥。

5.4.2.2 置管后48h，可轻柔旋转导管90°再回位，1次/d，逐步旋转增加180°~360°再回位。

5.4.2.3 外固定装置应与腹壁皮肤保持0.5cm间距。

5.5 冲管

5.5.1 间歇重力滴注或分次推注时，应每次喂养前后用20~30ml温开水脉冲式冲管。

5.5.2 持续经泵输注时，应每 4h 用 20~30ml 温开水脉冲式冲管一次。

5.5.3 每次给药前后和胃残留量检测后，应用 20~30ml 温开水脉冲式冲管。

5.5.4 对免疫功能受损或危重患者，宜用灭菌注射用水冲管。

5.5.5 应避免将 pH 值≤5 的液体药物与营养液混合。

6 并发症护理

6.1 胃潴留

6.1.1 可使用≥50ml 的营养液注射器、床旁超声仪等方法评估胃残留量。

6.1.2 胃残留量 >200ml 时，应评估患者有无恶心呕吐、腹胀、肠鸣音异常等不适症状；如有不适，应减慢或暂停喂养，遵医嘱调整喂养方案或使用促胃肠动力药物。

6.1.3 胃残留量 >500ml，宜结合患者主诉和体征考虑暂停喂养。

6.2 腹泻

6.2.1 应观察患者腹泻频次，排便的色、质、量，及时与医生沟通。

6.2.2 对于营养液输注过快引起的腹泻，应减慢输注速度，可使用输注泵控制输注速度。

6.2.3 对于营养液温度过低引起的低温型腹泻，可使用加温器。

6.3 恶心呕吐

6.3.1 应查找造成恶心呕吐的原因。

6.3.2 应降低输注速度，可协助患者取右侧卧位。

6.4 喂养管堵塞

6.4.1 用 20~30ml 温开水通过抽吸和脉冲式推注的方式冲洗喂养管。

6.4.2 若无效，可使用 5% 碳酸氢钠溶液 20~30ml 冲洗喂养管。

6.4.3 以上操作均无效时，应告知医师。

6.5 误吸

6.5.1 应立即暂停喂养，查找造成误吸的原因。

6.5.2 应鼓励患者咳嗽，协助取半卧位，昏迷患者应头偏一侧。

6.5.3 若患者出现气道梗阻或窒息症状，应立即给予负压吸引。

6.5.4 应观察患者的生命体征，遵医嘱用药。

7 健康教育

7.1 应告知患者及家属肠内营养的重要性以及喂养管路的维护方法。

7.2 应告知患者及家属肠内营养制剂的主要成分、作用和营养支持中可能存在的不适反应。

7.3 应告知患者及家属营养制剂的保存方法及使用方法。

7.4 应告知患者及家属肠内营养液输注过程中的注意事项及配合要点。

7.5 应告知患者及家属喂养管路固定及造瘘口皮肤保护的方法。

7.6 应指导患者及家属并发症的预防方法及处理措施。

附 录 A
（资料性）
成人肠内营养泵护理操作流程

评估

1. 双人核对医嘱。
2. 评估患者合作程度，营养状况。
3. 评估患者喂养管情况，输注方式，有无误吸风险。
4. 评估患者有无腹部不适及腹泻、便秘、胃潴留等并发症。
5. 告知患者操作目的及过程，取得患者配合。

↓

操作前准备

1. 人员准备：仪表整洁，符合操作要求；洗手，戴口罩。
2. 物品准备：治疗车上层放置清洁治疗盘（内有专用肠内营养推注器1个、营养管、无菌手套1副）、肠内营养液、营养泵、生理盐水或温开水、肠内营养泵固定架。以上物品符合要求，均在有效期内。治疗车下层放置医疗垃圾桶，生活垃圾桶。
3. 环境准备：安静整洁，宽敞明亮，室温适宜。

↓

操作过程

1. 携用物推车至患者床旁，核对床号、姓名、病历号和手腕带。
2. 如病情允许，协助患者取半卧位。
3. 将营养管与肠内营养液连接并排气后，将营养管安装入肠内营养泵内，另一端与肠内营养管饲通路连接。
4. 用适量温开水冲洗肠内营养管。
5. 打开肠内营养泵，调节流速和输入总量，开始输注。
6. 持续泵入营养液过程中，每 4h 冲管一次：
（1）冲管时先暂停肠内营养泵；
（2）抽取 20~30ml 生理盐水或温开水；
（3）打开肠内营养管给药口帽，反折肠内营养管近端，脉冲式冲入冲管液；
（4）关闭肠内营养管给药口帽，重新启动肠内营养泵。
7. 每4~6h评估肠内营养耐受性，根据耐受性评分调节肠内营养输注速率。

↓

操作后

1. 关闭肠内营养泵，撤除肠内营养液和营养管。
2. 向肠内营养管饲通路注入 20~30ml 生理盐水或温开水。
3. 封闭肠内营养管饲通路，并妥善固定。
4. 观察患者是否有腹胀、腹泻、呕吐、电解质紊乱等。

附　录　B
（资料性）
肠内营养耐受性评分表

评价内容	0 分	1 分	2 分	5 分
腹痛 / 腹胀	无	轻度	感觉明显，会自行缓解或腹内压 15~20mmHg	严重腹胀 / 腹痛感，无法自行缓解或腹内压 >20mmHg
恶心 / 呕吐	无	有轻微恶心但无呕吐	恶心呕吐，但不需要胃肠减压或胃残余量 >250ml	呕吐，需要胃肠减压或残留量 >500ml
腹泻	无	3~5 次稀便 /d，量 <500ml	稀便 >5 次 /d，且量 500~1 500ml	稀便 5 次 /d 且量 >1 500ml

注：0~2 分：继续肠内营养，增加或维持原速度，对症治疗

3~4 分：继续肠内营养，减慢速度，2h 后重新评估

≥5 分：暂停肠内营养，重新评估或更换输入途径

第三节　团体标准要点解读

《成人肠内营养支持的护理》团体标准的核心要素包括基本要求、操作要点、并发症护理及健康教育。基本要求部分明确了实施肠内营养操作的前提条件及基本原则；操作要点部分详细规定了操作前的评估、肠内营养制剂的准备、实施过程、喂养管的维护及冲管方法，并提供了具体要求和建议；并发症护理部分针对肠内营养最常见的5种并发症，提出了护理注意事项；健康教育部分强调了护士须对患者及家属开展的健康指导内容。本节将对标准中的重点难点内容进行解读。

一、基本要求

本标准在基本要求部分中明确了实施肠内营养支持的具体操作规范。首先，护士在执行肠内营养支持操作之前，必须依据医嘱进行，并充分了解肠内营养支持的途径和方法。肠内营养支持途径主要包括经口、鼻胃管、鼻肠管、经皮内窥镜下胃造瘘/空肠造瘘等（如图15-1所示）。肠内喂养方法则包括间歇重力滴注喂养、分次推注喂养和持续输注喂养。不同途径和方法的肠内营养支持，其护理要点及观察重点各有不同，护士须根据具体情况灵活应对。在肠内营养支持过程中，评估患者的耐受性至关重要。中国抗癌协会发布的《中国肿瘤营养治疗指南2020》强调，须定时评估患者的耐受性，并根据耐受性评分选择相应的治疗措施。这一评估过程不仅有助于及时识别并处理可能出现的并发症，还能确保营养支持的顺利进行。因此，护士在实施肠内营养支持时，应密切关注患者的反应，及时调整治疗方案。

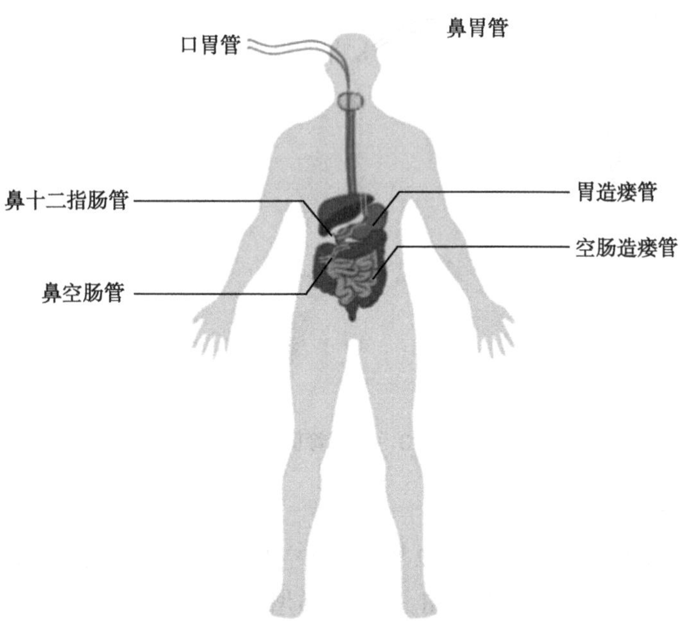

图15-1　肠内营养支持途径

此外，为确保肠内营养支持的安全性，本标准还要求在喂养管外露端和肠内营养输液器上粘贴肠内营养标识，并使用专用输液架进行输注。这一措施有助于严格区分肠内营养管路与普通输液管路，减少误操作的风险，保障患者的治疗安全。护士在实施肠内营养支持时，应严格遵守这一规定，确保标识清晰、管路专用，从而为患者提供安全、有效的护理服务。

二、操作要点

（一）实施

本标准在 5.3 实施中 5.3.1 中提及，明确指出在无特殊体位禁忌的情况下，喂养时应抬高床头 30° ~45°，喂养结束后建议保持半卧位 30~60 分钟。这一措施旨在降低鼻饲相关并发症的发生率，如误吸和胃食管反流。特殊情况包括休克、脊柱骨折、硬膜外麻醉后、腹部器官移植术后等，这些情况下患者可能无法采取半卧位。因此，护士在实施肠内营养支持时，应根据患者的具体情况，灵活调整体位，确保安全和有效喂养。如图 15-2 所示，正确的体位调整对于预防并发症至关重要。护士应严格遵循这一标准，确保患者在喂养过程中的舒适与安全。

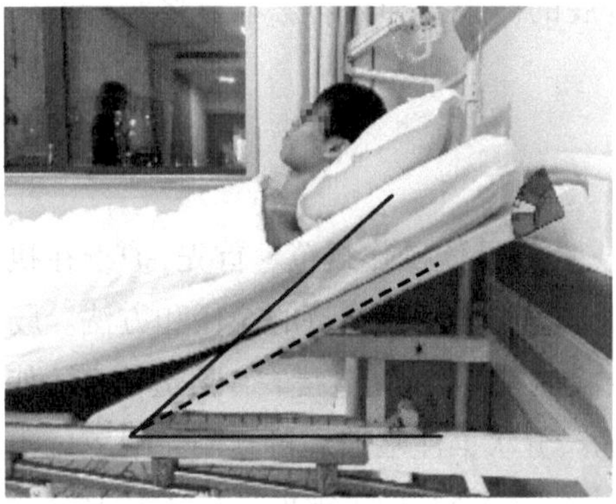

图 15-2　肠内营养支持喂养体位

（二）喂养管的固定

本标准在 5.4 喂养管的维护的 5.4.1.1 中提及，宜采用弹性胶布固定喂养管。建议临床一般采用弹性胶布固定喂养管，可减少皮肤的过敏反应；对胶布过敏的患者，建议采用棉质白扁带固定胃管，或者面部用水胶体敷贴作内衬，并在受压部位使用减压装置。鼻胃管固定方法一般采用高举平台法和分叉交织法（如图 15-3），将鼻胃管固定于两侧脸颊、口胃管固定于下颌。

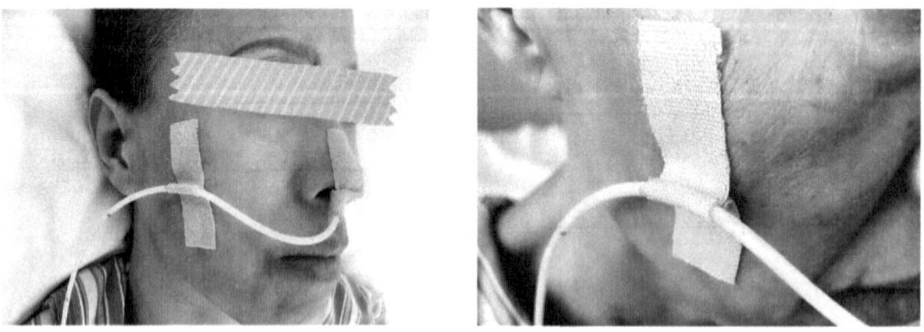

分叉交织法　　　　高举平台法

图 15-3　鼻胃管固定方法

（三）喂养管的维护

本标准在 5.4 喂养管的维护的 5.4.2 胃造瘘 / 空肠造瘘管的 5.4.2.2 中提及，置管后 48 小时，可轻柔旋转导管 90°再回位，1 次 /d，逐步旋转增加 180°~360°再回位；5.4.2.3 中提及，外固定装置应与腹壁皮肤保持 0.5cm 间距。喂养管的维护应遵循在位、固定、通畅的原则，对于

胃 / 空肠造瘘管的维护，特别提出术后管道的固定及“包埋综合征”的预防方式。“包埋综合征”是胃壁内层细胞能将胃内留置的内固定盘片“包埋”掉，这种现象称为“包埋综合征”。可通过每天顺着管道的轴旋转 180°来防止此现象的发生：

1. 松开造口管上的腹壁固定盘片，蓝色安全夹应保持原位向上。
2. 滑动腹壁固定盘片并用肥皂水和无菌生理盐水或灭菌水清洁局部皮肤。
3. 用无菌生理盐水或灭菌水彻底冲净皮肤。
4. 将管道向造口内推进约 1.5cm 以防止胃壁内面的损伤。
5. 将管道转动 180°并轻柔地从造口拉出。
6. 让皮肤和造口管彻底干燥。
7. 将腹壁固定盘片滑行回原来的位置，即刚好在蓝色安全夹前面，并以 90°角固定胃造口管。

肠内营养对患者良好的治疗效果得到了广泛的认同，已在临床广泛应用，为患者保障营养供给，促进并维持消化道的正常功能，进而优化患者的康复进程并改善预后状况。本节内容的解读有助于临床工作者深入了解《成人肠内营养支持的护理》团体标准的制定依据和内容精髓，有助于进一步指导、规范护士肠内营养护理操作，为临床护理工作提供有效的指导依据和参考标准，确保肠内营养支持在临床实践中的有效实施与持续改进。

三、并发症护理

本标准在 6.1 胃潴留的 6.1.2 中提及，胃残留量 >200ml 时，应评估患者有无恶心呕吐、腹胀、肠鸣音异常等不适症状；如有不适，应减慢或暂停喂养，遵医嘱调整喂养方案或使用促胃肠动力药物。6.1.3 中提及，胃残留量 >500ml，宜结合患者主诉和体征考虑暂停喂养。美国肠外肠内营养学会（ASPEN）指南建议胃残余量（GRV）的范围为 200~500ml；在国内的教材中，建议 GRV>100~150ml 时，应减慢或暂停肠内营养输注，当 GRV>200ml 时，认为发生胃潴留。目前国内外对 GRV 多少来判断胃潴留没有统一标准，国内学者较一致的观点是 200ml 以上。2013 年德国营养医学学会在 S3 指南中关于监测 GRV 的意见认为对外科手术患者，应每 4~6 小时测量 GRV，当 GRV>200ml 时，调整肠内营养的输注量。2016 年，美国肠外肠内营养学会（ASPEN）与美国重症医学会（SCCM）营养疗法相关指南中关于 GRV 的建议认为当 GRV<500ml 时，若患者无呕吐、腹胀、腹泻、腹痛等不耐受症状出现，不应该停止肠内营养。2017 年欧洲危重病医学会（ESICM）指南提出，如果患者持续高 GRV，应考虑使用幽门后喂养，而不是首先暂停肠内营养，除非存在肠缺血或怀疑存在肠道梗阻。鉴于此，本标准将 200ml 作为调整输注速度的临界值，将 500ml 作为暂停喂养的临界值，监测的频率为每 4~6 小时一次。

参考文献

[1] 四川大学华西循证护理中心，中华护理学会护理管理专业委员会，中华医学会神经外科学分会．中国卒中肠内营养护理指南[J]．中国循证医学杂志，2021，21(6)：628-641.

[2] 李涛，吕家华，郎锦义，等．恶性肿瘤放射治疗患者肠内营养专家共识[J]．肿瘤代谢与营养电子杂志，2017，4(3)：272-279.

[3] 中国老年医学学会营养与食品安全分会，中国循证医学中心，《中国循证医学杂志》编辑委员会，等．老年患者家庭营养管理中国专家共识(2017版)[J]．中国循证医学杂志，2017，17(11)：1251-1259.

[4] 中国抗癌协会肿瘤营养与支持治疗专业委员会．中国肿瘤营养治疗指南[M]．北京：人民卫生出版社，2015.

[5] 北京医学会肠外肠内营养学专业委员会，《慢性肝病患者肠外肠内营养支持与膳食干预专家共识》专家委员会．慢性肝病患者肠外肠内营养支持与膳食干预专家共识[J]．临床肝胆病杂志，2017，33(7)：1236-1245.

[6] 孙仁华，江荣林，黄曼，等．重症患者早期肠内营养临床实践专家共识[J]．中华危重病急救医学，2018，30(8)：715-721.

[7] 井文婷，吴玉燕，王平．胃残余量监测在危重症患者肠内营养中的应用研究进展[J]．人民军医，2019，62(11)：1094-1097.

[8] WEIMANN A, BRAGA M, CARLI F, et al. ESPEN practical guideline: clinical nutrition in surgery[J]. Clin Nutr, 2021, 40(7): 4745-4761.

[9] LYU J H, LI T, XIE C H, et al. Enteral nutrition in esophageal cancer patients treated with radiotherapy: a Chinese expert consensus 2018[J]. Future Oncol, 2019, 15(5): 517-531.

[10] BISCHOFF S C, AUSTIN P, BOEYKENS K, et al. ESPEN guideline on home enteral nutrition[J]. Clin Nutr, 2020, 39(1): 5-22.

[11] REINTAM BLASER A, STARKOPF J, ALHAZZANI W, et al. Early enteral nutrition in critically ill patients: ESICM clinical practice guidelines[J]. Intensive Care Med, 2017, 43(3): 380-398.

[12] SINGER P, BLASER A R, BERGER M M, et al. ESPEN guideline on clinical nutrition in the intensive care unit[J]. Clin Nutr, 2019, 38(1): 48-79.

[13] BLASER A R, STARKOPF J, ALHAZZANI W, et al. Early enteral nutrition in critically ill patients: ESICM clinical practice guidelines[J]. Intensive Care Med, 2017, 43(3): 380-398.

第十六章

成人鼻肠管的留置与维护

第一节 编 制 背 景

一、本标准要解决的问题或技术

鼻肠管(nasointestinal tube)是一种由鼻腔插入,经咽部、食管、胃,置入十二指肠或空肠,用于肠内营养、药物输注的管道,是胃排空障碍或不适合胃内喂养者首选的肠内营养通路,与鼻胃管相比,经鼻肠管进行喂养能明显降低反流、误吸及相关性肺炎的发生率。因此,国内外多项指南均建议,对于存在高误吸风险、胃肠功能减退、胃潴留以及病情危重的患者推荐空肠喂养,以降低管饲喂养并发症的风险,保证肠内营养的连续性。

鼻肠管置管技术复杂、难度高,使用常规置管方法往往难以通过幽门,很多情况下需要借助放射科和内镜室专业设备进行鼻肠管的留置。但是,早在2012年,国家医疗服务项目中明确指出鼻肠管床旁置管技术属于护理操作技术领域。虽然护理人员一直在进行床旁鼻肠管置管的探索和实践,但是由于缺乏统一、规范且具有权威性的技术标准,鼻肠管的置管操作、维护、并发症预防与处置等方面均存在较大差异,置管成功率参差不齐。目前,临床上使用较多的鼻肠管有螺旋型鼻肠管、三腔喂养管和液囊空肠导管,其置管方法、固定方式、维护规范也不尽相同。因此,鼻肠管的床旁置管及维护尚存在以下问题:①操作人员资质未界定;②缺少鼻肠管置管前评估内容;③不同鼻肠管的置管方法尚未规范;④鼻肠管留置期间并发症的预防和处理标准不统一。

这些问题和难点在一定程度上影响了鼻肠管床旁置管及维护的同质性和规范性。如果操作者缺少专业的置管前评估,操作者就不能选择适宜的导管、置管方式、把握置管时机,导致置管失败,影响早期建立肠内营养通路和维护肠道屏障功能,延长住院时间;另外,如果操作者未掌握正确的置管方法,会增加出血、导管异位等并发症的风险,由此给患者造成损伤,不利于机体功能康复影响疾病的转归。因此,安全、精准地进行鼻肠管的留置与规范维护是实施此类患者肠内营养的重要保障,有必要针对此项技术建立标准。

二、国际、国内标准现状及需进一步解决的问题

国内外在肠内营养方面已发布多部指南及专家共识，其中与鼻肠管相关的内容主要侧重于置管适应证的把握及幽门后喂养获益方面，且多来源于医学专家（表 16-1）。

表 16-1　国内外出版的肠内营养关于鼻肠管相关指南及专家共识

年份	机构 / 组织 / 作者	标准 / 指南 / 专家共识名称	主要内容
2016 年	重症监护医学学会和美国肠外肠内营养学会	《成人危重症患者营养支持治疗的提供和评估指南（2016 版）》	指南建议存在高误吸风险的患者使用幽门后肠内喂养，采用持续输注的方式，在临床可行的情况下可使用促胃肠动力药物，如甲氧氯普胺、红霉素等，为临床决策提供依据
2018 年	欧洲肠外肠内营养学会	《欧洲肠外肠内营养学会重症营养治疗指南（2018 版）》	指南建议对于不能耐受经鼻胃管喂养，且应用胃肠促动药无效的患者，以及存在高误吸风险的患者，或有吞咽困难且存在高误吸风险的非插管患者，在拔除鼻胃管后进行吞咽训练期间，建议幽门后置管喂养（多采用空肠置管），为临床决策提供依据。但未涉及鼻肠管留置、喂养和并发症
2019 年	中华医学会创伤学分会神经创伤专业学组	《颅脑创伤患者肠内营养管理流程中国专家共识（2019 版）》	共识建议对于高胃残留及高误吸风险的患者，应行幽门后鼻肠管喂养，鼻肠管喂养推荐首选十二指肠。提到不同鼻肠管置入方式，如胃镜辅助、超声辅助、X 线引导、磁导航辅助、动式盲插法、主动插入法等，以及提高盲插成功率的方法。包含管饲喂养方式、喂养配方、喂养速度、营养评估和不良反应的处理。为此团体标准的构建提供参考
2019 年	中华医学会肠外肠内营养学分会神经疾病营养支持学组等	《神经系统疾病肠内营养支持中国专家共识（2019 第二版）》	共识认为重症神经疾病患者存在高误吸风险，如高龄（>70 岁）、仰卧位、吞咽障碍、胃食管反流、意识障碍、气道保护能力下降和机械通气等选择鼻肠管可能使患者获益。对肠内营养输注方式的选择、管饲喂养量、喂养速度、管道冲洗及肠内营养中出现腹泻、便秘、上消化道出血、胃肠动力不全等并发症时给出了建议和调整策略

续表

年份	机构 / 组织 / 作者	标准 / 指南 / 专家共识名称	主要内容
2020 年	中国抗癌协会肿瘤营养专业委员会等	《食管癌患者营养治疗指南》	指南在肠内营养通路选择中建议在选择管饲途径前，应进行详细的内镜和影像学检查，记录肿瘤位置、长度和狭窄程度，以选择最合适的管喂方式。如果预计管饲营养时间≤30d，推荐经鼻管饲。对于存在高危因素的中晚期食管癌放疗患者使用鼻空肠营养管行营养治疗，有助于维持体重稳定，减轻不良反应，减少治疗的中断，为临床决策提供依据，为此团体标准的构建提供参考
2020 年	中华医学会肠外肠内营养学分会老年营养支持学组	《中国老年患者肠外肠内营养应用指南（2020）》	指南推荐高吸入性肺炎风险的患者，应选择经各种途径的空肠置管技术，如鼻空肠管、空肠造口术或经皮内镜下小肠造口。为临床决策提供依据，但未涉及鼻肠管的置管、并发症等
2021 年	四川大学华西循证护理中心等	《中国卒中肠内营养护理指南》	指南对脑卒中患者肠内营养临床护理实践中的营养风险筛查、肠内营养途径选择、吞咽障碍评估、胃残余量监测及导管的固定和维护等关键问题形成推荐意见，为脑卒中肠内营养的护理规范管理提供临床标准
2021 年	欧洲肠外肠内营养学会	《欧洲肠外肠内营养学会外科患者营养治疗实践指南（2021 版）》	指南在术后如何选择管饲方式上推荐对需要肠内营养的上消化道及胰腺大手术的营养不良患者，应放置鼻肠管或空肠穿刺管进行营养治疗，为临床决策提供依据
2021 年	欧洲肠外肠内营养学会	《欧洲肠外肠内营养学会家庭肠内营养实用指南（2021 版）》	指南介绍了家庭肠内营养治疗的机械性、误吸性、胃肠道、代谢性和造口相关并发症及处理措施，对管饲患者冲管、给药、推注方式等给出了建议，但未专门针对鼻肠管进行说明，为此团体标准的构建提供部分参考
2021 年	中国急诊危重症患者肠内营养治疗专家共识组	《中国急诊危重症患者肠内营养治疗专家共识》	共识认为肠内营养的途径推荐盲法留置鼻胃 / 鼻肠管，因胃内途径更符合生理，首选胃内途径；对有高误吸风险，或促动力药物无效的经胃喂养不耐受患者，建议采用幽门后喂养。简要比较了几种临床常用的鼻肠管放置方法：盲插法、超声下引导法、透视引导法、内镜下引导法等，为临床决策提供依据

续表

年份	机构 / 组织 / 作者	标准 / 指南 / 专家共识名称	主要内容
2021 年	中国急诊 / 重症相关专家小组	《中国危重症患者肠内营养支持常见并发症预防管理专家共识（2021 版）》	共识围绕腹泻、误吸、高水平胃残余量、腹胀等肠内营养常见并发症进行了证据综合，其中在误吸条目中涉及鼻肠管。建议改变临床误吸高风险患者肠内营养管道的位置或食物输送的方式，如幽门后 / 小肠喂养。由于幽门后喂养缺少胃储存及研磨环节，建议喂养期间须严格把握好营养液温度、浓度及输注速度，为此团体标准的构建提供了参考

目前，国际、国内关于成人鼻肠管的置管及维护尚未建立统一的标准和操作规范。相关文献中报道的规范和标准仅有小样本研究佐证或专家共识及指南推荐建议，各医疗机构多自行制订操作流程及护理要求，对不同类型的鼻肠管置管护理操作细节含糊不全，导管头端位置的判断方法及并发症处置鲜少涉及，不利于护理人员全面系统地学习和掌握，因此，成人鼻肠管的留置与维护等方面还亟待规范和统一。

本标准将围绕现存问题及难点，着力解决以下问题：①明确进行床旁鼻肠管置管的人员资质；②确定鼻肠管置管前的评估及留置期间观察内容；③统一临床常用的 3 种类型鼻肠管的置管及导管尖端位置的判定方法；④规范鼻肠管留置期间的要求及常见并发症的预防及处置。通过标准的制定，旨在为护理人员进行留置鼻肠管时提供技术参考，遇到维护问题时推荐解决方法。

本标准的制定不仅填补了成人鼻肠管置管及维护护理团体标准的空白，而且有助于构建和完善适用于我国国情的、科学、系统、有效、可行的管饲相关及肠内营养的临床实践指南体系。

三、适用范围

本团体标准适用于全国各级各类医疗卫生机构、养老机构、日间照料或家庭病房等，由经过鼻肠管相关培训且考核合格的具有护士执业资质的注册护士和执业医师，在床旁徒手完成鼻肠管置管的相关操作时使用，不涉及 X 线、胃镜、超声、磁导航等设备辅助下的鼻肠管置管。本标准的目标患者为拟留置 / 拔除 / 更换鼻肠管的成人患者，新生儿、婴幼儿、儿童及青少年非本标准适用人群。本标准在成人鼻肠管的置管、维护、拔管、并发症预防及处置等方面进行了规定，并提出了基本要求。

第二节　T/CNAS 20—2021 成人鼻肠管的留置与维护团体标准

中　华　护　理　学　会　团　体　标　准

T/CNAS 20—2021

成人鼻肠管的留置与维护

Intubation and maintenance of nasointestinal tube in adult patients

2021-12-31 发布　　2022-03-01 实施

中华护理学会　发布

目　次

前　言

本文件按照 GB/T 1.1—2020《标准化工作导则　第 1 部分：标准化文件的结构和起草规则》的规定起草。

本文件由中华护理学会提出并归口。

本文件起草单位：中国人民解放军总医院、北京大学护理学院、上海交通大学医学院附属瑞金医院、首都医科大学宣武医院、四川大学华西医院、东部战区总医院、华中科技大学同济医学院附属协和医院、中山大学护理学院、中国医学科学院北京协和医院、中山大学附属第一医院。

本文件主要起草人：石海燕、马燕兰、路潜、吴蓓雯、韩斌如、龚姝、叶向红、李素云、张美芬、郭淑丽、陈玉英、杨晶、黄莉、周静、唐晟、聂丹、丁瑜、张丽娟。

成人鼻肠管的留置与维护

1　范围

本文件规定了成人鼻肠管置管与维护的基本要求、置管、维护、拔管、并发症预防及处置。本文件未涉及在X线、胃镜、超声等设备辅助下的置管。

本文件适用于各级各类医疗卫生机构、养老机构的注册护士。

2　规范性引用文件

下列文件中的内容通过文中的规范性引用而构成本文件必不可少的条款。其中,注日期的引用文件,仅该日期对应的版本适用于本文件;不注日期的引用文件,其最新版本(包括所有的修改单)适用于本文件。

本文件没有规范性引用文件。

3　术语和定义

下列术语和定义适用于本文件。

3.1　鼻肠管　nasointestinal tube

一种由鼻腔插入,经咽部、食管、胃,置入十二指肠或空肠,用于肠内营养输注的管道。常使用的鼻肠管有螺旋型鼻肠管、三腔喂养管和液囊空肠导管。

3.2　螺旋型鼻肠管　spiral nasointestinal tube

一种头端具有螺旋型结构的鼻肠管。

3.3　三腔喂养管　three canty feeding tube, three-lumen gastrojejunal tube

一种具有喂养腔、吸引腔及压力调节腔的鼻肠管。

3.4　液囊空肠导管　sacjejunum tube

一种头端具有液囊结构的空肠导管与一根特制的导管组合成的鼻肠管。

4　基本要求

4.1　操作前应评估患者的意识状态、病情、吞咽功能、口鼻腔情况、胃肠功能及配合程度。

4.2　置管前,应与患者和/或家属沟通,确认已知情同意。

4.3　留置期间,应按规范频率观察患者的病情、管道固定与通畅情况、有无导管移位、脱出及其他并发症,做好记录。

4.4　一般情况下,应依据鼻肠管使用说明书建议的导管使用期限更换。

5 置管

5.1 螺旋型鼻肠管置管

5.1.1 测量鼻尖—耳垂—剑突下缘的长度，在距离导管头端该长度处标注第一记号，在距离第一记号 25cm 处和 50cm 处标注第二、第三记号。

5.1.2 按留置胃管法将导管插入至第一记号处，并确定导管进入胃腔内。

5.1.3 向导管内注入 20ml 生理盐水，将导丝撤出 25cm，继续插入导管至第二记号处。

5.1.4 在导管外露距鼻部 40cm 处，将其固定于同侧耳垂部，使管道保持自然弯曲、松弛状态。

5.1.5 观察导管外露刻度变化，等待导管随胃肠蠕动向空肠移动。

5.1.6 当导管第三记号处到达鼻部时，抽取消化液，检测 pH 值 >7，初步判断导管已通过幽门。

5.1.7 选择皮肤完好部位，顺应导管自然弧度固定导管（见附录 A）。

5.1.8 协助拍摄 X 光片，确认导管头端已通过幽门到达预期位置，撤出导丝。

5.1.9 标注导管置入长度和日期。

5.2 三腔喂养管置管

5.2.1 测量鼻尖—耳垂—剑突下缘的长度，在距离导管头端该长度处标注第一记号，在距离第一记号 45cm 处标注第二记号。

5.2.2 按留置胃管法将导管插入至第一记号处，并确定导管进入胃腔内。

5.2.3 经空肠腔向胃内注入空气，注气量为每公斤体重 10ml，最多不超过 500ml。

5.2.4 协助患者取右侧 90°卧位。

5.2.5 左右轻捻导管随吸气向前推送至第二记号，抽取消化液，检测 pH 值 >7，初步判断导管已通过幽门。

5.2.6 选择皮肤完好部位，顺应导管自然弧度固定导管（见附录 A）。

5.2.7 协助拍摄 X 光片，确认导管头端已通过幽门到达预期位置，撤出导丝。

5.2.8 标注导管置入长度、日期。

5.3 液囊空肠导管置管

5.3.1 测量鼻尖—耳垂—剑突下缘的长度，在距离导管头端该长度处标注记号。

5.3.2 按下列步骤排气：

a）取注射器抽吸 3ml 生理盐水；

b）经空肠导管末端红色开口注入 1ml 生理盐水；

c）保持空肠导管及前端液囊垂直向下，使液囊下端为液体，上端为气体；

d）抽尽液囊内气体及液体。

5.3.3 按留置胃管法将导管插入至记号处，确定导管进入胃腔内。

5.3.4 将胃管端固定于鼻部。

5.3.5 空肠导管末端红色开口端接注射器注入 1.5~2ml 生理盐水。

5.3.6 在空肠导管外露距鼻部 20~30cm 处将其固定于同侧耳垂部，使管道保持自然弯曲、松弛状态，撤出导丝。

5.3.7　观察空肠导管外露刻度变化，等待其随胃肠蠕动向空肠移动。

5.3.8　当外露导管进入鼻部 20~30cm时，抽取消化液，检测 pH 值 >7，初步判断导管已通过幽门。

5.3.9　选择皮肤完好部位，顺应导管自然弧度固定导管（见附录 A）。

5.3.10　协助拍摄 X 光片，确认空肠导管头端已通过幽门到达预期位置。

5.3.11　抽出液囊内液体和气体。

5.3.12　标注导管置入长度、日期。

6　维护

6.1　喂养前后、注药前后及导管夹闭时间超过 24h 时，均应进行冲管。

6.2　持续喂养时，宜每 4h 脉冲式冲管一次。

6.3　宜使用 20~30ml 生理盐水、灭菌注射用水或温开水进行脉冲式冲管。

6.4　应在喂养结束冲管后盖保护帽。

7　拔管

7.1　拔管前，用 20~30ml 温开水冲管，再注入空气 10ml，关闭导管末端。

7.2　戴清洁手套，嘱患者屏住呼吸，拔除导管。

7.3　检查导管是否完整。

7.4　清洁鼻腔，检查鼻腔黏膜完整性。

8　并发症预防及处置

8.1　皮肤、黏膜损伤

8.1.1　应每日观察鼻黏膜及鼻部皮肤情况。

8.1.2　更换胶布时，宜用温水湿润胶布，待松动后再去除。

8.1.3　出现皮肤、黏膜损伤时，宜用生理盐水清洁，遵医嘱给予外用药物。

8.2　堵管

8.2.1　宜使用肠内营养配方制剂进行喂养。

8.2.2　注入固态药物时，应充分研磨、溶解后再注入。

8.2.3　发生导管堵塞时，可使用三通连接导管，两个端口分别连接 10ml 空注射器和抽有 10ml 生理盐水的注射器，通过旋转三通阀门反复向外抽吸，遵医嘱使用药物疏通。禁止直接插入导丝疏通导管。

8.2.4　疏通管路失败时，应拔除导管。

8.3　移位或脱出

8.3.1　宜每 24~48h 更换胶布及其固定位置，如有潮湿、松动，应随时更换。

8.3.2　怀疑导管移位时，应暂停喂养，通过 X 光片确认导管头端位置。

8.3.3　确认导管移位后，应及时调整或更换导管。

8.3.4　发现导管脱出，应及时通知医师，做好重新置管准备。

附 录 A
（资料性）
鼻肠管固定方法

固定方法	适用情况	操作方法
人字型＋ 高举平台法	鼻部皮肤完好时	1. 查看鼻部皮肤完好。 2. 用酒精棉片擦拭固定处皮肤。 3. 取 7cm×3cm 胶布一条，从 3cm 端向对侧剪开至 2/3 处，呈人字形。将胶布未剪开端贴于鼻部，剪开的两段胶布分别以顺时针、逆时针方向自上而下缠绕导管。 4. 另取一条 5cm×3cm 胶布，将导管顺势以高举平台法固定于同侧耳垂或面颊。
蝶形固定法＋ 高举平台法	鼻部皮肤损伤时	1. 查看鼻部皮肤损伤情况。 2. 选取导管固定部位，用酒精棉片擦拭固定处皮肤。 3. 选取两条 15cm×2cm 的胶布，在每条胶布两个长边近中线处分别剪出深 0.5cm、长 2cm 的缺口。将一条胶布缺口处缠绕粘贴导管，胶布两端向上粘贴于两侧面颊。另一条胶布缺口处以反方向缠绕粘贴导管，胶布两端向下粘贴于口唇两侧。 4. 另取一条 5cm×3cm 胶布，将导管顺势以高举平台法固定于同侧耳垂或面颊。

第三节　团体标准要点解读

《成人鼻肠管的留置与维护》团体标准中核心要素包括术语和定义、基本要求、置管和并发症处置四个部分。术语和定义介绍了临床常用的三种鼻肠管的结构和功能，基本要求中阐述了鼻肠管置管前需要评估的内容及知情同意的确认时机，置管部分详细讲解了三种鼻肠管的置入刻度的测量、置管方法及导管头端位置的判定，是本标准的重点核心内容，第四部分针对鼻肠管留置期间常见的堵管、移位等并发症给出了具体的处理方法。本节将对标准中的重点难点内容进行解读。

一、术语和定义

临床中使用的鼻肠管种类多样，根据管腔数量可分为单腔、双腔和三腔，类型有一体式和分离式；其置管方式根据是否借助胃肠蠕动及导管的特殊结构通过幽门可分为主动置管法和被动置管法。本标准介绍了临床中常用的三种鼻肠管：螺旋型鼻肠管、三腔喂养管、液囊空肠导管，其中三腔喂养管置管属于主动置管方法，螺旋型鼻肠管和液囊空肠导管置管属于被动置管方法。

（1）本标准在 3.2 提及螺旋型鼻肠管是一种头端具有螺旋型结构的鼻肠管，螺旋型鼻肠管全长 145cm，其头端是一个长 23cm、自然卷曲 2.5 圈、直径为 3cm 的圆环，该结构不仅有助于导管在胃蠕动作用下通过幽门，而且当其进入十二指肠和空肠后可以发挥锚定作用进而减少导管的自发移位。详见图 16-1。

（2）本标准在 3.3 提及的三腔喂养管是一种具有喂养腔、吸引腔及压力调节腔的鼻肠管。喂养腔头端可至空肠，用于肠内营养；吸引腔和压力调节腔均开口于胃腔，当吸引腔用于胃部减压时，压力调节腔对负压起到一定的缓冲作用，避免或减少胃黏膜的损伤。详见图 16-2。

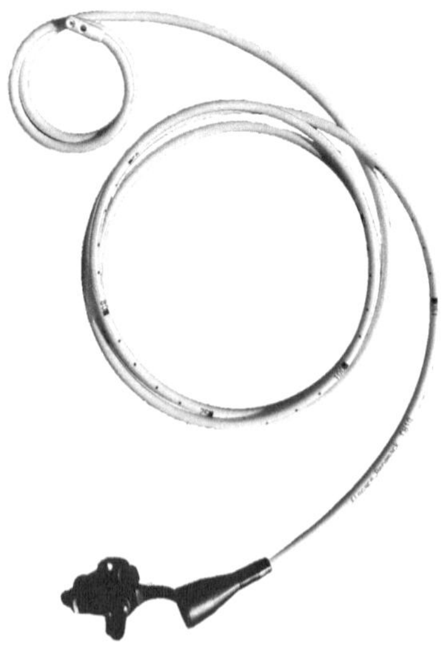

图 16-1　螺旋型鼻肠管

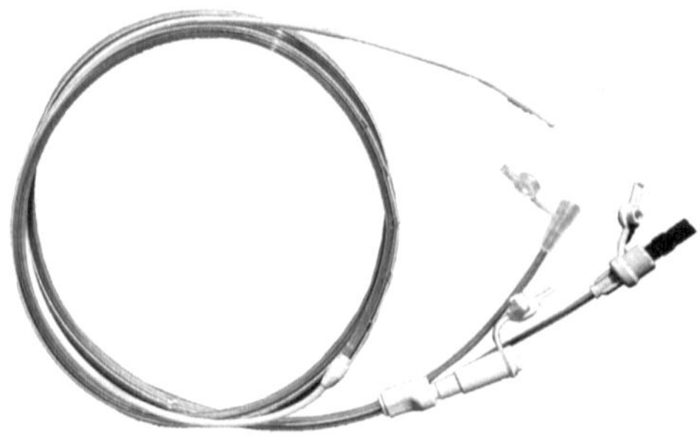

图 16-2　三腔喂养管

（3）液囊空肠导管分为Ⅰ型和Ⅱ型，本标准在3.4提及的是Ⅰ型液囊空肠导管，是由一种头端具有液囊结构的空肠导管与一根特制的鼻胃管组合成的鼻肠管，属于分离式鼻肠管。空肠导管的头端嵌入鼻胃管末端的纵行槽内，由两条可溶性胶带包绕使二者合为一体。空肠导管包含喂养腔和液囊腔，导管置入胃腔后，向液囊腔注入少量液体即可使空肠导管从胃管前端槽内弹出，二者分离，游离出的空肠导管由前端宛如“食糜团”的液囊，带动导管随胃肠蠕动通过幽门，鼻胃管则留在胃腔实现胃肠减压功能。详见图16-3。

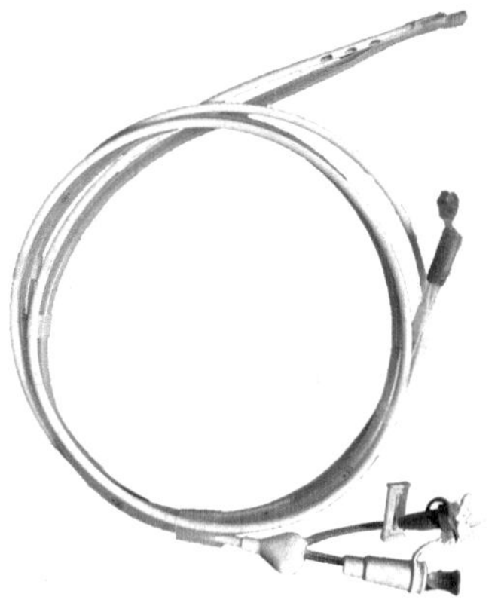

图 16-3　液囊空肠导管

二、基本要求

（一）置管前的评估

本标准在基本要求4.1提及，操作前要评估患者的意识状态、病情、吞咽功能、口鼻腔情况、胃肠功能及配合程度。鼻肠管的置管对象通常是重症胰腺炎、高位胃肠瘘、人工气道、昏迷等急危重症或胃内喂养不耐受存在高误吸风险等患者，与鼻胃管相比，鼻肠管置管面临的风险、难度都更高，因此，置管前进行全面的评估是非常重要的，通过评估可以进一步确认并提前规避置管过程中的风险、提高置管安全性和成功率。首先，要判断患者的病情、血流动力学是否稳定，对于生命体征不稳定的患者，经评估后如不能耐受床旁徒手置管，可选用在设备辅助下完成鼻肠管置管；对患者意识状态、吞咽功能的评估则是对置管过程中患者是否可以配合的预估；其次，提前了解上消化道解剖形态是评估的重点内容，也是置管能否成功的关键点，严重胃下垂、消化道改道等情况的患者其幽门后会发生较大变化，置管前通过查阅相关临床及影像学资料，了解幽门口的情况即可在置管过程中更好地指引操作者顺利成功置管。

（二）知情同意

本标准在基本要求4.2提及，置管前，应与患者和/或家属沟通，确认已知情同意。鼻肠管床旁置管存在一定的风险和失败率，置管过程中也可能出现误吸、消化道出血、异位、穿孔等置管并发症，为了让患者和/或家属充分知晓置管的风险和获益，并且避免不必要的医疗纠纷，本标准强调在置管前，要由医生和/或护士与患者和/或家属进行沟通，知情同意的形式建议尽量签署书面知情同意书，置管前，护士要确认已完成知情同意再进行置管。

三、置管

（一）螺旋型鼻肠管

1. 测量和标注　本标准在5.1螺旋型鼻肠管置管的5.1.1提及，测量鼻尖—耳垂—剑突下缘的长度，在距离导管头端该长度处标注为第一记号，该记号为鼻肠管头端置入胃内的长度；在距离第一记号 25cm 处标注第二记号，为导管头端螺旋环后将其置入胃内所需的长度；在距离第一记号 50cm 处标注第三记号，为导管头端到达空肠的刻度。

2. 置入胃腔　本标准在 5.1 螺旋型鼻肠管置管的 5.1.3 提及，螺旋型鼻肠管置入胃腔后（到达第一记号），向导管内注入 20ml 生理盐水，以激活导丝表面亲水涂层使之润滑，然后将导丝撤出 25cm，使头端恢复螺旋状态，继续插入导管至第二记号处，使螺旋环贴近幽门处，便于在幽门开闭运动和胃蠕动作用下被推送通过幽门。

3. 到达空肠　本标准在 5.1 螺旋型鼻肠管置管的 5.1.4、5.1.5 提及，导管置入至第二记号时，在导管外露距鼻部 40cm 处，将其固定于同侧耳垂部，使管道保持自然弯曲、松弛状态。通过预留一定的长度，使耳垂至鼻部的导管处于悬空状态，等待其随胃肠蠕动向空肠移动。24~72 小时内观察导管外露刻度变化，如超过 72 小时第三记号仍未到达鼻部，则判断置管失败。对于一些胃肠蠕动功能较差的患者，有研究提出可以使用胃肠动力药物来促进导管的推进。

（二）三腔喂养管

1. 测量和标注　本标准在 5.2三腔喂养管置管的 5.2.1 提及，测量鼻尖—耳垂—剑突下缘的长度，在距离导管头端该长度处标注第一记号，在距离第一记号 45cm 处标注第二记号。三腔喂养管第一记号的标注与螺旋型鼻肠管相同，为鼻肠管头端置入胃腔的长度；第二记号为头端到达空肠的置入长度，也是胃管腔头端留在胃内时的内置刻度。

2. 置入胃腔　注气：本标准在 5.2 的 5.2.3、5.2.4 部分介绍了三腔喂养管置入胃腔后的注气和翻身。首先经空肠腔以每公斤体重 10ml，最多不超过 500ml 的标准注入空气。气体进入胃腔可以使胃产生容受性扩张，诱导排空反射，促进幽门开放。注入气体比注入液体更加安全，可避免液体反流引起的误吸风险。临床上应根据患者具体情况来决定适宜注气量。注气后协助患者取右侧 90°卧位，通过利用重力的作用，可使导管头端下垂朝向幽门口方向以利于通过幽门，对于受病情、管道限制的患者，翻身角度不必强制达到 90°。

3. 置入空肠　本标准在 5.2 三腔喂养管置管的 5.2.5 提及，左右轻捻导管随吸气向前推送至第二记号。左右轻捻导管动作，一方面可以更灵活地调整导管前端的方向，使导管更容易顺着消化道的生理弯曲通过狭窄的幽门，另一方面可以避免导管前端与消化道内壁产生较大摩擦或碰触。随吸气推送导管是基于吸气时膈肌下降，压迫腹腔器官产生腹腔内向下的压力，对胃肠道产生一定的牵拉作用的原理，可增加导管前进的顺应性，有利于将导管推送过幽门。

（三）液囊空肠导管

1. 测量与液囊　本标准在 5.3 液囊空肠导管置管的 5.3.1、5.3.2 提及，液囊空肠导管仅需测量导管进入胃腔的刻度，方法与另 2 种导管相同。液囊空肠导管的特殊结构是空肠导管前端的液囊，置管前向液囊注入 1ml 生理盐水，确认完好，之后抽尽液囊内气体及液体，由于液囊空肠导管是依靠液囊的重力作用将导管带入空肠，因此需要抽尽液囊内气体以减少浮力的影响。

2. 置入胃腔　本标准在 5.3 液囊空肠导管置管的 5.3.3~5.3.5 提及。液囊空肠导管置入胃腔后，须先将胃管端进行固定，然后向液囊腔注入 1.5~2ml 生理盐水，形成水囊，而后等待空肠导管头端与鼻胃管分离，过程大约需 5 分钟。

3. 到达空肠 本标准在 5.3 液囊空肠导管置管的 5.3.6、5.3.7 提及。在空肠导管外露距鼻部 20~30cm 处将其固定于同侧耳垂部，使管道保持自然弯曲、松弛状态，撤出导丝。此时空肠导管头端仍位于胃腔，和螺旋型鼻肠管类似，也需要借助胃肠自身蠕动由液囊带动导管通过幽门。

（四）导管头端位置的判定

本标准在 5.1.8、5.2.7 和 5.3.10 均提及。精准判定导管头端位置是鼻肠管留置和使用的前提和保障。判断导管头端位置的方法包括腹部听诊法、X 线摄影定位法、消化液判定法和电磁导航定位法等。听诊法在鼻胃管的位置判断中有较高的准确率，但是在腹部，受到胃肠道气体、肠鸣音、腹部脂肪等影响，听诊法无法准确判断鼻肠管头端的位置。通过检测消化液 pH 值来判断导管头端位置是一种客观的、准确性较高的判断方法，但是依赖能否顺利抽取到肠液。拍摄腹部 X 线片是目前判定导管头端位置的重要标准，但当患者存在胃下垂、胃肠道结构位置异常、肠腔大量积气等，单靠 X 线片上鼻肠管走行往往无法精准判定，而近年来逐渐兴起的电磁导航定位法，可以通过三维立体成像来更精准地判定导管在体内的空间位置，也逐渐具有了和 X 线法相等甚至更高的精准性，操作者在实践中可根据具体情况来选择适合的判断方法。

（五）并发症的处置

1. 堵管 和鼻胃管相比，鼻肠管的管道长、管腔细，导管堵塞的发生率较鼻胃管高。本标准在 8.2 堵管的 8.2.3 提及，发生导管堵塞时，可使用三通连接导管，两个端口分别连接 10ml 空注射器和抽有 10ml 生理盐水的注射器，通过旋转三通阀门反复向外抽吸，在这个过程中，抽吸可使管内产生负压，管内堵塞物受到不同方向力的作用，有助于松动堵塞物。也可遵医嘱使用米曲菌胰酶、5% 碳酸氢钠溶液等药物疏通。严禁直接插入导丝疏通导管，以免造成导管破裂、移位或黏膜损伤等风险。若疏通管路失败时，应拔除导管。

2. 移位 本标准在 8.3 移位或脱出的 8.3.2 提及，怀疑导管移位时，应暂停喂养，通过 X 光片确认导管头端位置。当鼻肠管的外露长度发生变化或喂养过程中出现呛咳、呕吐、腹胀、腹痛等异常情况时，很可能是导管移位到了食管、气管等部位，首先应暂停喂养，防止营养液或药物误注到其他部位引发危险，然后可通过 X 线片检查来确认鼻肠管在体内的走行路径和头端位置，帮助判断导管是否发生移位以及移位的具体位置。

鼻肠管是空肠喂养的主要通路，在急危重症救治和高误吸风险管饲患者的肠内营养中发挥着重要作用。本节的解读有助于医务人员了解《成人鼻肠管的留置与维护》团体标准的制定依据及内容内涵，也为鼻肠管的置管及维护提供了技术支持和科学指引。

参考文献

［1］王军，石海燕，张丽娟. 胃腔注气联合变换体位法在高龄老年患者三腔喂养管置入中的应用［J］. 中华保健医学杂志，2017，19（5）：442-443.

[2] 种世桂，李小芒，易彩霞，等．液囊空肠导管行肠内营养对结、直肠癌术后患者的影响[J]. 齐鲁护理杂志，2017，23(12)：101-102.

[3] 中华医学会肠外肠内营养学分会老年营养支持学组．中国老年患者肠外肠内营养应用指南(2020)[J]. 中华老年医学杂志，2020(2)：119-132.

[4] 何志美．重症患者螺旋型鼻肠管幽门后置管的优化与应用[D]. 广州：华南理工大学，2021.

[5] 罗东明，钟倩，陈德伦，等．早期肠内营养支持对胃癌术后患者肠黏膜屏障功能保护的研究进展[J]. 中华普外科手术学杂志(电子版)，2022，16(6)：700-702.

[6] 孙璨，胡玥，单萍，等．缺血性脑卒中患者鼻肠管肠内盲插置管综合护理方案的构建[J]. 中华护理杂志，2022，57(6)：703-711.

[7] 段茹荣．鼻肠管堵管预防及处理的证据总结及转化应用研究[D]. 杭州：浙江中医药大学，2022.

[8] BLUMENSTEIN I, SHASTRI Y M, STEIN J. Gastroenteric tube feeding: techniques, problems and solutions [J]. World J Gastroenterol, 2014, 20(26): 8505-8524.

[9] BOULLATA J I, CARRERA A L, HARVEY L, et al. ASPEN safe practices for enteral nutrition therapy [formula: see text][J]. JPEN J Parenter Enteral Nutr, 2017, 41(1): 15-103.

[10] OUYANG X, QU R, HU B, et al. Is metoclopramide beneficial for the postpyloric placement of nasoenteric tubes? A systematic review and meta-analysis of randomized controlled trials[J]. Nutr Clin Pract, 2022, 37(2): 316-327.

第十七章

胰岛素皮下注射

第一节 编制背景

一、本标准要解决的问题或技术

胰岛素是由胰岛 β 细胞分泌的肽类激素，是机体内唯一降低血糖的激素，同时能促进糖原、脂肪、蛋白质合成。外源性胰岛素主要用来治疗糖尿病，通过促进葡萄糖摄取、加速糖原合成、抑制肝糖原分解和糖异生、促进葡萄糖氧化利用等起到降低血糖、促进血糖控制达标的作用。全球 2 000 万~4 000 万名糖尿病患者接受胰岛素治疗，其使用在我国也非常广泛。通过皮下注射的胰岛素，其吸收曲线上升和下降较为平缓、作用时间较为稳定和持久，因此虽然胰岛素给药方式多样，但胰岛素皮下注射仍然是胰岛素治疗中最主要的给药途径。

注射技术在胰岛素治疗中发挥着极其重要的作用，不规范的注射不仅直接影响血糖控制，还会给临床治疗和患者自我管理带来新的风险。正确的胰岛素注射技术是安全注射和血糖管理的关键，然而目前胰岛素注射现状不容乐观。第 3 次全球糖尿病患者胰岛素注射技术近况调查结果显示，全球范围内不规范注射现象普遍存在，如注射部位轮换不规范、捏皮方法不正确、针头重复使用、注射前未检查注射部位、对皮下脂肪增生认识不足、针头不合理处置等。而不规范的注射也会引发多项问题。重复使用的一次性胰岛素针头存在针尖弯曲、倒钩、硅膜脱落、针腔存有残留等情况，注射时可引起疼痛、皮下脂肪萎缩、硬结，甚至会引起断针现象。针头的不合理处置会导致针刺伤。我国的横断面研究显示，39.1% 的被调查者经历过胰岛素针刺伤，而最容易发生针刺伤的原因是“注射后回套针帽”。针刺伤不仅给医务人员带来负性情绪，还有可能感染血液传染性疾病。注射部位轮换不规范可导致注射部位的皮下脂肪增生，在已经发生脂肪增生或硬结的部位注射胰岛素，会引起血糖波动、血糖控制不理想等情况。国内研究显示，因脂肪增生导致的胰岛素过量，可能会导致我国每年额外的胰岛素消耗高达 20 亿元。同时由于糖尿病患者人群庞大且常合并其他急慢性疾病，医疗机构各科室均存在相当数量的糖尿病患者，但各科室的医护人员对胰岛素注射技术认知及行为也存在较大差异。

加强临床医护人员，尤其是非内分泌专业及护理管理者对胰岛素注射规范性的重视程度及掌握正确的胰岛素注射相关知识和方法，势在必行。目前国内尚缺乏全国统一的胰岛素皮下注射护理技术操作行业标准。因此，有必要针对注射技术存在的主要问题进行规范统一，编制胰岛素皮下注射标准，用以指导护士实践行为、提高胰岛素治疗质量和科学化管理水平。

二、国际、国内标准现状及需进一步解决的问题

国内外在胰岛素皮下注射方面已有部分指南及专家共识，在国内外出版的相关指南及专家共识中与胰岛素皮下注射相关的内容见表 17-1。

表 17-1 国内外出版的胰岛素皮下注射相关指南及专家共识

年份	机构 / 组织 / 作者	标准 / 指南 / 专家共识名称	主要内容
2003 年	美国糖尿病协会	《美国糖尿病协会立场声明：胰岛素管理》	主要介绍了胰岛素的类型、储存要求、针头使用、注射技术、患者管理等基本内容，但非胰岛素皮下注射技术的独立、专用标准
2006 年	丹麦护理协会	《成人糖尿病胰岛素注射循证临床指南》	主要介绍了成人糖尿病患者在胰岛素注射技术、胰岛素选择调整和患者教育支持上的一些方法，但缺乏系统的标准化的胰岛素皮下注射规范
2008 年	荷兰糖尿病护理专业协会	《指南：胰岛素笔注射推荐》	主要介绍了胰岛素笔在注射中的注意事项，如笔的选择、如何使用笔进行注射等内容，为本标准撰写胰岛素笔部分提供思考
2009 年	第三届注射技术研讨会	《全球糖尿病患者药物注射技术新推荐》	主要介绍了医疗专业人员的角色、注射的心理挑战、治疗性教育、注射部位护理、胰岛素储存与混匀、注射流程、胰岛素注射笔和注射器的正确使用、注射药物、针头长度、脂肪增生、部位轮换等方面所有已知的最佳证据，为此团体标准的构建提供参考
2009 年	中华医学会糖尿病学分会护理及糖尿病教育学组	《中国糖尿病护理及教育指南》	主要介绍了临床糖尿病护理和健康教育，其中“糖尿病教育内容”章节中包含了“正确使用胰岛素”，包括胰岛素的基本知识，胰岛素不同注射方式与注射装置，胰岛素的不良反应及护理与预防，胰岛素贮存方法，注射胰岛素的流程及注意事项，为此团体标准的构建提供参考

续表

年份	机构 / 组织 / 作者	标准 / 指南 / 专家共识名称	主要内容
2011 年	中华医学会糖尿病学分会糖尿病教育与管理学组	《中国糖尿病患者胰岛素使用教育管理规范》	主要介绍了胰岛素使用教育管理 5 个方面的内容，包括糖尿病患者为什么需要胰岛素，糖尿病的胰岛素治疗，应用胰岛素治疗的糖尿病患者的自我管理指导，胰岛素注射技术指导，医护人员如何帮助患者使用胰岛素，是我国第一个针对胰岛素使用的教育管理规范，为此团体标准的构建提供参考
2013 年	中华护理学会糖尿病护理专委会	《糖尿病临床护理实用手册》	主要介绍了住院糖尿病患者的护理重点和难点，是我国第一本针对临床护理人员的糖尿病护理指导手册，其中“糖尿病护理关键技术”章节中，介绍了糖尿病药物注射技术的操作步骤与注意事项，为本标准的撰写提供了依据
2015 年	注射与治疗专家推荐论坛	《胰岛素注射与输注新推荐》	主要从解剖学、生理学、病理学、心理学和注射技术等各个角度全面讨论和阐述了胰岛素注射技术的最新建议，为本标准的撰写提供了参考
2016 年	中华医学会糖尿病学分会	《中国糖尿病药物注射技术指南》	主要介绍了医护人员的职责、注射前的心理准备、注射药物、注射装置、注射技术、皮下脂肪增生与其他并发症等方面指导性的规范，涉及面较广，适用于指导专业医生、护士、糖尿病教育者规范胰岛素注射及对患者进行自我注射教育，为本标准的撰写提供了依据

国内外现有的指南、规范、手册等，虽然集合了已有的胰岛素皮下注射技术最佳实践证据，但值得提出的是，上述指南中均未对院内专业护理人员技术操作与患者居家自我注射规范进行明确划分，对临床护士规范胰岛素皮下注射操作技术的关键点指导缺乏针对性。因此，亟须相关团体标准规范护理行为，促进胰岛素皮下注射的安全管理，为护士的临床实践提供指导。

三、适用范围

本团体标准适用于全国各类医疗机构，由经过胰岛素皮下注射相关培训且考核合格的医师和 / 或护士在执行胰岛素皮下注射操作时使用。本标准的目标患者为需要进行胰岛素皮下注射的患者。

第二节　T/CNAS 21—2021 腆岛素皮下注射团体标准

中　华　护　理　学　会　团　体　标　准

T/CNAS 21—2021

腆岛素皮下注射

Insulin subcutaneous injection technique

2021-12-31 发布　　2022-03-01 实施

中华护理学会　发布

目　　次

前　　言

本文件按照 GB/T1.1—2020《标准化工作导则　第 1 部分：标准化文件的结构和起草规则》的规定起草。

本文件由中华护理学会提出并归口。

本文件起草单位：中日友好医院、上海交通大学医学院附属瑞金医院、北京大学人民医院、天津医科大学朱宪彝纪念医院、四川大学华西医院、济南市中心医院、南京医科大学附属老年医院、北京大学第三医院、重庆医科大学附属第一医院、南京医科大学第一附属医院、南京鼓楼医院、河南科技大学第一附属医院、北京清华长庚医院、上海市东方医院、上海交通大学医学院附属仁济医院、中南大学湘雅二医院、西安交通大学第一附属医院、北京大学第一医院、华中科技大学同济医学院附属同济医院、北京协和医院、北京中医药大学。

本文件主要起草人：赵芳、周莹霞、张明霞、邢秋玲、袁丽、肖凌凤、莫永珍、王群、李彩宏、徐晶晶、王美君、李饶、李阳溪、赵春艳、贾芸、黄金、李蒙、李君、张宁、徐蓉、刘智平、张文慧、马晨曦、贾竹敏、刘宇、林可可。

胰岛素皮下注射

1 范围

本文件规定了胰岛素皮下注射的基本要求、评估及注射要点。本文件不包括胰岛素泵和胰岛素无针注射。

本文件适用于各级各类医疗机构的注册护士。

2 规范性引用文件

下列文件中的内容通过文中的规范性引用而构成本文件必不可少的条款。其中，注日期的引用文件，仅该日期对应的版本适用于本文件；不注日期的引用文件，其最新版本（包括所有的修改单）适用于本文件。

本文件没有规范性引用文件。

3 术语和定义

下列术语和定义适用于本文件。

3.1 胰岛素笔 insulin pen

一种笔形的胰岛素注射装置，由笔芯架、笔身、剂量按钮组成，分为胰岛素预填充注射笔和笔芯可更换的胰岛素注射笔。

3.2 胰岛素注射器 insulin injector

一种专用于胰岛素注射的 1ml 注射器。注射器上标注胰岛素单位（U）刻度，分为 U-100 和 U-40 两种规格。

4 基本要求

4.1 胰岛素注射装置，应专人专用。

4.2 胰岛素注射器和胰岛素笔注射针头，应一次性使用。

4.3 应双人核对胰岛素的注射剂量。

4.4 应选择 75% 乙醇消毒注射部位。

4.5 中效胰岛素、预混胰岛素或预混胰岛素类似物，注射前应充分混匀药液。

4.6 未启封的胰岛素，应储存在 2~8℃环境中；已启封的胰岛素，应储存在 15~30℃室温下。

5　评估

5.1　评估胰岛素

5.1.1　应评估胰岛素的剂型(见附录A)、剂量、浓度和药液性状。

5.1.2　应依据说明书确认胰岛素在有效期内。已启封的胰岛素,有效期为开启后30天内。

5.2　选择和评估注射部位

5.2.1　宜选择皮下脂肪丰富且无较多神经、血管分布的部位进行注射(见图1),避开皮下脂肪增生、炎症、水肿、溃疡或感染部位。

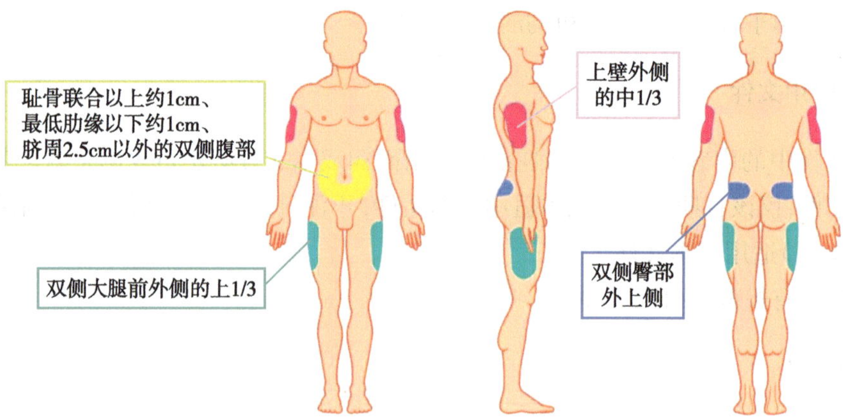

图1　胰岛素常用注射部位示意图

5.2.2　不同注射部位宜每月进行轮换;同一注射部位可分为多个等分区域,每周使用一个等分区域并始终按同一方向轮换(见图2),连续两次注射的部位间隔应大于1cm。

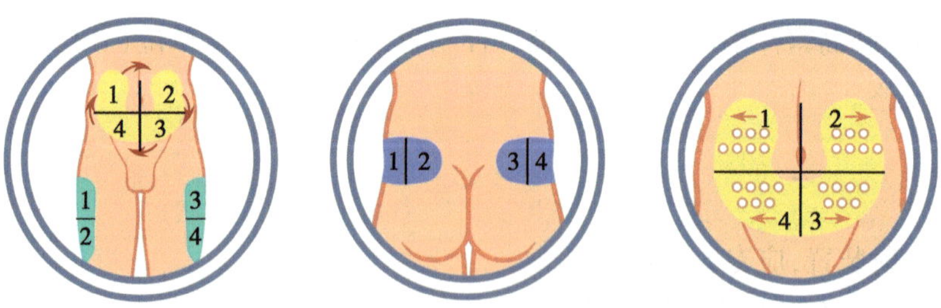

a. 同一注射部位轮换示意图　　b. 同一注射部位内的小范围轮换

图2　胰岛素注射部位轮换示意图

5.2.3　对于不同胰岛素剂型及特殊人群,宜参照附录B选择注射部位。

5.3　确定胰岛素注射时间

5.3.1　速效胰岛素类似物和预混胰岛素类似物,宜在进餐前即刻注射。

5.3.2　双胰岛素类似物,宜在主餐前即刻注射。

5.3.3　短效胰岛素和预混胰岛素,宜在餐前15~30min注射。

5.3.4 中效胰岛素，宜在睡前注射。

5.3.5 长效胰岛素，应固定时间注射。

6 注射要点

6.1 胰岛素笔

6.1.1 应根据胰岛素笔芯，选择同一品牌的胰岛素笔。

6.1.2 应根据皮下脂肪厚度，选择合适的胰岛素注射针头（见附录C），宜使用安全型注射针头。对于孕妇和幼童，宜选用4mm注射针头。

6.1.3 注射完毕，应停留10s以上再拔出针头，如捏起皮肤注射，注射完毕应先拔出针头，再松捏皮。

6.1.4 应单手将外针帽套上针头并旋下放入锐器盒，或采用取针器卸取针头。

6.2 胰岛素注射器

6.2.1 应根据胰岛素浓度选择胰岛素注射器。对于浓度为100IU/ml的胰岛素，应选择U-100规格的注射器；浓度为40IU/ml的胰岛素，应选择U-40规格的注射器。

6.2.2 同时使用中效胰岛素与短效胰岛素/速效胰岛素类似物时，应先抽取短效胰岛素/速效胰岛素类似物，再抽取中效胰岛素。

6.2.3 皮肤表面到肌肉的距离小于或等于针头长度时，应用拇指、食指和中指捏起皮肤，呈45°注射。

6.2.4 注射完毕，应立即拔出针头。

附　录　A
（资料性）
常用胰岛素类型

作用特点	胰岛素类型	通用名
速效	胰岛素类似物	门冬胰岛素注射液 赖脯胰岛素注射液 谷赖胰岛素注射液
短效	动物胰岛素	胰岛素注射液
	人胰岛素	生物合成人胰岛素注射液 重组人胰岛素注射液
中效	动物胰岛素	低精蛋白锌胰岛素注射液
	人胰岛素	低精蛋白生物合成（重组）人胰岛素注射液 精蛋白锌重组人胰岛素注射液
长效	动物胰岛素	精蛋白锌胰岛素注射液
	胰岛素类似物	甘精胰岛素注射液 地特胰岛素注射液 德谷胰岛素注射液
预混	动物胰岛素	精蛋白锌胰岛素注射液（30R）
	人胰岛素	精蛋白生物合成人胰岛素注射液（预混 30R） 精蛋白锌重组人胰岛素混合注射液 30/70 30/70 混合重组人胰岛素注射液 50/50 混合重组人胰岛素注射液
	胰岛素类似物	门冬胰岛素 30 注射液 门冬胰岛素 50 注射液 精蛋白锌重组赖脯胰岛素混合注射液（25） 精蛋白锌重组赖脯胰岛素混合注射液（50）
双胰岛素	胰岛素类似物	德谷门冬双胰岛素注射液 70/30

附　录　B
（规范性）
不同情况下的胰岛素注射部位选择

不同情况		注射部位
胰岛素剂型	餐时短效胰岛素	腹部
	中效或长效胰岛素	臀部、大腿
特殊人群	妊娠中期	腹部外侧远离胎儿的区域
	妊娠晚期	腹部（使用捏皮技术）、大腿、上臂
	儿童	臀部、大腿

附　录　C

（资料性）

常见胰岛素笔针头捏皮与进针角度的推荐

人群	针头长度（mm）	是否捏皮	进针角度
成人	4、5	否	90°
	6	消瘦 - 是	90°
		正常及肥胖 - 否	90°
儿童	4	否	90°
	5	否	90°
		消瘦 - 是	90°
	6	是	90°

第三节　团体标准要点解读

《胰岛素皮下注射》团体标准中核心要素包括基本要求、评估和注射要点三个部分，其中基本要求中对胰岛素注射装置专人专用、针头一次性使用、注射部位皮肤消毒及胰岛素储存等作出了规定；评估中对胰岛素的剂型和有效期、注射部位的选择和轮换、胰岛素注射时间等给出了要求及建议；注射要点中对胰岛素笔和胰岛素注射器的针头选择、进针角度、拔针方法等给出了要求及建议。本节将对标准中的重点难点内容进行解读。

一、基本要求

（一）胰岛素注射装置专人专用

本标准在基本要求的4.1中提及，胰岛素注射装置，应专人专用。胰岛素注射笔可分为胰岛素预充注射笔和笔芯可更换的胰岛素注射笔。研究发现在患者使用过至少一次的笔芯中，有少量样本含有血红蛋白。每个被污染过的笔芯中，反流入笔芯中的血液剂量足以传播乙肝病毒。而在仅使用过一次的笔芯中研究其污染频率时发现，其中大部分的样本（笔芯和/或针头）掺杂了扁平细胞和上皮细胞等生物组织。为了防止传染性疾病的传播，不能共用胰岛素笔、笔芯及药瓶。应一人一装置。

（二）胰岛素皮下注射针头使用要求

本标准在基本要求的4.2中提及，胰岛素注射器和胰岛素笔注射针头，应一次性使用。注射针头多次使用会造成针尖钝化，切面受损，针头表面的润滑层脱落，增加疼痛，直接影响患者依从性；而针头重复使用时注射疼痛更大。与重复使用的针头相比，用过一次的针头上细菌更少，仅在重复使用针头患者的注射部位发现了炎性改变。同时，针头重复使用与脂肪增生相关。在重复使用针头的患者中70%存在脂肪增生，针头重复使用次数越多，脂肪增生患病率越高。此外，注射笔用针头重复使用后，针头中残留的药液会影响注射剂量的准确性，使用后的针头内残留的胰岛素形成结晶，会堵塞针头妨碍注射；此外，注射后的针头留在胰岛素笔上，由于热胀冷缩的原因还会引起胰岛素注射剂量的不准确。

（三）消毒要求

本标准在基本要求的4.4中提及，应选择75%乙醇消毒注射部位。胰岛素是由氨基酸组成的蛋白质，遇到乙醇或者络合碘都会出现蛋白质变性。但与络合碘相比，75%乙醇非常容易挥发，不会遗留在皮肤，不会对胰岛素造成生物效价的影响。因此，胰岛素注射不建议使用含碘消毒剂进行消毒。

（四）胰岛素储存要求

本标准在基本要求的4.6中提及，未启封的胰岛素，应储存在2~8℃环境中；已启封的胰岛素，应储存在15~30℃室温下。胰岛素稳定性易受各种因素，如温度、光照情况和振动等的影响。因此，必须时刻关注可能缩短胰岛素有效期或者降低药效的各种因素。最主要的因素之一是温度。在低于0℃的条件下，胰岛素的活性会遭到破坏；一旦温度超过25℃，胰岛素的活性会降低。因此，保存胰岛素时，应避免极端的温度条件。未开封的胰岛素（包括瓶装胰岛素、胰岛素笔芯和胰岛素预充注射笔）应储藏在2~8℃的环境中，避免冷冻和阳光直射，防止反复振荡。研究表明，已开封的胰岛素可室温保存，但随存放时间延长，药物效价下降，因此应减少药液开启后的存放时间。

二、评估

（一）胰岛素的评估

本标准在5.1评估胰岛素的5.1.1中提及，应评估胰岛素的剂型（见附录A）、剂量、浓度和药液性状。根据药物动力学的特点，临床上胰岛素制剂可被分为超短效（速效）胰岛素类似物、短效（常规）胰岛素、中效胰岛素、长效胰岛素制剂（包括长效胰岛素和长效胰岛素类似物）、预混胰岛素制剂（包括预混胰岛素和预混胰岛素类似物）和双胰岛素。不同胰岛素剂型起效时间、作用时间等均不同，应在注射前确认患者胰岛素剂型。同时，在抽取胰岛素之前，先确认是否存在结晶体、浮游物或颜色变化等异常现象。保存在冰箱中的胰岛素，注射前，应当使其回暖。

（二）注射部位评估

本标准在5.2选择和评估注射部位的5.2.1中提及，宜选择皮下脂肪丰富且无较多神经、血管分布的部位进行注射（见标准图1），避开皮下脂肪增生、炎症、水肿、溃疡或感染部位。

根据可操作性、神经及主要血管之间的距离、皮下组织的状况等，人体适合注射胰岛素的部位是腹部、大腿外侧、上臂外侧和臀部外上侧。腹部边界如下：耻骨联合以上约1cm，最低肋缘以下约1cm，脐周2.5cm以外的双侧腹部；双侧大腿前外侧的上1/3；双侧臀部外上侧；上臂外侧的中1/3。越靠近腰部两侧（即使是肥胖患者），皮下组织的厚度也会变薄，因此容易导致肌内注射。臀部注射时，应选择臀部上端外侧，因为即使是儿童或身材偏瘦的患者，该部位的皮下组织仍然丰富，可最大限度降低肌内注射的危险。大腿注射选择其上端外侧，而非膝盖附近，这是因为大腿上端外侧的皮下组织较厚，离大血管和坐骨神经也较远，针头导致外伤的概率较低。上臂注射可选择侧面或后侧部位，该部位皮下组织较厚，肌内注射风险较低。

此外，还应评估注射部位皮肤情况，应避免在皮下脂肪增生、炎症、水肿、溃疡或感染部位注射，以免引起胰岛素吸收速率变化及吸收程度变化导致的血糖波动。

（三）注射部位的轮换

本标准在5.2选择和评估注射部位的5.2.2中提及，不同注射部位宜每月进行轮换；同一注射部位可分为多个等分区域，每周使用一个等分区域并始终按同一方向轮换（见标准图2），连续两次注射的部位间隔应大于1cm。

胰岛素属于生长因子，有促合成作用，反复在同一部位注射会导致该部位皮下脂肪增生而产生硬结，在该部位注射胰岛素将导致药物吸收率下降，吸收时间延长，进而导致血糖波动。因此,在平时的注射中要注意注射部位的轮换。使用正确轮换技术的患者日常血糖控制更好,糖化血红蛋白更低,脂肪增生更少,不明原因低血糖的发生率更低,更少血糖波动和每日胰岛素剂量。

从注射治疗起始,就应教会患者易于遵循的轮换方案,如果患者在过去的6个月内接受过注射技术指导,他们也更易进行正确的注射部位轮换。随着治疗的进展根据需要进行调整。医护人员在患者复诊或住院时一定要检查注射部位,应至少每年评估1次患者的部位轮换方案。

注射部位不同,其胰岛素吸收速率不同。因此,为了准确预测每次注射胰岛素后的药效,要求"每天同一时间,注射同一部位""每天不同时间,注射不同部位"或"左右轮换"。一旦发现注射部位有疼痛、凹陷、硬结的现象出现,应立即停止在该部位注射,直至症状消失。

(四)不同胰岛素剂型及特殊人群注射部位的选择

本标准在5.2选择和评估注射部位的5.2.3中提及,对于不同胰岛素剂型及特殊人群,宜参照附录B选择注射部位。

超短效(速效)胰岛素类似物的吸收速率不受注射部位的影响,可在任何注射部位皮下注射。短效胰岛素在腹部皮下的吸收速度较快,因此其注射部位首选腹部。胰岛素在大腿和臀部的吸收速度较慢,因此基础胰岛素的首选注射部位是大腿和臀部。早餐前注射常规的预混胰岛素制剂时,首选注射部位是腹部皮下,以加快常规(短效)胰岛素的吸收,便于控制早餐后血糖波动。晚餐前注射预混胰岛素制剂时,首选注射部位是臀部或大腿皮下,以延缓中效胰岛素的吸收,减少夜间低血糖的发生。

儿童推荐选择双侧大腿前外侧的上1/3;双侧臀部外上侧。腹部是妊娠期胰岛素给药的安全部位。考虑到子宫扩张使腹部脂肪变薄,患有糖尿病(任何类型)的孕妇应当使用4mm针头。早期妊娠,不需要改变胰岛素皮下注射部位或技术。中期妊娠,腹部外侧远离胎儿的皮肤,可用于注射胰岛素。晚期妊娠,在确保正确捏皮的情况下,可经腹部注射胰岛素,有顾虑者可使用大腿、上臂或腹部外侧注射。

三、注射要点

(一)胰岛素笔注射针头的选择

本标准在6.1胰岛素笔的6.1.2中提及,应根据皮下脂肪厚度,选择合适的胰岛素注射针头(见附录C),宜使用安全型注射针头。对于孕妇和幼童,宜选用4mm注射针头。糖尿病药物注射的目标是将药物可靠地输送至皮下组织内,确保无漏液、无不适。选择合适的针头长度是关键。成人皮下组织厚度可因性别、身体部位和体重指数(body mass index,BMI)的不同而有很大差异,女性皮下脂肪厚度更多变且厚于男性,且皮下脂肪厚度随BMI增高而增厚,平均皮下脂肪厚度为上臂7.23mm、大腿7.37mm、腹部12.14mm及臀部10.48mm。当BMI相同时,女性皮下脂肪平均比男性厚5mm。婴儿BMI较高,皮下脂肪组织较多,而学龄前儿童皮下脂肪组织通常很少。学龄儿童开始慢慢增多。青春期之后,由于激素的影响,年轻女性的皮下组织比年轻男性要多。因此，选择针头长度须个体化，须考虑接受胰岛素笔注射患者的体形、胰岛素类型和生理特点。针头越短，安全性越高，通常耐受性更好。4mm 针头应垂直刺入皮肤，进入皮下组织，肌内（或皮内）注射风险极小，是成人和儿童最安全的注射用针头，不分年龄、性别和 BMI。

（二）胰岛素笔注射针头的卸取

本标准在 6.1 胰岛素笔的 6.1.4 中提及，应单手将外针帽套上针头并旋下放入锐器盒，或采用取针器卸取针头。针刺伤是医疗环境中发生频率最高的意外事件之一。我国一项全国性横断面调查显示大约 39.1% 的护士至少经历过一次胰岛素注射治疗相关的针刺伤。注射笔用针头有两个尖锐的末端，其中一端对患者注射，另外一端用于穿透胰岛素笔芯，两个末端均可造成针刺伤，并且都是潜在的感染源。除去针头时，须单手回套针帽或采用取针器卸取针头。在注射前，锐器盒必须放置于方便使用处，注射卸取针头后，锐器盒应妥善处置。

（三）胰岛素抽取顺序

本标准在 6.2 胰岛素注射器的 6.2.2中提及，同时使用中效胰岛素与短效胰岛素 / 速效胰岛素类似物时，应先抽取短效胰岛素 / 速效胰岛素类似物，再抽取中效胰岛素。这是为了避免将中效胰岛素误操作打入短效胰岛素 / 速效胰岛素类似物内，而改变短效胰岛素 / 速效胰岛素类似物的药物动力学。

（四）捏皮

本标准在 6.2 胰岛素注射器的 6.2.3 中提及，皮肤表面到肌肉的距离小于或等于针头长度时，应用拇指、示指和中指捏起皮肤，呈 45° 注射。因此，注射前应检查相应的注射部位，根据患者的体型、注射部位皮肤厚度及针头长度，以确定是否需要采用捏皮注射及注射角度。当皮肤表面到肌肉间的推测距离短于针头长度时，捏起皮肤可使该部位的皮下组织深度变深，能够有效提高注射安全性。捏皮的正确手法是用拇指、示指和中指提起皮肤。如果用整只手来提捏皮肤，有可能将肌肉及皮下组织一同捏起，导致肌内注射。为保证将胰岛素注射至皮下组织，在不捏皮的情况下也可以 45° 注射，以增加皮下组织的厚度，降低注射至肌肉的危险。

（五）拔针时机

本标准在 6.1 胰岛素笔的 6.1.3 中提及，注射完毕，应停留 10 秒以上再拔出针头，如捏起皮肤注射，注射完毕应先拔出针头，再松捏皮。在 6.2 胰岛素注射器的 6.2.4 中提及，注射完毕，应立即拔出针头。在使用胰岛素笔注射时，局部聚集的胰岛素药物很容易随着针头的拔出而被带出体外，胰岛素笔的针头相对 1ml 注射器针头更短，更容易漏液；此外由于胰岛素笔采用的是弹簧装置推动笔芯，药液由于惯性作用也容易随针头流出体外，在一定程度上影响了疾病治疗效果，因此在胰岛素笔完成胰岛素注射后，应该将针头在局部停留一段时间，待胰岛素药液充分扩散后再将针头拔出。

胰岛素皮下注射是临床常见技术操作之一，其规范注射对于糖尿病患者血糖控制达标至关重要。本节的解读有助于临床工作者了解《胰岛素皮下注射》团体标准的制定依据及内容内涵，更有利于临床工作者科学、合理地将本标准应用于临床。

参 考 文 献

[1] 中华糖尿病杂志指南与共识编写委员会 . 中国糖尿病药物注射技术指南(2016 年版)[J]. 中华糖尿病杂志，2017，9(2)：79-105.

[2] 中华医学会糖尿病学分会护理及糖尿病教育学组 . 中国糖尿病护理及教育指南[EB/OL].(2010-07-08)[2025-01-02]. https://diab.cma.org.cn/x_uploadfiles/nursing. pdf.

[3] 郭晓蕙 . 中国糖尿病患者胰岛素使用教育管理规范[M]. 天津：天津科学技术出版社，2011.

[4] 赵芳，周莹霞 . 糖尿病临床护理实用手册[M]. 天津：天津科学技术出版社，2015.

[5] 中华医学会糖尿病学分会 . 中国 2 型糖尿病防治指南(2020 年版)[J]. 中华糖尿病杂志，2021，13(4)：315-409.

[6] FRID A H，KREUGEL G，GRASSI G，et al. New insulin delivery recommendations[J]. Mayo Clin Proc，2016，91(9)：1231-1255.

[7] FRID A H，HIRSCH L J，MENCHIOR A R，et al. Worldwide injection technique questionnaire study：injecting complications and the role of the professional[J]. Mayo Clin Proc，2016，91(9)：1224-30.

[8] FRID A，HIRSCH L，GASPAR R，et al. The Third Injection Technique Workshop in Athens(TITAN)[J]. Diabetes Metab，2010，36(Suppl 2)：S19-S29.

[9] HANSEN B，KIRKETERP G，EHLERS G，et al. Evidence-based clinical guidelines for injection of insulin for adults with diabetes mellitus[M]. 2nd ed. Copenhagen：Danish Nurses Organization，2006.

[10] American Diabetes Association. Insulin administration[J]. Diabetes Care，2003，26(Suppl 1)：S121-S124.

第十八章

血管活性药物静脉输注护理

第一节 编制背景

一、本标准要解决的问题或技术

血管活性药物是指通过调节血管舒缩状态、改变血管平滑肌张力、改善血流动力学，从而影响心脏前后负荷、纠正组织缺氧、防止多器官功能障碍的一类药物。血管活性药物临床应用广泛，尤其在危重患者抢救时具有不可替代的作用。然而，其作用机制复杂，剂量与疗效关系明显，且不良反应发生率较高，若使用不当，则可能导致患者出现药物外渗、静脉炎及组织坏死，血流动力学改变等不良反应，严重者甚至危及患者的生命。

护士作为血管活性药物输注的主要执行者和监测者，是实现安全用药的重要保障。然而，在临床实际应用中，由于缺乏统一、规范且具有权威性的护理操作标准，各医疗机构在血管活性药物静脉输注的护理评估、操作程序、导管维护及并发症监测等方面存在一定的差异。项目组前期开展了一项关于我国31个省份护士在应用血管活性药物输注方面的调查研究，结果显示这些差异主要体现在以下方面：①血管通路的选择和管理缺乏统一规定；②输注过程中存在多种不同的续泵方式；③封管技术的操作规范尚未统一；④使用时的监测指标不够明确。

血管活性药物的临床应用差异严重影响护理的质量和安全性，因此，亟须编制标准化的血管活性药物静脉输注的护理标准，以规范临床护理实践，从而降低血管活性药物的应用安全隐患，确保患者的安全。

二、国际、国内标准现状及需进一步解决的问题

项目组通过文献检索，总结出国内外出版的相关指南及专家共识中与血管活性药物静脉输注相关的内容，见表18-1。

表 18-1 国内外出版的血管活性药物相关指南及专家共识

年份	机构 / 组织 / 作者	指南 / 专家共识名称	主要内容
2014 年	威斯康星大学医院管理局	《成人住院患者临床实践指南——血管活性药物持续输注》	该指南旨在为危重症成人患者中特定血管活性药物的开具、启动和滴定提供框架，主要介绍了血管活性药物的适应证及临床应用，未详细说明输注过程中护理相关的操作要点及注意事项
2015 年	加拿大急诊医师协会	《加拿大急诊部门血管加压药和正性肌力药的使用：基于证据的共识指南》	主要介绍了针对不同类型休克的推荐意见，并对每种情况下的首选血管加压剂或正性肌力药物进行了说明。还介绍了一些关于血管加压剂使用的安全性和潜在并发症的研究，例如通过外周静脉导管短期输注血管加压剂或正性肌力药物不太可能引起局部并发症，但未详细说明输注过程中护理相关的操作要点及注意事项
2015 年	悉尼儿童医院联盟	《心脏病房实践指南——多巴酚丁胺静脉注射》	主要介绍了多巴酚丁胺的使用，包括适应证、药理学、禁忌证、不良反应、特殊考虑、兼容性、剂量、准备、给药、观察、活动和撤药等。同时也说明由于多巴酚丁胺半衰期非常短，必须严格监测输液通畅性以避免药物输送中断，但具体如何操作未做详细说明
2019 年	中华护理学会静脉治疗专业委员会	《临床静脉导管维护操作专家共识》	主要介绍了外周静脉导管、PICC 等静脉导管的维护操作要点。从维护的角度对包括外周静脉导管相关的循证证据形成专家共识，从冲管与封管、敷料更换与导管固定、输液接头、静脉导管的拔除、教育培训、感染预防和控制等 6 个方面规范临床静脉导管的维护操作。为此团体标准的构建提供参考
2019 年	维多利亚州政府	《标准化的正性肌力药和血管加压药指南》	主要介绍了澳大利亚常用正性肌力药和血管加压药的使用方法，强调了在重症监护等关键领域中安全、有效使用这些药物的重要性。在使用强心剂和血管加压药物时，必须通过中心静脉导管输送，并通过连续输注来维持药物剂量的一致性和血流动力学的稳定。为此标准的构建提供参考

目前，国内外发布的相关指南和专家共识均强调了血管活性药物输注期间的注意事项。部分学者针对不同种类的血管活性药的药理特性和输注过程提出了具体要求，然而，现有的共识和指南多侧重于医疗角度，对于护士在输注过程中具体的护理操作及注意事项描述较

少且分散，尚未形成专门针对血管活性药物静脉输注的护理标准。因此，亟须制定统一的团体标准来规范护理行为，确保血管活性药物持续输注的安全管理，并为护士的临床实践提供全面指导。

三、适用范围

本团体标准适用于全国各级各类医疗机构，由注册护士在输注血管活性药物操作时使用。本标准的目标患者为拟静脉输注血管活性药物的患者。

第二节 T/CNAS 22—2021 血管活性药物静脉输注护理团体标准

中 华 护 理 学 会 团 体 标 准

T/CNAS 22—2021

血管活性药物静脉输注护理

Nursing care of patients with infusion of vasoactive agents

2021-12-31 发布　　2022-03-01 实施

中华护理学会　发布

目　　次

前　言

本文件按照 GB/T 1.1—2020《标准化工作导则　第 1 部分：标准化文件的结构和起草规则》的规定起草。

本文件由中华护理学会提出并归口。

本文件起草单位：泰达国际心血管病医院、中国医学科学院阜外医院、哈尔滨医科大学附属第二医院、中国医学科学院北京协和医学院、中南大学湘雅三医院、北京大学第三医院、国家卫生健康委医院管理研究所、天津医科大学护理学院、河北医科大学第二医院、天津医科大学总医院、阜外华中心血管病医院、浙江大学医学院附属第二医院、应急总医院、江苏省人民医院、四川大学华西医院。

本文件主要起草人：刘亚平、李庆印、高学琴、康晓凤、钟竹青、张洪君、张海燕、丁四清、庄淑梅、赵振娟、于艳艳、李素梅、林梅、于漫、宋剑平、刘娟、田金萍、宋昱、张文军、刘国杰、温雅。

血管活性药物静脉输注护理

1　范围

本文件规定了血管活性药物静脉输注的基本要求、评估、操作要点及监测。

本文件适用于各级各类医疗机构的注册护士。

2　规范性引用文件

下列文件中的内容通过文中的规范性引用而构成本文件必不可少的条款。其中，注日期的引用文件，仅该日期对应的版本适用于本文件；不注日期的引用文件，其最新版本（包括所有的修改单）适用于本文件。

WS/T 433 静脉治疗护理技术操作规范

3　术语和定义

下列术语和定义适用于本文件。

3.1　血管活性药物　vasoactive agents

通过调节血管舒缩状态，改善血管功能，维持稳定的血流动力学从而保证重要脏器血流灌注的一类药物。分为血管加压药、血管扩张药、正性肌力药。

4　基本要求

4.1　应了解各类血管活性药物的药理特点及输注要求，明确其主要不良反应（见附录A）。

4.2　应选择单独血管通路输注；当变更药物时，应更换泵用注射器及输注管路，应在交接时核对累计输注量与预设输注量。

4.3　应与医生确认预期治疗目标，在输注过程中、调整输注速度、更换注射器和停止给药后，应监测血压、心率及心律。

4.4　应告知患者血管活性药物输注过程中的注意事项。

5　评估

5.1　应双人核对医嘱，确认药物的用量、用法、速度，有疑问及时与医生核实。

5.2　应评估患者血压、心率、心律、末梢循环、尿量等。

5.3　应评估血管通路、注射泵功能和蓄电池电量是否满足输注要求。

6 操作要点

6.1 宜使用注射泵输注血管活性药物。

6.2 宜选择中心静脉通路输注，紧急情况下可选择外周大静脉输注。

6.3 输注前应遵医嘱精准配制药物浓度和设定输注速度。

6.4 应使用标签标识溶液，标签上应注明患者姓名、床号、药物名称、剂量、配制时间、输注速度，将标签粘贴于注射器上；输注多种血管活性药物时，应在输注管路头端和尾端分别标识。

6.5 连接输注管路或静脉导管通路时，应确保药液排至输注管路接口处。

6.6 血管通路内有回血时，应先抽吸回血，确认通畅时，可用 0.9% 氯化钠溶液 5~10ml 冲管；输注管路中有回血时应及时更换。

6.7 初次使用注射泵或更换另外一种药物时，应清零累计输注量。

6.8 输注过程中应观察注射泵的给药速度和剩余药量。

6.9 续泵时应提前准备药物。下列情况宜使用双泵法续泵（见附录 B）：

——体外循环手术；

——维持血流动力学稳定；

——使用大剂量血管活性药物；

——既往在续泵过程中发生过不良事件、对血管活性药物特别敏感；

——使用循环辅助装置，如主动脉内球囊反搏（IABP）。

6.10 停止药物输注时，应先撤除注射器及输注管路，用空注射器抽吸输液端口直到抽出血液后再封管。

6.11 调整药液或剂量时，均应记录药物的名称、剂量、浓度、速度、更换时间、血压、心率、心律等。

7 监测

7.1 初始使用或剂量调整时，应每 5~15min 监测一次血压、心率、心律、呼吸、血氧饱和度；稳定后宜每 60min 监测一次血压、心率、心律、呼吸、血氧饱和度、末梢循环、尿量、药物不良反应等。

7.2 应严密观察穿刺部位皮肤情况。出现药液渗出 / 外渗时，应遵循 WS/T 433 的规定进行处置。

附　录　A

（资料性）

常用血管活性药物的药理特点、输注要求及主要不良反应

药物	pH 值	起效时间（min）	半衰期（min）	主要代谢途径	初始剂量	剂量调整	主要不良反应
多巴胺	3.0~4.5	5	2	肝脏 肾脏	1~5μg/（kg·min）	1~4μg/（kg·min）	胸痛、呼吸困难、心悸、心律失常
多巴酚丁胺	2.5~5.0	1~2	2	肝脏	2.5~10μg/（kg·min）	1~5μg/（kg·min）	心律失常
米力农	3.2~4.0	5~15	120~180	肾脏	25~75μg/kg	0.25~1.0 μg/（kg·min）	心律失常、头痛、血小板计数减少
去甲肾上腺素	2.5~4.5	即刻	1~2	肝脏	8~12μg/min	2~4μg/min	心律失常、局部缺血
肾上腺素	2.5~5.0	1~2	2	肝脏	0.01~0.05 μg/（kg·min）	0.01~0.05 μg/（kg·min）	心悸、头痛、血压升高、震颤、四肢发凉
硝普钠	5.0~7.0	1~2	3~5	肝脏	0.5μg/（kg·min）	0.5μg/（kg·min）	低血压、氰化物中毒
硝酸甘油	3.0~6.5	5~10	3	肝脏	0.2μg/（kg·min）	0.2~0.5 μg/（kg·min）	头痛、恶心、低血压、心动过速
硝酸异山梨酯	—	即刻	60	肝脏	1~2mg/h	8~10mg/h	头痛、头晕、低血压

附 录 B
（规范性）
医用注射泵续泵流程图

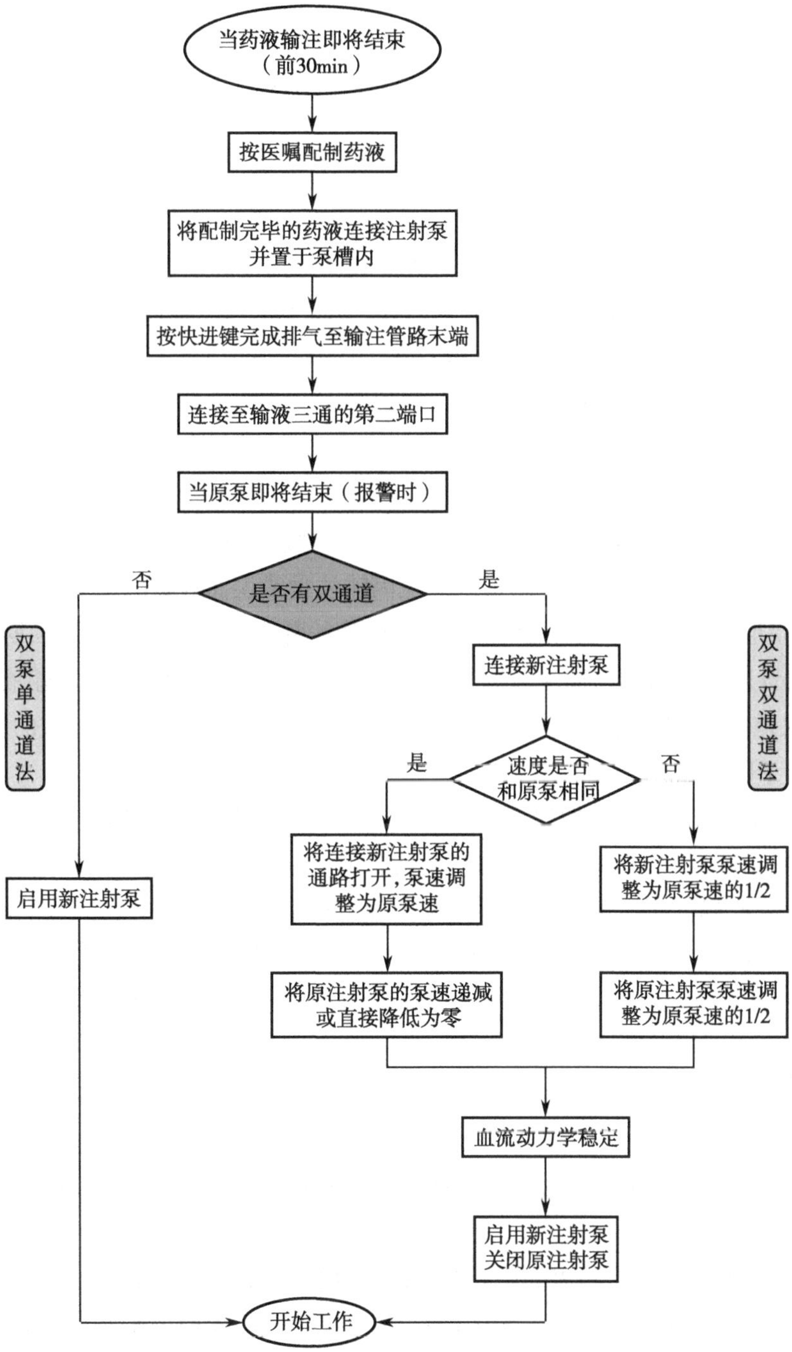

第三节　团体标准要点解读

《血管活性药物静脉输注护理》团体标准中的核心要素涵盖基本要求、评估、操作要点及监测四个主要部分。在基本要求方面，该标准明确规定了护士应掌握血管活性药物的药理作用、并严格遵循安全用药原则。此外，标准还详细规定了给药前的核对与评估流程、操作过程中血管通路的选择、注射泵的使用方法、管路的标识与维护措施，以及输注过程中的监测要求。本节将对标准中的重点和难点内容进行深入解读。

一、基本要求

（一）掌握血管活性药物的药理作用

本标准在基本要求的 4.1 中提及，应了解各类血管活性药物的药理特点及输注要求，明确其主要不良反应。根据相关指南和临床调查，列出了国内外临床实践中使用频率最高的八种血管活性药物（见附录 A），包括药物名称、pH 值、起效时间、初始剂量及主要不良反应等详细信息。护士应定期参加学习和培训，以提高对血管活性药物的认知水平，从而更好地实现静脉输注护理的安全。

（二）遵循安全用药原则

本标准在基本要求的 4.2 提及，护士在交接时核对累计输注量与预设输注量。这一核对过程是保证治疗准确性的关键一环，可以避免因输注量错误而导致的患者风险。首先，护士应从医嘱中获取患者预设的输注量信息，包括药物的种类、剂量、频率以及预期的治疗时间等，依此将累计输注量与预设输注量进行比较。如果两者相符，说明患者的输液进度符合预期；如果存在差异，可能是输液速度过快或过慢，或者是设备故障等问题导致的误差，需要及时排查原因，予以处理。

本标准在基本要求的 4.3 中提及，护士应与医生确认预期治疗目标。护士需要了解患者的年龄、病情、诊断结果，只有充分掌握这些信息，才能更好地理解治疗目标，并将其转化为具体的护理措施，确保每一项操作步骤以及护理过程都符合患者的具体情况和治疗计划的要求。在输注过程中、调整输注速度、更换注射器和停止给药后，密切监测血压、心率及心律变化，评估患者的病情变化和药物疗效，使患者得到安全、有效的治疗。

二、评估

本标准在评估的 5.1 中提及，护士在输注血管活性药物前应进行双人核对，以确保剂量、浓度、速度及配制方法等关键参数的准确性。还须明确患者的预期治疗目标，并在有任何疑问时及时与医生沟通。

本标准在评估的 5.3 中提及，须评估患者的血管通路，选择最适宜的静脉通路。由于血管活性药物的特殊性，需要依据患者的病情、治疗方案、预期的治疗时间以及患者的血管状况进行综合衡量，必要时还需要结合患者意愿来选择。此外，还须检查注射泵功能和蓄电池电量是否满足输注要求，确保其性能稳定良好，从而保障输注过程的安全性和有效性。

三、操作要点

（一）仪器和血管通路的选择

本标准在操作要点的 6.1 和 6.2 中提及，为提高血管活性药物静脉输液的精确度和安全性，确保患者血流动力学稳定，推荐使用输液泵、注射泵或智能泵输注。上述设备能够精确控制输液速度，通过设定具体的流速参数，可以确保药物以微量推进的方式、以恒定的速度输注，避免了人为操作的误差。同时设备具备报警功能，一旦出现堵塞、气泡等异常情况，能够及时提醒护士处理，大大提高了输液的安全性。

本标准在操作要点的 6.2 中提及，宜选择中心静脉通路输注，紧急情况下可选择外周大静脉输注。由于血管活性药物浓度高、刺激性强且输注时间长，容易引发静脉炎等局部并发症，因此应根据输注时长和病情特点选择最适宜的静脉通路。结合循证依据，推荐意见为：对于需长时间（>2 小时）输注的患者，建议优先选择中心静脉通路；而在短时间（≤2 小时）或紧急情况下，可选择外周大静脉输注。合理选择输注的仪器设备和血管通路能够有效减少局部并发症的发生。

（二）输注管路的标识

本标准在操作要点的 6.4 中提及，在输注血管活性药物前，必须使用标签对药物进行明确标识。标签上应注明患者姓名、床号、药物名称、剂量、配制时间及输注速度，并确保标签牢固粘贴于注射器上。当同时使用多种血管活性药物时，应在输注管路的起始端和末端进行标识，以确保护士能够迅速识别并准确作出反应。

（三）输注管路的连接

本标准在操作要点的 6.5 中提及，为了最大限度减少注射泵的“启动延迟”，应在确保输液管完全充满药液且药液已排至输注管路接口处后，再与患者静脉通路端连接。

（四）维护管路通畅的方法

本标准在操作要点的 6.6 中提及，当血管通路内出现回血时，应首先抽吸回血以确认通畅，随后再用 0.9% 氯化钠溶液 5~10ml，按照脉冲式冲管原则进行冲管。特别强调，在冲管前必须先抽吸回血，以避免较大剂量的血管活性药物短时间内进入血液循环，从而引起生命体征波动。此外，若输注管路中存在回血，应及时更换管路。

（五）注射泵的使用与监控

本标准在操作要点的 6.7 和 6.8 中提及，在首次使用注射泵或更换药液时，应将累计输注量清零。这一措施有助于及时发现注射泵可能出现的故障，并确保精确记录血管活性药物的使用剂量。研究显示，在注射泵使用过程中，为预防虹吸现象导致的输液量变化，在移动注射泵时建议采用平移方式；如需垂直移动，则应确保移动距离不超过 15cm。此外，在输注过程中，必须密切监控注射泵的给药速度和剩余药量。

（六）续泵方式的选择与操作方法

本标准在操作要点的 6.9 中提及，在进行续泵时，应提前准备好所需药物。根据患者血流动力学的稳定性，分别采用双泵单通路续泵法或双泵双通路续泵法，具体操作方法见附录 B。以下详细列出了宜使用双泵法续泵的情况：

（1）体外循环手术下或使用循环辅助装置时，如主动脉内球囊反搏（IABP）；

（2）维持血流动力学稳定；

（3）使用大剂量血管活性药物；

（4）既往在续泵过程中发生过不良事件、对血管活性药物特别敏感。

对于危重患者或病情变化时使用的血管活性药物，为了确保维持血流动力学稳定，建议采用双泵法进行续泵，即通过预先准备药液并使用双通路输注原则，以避免因更换药物或调整剂量时短暂停止输注而引起的血流动力学波动现象。

（七）注射泵的停用

本标准在操作要点的 6.10 中提及，当停止药物输注时，应首先撤除注射器及输注管路，并使用空注射器从输液端口抽吸直至获得回血后再进行封管。此举旨在防止大剂量的血管活性药物在短时间内进入血液循环，从而避免引发生命体征的显著波动。

四、监测

（一）生命体征的监测

本标准在监测的 7.1 中提及，在初始使用或剂量调整时，应每 5~15 分钟监测一次血压、心率、心律、呼吸、血氧饱和度；待患者状况稳定后，建议每 60 分钟监测一次上述指标，并增加对末梢循环、尿量及药物不良反应的观察。长时间使用心血管活性药物可能增加心肌耗氧，因此需要严密监测患者血流动力学状态。这有助于护士及时评估血管活性药物的疗效，并更准确地掌握患者的病情变化，从而实现最佳治疗效果。

（二）局部不良反应的监测

本标准在监测的 7.2 中提及，应严密观察穿刺部位皮肤情况。一旦发现药液渗出或外渗，应严格按照 WS/T 433 的规定进行处置。鉴于部分血管活性药物呈酸性，对血管具有较强的刺激性，长时间输注可导致皮肤红肿、疼痛及静脉炎等并发症。因此，建议采取预防性措施，并在输注过程中持续监测输注部位的皮肤状况，以防范相关并发症的发生。

护士作为血管活性药物输注的主要执行者，在输注过程中应严格遵守相关的护理实践规范，以确保用药安全，进而保障患者的安全。本节的解读旨在帮助护士深入理解《血管活性药物静脉输注护理》团体标准的制定依据及其具体内容，从而能够科学、合理地将该标准应用于临床实践。

参考文献

[1] 钟竹青，秦宁，高学琴，等．临床护士输注血管活性药物的现状调查[J]. 中华护理杂志，2021，56(8)：1208-1215.

［2］江莹，黎万汇，陈莹莹，等．经外周静脉输注血管活性药物风险管理范围的综述［J］．中华护理杂志，2021，56（7）：1105-1110.

［3］刘佳涛，李尊柱，孙建华．ICU 患者血管活性药物相关不良事件的影响因素及护理进展［J］．中华现代护理杂志，2017，23（12）：1698-1701.

［4］中华护理学会静脉输液治疗专业委员会．临床静脉导管维护操作专家共识［J］．中华护理杂志，2019，54（9）：1334-1342.

［5］卢姣娣，石双姣，钟竹青．微量泵在血管活性药物使用中的最佳证据总结［J］．中华现代护理杂志，2023，29（5）：581-589.

［6］中华人民共和国国家卫生健康委员会．静脉治疗护理技术操作标准：WS/T 433—2023［S/OL］．（2023-09-05）［2024-10-03］．http://www.nhc.gov.cn/fzs/s7852d/202309/5a9febf13a91445a9b729900440951bc/files/cfbad8865a8440048016c30fd1c13799. pdf.

［7］于艳艳，李庆印，刘亚平，等．《血管活性药物静脉输注护理》团体标准解读［J］．中华护理杂志，2024，59（20）：2444-2446.

［8］ANNANE D，OUANES-BESBES L，DE BACKER D，et al. A global perspective on vasoactive agents in shock［J］. Intensive Care Med，2018，44（6）：833-846.

［9］BURGUNDER L，HEYREND C，OLSON J，et al. Medication and fluid management of pediatric sepsis and septic shock［J］. Paediatr Drugs，2022，24（3）：193-205.

［10］HUNTER S，CONSIDINE J，MANIAS E. Nurse management of vasoactive medications in intensive care：a systematic review［J］. J Clin Nurs，2020，29（3/4）：381-392.

［11］LOOMBA R S，FLORES S. Use of vasoactive agents in postoperative pediatric cardiac patients：insights from a national database［J］. Congenit Heart Dis，2019，14（6）：1176-1184.

［12］DJOGOVIC D，MACDONALD S，WENSEL A，et al. Vasopressor and inotrope use in Canadian emergency departments：evidence based consensus guidelines［J］. CJEM，2015，17（Suppl 1）：1-16.

第十九章

成人机械通气患者俯卧位护理

第一节 编制背景

一、本标准要解决的问题或技术

俯卧位通气(prone position ventilation, PPV)作为一种特殊的通气方式,是肺复张技术之一,在临床使用已有数十年的历史。俯卧位通气可通过改善通气血流比例、促进分泌物引流等方式明显改善氧合功能。对于改善神经性或肌力性疾病患者重力相关性肺不张患者的症状也有较好的效果。研究证明对于中度至重度急性呼吸窘迫综合征(acute respiratory distress syndrome, ARDS)患者而言,早期使用俯卧位通气并在患者中使用超过 16h/d 能够显著降低病死率。目前已成为治疗中重度 ARDS 患者重要治疗手段。

由于俯卧位通气临床实施过程中,需要多名医护人员参与,以及出于对翻身过程中可能发生的血流动力学紊乱、管道脱出、气道堵塞等严重并发症的担忧,中重度 ARDS 患者俯卧位通气的实施率仍很低。目前,对于翻身床 / 翻身工具的选用、翻身方向的选择、翻身过程中患者的生命体征监测等缺乏统一、规范且具有权威性的护理技术标准,导致各医疗机构在成人机械通气患者俯卧位护理操作、并发症预防与处理等方面存在较大差异。这些差异体现在以下方面:①操作前的评估,特别是物品的准备;②操作人员的分工;③俯卧位翻身的方法;④俯卧位过程中并发症的预防等。

这种差异不仅影响了护理操作的同质性及护理质量的安全性,更会降低中重度患者和肺不张患者实施俯卧位的实施率。为了更好地指导临床一线护理人员对患者规范化实施俯卧位通气,提高俯卧位通气的实施效率并减少俯卧位通气相关并发症,促进俯卧位翻身的规范化、标准化,提高俯卧位通气护理的同质化。因此,需要编制标准,以规范成人机械通气患者俯卧位的护理技术的关键环节和要点,确保俯卧位使用的安全性。

二、国际、国内标准现状及需进一步解决的问题

国内外在机械通气患者的俯卧位护理方面已有部分指南及专家共识,在国内外出版的相关指南及专家共识中与相关的内容如下:

2019 年 7 月，Tobias Bertram Vogt 等人在《德国医学周刊》发表了德文版的俯卧位通气操作步骤指导手册。该手册就俯卧位的适应证、禁忌证以及由仰卧位至俯卧位的操作步骤进行了简要的阐述。同年 11 月英国重症医学会（Intensive Care Society）联合英国 *Intensive Care Medicine* 的职员发布了《成人重症护理俯卧位指南》。该指南对俯卧操作规程和操作程序进行了阐述，包括适应证、禁忌证、设备准备、仰卧翻转至俯卧、俯卧翻转至仰卧等内容。但是用物方面，德国的指导手册无明确说明，英国的指南包含了用物准备的相关内容，但国外某些护理用具存在差异。

国内 2019 年 9 月出版的《实用急危重症护理技术规范》一书中有涉及俯卧位翻身技术规范相关内容。但是该规范在编写时无国内外操作标准可参考，主要内容依据仅参照国内外相关专家意见及共识、发表文献总结而成。该部分内容对俯卧位翻身操作进行阐述，但缺少翻身方向的选择、翻身过程中生命体征的监测的具体描述。

《中华内科杂志》于 2020 年 10 月发表了《急性呼吸窘迫综合征患者俯卧位通气治疗规范化流程》，对 ARDS 患者俯卧位通气治疗的治疗作用、实施指征的评估、操作流程、并发症的预防与处理、疗效的评估、结束时机的评估等内容作了阐述。但是用物方面，护理用具存在差异，有必要结合国内实情制定适用于国内临床现状的护理标准。

《中华护理杂志》于 2020 年 11 月发表了《成人重症患者俯卧位机械通气护理专家共识》。该共识旨在更好地指导临床一线护理人员对患者规范化地实施俯卧位通气，提高俯卧位通气的实施效率并减少相关并发症，共识对成人重症患者俯卧位通气的适应证及禁忌证、操作人员资质要求、隔离与防护要求、操作前准备、仰卧位转为俯卧位的操作流程、俯卧位转为仰卧位操作流程、并发症的预防等主题。该共识为目前国内护理学术团体发表的最新、内容最全面的俯卧位机械通气相关共识。目前国内尚无正式发表的成人重症患者俯卧位通气护理标准。

三、适用范围

本团体标准适用于全国各级各类医疗机构成人重症监护室的注册护士，由经过俯卧位通气相关培训的医师和 / 或护士在执行成人机械通气患者俯卧位护理相关操作时使用。本标准的目标患者为医生已经开具俯卧位通气医嘱的患者。

第二节　T/CNAS 23—2023
成人机械通气患者俯卧位护理团体标准

中　华　护　理　学　会　团　体　标　准

T/CNAS 23—2023

成人机械通气患者俯卧位护理

Nursing care of prone position in adult patients with mechanical ventilation

2023-01-31 发布　　2023-05-01 实施

中华护理学会　发布

目　次

前　言

本文件按照 GB/T 1.1—2020《标准化工作导则　第 1 部分：标准化文件的结构和起草规则》的规定起草。

本文件由中华护理学会提出并归口。

本文件起草单位：中山大学附属第一医院、北京协和医院、上海交通大学医学院附属瑞金医院、华中科技大学同济医学院附属协和医院、南京市第一医院、浙江大学医学院附属第二医院余杭院区、广东省人民医院珠海医院、浙江大学附属第二医院、四川省人民医院、华中科技大学同济医学院附属同济医院、中南大学湘雅医院、中山大学附属第七医院、吉林大学第一医院、三明市第一医院。

本文件主要起草人：成守珍、白利平、卫政登、许雅君、吴林珠、陈雪妮、高明榕、李尊柱、赵艳伟、顾秋莹、黄海燕、陈玉红、兰美娟、蓝惠兰、曾妃、贾平、黄素芳、易宜芳、雍安、赵晓甦、张生君。

成人机械通气患者俯卧位护理

1 范围

本文件规定了成人机械通气患者俯卧位的基本要求、评估、实施要点、俯卧位期间护理及并发症预防。

本文件适用于各级各类医疗机构成人重症监护室的注册护士。

2 规范性引用文件

下列文件中的内容通过文中的规范性引用而构成本文件必不可少的条款。其中,注日期的引用文件,仅该日期对应的版本适用于本文件;不注日期的引用文件,其最新版本(包括所有的修改单)适用于本文件。

WS/T 311 医院隔离技术规范

3 术语和定义

下列术语和定义适用于本文件。

3.1 俯卧位 prone position

一种俯卧于床上的体位姿势。

3.2 机械通气 mechanical ventilation

自然通气和(或)氧合功能出现障碍时,运用器械(主要是呼吸机)恢复有效通气并改善氧合的方法。

4 缩略语

以下缩略语适用于本文件。

CRRT:连续肾脏替代治疗(continuous renal replacement therapy)

ECMO:体外膜肺氧合(extracorporeal membrane oxygenation)

RASS:Richmond 镇静 - 躁动评分(Richmond Agitation-sedation Scale)

SAS:镇静 - 躁动评分(Sedation-agitation Scale)

CPOT:重症监护疼痛观察量表(Critical-care Pain Observation Tool)

BPS:行为疼痛量表(Behavioral Pain Scale)

5 基本要求

5.1 应遵医嘱对机械通气患者实施俯卧位技术。

5.2　每次实施俯卧位操作时，均应有医生在场。

5.3　应备好急救设备和急救药品。

5.4　护理有呼吸道传染性疾病的患者时，隔离要求和操作者的自我防护应符合 WS/T 311 的规定。

6　评估

6.1　应评估患者的生命体征、血氧饱和度等。

6.2　应评估机械通气模式、潮气量、气道压力、报警限设置等参数。

6.3　应使用风险评估量表评估压力性损伤的风险，高风险部位应使用减压工具或器械进行保护。

6.4　应评估患者的管路种类及固定情况，宜夹闭尿管、胃管等非紧急管路。

6.5　应使用 RASS 或 SAS 表评估患者的镇静状态，维持 RASS 评分 -4~-3 分或 SAS 评分 2 分。

6.6　应使用 CPOT 或 BPS 评估患者的镇痛状态，维持 CPOT 评分 0 分或 BPS 评分 3 分。

6.7　应保持气道通畅，双重固定气管插管，维持气囊压力 25~30cmH$_2$O。

6.8　应充分清理口鼻腔、气道分泌物，呼吸机纯氧通气 2min。

7　实施要点

7.1　应由至少 5 名操作者执行，人员分工及职责参见附录 A，操作流程参见附录 B。若患者正在接受 CRRT、ECMO 等治疗，宜增加操作者 1~2 名。

7.2　宜选择最重要管路的对侧作为翻身方向。

7.3　应去除患者前胸位置的电极片，宜保留有创血压和血氧饱和度监测。翻身过程中，应实时监测血氧饱和度、心率及血压。

7.4　翻身过程中，应由 1 号位操作者发号施令，指挥整个翻身过程。

7.5　将患者置于平卧位，左右双侧同时夹心式卷曲翻身单并固定患者。

7.6　将患者向翻身方向对侧平移至床沿；由平卧位调整为 90° 侧卧位；由 90° 侧卧位调整为俯卧位。

7.7　在背部对应位置贴电极片进行持续心电监护。

7.8　应确定人工气道固定通畅，并保持有效通气。

7.9　应开放所夹闭的管道，保持全身管道的通畅及固定。

7.10　体位摆放参见附录 C。

8　俯卧位期间护理

8.1　应保持头偏向一侧，充分暴露人工气道，密切观察人工气道通畅情况。

8.2　应持续监测患者心率、呼吸、血压、血氧饱和度，每 1h 观察并记录患者意识、瞳孔、呼吸机参数。

8.3 应使用RASS或SAS评分量表监测患者的镇静深度，维持RASS评分为-4~-3或SAS评分为2分。

8.4 应使用CPOT或BPS评分量表监测患者的镇痛深度，维持CPOT评分为0分或BPS评分为3分。

8.5 宜调整患者体位为头高脚低斜坡卧位，床头抬高10°~30°。

8.6 应避免眼球受压，眼睑应保持闭合。

9 并发症预防

9.1 非计划性拔管

9.1.1 翻身前，应检查管路固定情况。

9.1.2 管路应预留足够的长度，必要时使用延长管。

9.1.3 翻身过程中，操作者动作应保持同步，避免不必要的管路牵扯。

9.1.4 翻身结束后，应立即检查所有管路是否固定且通畅。

9.1.5 俯卧位机械通气期间，宜每2h检查管路固定情况。

9.2 反流与误吸

9.2.1 宜使用幽门后喂养。

9.2.2 使用肠内营养的患者，翻转至俯卧位前，应暂停肠内营养，并监测胃残余量。

9.2.3 俯卧位机械通气期间，应避免腹部受压，每次调整体位后均需检查腹部受压情况。

9.3 压力性损伤

9.3.1 应每2h观察压力性损伤高风险部位皮肤的受压情况，检查受压部位保护措施是否有效。

9.3.2 应每2h进行左右侧卧位翻身，角度为15°~30°，躯干朝向应与头部朝向保持一致。

9.3.3 应悬空鼻尖、腹部、女性胸部、男性生殖器等易受压部位。

9.4 血流动力学紊乱

9.4.1 应持续心电、血氧饱和度和动脉血压监测。

9.4.2 应及时调整血管活性药物剂量。

9.4.3 应避免在血流动力学不稳定时进行俯卧位翻身。

9.4.4 俯卧位通气期间，患者出现恶性心律失常、严重血流动力学不稳定、心搏骤停及气管导管异位等情况时，应立即终止俯卧位通气。

附　录　A
（资料性附录）
人员分工及职责

1号位（头部）：
由高年资护士担任。
负责固定人工气道导管、发号施令及指挥。

2号位（右上）：
负责预留足够长度的输液管，确保翻身过程中的用药安全。

3号位（左上）：
负责预留足够长度的监护仪导线、呼吸机管路的安全、生命体征的观察。

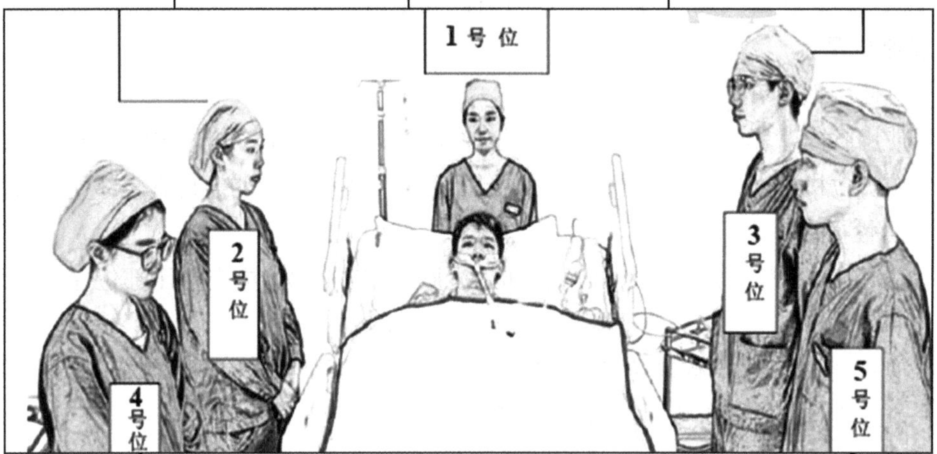

4号位（右下）、5号位（左下）：
负责固定同侧引流管，避免受压。沿患者身体纵轴线方向放置引流管，将引流瓶及引流袋置于身体外侧，将尿袋置于患者两腿中间。

附 录 B

（资料性附录）

仰卧位到俯卧位的翻身操作流程

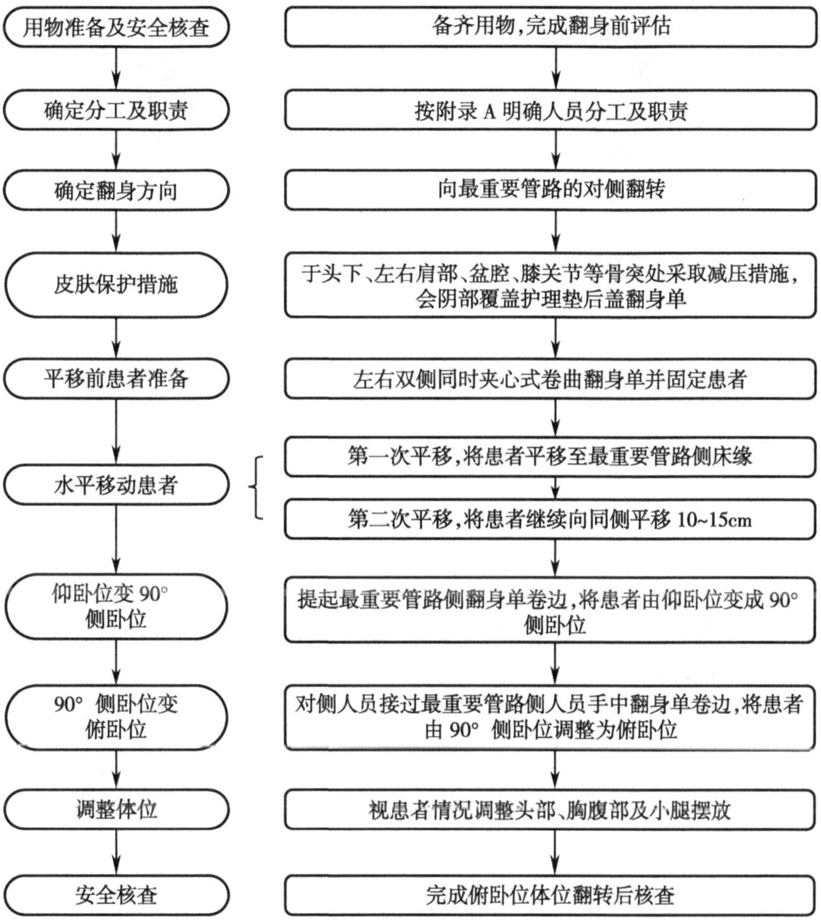

附　录　C

（资料性附录）

俯卧位机械通气期间体位摆放示意图

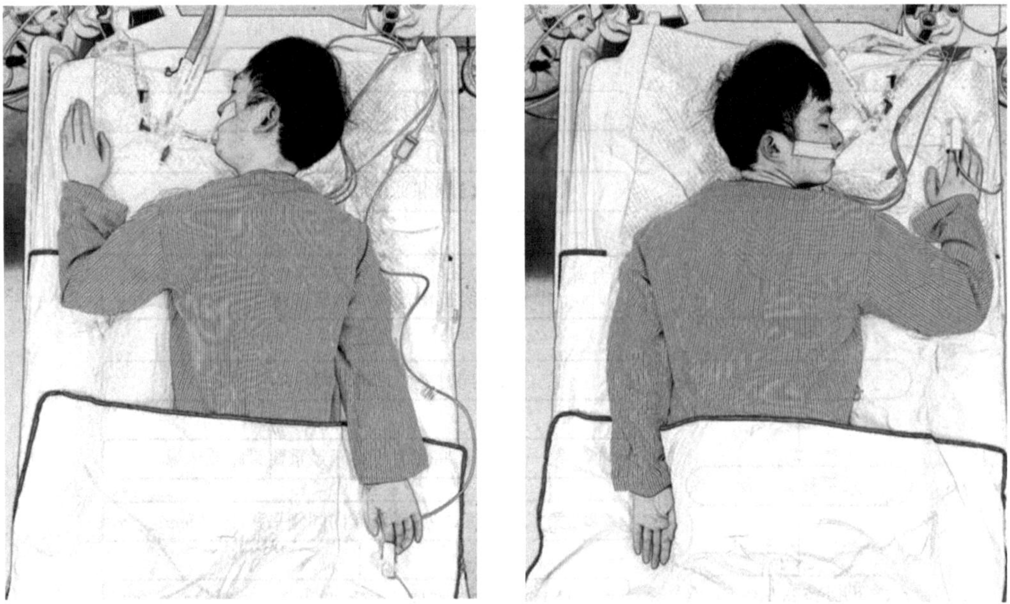

患者头偏向一侧，面部同侧上肢应平于或稍低于肩的高度、肘部自然弯曲、掌心朝向床面、保持肩关节外展且前举不超过 90°，后枕部同侧上肢平行置于身体侧方。

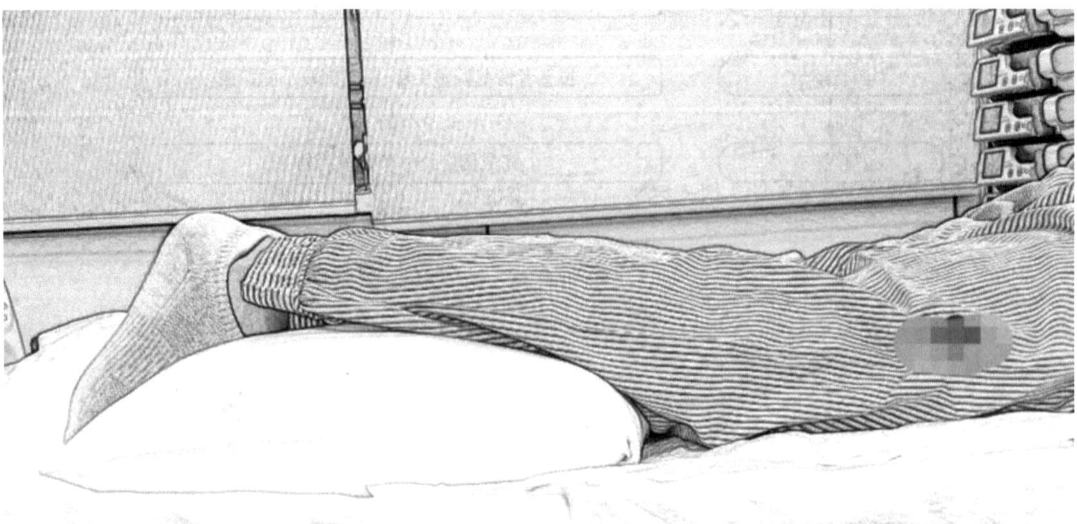

双小腿下垫软枕，膝关节使用减压工具保护，足趾避免受压。

第三节　团体标准要点解读

《成人机械通气患者俯卧位护理》团体标准中核心要素包括基本要求、操作过程和并发症预防三个部分，其中基本要求中对俯卧位执行条件、急救物品准备和具有呼吸道传染病隔离条件等作出了规定。操作过程中对俯卧位前评估、实施要点、俯卧位期间的护理等给出了要求及建议。并发症的预防针对常见的非计划性拔管、反流与误吸、压力性损伤、血流动力学紊乱给出了要求及建议。本节将对标准中的重点难点内容进行解读。

一、基本要求

（一）俯卧位操作人员资质

本标准在基本要求的5.1和5.2中提及，应遵医嘱对机械通气患者实施俯卧位技术；每次实施俯卧位操作时，均应有医生在场，俯卧位操作应由经过培训的医师和护士合作完成。医师负责俯卧位执行医嘱的开立，确定俯卧位执行的时机。护士应取得护士执业资格证并经过俯卧位的相关培训，护士负责俯卧位的实施，并发症的预防，俯卧位期间的护理。

（二）监护设备及用物

①监护仪及监护仪配件，电极片3~5片。②翻身用物：160cm × 120cm翻身单2张，护理垫2个。③遵医嘱准备适量镇静镇痛药物、肌肉松弛药、血管活性药物等。

二、操作要点

（一）俯卧位前压力性损伤风险的评估

本标准在操作前评估的6.3中提及，应使用风险评估量表评估压力性损伤的风险，高风险部位应使用减压工具或器械进行保护。预防压力性损伤用物可参照以下清单：使用传统气垫床时，备泡沫敷料7张、约18cm × 15cm × 8cm的方形海绵垫4个、马蹄形垫1个、三角枕2个；使用高级医用俯卧位气垫时，通常仅需额外备三角枕1个。

（二）俯卧位前人工气道的评估

本标准在操作前评估的6.7中提及，应保持气道通畅，双重固定气管插管，维持气囊压力25~30cmH_2O。气管插管的患者，使用高黏性张力胶布固定气管插管后再加用扁带固定气管插管；气管切开的患者用扁带固定气管切开套管，扁带应预留1~2指空间后打死结。建议使用密闭式吸痰管进行吸痰，以维持呼气末正压通气（PEEP）。同时使用专用的气囊测压工具监测气囊压力，以确保气囊压力在25~30cmH_2O。

（三）俯卧位操作中翻身方向的确认

本标准在操作中要点的7.2中提及，宜选择最重要管路的对侧作为翻身方向。一般情况下，以主要输液通路的对侧作为翻身的方向，即主要输液通路在右侧则从右向左翻身，主要输液通路在左侧则从左向右翻身。若患者有CRRT、ECMO等管道时，CRRT或ECMO管道将成为最重要管路，翻身方向仍以管路置管侧为参照。

（四）俯卧位翻身过程中指挥人员的实施

本标准在操作中要点的7.4中提及，翻身过程中，应由1号位操作者发号施令，指挥整个翻身过程。1号位人员应在使用"EC"字手法固定好气管插管的基础上发出指令，指令内容应清晰易懂，便于参与翻身人员理解和保持动作同步及一致。如"1，2，3，移动"表示患者在床面上的移动；"1，2，3，侧卧"表示将患者从平卧翻转为侧卧；"1，2，3，俯卧"表示将患者翻转为俯卧位。

（五）夹心饼翻身方法的实施

本标准在操作中要点的7.5中提及，将患者置于平卧位，左右双侧同时夹心式卷曲翻身单并固定患者。具体做法如下：

①取翻身单1张，垫于患者背部，翻身单上缘与患者肩部平齐，患者身体卧于翻身单中部，左右两侧预留同样宽度。②将2个海绵垫分别置于左、右锁骨上方。③取护理垫1张，置于会阴部。④将2个海绵垫分别置于左、右髂前上棘骨突处。⑤将患者翻身侧的手臂置于臀部下方，掌心朝上。⑥另取翻身单1张盖于患者上方，上缘与肩部平齐，左右两侧边缘与患者背下的翻身单平齐。⑦将两层翻身单由外向内卷紧，将患者固定于两层翻身单之间，使患者呈"夹心"状。

（六）俯卧位翻身时管道的护理

本标准在操作中要点的7.8和7.9中提及，应确定人工气道固定通畅，并保持有效通气，应开放所夹闭的管道，保持全身管道的通畅及固定，具体分工如下：1号位人员确保气管插管或气管切开套管与呼吸机连接紧密，同时观察呼吸有无报警，保持人工气道通畅的同时避免压迫口唇或颈部皮肤；2号位人员负责检查并妥善安置输液通路，检查输注系统保证药物的正常输注；3号位人员恢复患者原有的监护，检查生命体征有无异常；4号位、5号位人员分别将两侧的引流瓶流袋/瓶重新悬挂于床旁，并开放引流管以保持引流通畅。最后，使用传统气垫床的患者，2~5号位的人员分别检查4个方形海绵垫是否在位，如有移位应及时调整，以确保患者腹部、女性乳房、男性生殖器不受压。

三、并发症的预防

（一）非计划性拔管

研究显示，俯卧位通气非计划性拔管发生率约9.13%。应依据患者肌力、意识状态、疼痛、躁动谵妄等病情综合判断非计划性拔管风险等级。翻身前检查所有管道的固定情况，松脱的管道及时固定后再行翻身。管道预留足够的长度，必要时使用延长管。对患者做好镇静、镇痛及必要的约束。翻身过程中，操作人员应保证翻身动作的一致性，同时进行平移、提起等动作，避免不必要的牵拉，同时各位操作人员在翻身过程中须观察所负责管道，保证管道的固定与通畅。翻身后立即检查所有管道是否固定妥善。

（二）压力性损伤

俯卧位通气过程中因重力及体位原因，身体压力的重新分布，研究显示俯卧位通气发生压力性损伤的概率是未实施俯卧位通气患者的 1.36 倍。建议使用压力性损伤风险评估量表对患者风险进行总体评估，并针对患者体型特点局部进行个性化的风险预防。例如，使用减压凝胶垫或自制头面部海绵垫可以降低头面部压力性损伤风险，气管插管勿压迫口唇，根据患者体型选择不同厚度的方形小枕，同时每 2~4 小时进行左右翻身。

（三）血流动力学紊乱

翻身前，备好血管活性药和扩充血容量液体，以应对可能出现的低血压。翻身过程中应保留血氧饱和度、有创动脉血压监测，以便及时发现患者的血流动力学变化。翻转为俯卧位后要尽快重新连接好所有心电监护仪及动脉血压传感器，以尽快恢复血流动力学监测，出现血流动力学变化时及时遵医嘱进行相应的处置。

参考文献

[1] 邵小平 . 实用急危重症护理技术规范[M]. 上海：上海科学技术出版社，2019.

[2] 中华医学会重症医学分会重症呼吸学组 . 急性呼吸窘迫综合征患者俯卧位通气治疗规范化流程[J]. 中华内科杂志，2020，59(10)：781-787.

[3] 成人重症患者俯卧位机械通气护理专家共识组 . 成人重症患者俯卧位机械通气护理专家共识[J]. 中华护理杂志，2020，55(增刊 2)：150-155.

[4] SCHOLTEN E L，BEITLER J R，PRISK G K，et al. Treatment of ARDS with prone positioning[J]. Chest，2017，151(1)：215-224.

[5] GATTINONI L，BUSANA M，GIOSA L，et al. Prone positioning in acute respiratory distress syndrome[J]. Semin Respir Crit Care Med，2019，40(1)：94-100.

[6] GATTINONI L，TACCONE P，CARLESSO E，et al. Prone position in acute respiratory distress syndrome. Rationale，indications，and limits[J]. Am J Respir Crit Care Med，2013，188(11)：1286-1293.

[7] GUERIN C，ALBERT R K，BEITLER J，et al. Prone position in ARDS patients：why，when，how and for whom[J]. Intensive Care Med，2020，46(12)：2385-2396.

[8] GUERIN C，REIGNIER J，RICHARD J C，et al. Prone positioning in severe acute respiratory distress syndrome[J]. N Engl J Med，2013，368(23)：2159-2168.

[9] CULBRETH R E，GOODFELLOW L T. Complications of prone positioning during extracorporeal membrane oxygenation for respiratory failure：a systematic review[J]. Respir Care，2016，61(2)：249-254.

[10] CHADWICK J R. Prone positioning in trauma patients：nursing roles and responsibilities[J]. J Trauma Nurs，2010，17(4)：201-209.

[11] VOGT T B，SENSEN B，KLUGE S. Bauchlagerung bei Beatmung-Schritt für Schritt[Prone position during mechanical ventilation-step by step][J]. Dtsch Med Wochenschr，2019，144(14)：978-981.

[12] Intensive Care Society. Guidance for：prone positioning in adult critical care[R/OL].(2019-12)[2025-01-01]. https://opencriticalcare.org/wp-content/uploads/2021/04/Prone-position-in-adult-critical-care-2019-tjg6zf.pdf.

第二十章

成人雾化吸入护理

第一节 编制背景

一、本标准要解决的问题或技术

雾化吸入疗法是应用雾化装置将药液分散成悬浮于气体中的细小雾滴或微粒以气雾状喷出，经鼻或口吸入呼吸道和/或肺部，从而达到局部治疗的目的，具有疗效好，安全性高，不良反应少等优点，是治疗成人呼吸系统疾病的重要手段。随着呼吸系统疾病在全死因死亡人数中的比重越来越大，雾化吸入治疗在临床治疗呼吸疾病的应用也越来越广泛。

研究表明，91.6% 的医院常规使用雾化治疗，99.4% 的慢性阻塞性肺疾病（简称慢阻肺）患者及 95.5% 的哮喘患者均会接受雾化治疗，而在急慢性咽喉炎、支气管炎、肺部感染等疾病中，雾化吸入也有较高的应用率。对于慢阻肺、哮喘等慢性气道疾病，吸入剂则是维持患者疾病现状、改善症状、控制急性加重的一线治疗方案。目前已有医院建立了专门的雾化吸入中心，以提高雾化吸入治疗的效果。研究指出，在考虑给予患者吸入用药的升阶梯的治疗时，首先应评估患者的吸入技术，可见吸入技术的掌握对患者尤为重要。

护理人员在雾化吸入实施过程中起着非常重要的作用，雾化吸入是护理人员必须掌握的一项操作。雾化装置的选择，氧气驱动流量的调节，治疗监测及指导患者正确应用吸入剂等健康教育均影响着雾化吸入的效率和效果。

在临床实践中，护理人员对雾化吸入的认知及实施情况却存在诸多问题。有调查显示，尽管临床护理人员均可进行雾化操作，但 89% 雾化吸入器使用不规范，护士对雾化吸入治疗的知识水平偏低，缺乏对雾化吸入治疗科学全面的认识，认为雾化只是单纯的稀释痰液，缓解咳嗽，对于雾化实施相关评估、设备选择、用药效果的观察和患者健康教育均存在较多问题，如部分护理人员很少或从不进行操作前后的评估，患者对雾化吸入的相关知识掌握欠缺，希望得到相关的宣教知识，三级医院开展雾化操作的培训较多，而二级医院与社区医院较少开展。为了确保这一操作的有效性及安全性，应加强对各级医院护理人员雾化吸入治疗规范的编制与培训，以取得较好的雾化治疗临床疗效。

因此，该标准拟解决临床护士雾化吸入操作过程中存在的不统一、不规范的问题，包括评估、操作要点、不良反应的观察和处理。该标准的意义在于：提高各级医疗机构中临床护士实施雾化操作的规范，提高雾化吸入效果，确保患者安全。

二、国际、国内标准现状及需进一步解决的问题

国内外在雾化吸入方面已有部分指南及专家共识，在国内外出版的相关指南及专家共识中与雾化吸入相关的内容见表 20-1。

表 20-1　国内外出版的雾化吸入相关指南及专家共识

年份	机构 / 组织 / 作者	标准 / 指南 / 专家共识名称	主要内容
2010 年	美国卫生系统药师协会	《常用雾化吸入药物混合配伍指南》	主要介绍了常用雾化吸入药物混合配伍指南，提出了可供雾化吸入的药物及其配伍的各种推荐意见。该指南基于当时美国医疗环境和药物使用情况制订，侧重于为临床医生和药师提供实用的配伍建议
2012 年	成人慢性气道疾病雾化吸入治疗专家组	《成人慢性气道疾病雾化吸入治疗专家共识》	主要介绍了成人慢性气道雾化吸入治疗的用药方案以及药物配伍信息，在美国卫生系统药师协会发表的常用雾化吸入药物混合配伍指南的基础上，根据不同的疾病提出雾化治疗的具体推荐方案
2014 年	中华医学会呼吸病学分会呼吸治疗学组	《雾化治疗专家共识（草案）》	主要介绍了雾化治疗的目的、影响因素、各类型雾化器的临床应用、不良反应及预防措施，并提供了基于德尔菲分级标准的 12 条推荐意见。但未详细列出所有药物的药理学特性和安全性，只是强调了应根据患者的具体病情和药物特性选择合适的雾化吸入药物
2016 年	中华医学会呼吸病学分会	《雾化吸入疗法在呼吸疾病中的应用专家共识》	主要介绍了常用雾化吸入装置的种类及原理、影响雾化器雾化效能的主要因素和其他非药物因素、无创和有创通气的雾化器连接；常用雾化吸入药物的药理学特性和安全性；雾化吸入疗法在各类呼吸疾病中的应用及注意事项等

续表

年份	机构 / 组织 / 作者	标准 / 指南 / 专家共识名称	主要内容
2017 年	爱尔兰胸科协会	《ITS 指南：家庭环境中雾化系统的应用》	主要介绍了在家庭环境中使用雾化治疗的具体建议，包括雾化前后的规范使用、雾化装置的清洁与消毒、定期检查维护，提供了详细的雾化治疗操作步骤，为呼吸系统疾病患者进行家庭雾化治疗提供了指导。同时该指南建议医护人员对患者进行家庭雾化治疗的教育与随访，并根据患者的具体情况调整治疗方案。该指南为医护人员和使用雾化治疗的患者均提供了重要参考依据
2017 年	欧洲临床微生物与感染性疾病学会（ESCMID）	《应用雾化吸入药物治疗无创机械通气患者呼吸道感染意见书》	主要为成人无创机械通气应用雾化吸入药物提出了推荐意见。该意见书强调了避免滥用雾化吸入抗生素的重要性，并建议在使用前进行充分的评估和权衡，强调关注药物选择、不良反应以及环境暴露与耐药性问题等方面的挑战，为临床医生在治疗无创机械通气患者呼吸道感染时提供了指导
2018 年	中国医师协会急诊医师分会等	《雾化吸入疗法急诊临床应用专家共识》	主要介绍了雾化吸入疗法急诊应用、操作规范，为一线急诊医护人员提供了理论与实践指导，旨在进一步提高雾化吸入疗法在急诊的应用水平，以使更多患者获益。在实际应用中，医护人员应根据患者的具体情况和病情严重程度，选择合适的雾化吸入药物和装置，并严格按照操作流程进行，以确保治疗的安全性和有效性

续表

年份	机构/组织/作者	标准/指南/专家共识名称	主要内容
2019年	中华医学会临床药学分会等	《雾化吸入疗法合理用药专家共识》	主要针对医务人员对雾化吸入疗法及其药物应用认识不足、雾化吸入疗法在临床应用中存在的不合理用药现象，提供了常用雾化吸入装置的正确选择、雾化吸入疗法合理用药、雾化吸入治疗的不良反应及处理建议。此外，该共识强调了药学监护与用药教育的重要性以及对特殊人群（如儿童、老年患者、孕期及哺乳期妇女等）加强用药监护的重要性
2019年	中国耳鼻喉科相关专家组	《雾化吸入在咽喉科疾病药物治疗中应用专家共识》	用于咽喉雾化吸入的药物种类较多，临床应用多遵循既往经验，临床循证研究及国内外相关指南较少。为了更好地指导我国医师的雾化吸入治疗临床实践，帮助和规范雾化吸入疗法在咽喉科疾病的临床应用，制订本专家共识。共识从雾化吸入疗法在疾病治疗体系中的作用、雾化吸入的药物、应用指征、具体方法及注意事项等方面进行讨论
2020年	中华医学会呼吸病学分会	《对新型冠状病毒感染患者的雾化吸入治疗的建议》	在治疗新型冠状病毒（2019-nCOV）感染时，雾化吸入一方面有助于治疗，另一方面也产生气溶胶污染室内空气，可能导致医患之间以及患患之间的交叉感染。为提高药物雾化吸入疗效，降低交叉感染风险，在雾化吸入治疗实施中需要注意一些细节，提出此建议

纵观已发布的指南、共识，目前尚缺少从护理人员实施雾化吸入的角度的规范性文件，因此，制定成人雾化吸入护理的相关标准是十分必要的。

三、适用范围

本文件适用于各级各类医疗机构的注册护士及经过培训的专业人员。详细阐述了成人雾化吸入护理的基本要求、雾化吸入前评估、操作要点及不良反应的观察和处理，不含机械通气时的雾化吸入操作。

第二节　T/CNAS 24—2023 成人雾化吸入护理团体标准

中　华　护　理　学　会　团　体　标　准

T/CNAS 24—2023

成人雾化吸入护理

Nursing care of adult patients with aerosol inhalation

2023-01-31 发布　　　　2023-05-01 实施

中华护理学会　发布

目　次

前　　言

本文件按照 GB/T 1.1—2020《标准化工作导则　第 1 部分：标准化文件的结构和起草规则》的规定起草。

本文件由中华护理学会提出并归口。

本文件起草单位：北京大学人民医院、北京医院、国家卫生健康委员会医院管理研究所、北京大学护理学院、山东第一医科大学第一医院（山东省千佛山医院）、空军军医大学护理学院、中国医科大学护理学院、中日友好医院、武汉大学人民医院、北京积水潭医院、临汾市中心医院、郑州大学第一附属医院、河南省人民医院、首都医科大学宣武医院、遵义医科大学附属医院、广西医科大学第一附属医院、青岛大学附属医院、北京协和医院、青海省人民医院、华中科技大学同济医学院附属同济医院、华中科技大学同济医学院附属协和医院、南方医科大学南方医院。

本文件主要起草人：张素、齐晓玖、么莉、王志稳、许翠萍、张海燕、朗红娟、刘宇、韩春燕、鲜于云艳、徐钰、张智霞、黄峥、张红梅、常红、黄仕明、崔妙玲、高玉芳、张春燕、李月美、魏丽丽、黄丽红、徐玉兰、周宏珍、王慧婷。

成人雾化吸入护理

1 范围

本文件规定了雾化吸入的基本要求、雾化吸入前评估、操作要点及不良反应的观察和处理,不含机械通气时的雾化吸入操作。

本文件适用于各级各类医疗机构的注册护士及经过培训的专业人员。

2 规范性引用文件

下列文件中的内容通过文中的规范性引用而构成本文件必不可少的条款。其中,注日期的引用文件,仅该日期对应的版本适用于本文件;不注日期的引用文件,其最新版本(包括所有的修改单)适用于本文件。

WS/T 367—2012 医疗机构消毒技术规范

WS/T 510—2016 病区医院感染管理规范

3 术语和定义

下列术语和定义适用于本文件。

3.1 雾化吸入疗法 aerosol therapy

借助气溶胶发生装置将药物以气溶胶的形式经吸气进入气道,在气道局部发挥药理作用的治疗方法。

3.2 气溶胶 aerosol

经由小容量雾化器、压力定量吸入器、干粉吸入器等气雾发生器所产生的液态或固态悬浮体。

3.3 小容量雾化器 small volume nebulizer

一类承载药液容量在20ml以下的气雾发生器,包括空气压缩、氧气驱动、网状雾化器和超声雾化器。

3.4 大容量雾化器 large volume nebulizer

一种能进行持续射流雾化且承载药液量大于200ml的雾化装置和设备。

3.5 射流雾化器 Jet nebulizer

一种利用气体射流原理和文丘里原理,将药液形成气溶胶的雾化装置。分为氧气驱动和空气压缩两种类型。

3.6 压力定量吸入器 pressurized meter-dose inhaler

一种由抛射剂、药物和辅料及容器、阀门、喷嘴和其他辅助装置(如缓冲腔)组成的可携带的小体积吸入装置。

3.7 干粉吸入器 dry powder inhalation

一种将药物微粒与载体混合物以干粉形式储存在药物载体中，依靠吸气流速将药物吸入气道的雾化吸入装置。

3.8 气雾沉积 aerosol deposition

气雾颗粒沉积在吸收性表面的过程，是雾化治疗发挥作用的重要决定因素。

4 缩略语

以下缩略语适用于本文件。

pMDI：压力式定量吸入剂（pressurized meter-dose inhaler）

DPI：干粉吸入剂（dry powder inhaler）

5 基本要求

5.1 应根据雾化器的种类和工作原理、产生气溶胶大小和治疗要求选择合适的装置，各类小容量雾化设备特性参见附录 A。

5.2 应掌握各种药物配伍使用的相容性和稳定性，药物配伍禁忌参见附录 B。

5.3 应用小容量雾化装置时，应逐渐增加雾量。

5.4 雾化装置应专人专用，一次性装置按说明书要求定期或按需更换。

5.5 医疗机构所选用的雾化发生设备应符合医疗器材的用电安全、环境温度与湿度、电击和震颤等标准，以及材质的生物兼容性。

5.6 氧气雾化吸入过程中应严禁烟火和易燃物。

6 雾化吸入前评估

6.1 应评估患者的病情、意识状态、呼吸功能、痰液情况、过敏史。

6.2 应评估患者的吸气流速和配合能力，吸气流速可应用呼吸训练哨进行筛查。

6.3 应评估气管黏膜肿胀、管壁痉挛（如主诉呼气困难）等影响吸入效果的因素。

6.4 对于自身免疫功能减退的患者，应评估口腔黏膜有无真菌感染。

6.5 应检查雾化设备的功能状态。

7 操作要点

7.1 小容量雾化器的使用

7.1.1 协助患者采取安全、舒适坐位，不能坐位者应尽量抬高床头。

7.1.2 应根据患者疾病、用药及减轻不良反应的要求选择适宜的雾化设备，具体情况可有：

——慢阻肺病合并Ⅱ型呼吸衰竭时，宜选用网状雾化器或空气压缩雾化器；

——抗生素、毒性药物、降低气道高反应的药物及抗肺泡蛋白类药物，宜使用网状雾化器；

——高张盐水进行痰液诱导或进行气道局部麻醉时，宜使用超声雾化器；

——重度和极重度慢阻肺病患者如使用氧气驱动雾化器，不宜超过 15min；

——因温度增加而降低药效的药物，如布地奈德、蛋白及肽类等，不宜使用超声雾化器。

7.1.3 连接电源 / 氧源，再次检查雾化器 / 壁式氧气表状态。

7.1.4 将药液和溶液置入储药槽中，药液容积勿超过雾化装置的建议量，如药液在冰箱内贮存，应复温后使用。

7.1.5 连接雾化设备与雾化装置和管路。使用氧气驱动雾化者，应调整氧流量至 6~8L/min，观察出雾情况。

7.1.6 指导患者含住口含嘴或戴上面罩（不能配合的患者宜使用面罩），开启雾化设备；嘱患者用口吸气，用鼻呼气，雾化过程中宜间断深呼吸。使用面罩时尽量与面部贴合，避免药物进入眼睛。

7.1.7 雾化时间 15~20min。使用糖皮质激素者，治疗结束后需漱口；面部不宜使用油性面膏，雾化后应洗脸。

7.1.8 射流、超声雾化器或网状雾化器，按照说明拆解并清洗零件，清洗时避免触碰网状雾化器的筛孔等精细部件。

7.1.9 雾化器、送气管、过滤片、过滤片盖消毒方法应参照 WS/T 510—2016 的规定。

7.2 压力定量吸入器（pMDI）的使用

7.2.1 应用力摇匀瓶身。

7.2.2 嘱患者先深呼吸 2~3 次。最后一次深呼吸、充分呼气后立即将口含嘴放进口内，并且含紧，按下药罐将药物释出，深吸气，屏住呼吸 5~10s 后缓慢呼气。

7.2.3 如需重复用药，宜在平静呼吸 2~3min 后重复上述步骤。

7.2.4 使用后用清水清洁口含嘴并擦干。

7.2.5 嘱患者记录用药次数。

7.3 干粉吸入器（DPI）的使用

7.3.1 应检查指示窗，确认药物足量。

7.3.2 应检查口含嘴，如潮湿，应擦干后使用。

7.3.3 使用单一剂量干粉吸入器前，应将药物胶囊放在储药槽中，按下穿刺胶囊按钮（只按一次即可），释放药物；盖防尘盖备用。

7.3.4 使用多剂量干粉吸入器时，应一手握吸入剂，另一手推动（或旋转）推药器（或准纳器）向指定方向旋转直至出现声音提示，表明吸入器已处于备用状态。

7.3.5 应指导患者平静呼吸 3~5 次，呼气时远离口含嘴，呼气末将口含嘴放入口中，双唇包住口含嘴；匀速地吸入药物，屏气约 5~10s（尽可能长）后慢慢呼气。

7.3.6 弃去已用过的胶囊，清洁口含嘴。

7.3.7 使用糖皮质激素者，雾化后应漱口（含漱）。

7.3.8 置 DPI 于干燥通风处。

8　不良反应的观察和处理

8.1　吸入过程中如出现口干、咳嗽、恶心、呕吐、手部震颤等反应，可改成间歇雾化，严重时应暂停雾化。

8.2　因雾化液温度过低、浓度高或雾量过大诱发支气管痉挛时，应适当减小雾量，仍不缓解时应暂停雾化治疗。

8.3　吸入过程中如出现胸闷、气短、心悸、呼吸困难、血氧饱和度降低等反应，应暂停雾化治疗，持续加重者应立即通知医生。

附 录 A
（资料性）
常见小容量雾化器的种类及作用特点

种类	气雾产生原理	对药物使用要求	使用注意事项
氧气驱动雾化器	以高压纯氧作为驱动力，利用文丘里原理，在雾化吸入器内通过药液喷射与氧气撞击形成小颗粒气溶胶的雾化生成装置	遵循药物配伍禁忌	1. 应调整好氧流量至6~8L/min，观察出雾情况；出雾量应逐渐增加，可调整流量进行调节； 2. 结束治疗时应观察残余药量，如残余过多，适当延长治疗时间
空气压缩雾化器	以空气为动力的射流雾化器，采用压缩空气形成文丘里（Venturi）效应，使溶液和悬浮液喷射分解形成雾状微粒，经吸气随气流进入气道	遵循药物配伍禁忌	1. 产生气雾的密度或浓度可能较高，观察出雾情况，出雾量应逐渐增加； 2. 结束治疗时应观察残余药量，如残余过多，适当延长治疗时间
超声雾化器	利用超声波声能产生振动将一种药物转变为气溶胶形态，并经口腔（或鼻腔）吸入的药物输送装置	1. 可使雾化容器内的药液的温度增加，可能降低某些药物如含蛋白质或肽类化合物的疗效； 2. 不同液体的物理特性（如水溶性和脂溶性）不同，对于这些液体混合物（如糖皮质激素与水的混悬液）的雾化释出比例和效果也不一样，因此超声雾化时可能导致药物的溶液浓缩	1. 按照说明拆解并清洗零件，清洗时避免损害零件； 2. 观察出雾情况，出雾量逐渐增加
网状雾化器	喷雾方式是通过振动子的上下振动，经喷嘴型网式喷雾头上孔穴将药液挤出，利用微小超声波振动和网式喷雾头构造喷雾，所喷出的气溶胶直径均一，能保证药物在靶气道/肺部的沉降，输出效率较为精准	遵循药物配伍禁忌	1. 条件允许时，可在呼气端加用滤过装置； 2. 按照说明拆解并清洗零件。清洗时小心勿触碰筛孔，避免损害零件

附　录　B
（资料性）
常用雾化药物配伍禁忌

药品	N-乙酰半胱氨酸	氨溴索	布地奈德	倍氯米松	沙丁胺醇	异丙托溴铵
N-乙酰半胱氨酸	—	N	C	N	IC	C
氨溴索	N	—	N	N	N	IC
布地奈德	C	N	—	N	C	C
倍氯米松	N	N	N	—	N	N
沙丁胺醇	C	N	C	C	—	C
异丙托溴铵	C	IC	C	C	C	—

注：C：有临床研究证实药物同时应用时的稳定性和相容性

IC：来自生产厂家的报告证实药物同时应用时的稳定性和相容性

N：配伍稳定性的证据不充分，如患者可耐受，则分开应用

第三节　团体标准要点解读

《成人雾化吸入护理》团体标准中核心要素包括基本要求和操作程序两个部分,其中基本要求中对雾化器的选择、雾化药液配伍使用、环境要求等作出了规定,操作程序中对雾化吸入前评估、操作要点、不良反应观察和处理等给出了要求及建议。本节将对标准中的重点难点内容进行解读。

一、基本要求

(一)雾化吸入装置选择要求

本标准在基本要求的5.1中提及,应根据雾化器的种类和工作原理、产生气溶胶大小和治疗要求选择合适的装置。研究表明,肺内沉积的气溶胶大小最佳范围为1.0~5.0μm。建议选择雾化器时,了解雾化装置产生的气溶胶大小。超声雾化器产生气溶胶颗粒为1~6μm,射流雾化器为1~5μm,网状雾化器为3~5μm。选择雾化器的依据还包括药物的性质、患者的气道敏感程度等。各类小容量雾化设备特性参见附录A。

(二)雾化药液配伍要求

本标准在基本要求的5.2中提及,应掌握各种药物配伍使用的相容性和稳定性。雾化吸入药物间配伍相容性是指药物在混合后24小时内,混合液pH值、渗透压、物理性状稳定,且任一种主要成分含量变化不超过10%。使用2种或多种药物混合雾化时,要注意药物间的相容性和配伍后的稳定性,存在配伍禁忌的药物不可混合使用。雾化吸入药物混合后24小时内,若出现颜色、颗粒、浊度变化,可见气体、沉淀形成,混悬液分散性变差,则物理不相容,不应使用。药物配伍禁忌参见附录B。

(三)雾化设备使用环境要求

本标准在基本要求的5.5和5.6中提及,医疗机构所选用的雾化发生设备应符合医疗器材的用电安全、环境温度与湿度等标准。参照医院感染预防与管理要求,医疗机构雾化中心应保持采光和通风良好,温度应维持在22~24℃,湿度应维持在50%~60%,面积≥20m^2,可同时进行6~10例患者的雾化治疗,雾化中心布局合理,每日通风不少于2次,每次30分钟,或采用空气消毒机、紫外线灯进行空气消毒。氧气雾化吸入过程中应严禁烟火和易燃物。

二、操作要点

(一)雾化吸入前评估

1. 对患者吸气流速的评估是确定应用雾化的基础。本标准在6雾化吸入前评估中,6.2提及“应评估患者吸气流速和配合能力,吸气流速可应用呼吸训练哨进行筛查。吸气流速的评估对于确定患者使用的雾化吸入设备有重要的作用。吸气流量过快,局部易产生湍流,促使气溶胶因互相撞击沉积于鼻咽部,导致肺内沉积量明显下降,这种在指导进行压力定量吸入器应用时须指导患者进行平静呼吸，间歇深呼吸。使用干粉吸入剂对患者的吸气流速有最低要求，如达不到最低要求，则意味着患者如使用干粉吸入剂时可能无法吸入足量的药物而致雾化效果下降。6.3 中提及，雾化吸入前要评估患者的病情、意识状态、呼吸功能、痰液情况、过敏史。全面的护理评估可保证患者雾化吸入的治疗需求及安全。

2. 雾化吸入的评估 6.3 中指出“应评估气管黏膜肿胀、管壁痉挛（如主诉呼气困难）等影响吸入效果的因素”。此条目的提出是对护理人员在为患者进行雾化治疗时药物的应用顺序进行提示。在无明显的雾化药物配伍禁忌的情况下，临床中可能同时进行多种药物的雾化吸入，当患者存在明显的黏膜肿胀或气道痉挛时，应首先使用扩张剂或糖皮质激素类药物来降低黏膜肿胀情况，以增进雾化的效果。

（二）小容量雾化器的使用

1. 小容量雾化器的范畴　包括临床上常用的氧气驱动的雾化器、空气压缩泵（同属于射流雾化器）、超声雾化器及网状雾化器（含振动筛孔类）。小容量雾化器不受患者手 - 呼吸的配合程度影响，也不会受患者的吸气流速影响，因此在重症患者、老年患者及医疗机构中常用。各类小容量雾化器的具体特性见附录 A。

2. 雾化吸入器的适宜选择　7.1.2 中对比较特殊的疾病的雾化应用情况进行了重点的提示，第一条中“慢阻肺合并Ⅱ型呼吸衰竭的患者宜使用网状雾化器或空气压缩雾化器”，结合第四条“重度和极重度慢阻肺病患者如使用氧气驱动雾化器，不得超过 15 分钟”，此两条建议是在强调，慢阻肺合并Ⅱ型呼吸衰竭的患者存在二氧化碳潴留，因此应用氧气驱动的雾化器可能有增加二氧化碳潴留的风险，尽量避免使用。如条件所限只能应用氧气驱动雾化器，则需严格控制雾化时间，不得超过 15 分钟，并在雾化过程中严密观察血氧饱和度及神志变化。

3.7.1.7 中指出使用糖皮质激素者，治疗结束后须漱口，此建议是因雾化经口吸入，药物雾滴难免在口腔黏膜、颊黏膜等部位有沉降，雾化后漱口可避免糖皮质激素诱发口腔黏膜溃疡。面部避免涂油性面膏的原理类似，雾化治疗中口含嘴咬合不严或使用面罩时如药液在面部沉积，油性面膏会加速药物对皮肤的刺激情况。

（三）干粉吸入器的使用

7.3 干粉吸入器的使用要点中，7.3.2、7.3.6 中均提到清洁口含嘴，两次提及不是重复，而是必要的环节。口含嘴部位保持干燥是保证药物在进入口腔之前以干粉的形式存在，如口含嘴处潮湿则会将药粉溶解，导致有效的干粉剂量下降，继而不能以最佳的沉降量进入患者下气道。因此，必须保证干粉吸入器的口含嘴用之前是干燥的。

三、不良反应观察和处理

1. 本标准在 8 不良反应的观察和处理中列举了三类不良反应。8.1 可能因对药物的气味、性质及部分药物的副作用（吸入用异丙肾上腺素可致手抖）等不适应而诱发，也可能与呼吸过度通气等有关。雾化的不良反应通常较轻，出现了可停止雾化后观察。在不考虑更换药物的情况下也可采用间歇雾化的方式。

2.8.2 中指出"因雾化液温度过低、浓度高或雾量过大诱发支气管痉挛时,应暂停雾化治疗",对于哮喘或其他气道敏感性高的患者使用雾化时需要关注温度及雾化的雾量。如药物在使用前于冰箱内放置的应进行复温后使用。另外对于雾化器的选择也可以避免此类问题。在附录 A 中也列举了各类小容量雾化器的特性,射流雾化器产生雾滴时温度是降低的,因此如遇上述敏感患者,可考虑不受温度影响的网状雾化器,或者遵医嘱过渡到使用居家也可长期使用的压力定量吸入器或干粉吸入器。

雾化吸入以其精准治疗靶器官、药物对全身作用局限的优势被广泛应用于气道疾病或症状,也逐渐在其他疾病中不断拓展应用。雾化药物的精确给予依赖于雾化设备的正确选择、护理人员的规范操作及患者的配合。本标准旨在提供清晰系统的指引,为护理人员规范实施雾化吸入提供依据,保证患者雾化吸入的精准用药,为患者提供安全的治疗环境,快速康复。

参考文献

[1] 中华医学会呼吸病学分会呼吸治疗学组.雾化治疗专家共识(草案)[J].中华结核和呼吸杂志,2014,37(11):805-808.

[2] 吴秀凤,何光照,倪江,等.雾化吸入药物间配伍相容性的研究进展[J].中国医院药学杂志,2023,43(9):1050-1054.

[3] 中华医学会呼吸病学分会《雾化吸入疗法在呼吸疾病中的应用专家共识》制定专家组.雾化吸入疗法在呼吸疾病中的应用专家共识[J].中华医学杂志,2016,96(34):2696-2708.

[4] 中华医学会临床药学分会《雾化吸入疗法合理用药专家共识》编写组.雾化吸入疗法合理用药专家共识(2019 年版)[J].医药导报,2019,38(2):135-146.

[5] 中国医学装备协会呼吸病学专委会吸入治疗与呼吸康复学组,中国慢性阻塞性肺疾病联盟.稳定期慢性气道疾病吸入装置规范应用中国专家共识[J].中华结核和呼吸杂志,2019,42(4):241-253.

[6] KATIYAR S K, GAUR S N, SOLANKI R N, et al. Indian guidelines on nebulization therapy[J]. Indian J Tuberc, 2022, 69(Suppl 1): S1-S191.

第二十一章

胸腔闭式引流护理

第一节 编制背景

一、本标准要解决的问题或技术

胸腔闭式引流是指将胸腔引流管一端经胸壁置入胸膜腔,另一端接入胸腔闭式引流装置,引流胸膜腔内积气、积液,达到重建胸膜腔内负压,保持纵隔的正常位置,促进肺复张的目的。胸腔闭式引流的适应证宽,广泛应用于血胸、气胸、脓胸的引流及肺部、食管、心脏手术等术后患者,对疾病的治疗和诊断起着十分重要的作用。胸腔引流管作为高危管路,一旦发生意外脱管,极易引发或加剧气胸、皮下气肿等,对患者生命安全构成直接威胁。目前临床胸腔闭式引流存在一系列问题:①装置种类差异显著:胸腔引流装置依原理分为水封式与干封阀式,其种类涵盖单瓶、双瓶、三瓶及电子引流系统等多种类型。不同装置适应情形不同,在引流效能及安全性方面存在差异,临床操作决策缺乏明确指引。②管理标准缺乏统一性:各医疗机构在胸腔闭式引流管理上标准不一,胸腔引流管的置管准备、维护、更换、拔除以及病情观察、并发症防控等环节存在差异。例如,对于是否须定时挤压胸腔引流管这一操作,国内文献及教科书与部分指南意见相悖,前者倡导定时挤压,而后者因考虑挤压可能引发强大负压损伤肺组织而不推荐常规挤压,给临床实践带来困惑。③循证依据不足:胸腔闭式引流护理方案主要依赖于临床医务人员的经验和习惯,缺乏基于循证医学的标准化规范,难以保证护理质量的稳定性和可靠性。因此,亟须建立规范统一的胸腔闭式引流护理标准,以提升临床护理质量,保障患者安全。

鉴于此,构建完善的胸腔闭式引流护理标准十分必要,涵盖胸腔闭式引流的基本要求、置管准备与配合、病情观察及护理、引流装置日常维护、拔管护理以及并发症识别与处理等方面,旨在明晰护士的职责与角色,指导临床护理人员开展规范化的操作与护理工作,进而促进我国各级医疗机构护理的同质化发展与护理质量的稳步提升。本标准致力于达到以下目标:

1. 形成适用于全国各级各类医疗机构的胸腔闭式引流护理团体标准　鉴于国内不同医

疗机构在胸腔闭式引流使用及管理过程中，存在标准和规范缺失或不统一的情况，本标准将紧密结合国内临床实践中所面临的问题与困惑，制定具有普适性的胸腔闭式引流护理规范，为各级各类医疗机构提供清晰、明确且统一的执行参考和实践指导，以促进临床护理工作的同质化发展。

2. 强化各级医疗机构胸腔闭式引流护理安全管理　通过制定科学、系统的胸腔闭式引流护理标准，为医疗机构胸腔闭式引流护理管理明确质量评价标准，提升医务人员对胸腔闭式引流护理工作的认知水平，规范其操作行为，确保胸腔闭式引流的安全性与有效性，提升医疗机构整体护理安全与质量水平。

二、国际、国内标准现状及需进一步解决的问题

（一）国际、国内标准现状

1. 国际相关标准情况目前国际尚未发布胸腔闭式引流护理相关标准，相关内容多以指南或专家共识的形式发表。国际胸腔闭式引流相关指南及专家共识见表 21-1。

表 21-1　国际胸腔闭式引流相关指南及专家共识

年份	机构 / 组织 / 作者	标准 / 指南 / 专家共识名称	主要内容
2010 年	英国胸科学会	《英国胸科学会胸膜疾病指南：恶性胸腔积液》	主要介绍了术后胸腔积液的管理策略，包括使用胸腔镜下清除术和开胸手术等方法，并讨论了这些方法在治疗儿童胸腔积液患者中的应用和效果。但胸腔闭式引流护理相关内容较少
2016 年	英国皇家康沃尔郡医院	《胸腔引流指南：胸腔引流管的插入和管理》	主要包括 4 个方面的内容：①胸腔引流的适应证。②胸腔引流管的置入要点。③胸腔引流的日常维护，包括引流瓶的放置位置以及水封线的注意要点、引流物的监测与观察、引流管的冲洗、引流瓶的更换、引流管的夹闭等。④负压吸引注意事项。为本标准的内容撰写提供了参考
2016 年	澳大利亚墨尔本皇家儿童医院	《胸腔引流管理指南》	主要对儿童胸腔闭式引流管理提供建议，包括术语及定义、胸腔引流管置入指征及程序、引流装置的安装、胸腔引流管的日常管理、拔管指征及拔管过程管理、并发症管理。为本团体标准的撰写提供了参考

续表

年份	机构 / 组织 / 作者	标准 / 指南 / 专家共识名称	主要内容
2016 年	澳大利亚临床创新署	《成人胸腔引流共识指南》	主要介绍了胸腔闭式引流的定义、胸腔闭式引流的适应证、置管人员资质、胸腔引流管的日常管理等。为本团体标准的撰写提供了借鉴
2016 年	英国大奥蒙德街儿童医院	《胸腔引流管理指南》	主要为儿童胸腔闭式引流护理提供指导，包括胸腔引流装置的安装、胸腔引流装置的日常管理和维护、引流物的观察等。为本标准内容的撰写提供了参考
2017 年	英国国家临床优化研究所	《维持胸管通畅的 PleuraFlow 主动清除技术指南》	主要介绍了 PleuraFlow 主动清除技术的原理、创新点、优势及成本等。但缺少临床护理实践的相关内容
2017 年	转化医学学会联合中国心胸外科学会	《转化医学学会临床实践指南：接受肺叶切除术患者术后胸腔引流管的管理》	主要介绍了肺叶切除术后患者胸管管理的相关内容，包括胸管留置数量、是否建议挤压胸管、是否需要负压吸引、电子引流系统的使用、拔管指征等，为本标准内容的撰写提供了参考
2017 年	美国胸外科医师学会	《美国胸外科医师学会关于管理脓胸的共识指南》	医学指南，主要为脓胸患者的诊断和治疗提供循证指导。为本标准撰写不同疾病胸腔闭式引流物的特点提供借鉴，但缺少胸腔闭式引流护理的相关内容
2018 年	美国胸科学会 / 美国胸外科医师学会 / 美国胸部放射学会	《恶性胸腔积液的管理：美国胸科学会 / 美国胸外科医师学会 / 美国胸部放射学会临床实践指南》	主要介绍了是否应使用胸腔超声来引导胸膜干预、无症状的患者是否应进行胸膜引流、留置胸腔导管相关感染的处理等 7 个问题，为本标准胸腔引流物的观察部分提供了参考，但缺少对临床护理操作的指导建议
2018 年	英国国家临床优化研究所	《Thopaz+ 便携式数字系统胸腔引流管理指南》	主要介绍了 Thopaz+ 胸腔引流系统（一种电子引流系统）在临床的应用，包括该系统的适用情境、技术原理及管理建议、与传统胸腔闭式引流相比的优势等。为本标准撰写数字引流系统的相关内容提供了参考

尽管目前国际已有部分胸腔闭式引流相关指南或临床实践建议，但仍存在以下问题：①指南多从疾病医疗角度出发，缺乏护理实践建议。部分指南仅列出胸腔闭式引流护理大致涵盖的内容，对于具体的操作细节、护理要点等未充分展开描述。护理人员在实际运用时，须进一步查阅其他资料或凭借经验操作，增加了工作的复杂性和不确定性。②缺乏统一标准整合。各机构指南在内容编排、术语使用、建议重点等方面存在差异，缺乏统一标准将内容进行整合优化。护理人员在学习和参考时，需整理对比不同指南间的异同点，快速获取所需信息存在一定难度。③更新及时性有待提升。部分指南发布时间较早，随着医学技术不断发展、临床研究不断深入，其中一些建议尚不能适应最新的临床实践需求。

2. 国内相关标准情况　目前国内尚未发布胸腔闭式引流护理相关的国家/地方/团体标准，涉及胸腔闭式引流相关内容的主要有医药行业的两个标准。

（1）YY/T 0583.1—2015《一次性使用胸腔引流装置第1部分：水封式》：该标准明确了一次性使用的水封式胸腔引流装置的各项技术要求，涵盖其结构以及物理特性等方面，包括外观的标准呈现、水位吸引控制的规范、水封状态保持稳定的条件设定等关键要点。同时，详细阐述了引流接管抗变形试验、水封状态保持性试验等检测方法，为衡量该类装置的质量提供了科学、严谨且可操作的依据。

（2）YY/T 0583.2—2016《一次性使用胸腔引流装置第2部分：干封阀式》：该标准对一次性使用的干封阀式胸腔引流装置的结构、物理特性等进行了规定。在物理特性维度，统一了引流接管的尺寸规格，明确了干封阀的开启压力参数范围、关闭性能标准，规范了倾翻后的可靠性试验以及患者气体泄漏观察方法等。同时，标准内容详述了负压状态显示器试验、干封阀试验等检测方法，对装置质量进行了系统且规范化的规定。

（二）团体标准和现有标准的区别与联系

1. 团体标准和现有标准的区别　《一次性使用胸腔引流装置第1部分：水封式》和《一次性使用胸腔引流装置第2部分：干封阀式》两个标准分别对两类不同胸腔引流装置的构造、工作原理及物理特性等内容进行了规范，但未对装置的临床应用、患者的病情观察及装置应用后的维护等问题进行说明。本标准从临床护理视角出发，对胸腔闭式引流护理各环节进行规范，为护理人员提供实践指导。

2. 团体标准和现有标准的联系　《一次性使用胸腔引流装置第1部分：水封式》和《一次性使用胸腔引流装置第2部分：干封阀式》两个医药行业标准从产品结构、物理要求、无菌、标识以及包装等方面，对水封式胸腔引流和干封阀式胸腔引流装置的关键要素进行了规定。两个现有标准发布的术语和定义可为本标准提供参考和借鉴，对水封式及干封阀式引流装置的产品结构、工作原理的描述可以为本标准制定相关类型引流装置的护理要点提供依据。

（三）需进一步解决的问题

结合国际与国内现行已发布的各类标准、指南以及专家共识的具体内容，鉴于当前临床实践的实际需求与现状，有必要基于临床护理视角，对胸腔闭式引流护理的多个关键环节进行规范，具体涵盖胸腔闭式引流护理的基本要求、置管准备与配合、病情观察与护理、引流装置维护、引流装置更换、拔管护理、并发症识别及护理等方面，以期为护理人员临床实践提供具有权威性、科学性及可操作性的专业参考依据，推动胸腔闭式引流护理工作的标准化、规范化与专业化发展。

三、适用范围

本团体标准适用于各级各类医疗机构，在对患者进行胸腔闭式引流操作及护理的情境下使用。其主要使用者为注册护士，目标患者群体是需要进行胸腔闭式引流的患者，涵盖因气胸、胸腔积液、胸心外科手术等疾病或手术导致胸膜腔内积气、积液，需要借助胸腔闭式引流技术来重建胸膜腔内负压，保持纵隔正常位置，促进肺组织复张的患者。

第二节 T/CNAS 25—2023 胸腔闭式引流护理团体标准

中华护理学会团体标准

T/CNAS 25—2023

胸腔闭式引流护理

Nursing care for closed chest drainage

2023-01-31 发布

2023-05-01 实施

中华护理学会 发布

目　次

前　言

本文件按照 GB/T 1.1—2020《标准化工作导则　第 1 部分：标准化文件的结构和起草规则》的规定起草。

本文件由中华护理学会提出并归口。

本文件起草单位：中国医学科学院北京协和医院、北京大学第一医院、华中科技大学同济医学院附属同济医院、北京大学护理学院、郑州大学第一附属医院、天津医科大学第二医院、苏州大学附属第二医院、中国人民解放军总医院第三医学中心、上海东方肝胆外科医院、中日友好医院、中国人民解放军总医院、四川大学华西医院。

本文件主要起草人：马玉芬、丁炎明、汪晖、路潜、刘延锦、付丽、蒋银芬、高艳红、叶志霞、王薇、邓海波、周静、庞冬、王颖、王玉英、李卡、刘玮楠。

胸腔闭式引流护理

1　范围

本文件规定了胸腔闭式引流护理的基本要求、置管准备与配合、病情观察与护理、引流装置维护、引流装置更换、拔管护理、并发症识别及护理。

本文件适用于各级各类医疗机构的注册护士。

2　规范性引用文件

下列文件中的内容通过文中的规范性引用而构成本文件必不可少的条款。其中,注日期的引用文件,仅该日期对应的版本适用于本文件;不注日期的引用文件,其最新版本(包括所有的修改单)适用于本文件。

WS/T 367 医疗机构消毒技术规范

3　术语和定义

下列术语和定义适用于本文件。

3.1　胸腔闭式引流　closed chest drainage

将胸腔引流管一端经胸壁置入胸膜腔,另一端连接胸腔引流装置,借助气压差或重力引流胸膜腔内积气、积液,达到重建胸膜腔内负压,保持纵隔的正常位置,促进肺组织复张的技术。

3.2　胸腔引流装置　chest drainage system

一种由连接管、一次性引流瓶或闭式引流袋等组成,与胸腔引流管相连,排出胸膜腔内积气和(或)积液,并阻止空气和(或)液体进入胸膜腔内的引流装置,分为水封式和干封阀式。

3.3　干封阀(单向阀)　dry seal valve(one-way valve)

引流装置上可使患者呼气时排出气体和(或)液体,在吸气时使大气与患者胸膜腔的通路关闭的阀门。

3.4　数字化胸腔引流装置　digital chest drainage system

一种由内置负压吸引泵、单向阀、数字显示器、充电电池、连接管和一次性引流瓶等组成,具备引流、胸膜腔负压监测、漏气监测、数据分析等功能的干封阀式便携胸腔引流装置。

3.5　皮下气肿　subcutaneous emphysema

胸部皮下组织等部位出现气体积存的征象,视诊可见胸壁、颈部等部位肿胀,触诊可引起气体在皮下组织内移动,有捻发感或握雪感。

3.6 复张性肺水肿 re-expansion pulmonary edema

继发于气胸、胸腔积液或肺不张等各种原因所致肺萎陷后，肺迅速复张时所发生的急性肺水肿。

4 基本要求

4.1 应按照产品说明书正确安装胸腔引流装置，保持装置密闭和通畅。

4.2 应评估患者的病情、引流液颜色、性状、量、速度、气体逸出等情况，及时识别并处理并发症。

4.3 非一次性使用胸腔引流装置的清洁、消毒与更换，应遵循 WS/T 367 规定。

4.4 应告知患者及照护者胸腔闭式引流的目的及带管过程中的注意事项。

5 置管准备与配合

5.1 置管前应评估患者的年龄、病情、过敏史（如乳胶、麻醉药物等）、意识状态、合作程度。

5.2 应根据医嘱准备置管用物和药物，协助医师置管。

6 病情观察与护理

6.1 应至少每 4h 观察患者的生命体征、血氧饱和度，听诊呼吸音，观察呼吸节律、频率、幅度。

6.2 应每日检查置管部位有无渗血、渗液、皮肤过敏以及伤口敷料有无松脱、污染等。

6.3 应了解不同疾病引流物的特点（见附录 A），观察引流液的颜色、性状、量、速度、气体溢出情况及水封瓶内水柱波动情况，根据患者病情及医嘱调整观察频率。发生下列情况时，应通知医师处理：

——引流装置中出现大量鲜红血液、引流物浑浊或有沉淀、脓栓。

——术后引流患者血液量 >200ml/h。

——乳糜胸患者引流量 >200ml/d。

——引流装置内大量气体突然逸出、气体逸出突然停止或气体持续逸出。

6.4 应根据病情需要，鼓励患者咳嗽、深呼吸、变换体位（见附录 B）和早期活动。

6.5 一侧全肺切除术后患者，应遵医嘱全夹闭或半夹闭胸腔引流管，并定时开放引流；气管明显向健侧移位者，在排除肺不张后，应遵医嘱缓慢放出适量的气体或液体，每次放液量宜少于 100ml。

7 引流装置维护

7.1 应保持引流瓶直立，放置低于患者胸壁引流口平面 60~100cm。

7.2 应保持管路密闭、通畅，避免牵拉、打折、盘曲、受压。发生下列情况时应及时处理：

——引流管堵塞时，应查找堵塞原因，协助医师挤压或用无菌生理盐水冲洗管路；不能疏通时，应配合医师拔除或更换引流管。

——引流管脱出时，应嘱患者屏气，勿剧烈咳嗽，立即用无菌敷料覆盖切口，并用胶带将敷料的三边封好，剩下一边提供单向阀功能，以保证胸膜腔内的气体逸出。

——引流装置连接处断开时，应立即在患者近心端夹闭或反折引流管，消毒接口后重新连接恢复引流，必要时更换引流装置。

7.3 不应夹闭有气体逸出的胸腔引流管。

8 引流装置更换

8.1 更换时机

8.1.1 应遵循产品说明书要求的频次或量更换引流装置。

8.1.2 当引流装置无菌密闭状态被打破（如连接处断开、装置损坏等）时，应立即更换。

8.2 装置选择与使用

8.2.1 应根据医嘱及患者病情准备胸腔引流装置。引流装置的特点及适用情况参见附录C。

8.2.2 使用水封式胸腔引流装置者，应按照产品说明书加入无菌生理盐水/纯化水，水位线达到指定位置：

——对于单瓶/双瓶，水封瓶内长管应没入液面下3~4cm。

——对于三瓶，水封瓶内长管应没入液面下3~4cm，调压瓶内通气管宜没入液面下15~20cm。

8.2.3 使用数字化胸腔引流装置者，更换前应设置为待机模式。

8.2.4 使用干封阀式胸腔引流装置者，应按照说明书检查干封阀功能。

8.3 更换要点

8.3.1 引流装置更换流程参见附录D。

8.3.2 连接外部负压吸引系统的引流装置：

——应遵医嘱调节负压吸引压力，初始吸引压力宜调节在10~20cmH_2O。

——更换引流装置前，应关闭并分离外部负压吸引系统。

——不需要负压吸引时，应将负压吸引系统与引流装置断开。

9 拔管护理

9.1 拔管前可用冰袋冷敷置管部位15~20min或遵医嘱使用镇痛药物。

9.2 拔管后宜指导患者取健侧卧位。

9.3 应观察患者的生命体征及有无胸闷、胸痛、呼吸困难、皮下气肿。

9.4 应告知患者及照护者拔管后避免剧烈运动、提举重物等。

10 并发症识别及护理

10.1 皮下气肿

10.1.1 患者出现胸部或腹部、颈部、手臂甚至面部皮肤肿胀，触之有海绵样感觉或捻发音等,应及时通知医师。

10.1.2 应观察患者的生命体征、皮下气肿范围及呼吸道压迫等情况。

10.1.3 应及时通知医师并协助查找皮下气肿的原因,检查切口周围皮肤及引流管有无堵塞、滑脱。

10.1.4 局限性皮下气肿者,应密切监测生命体征及皮下气肿的范围变化;广泛性皮下气肿者,应协助医师行皮下切开引流。

10.2 复张性肺水肿

10.2.1 成人大量胸腔积液患者引流量达 1 000~1 500ml/h,儿童达 20ml/(kg·h),或出现剧烈咳嗽、胸痛、呼吸困难、血氧饱和度下降等症状时,应立即通知医师。

10.2.2 必要时应遵医嘱夹闭胸腔引流管,给予正压通气。

10.2.3 应观察患者的生命体征、痰液性状、血氧饱和度、咳嗽等情况。

10.3 疼痛

10.3.1 应选择有效工具评估胸部疼痛的程度、性质及相关因素(如引流管牵拉、肺复张)。

10.3.2 可采取非药物措施(如置管部位冷疗、音乐疗法等)或遵医嘱使用药物镇痛,并监测镇痛效果。

附　录　A
（资料性）
不同疾病或手术胸腔闭式引流物特点

类别	引流物特点
气胸	置管后引流初期会自发冒出气泡，随着胸腔内压力下降，仅在患者咳嗽时会排出气泡。气胸逐渐愈合，冒泡停止，水封瓶长管内液面出现波动现象
胸心外科术后	引流液早期呈血性，之后血色逐渐变淡，成为淡黄色渗液，引流量逐渐减少
乳糜胸	引流液呈白色或乳白色
真菌感染、黑色素瘤，胰胸膜瘘	引流液呈黑色
食管胸膜瘘	引流液呈绿色 / 棕色，高粘度，酸味

附　录　B
（资料性）
不同情况胸腔闭式引流患者的体位要求

类别	患者体位
生命体征稳定者	宜取渐进性半卧位
肺段切除术或楔形切除术	宜取健侧半卧位
一侧肺叶切除术	1. 如呼吸功能尚可,可取健侧半卧位; 2. 呼吸功能较差,宜取半卧位
全肺切除术	可取 1/4 患侧卧位
咳血或支气管瘘	应取患侧卧位

附　录　C
（资料性）
各类胸腔引流装置的特点

<table>
<tr><th>胸腔引流装置</th><th>分类</th><th>适用情况</th><th>优点</th><th>缺点</th></tr>
<tr><td rowspan="3">水封式胸腔引流装置</td><td>单瓶胸腔引流装置</td><td>1. 少量、中量积气；
2. 少量积液</td><td rowspan="3">1. 可通过水柱波动及气体逸出直观判断引流效果，以利于评估病情；
2. 价廉</td><td rowspan="3">1. 患者活动不便；
2. 对放置位置及高度有严格要求；
3. 不防返流；
4. 漏气评估较主观，无法量化；
5. 不能自主提供负压，需要连接外部吸引系统</td></tr>
<tr><td>双瓶胸腔引流装置</td><td>1. 积气；
2. 中量、大量积液</td></tr>
<tr><td>三瓶胸腔引流装置</td><td>1. 积气；
2. 积液；
3. 需外部负压吸引</td></tr>
<tr><td rowspan="2">干封阀式胸腔引流装置</td><td>非数字化干封阀式胸腔引流装置</td><td>1. 少量积气；
2. 非黏性积液</td><td>1. 使用简单；
2. 结构稳定安全，防返流；
3. 轻便；
4. 价廉</td><td>1. 不易判断密闭性和通畅性；
2. 易堵管；
3. 不能自主提供负压，需要连接外部吸引系统</td></tr>
<tr><td>数字化胸腔引流装置</td><td>1. 积气；
2. 积液</td><td>1. 数字化显示引流信息；
2. 自动冲洗防堵管；
3. 智能自动报警；
4. 全程提供稳定负压；
5. 结构稳定安全，防返流；
6. 轻便</td><td>1. 需定期维护；
2. 费用高</td></tr>
</table>

附 录 D
（资料性）
胸腔引流装置更换流程

D.1 水封式胸腔引流装置更换流程

更换前

1. 核对：医嘱与患者，告知患者操作目的及过程，取得患者配合。
2. 评估：①患者生命体征、血氧饱和度、疼痛、配合程度。②伤口敷料情况。③引流装置的固定情况、密闭性和通畅性。④引流液的颜色、性状、量以及气泡溢出情况。
3. 准备：①护士准备：着装整洁、洗手、戴口罩。②物品准备：一次性使用胸腔引流装置（在水封瓶/腔及调压瓶/腔内加入灭菌纯化水或无菌生理盐水，达到说明书指定位置），胸腔引流管标识，胶带，清洁手套，无菌治疗巾，碘伏，棉签，夹管工具。③环境准备：安静整洁、宽敞明亮、室温适宜。

↓

更换过程

1. 患者取半卧位。
2. 关闭外部吸引装置，分离吸引装置与引流装置（如有）。
3. 铺无菌治疗巾于引流管和连接管下方。
4. 双向夹闭引流管，持续时间宜少于 60 秒。
5. 戴清洁手套，分离引流管与连接管。
6. 消毒引流管口，连接新的引流装置。
7. 恢复引流，粘贴标识，妥善固定及放置。
8. 连接外部吸引装置与引流装置，恢复吸引至指定水平（如有）。

↓

更换后

1. 标记更换日期、时间及责任人，记录引流液的颜色、性状、量等。
2. 遵循 WS/T 367 要求进行终末处理。

D.2 干封阀式胸腔引流装置更换流程

D.2.1 非数字化

更换前

1. 核对：同水封式胸腔引流装置。
2. 评估：同水封式胸腔引流装置。
3. 准备：①护士准备：同水封式胸腔引流装置。②物品准备：带单向阀的一次性使用胸腔引流装置，胸腔引流管标识，胶带，清洁手套，无菌治疗巾，碘伏，棉签，夹管工具。③环境准备：同水封式胸腔引流装置。

↓

更换过程

同水封式胸腔引流装置。

↓

更换后

同水封式胸腔引流装置。

D.2.2 数字化

更换前
1. 核对：医嘱与患者，告知患者操作目的及过程，取得患者配合。
2. 评估：①患者生命体征、血氧饱和度、疼痛、配合程度。②伤口敷料情况。③引流装置的固定情况、密闭性和通畅性。④引流液的颜色、性状、量以及气泡溢出情况。
3. 准备：①护士准备：着装整洁、洗手、戴口罩。②物品准备：引流瓶，清洁手套。③环境准备：安静整洁、宽敞明亮、室温适宜。

↓

更换过程
1. 夹闭引流管。
2. 将引流系统设置为待机模式。
3. 戴清洁手套，更换引流装置。
4. 封闭已使用的引流装置，并弃置。
5. 解除待机模式。
6. 松开夹子，恢复引流。
7. 检查是否正常运行。

↓

更换后
1. 标记更换日期、时间及责任人，记录引流液的颜色、性状、量等。
2. 遵循 WS/T 367 要求进行终末处理。

第三节　团体标准要点解读

《胸腔闭式引流护理》团体标准中核心要素包括基本要求、置管准备与配合、病情观察与护理、引流装置维护、引流装置更换、拔管护理、并发症识别及护理七个部分，本节将对标准中的重点难点内容进行解读。

一、基本要求

（一）引流装置安装与维护

本标准在4.1中提及，医疗机构所用胸腔引流装置多样且安装方法各异，应按照产品说明书正确安装，并保持装置密闭通畅。临床常用的塑料材质胸腔闭式引流装置为一次性使用，而传统玻璃材质水封瓶可能为非一次性使用，在特定地区或场景仍有使用。因此，本标准在4.3中提及，非一次性使用胸腔引流装置的清洁、消毒与更换，应遵循WS/T 367《医疗机构消毒技术规范》规定，以保障引流装置再次使用的安全性。

（二）综合护理评估

本标准在4.2中提及，综合护理评估包括两个方面，一是患者方面，应评估患者的病情，识别并处理并发症；二是引流液方面，应评估引流液颜色、性状、量、速度、气体逸出等情况。两个方面相互关联，患者病情发生变化时，引流液的颜色、性状、量等可能会相应改变；同理，引流液发生变化时，可能预示患者病情出现波动。因此，临床护士的观察与评估及评判性思维能力培养尤为重要。

（三）健康教育

本标准在4.4中提及，医护人员在胸腔闭式引流护理中应告知患者及照护者胸腔闭式引流的目的，如重建胸膜腔内负压、保持纵隔正常位置、促进肺组织复张以及排出胸膜腔内积气和积液等，有助于其理解治疗的必要性和重要性，提升配合度。

二、病情观察与护理

（一）观察频率

本标准在6.1中提及，应至少每4小时观察患者的生命体征及血氧饱和度，同时强调听诊呼吸音，观察呼吸节律、频率、幅度的重要性，并根据患者病情、护理级别等调整观察频率。6.2中提及应每日检查置管部位，包括置管部位有无渗血、渗液、皮肤过敏以及伤口敷料有无松脱、污染等。

（二）引流物观察

本标准在6.3中提及，不同疾病引流物的特点不同，引流物颜色、性状、量、速度、气体逸出情况及水封瓶内水柱波动情况反映疾病的变化情况，具体内容参见附录A。以下为几种需要重点观察的情况：

（1）引流装置中出现大量鲜红血液或术后引流血液量 >200ml/h：说明可能存在手术部位血管结扎不牢固、凝血功能障碍或其他损伤等情况，导致患者出现活动性出血。一旦发现，应立即通知医师及时评估和处理，如采取止血措施、检查凝血功能等，防止患者因大量失血而出现严重并发症。

（2）引流物浑浊或有沉淀、脓栓：可能由于多种原因所致。其一，细菌、真菌等病原体在胸腔内繁殖引发炎症，致使胸腔积液改变；其二，胸部手术后手术部位感染或愈合不良，如肺叶切除术后创面感染产生脓性分泌物，或手术中组织处理不当残留碎片等机化或感染引起；其三，食管胸膜瘘、支气管胸膜瘘等瘘管形成时，消化道或呼吸道分泌物进入胸腔与胸腔积液混合，导致引流物变得浑浊或形成脓栓。一旦发现，应及时通知医师进行进一步检查和针对性治疗，如细菌培养、药敏试验，使用抗生素或处理原发病灶。

（3）乳糜胸患者引流量 >200ml/d：说明胸导管或其主要分支存在较为严重的损伤或阻塞，导致淋巴液持续大量溢出到胸腔。淋巴液丢失过多可能会引起患者营养物质大量流失，进而导致患者出现营养不良、低蛋白血症、免疫功能下降，增加感染等并发症的发生风险。因此，应及时通知医师，采取相应的治疗措施。

（4）引流装置内大量气体突然逸出、气体逸出突然停止或气体持续逸出：应根据不同状况采取针对性处理措施。当出现大量气体突然逸出时，应密切观察患者生命体征及意识状态等，判断患者是否因气体快速逸出而出现呼吸困难或其他不适症状。当气体逸出突然停止时，应先检查引流管是否堵塞或位置发生变动。若引流管外观无异常，须进一步评估患者的病情，听诊患者呼吸音，查看胸部体征，判断气胸是否复发或加重。当气体持续逸出时，应监测引流量和气体逸出速度，检查引流装置连接是否紧密，确保装置的密闭性。若引流装置完好但气体持续逸出，可能存在支气管胸膜瘘等情况。

（三）呼吸与活动

本标准在 6.4 中提及，①咳嗽和深呼吸：咳嗽时胸腔内压力增大，气体随着引流管逸出，促进肺复张；深呼吸可增加肺通气量，改善气体交换，防止出现肺不张等并发症。②体位管理：应根据患者病情调整不同体位，具体内容参见附录 B。生命体征稳定者，宜取渐进性半卧位以利于胸腔引流，借助重力作用使积气积液流出；肺段切除术或楔形切除术患者，宜取健侧半卧位以减少患侧胸部的压力，促进手术部位愈合和肺功能恢复；全肺切除术患者，可取 1/4 患侧卧位，以防止纵隔过度移位。③早期活动：早期活动可以促进血液循环，预防肺部感染、下肢静脉血栓等并发症。但活动程度、时间及频率应根据患者病情确定，确保活动的安全性和有效性。

（四）全肺切除术后护理

本标准在 6.5 中提及，一侧全肺切除术后胸腔内压力平衡改变，持续开放引流会引起纵隔移位，影响心肺功能。全夹闭或半夹闭胸腔引流管并定时开放，有助于维持胸腔压力稳定。当气管明显向健侧移位时，提示胸腔内压力失衡。在排除肺不张之后，每次放液量宜少于 100ml，以保持胸腔内压力平稳。

三、引流装置维护

（一）引流瓶放置

本标准在 7.1 中提及，水封式胸腔引流装置须保持直立状态，水封瓶长管没于水下 3~4cm，确保装置密封性。若引流瓶倾倒，与引流管连接的长管暴露于空气中，气体可能进入胸腔，引起气胸等并发症。将引流瓶置于引流口平面以下 60~100cm，利用重力产生压力差，促使胸腔内液体或气体流入引流瓶，防止回流。

（二）管路维护

本标准在 7.2 中提及，应保持管路密闭通畅，引流管堵塞、脱出及连接处断开时应做如下处理：①引流管堵塞时，首先应查找原因，协助医师挤压引流管，通过改变管内压力冲开堵塞物。挤压无效时，可使用无菌生理盐水冲洗管路。若仍无法疏通，为保证引流效果，应配合医师拔除或更换引流管。②引流管脱出时，应立即嘱患者屏气，避免剧烈咳嗽，防止胸腔内压力瞬间剧烈变化，减少气体进入胸腔。同时用无菌敷料覆盖切口，用胶带将敷料三边封好，保留一边作为单向阀功能，使胸腔内气体在一定压力下缓慢逸出，但外界空气无法进入，避免形成张力性气胸。③引流装置连接处断开时，应立即在患者近心端夹闭或反折引流管，防止空气进入胸腔引发气胸。对接口处进行消毒处理，再重新连接恢复引流。如果在检查过程中发现引流装置存在其他损坏或污染等情况，应及时更换。

（三）有气体逸出时的特殊情况

本标准在 7.3 中提及，不应夹闭有气体溢出的胸腔引流管。胸腔正常呈负压，气胸等情况会破坏负压状态，影响肺功能。当引流装置中有气体逸出时，说明胸腔内存在气胸或气体残留。夹闭引流管会使气体积聚、胸腔内压力升高，加重呼吸困难。特殊情况如转运或更换引流装置时，可短暂夹闭，尽量缩短夹闭时间，同时密切观察患者的生命体征，完成操作后立即打开，保证气体排出与胸腔压力平衡。

四、引流装置更换

（一）更换时机

本标准在 8.1 中提及，不同胸腔引流装置的设计、材质和功能存在差异，引流装置在引流一定量的液体或气体后，装置内会积聚杂质、微生物等，影响其过滤功能。因此，医护人员应按产品说明书要求进行更换，保证有效引流。临床上使用的一次性胸腔引流瓶的更换频次存在差异，部分医疗机构每日更换，其他则每 3 天更换或按需更换。研究发现，更换频次对患者感染发生率无显著影响，更换过程中保持无菌更为重要。因此，应强调保持胸腔引流装置无菌密闭性的关键作用，一旦其无菌密闭状态被打破，应立即更换。

（二）装置的选择与使用

本标准在 8.2 中提及，胸腔引流装置根据其原理可分为水封式和干封阀式，根据水封瓶的数量可分为单瓶、双瓶和三瓶，近几年还出现了数字化引流装置。不同类型的引流装置适用情况不同，各有优缺点，临床上须根据患者病情选用，具体可参考本标准附录 C。

水封式胸腔引流装置利用水封原理防止气体逆流，保证胸腔内压力稳定，同时允许胸腔内气体逸出。因此，对水位线有较严格的要求：对于单瓶 / 双瓶，水封瓶内长管应没入液面下 3~4cm；对于三瓶，水封瓶内长管应没入液面下 3~4cm，调压瓶内通气管宜没入液面下 15~20cm。

数字化胸腔引流装置因其具备电子元件，在更换装置前设置为待机模式不仅能保护装置内部精密部件免受突然断电、电流冲击等损坏，延长设备使用寿命，还可避免数据丢失、错误记录等问题，确保医护人员准确读取和分析引流数据，为患者病情判断提供可靠依据。

干封阀式胸腔引流装置在使用前应按照说明书检查干封阀功能。干封阀作为关键部件，其密封性、开闭灵活性直接影响引流效果。若干封阀功能异常，可能出现气体泄漏、无法有效引流等问题，影响患者治疗进程。因此，干封阀功能完好是保证装置正常运行的前提。

（三）更换要点

本标准在 8.3 中提及，不同胸腔引流装置的更换流程略有不同，但均需遵循无菌原则以防感染，详见附录 D。对连接负压吸引系统的引流装置建议其初始负压设为 10~20cmH_2O，这个范围既能避免压力过小引流缓慢影响治疗效果，又可防止压力过大对胸腔内组织造成损伤。待患者病情好转，无需负压时应及时断开，避免过度负压吸引干扰胸腔内压力平衡。

五、拔管护理

本标准在 9.1~9.4 中提及，引流管留置一段时间后，周围组织易有粘连、炎症，冷敷与镇痛能减轻拔管疼痛，提升患者耐受性。拔管后，宜指导患者取健侧卧位，以减少患侧胸部压力，促进胸腔内残留气体、液体吸收及组织修复。同时，医护人员应密切观察患者生命体征及有无胸闷、胸痛、呼吸困难、皮下气肿等情况，以便及时处理。应告知患者及照护者拔管后避免剧烈运动、提举重物，防止胸腔内压力骤升影响愈合，引发气胸、出血等问题。

六、并发症识别及护理

本标准在 10.1~10.3 中提及胸腔闭式引流的 3 个主要并发症。

（一）皮下气肿

本标准在 10.1 中提及，患者出现胸部、腹部等多部位皮肤肿胀，有海绵样触感或捻发音等表现时，应及时通知医师，因气肿可能压迫呼吸道致呼吸困难、血氧下降。医护人员应查找气肿成因，检查手术切口周围皮肤有无愈合问题，排查引流管是否通畅、有无堵塞或滑脱。局限性气肿，应密切监测生命体征与气肿范围，待其自行吸收；广泛性气肿，应协助医师做皮下切开引流，排出气体、减轻压迫。

（二）复张性肺水肿

本标准在 10.2 中提及，复张性肺水肿是较严重的并发症。胸腔内引流物迅速排出，如成人引流量达 1 000~1 500ml/h，儿童引流量达 20ml/（kg·h），致使胸腔内压力骤降，引发患者出现剧烈咳嗽、胸痛、呼吸困难及血氧饱和度下降等问题。发生上述情况时，应夹闭胸腔引流管阻止胸腔内压力进一步改变，防止过度引流造成组织损伤。当患者出现呼吸困难、血氧饱和度下降时,可采用正压通气辅助气体进入肺泡,改善患者的呼吸功能,增加氧合,缓解缺氧状态。

（三）疼痛

本标准在10.3中提及,胸腔闭式引流过程中疼痛原因复杂,不同患者感知与耐受性不同,应根据患者的病情、年龄、认知程度等选择合适的疼痛评估工具。数字评分量表（NRS）和视觉模拟评分法（VAS）适用于成人患者,面部表情疼痛评分法（FPS）适用于儿童患者,对于认知障碍患者,行为疼痛量表（BPS）更为适用。疼痛治疗分为药物治疗和非药物治疗,药物治疗包括非甾体抗炎药、阿片类药物等;非药物治疗包括放松训练、音乐疗法、正念减压疗法等。医务人员应根据患者具体情况选择适宜的非药物措施。非药物措施不佳时,遵医嘱选用合适镇痛药,并及时反馈调整。

参考文献

［1］李乐之,路潜.外科护理学［M］.7版.北京:人民卫生出版社,2021.

［2］国家食品药品监督管理局.一次性使用胸腔引流装置　第1部分:水封式:YY/T 0583.1—2015［S］.北京:中国标准出版社,2015.

［3］国家食品药品监督管理局.一次性使用胸腔引流装置　第2部分:干封阀式:YY/T 0583.2—2016［S］.北京:中国标准出版社,2016.

［4］BATCHELOR T, RASBURN N J, ABDELNOUR-BERCHTOLD E, et al. Guidelines for enhanced recovery after lung surgery: recommendations of the Enhanced Recovery After Surgery（ERAS）Society and the European Society of Thoracic Surgeons（ESTS）［J］. Eur J Cardiothorac Surg, 2019, 55（1）: 91-115.

［5］GAO S, ZHANG Z, ARAGON J, et al. The Society for Translational Medicine: clinical practice guidelines for the postoperative management of chest tube for patients undergoing lobectomy［J］. J Thorac Dis, 2017, 9（9）: 3255-3264.

［6］SHEN K R, BRIBRIESCO A, CRABTREE T, et al. The American Association for Thoracic Surgery consensus guidelines for the management of empyema［J］. J Thorac Cardiovasc Surg, 2017, 153（6）: e129-e146.

［7］FELLER-KOPMAN D J, REDDY C B, DECAMP M M, et al. Management of malignant pleural effusions: an official ATS/STS/STR clinical practice guideline［J］. Am J Respir Crit Care Med, 2018, 198（7）: 839-849.

第二十二章

连续性肾脏替代治疗的护理

第一节 编制背景

一、本标准要解决的问题或技术

连续性肾脏替代治疗（continuous renal replacement therapy，CRRT）是以缓慢的血液流速和透析液流速，通过弥散或对流原理进行溶质交换和水分清除的血液净化方式。CRRT 血流动力学较为稳定，能够对肾小球滤过原理进行模拟，在代替患者肾脏功能的同时能够促进肾功能恢复，目前已成为危重症患者的重要治疗方式之一。

随着 CRRT 的发展，在治疗过程中护理人员常作为此项技术的实施者并全程参与危重患者的监护和专项护理。因此护士必须熟练应用这项技术，才能保证治疗顺利进行。但实际应用过程中，由于缺乏统一、规范且具有权威性的护理技术标准，各医疗机构在 CRRT 的基本要求、操作程序、并发症预防与处理等方面存在较大差异。这些差异体现在：①实施 CRRT 所需的环境及设备；②患者、机器、管路以及护理人员自身的评估及准备；③连接体外循环血液管路与患者的血管通路的步骤；④治疗过程中的观察与监测等。

在临床中，以上差异会影响护理操作的同质性，影响 CRRT 治疗质量，增加患者治疗风险，还可能导致医疗资源的浪费与患者的费用增加。例如没有及时根据患者生命体征变化、血气分析、电解质以及每小时的液体出入量及时调整治疗参数，或在过程中没有及时排除体外循环中出现的故障，会直接影响治疗的安全性和连续性。因此，需要编制标准，以规范 CRRT 护理技术的关键环节和要点，确保 CRRT 高质量实施。

二、国际、国内标准现状及需进一步解决的问题

在国内外出版的相关指南及专家共识中与 CRRT 相关的内容见表 22-1。

表 22-1　国内外出版的 CRRT 相关指南及专家共识

年份	机构 / 组织 / 作者	标准 / 指南 / 专家共识名称	主要内容
2014 年	英国重症监护护士协会	《连续肾脏替代治疗基本原则》	本文旨在指导重症监护护士如何护理和管理 CRRT 患者，强调了 CRRT 的四项基本护理原则：持续评估适应证以影响适当模式的重要性；确保良好血管通路；避免不必要的中断；预防并发症，但缺乏环境的评估及操作流程
2017 年	急性透析质量倡议工作组	《精准连续性肾脏替代治疗》	指南认为应结合患者临床状态，在更广泛的临床背景下整合和监测 CRRT 治疗的其他方面，如时机、液体清除、抗凝等，主要内容包括 4 个部分，即：CRRT 的患者选择和时机、精准 CRRT 和溶质控制、CRRT 精准液体管理以及重症 AKI 治疗技术进展
2018 年	英国国家卫生与临床优化研究所	《肾脏替代治疗和保守管理指南》	主要内容涵盖了慢性肾脏病 4~5 期患者肾脏替代治疗以及保守管理，目的是通过提出指导建议改善该类患者的生活质量，建议内容涉及起始透析治疗的适应证，治疗计划和选择，转换以及停止治疗，患者症状识别，饮食和水果推荐，患者教育，护理等。为此团体标准的构建提供参考
2021 年	国家卫生健康委员会	《血液净化标准操作规程（2021 版）》	主要规定了全国各级各类医疗机构医务人员对血液净化操作的要求。涉及环境准备、抗凝、操作要求等内容。为此团体标准的构建提供参考
2022 年	中华医学会肾脏病学分会	《连续性肾脏替代治疗的抗凝管理指南》	从 CRRT 抗凝评估与监测、局部枸橼酸抗凝 CRRT、系统性抗凝 CRRT 及无抗凝剂 CRRT4 个方面强调了抗凝策略在 CRRT 中的重要性。为此团体标准的构建提供参考

续表

年份	机构/组织/作者	标准/指南/专家共识名称	主要内容
2023年	中关村肾病血液净化创新联盟	《连续性肾脏替代治疗置换液临床应用分类专家共识》	根据以下3项原则：反映当前使用现状、方便临床快速决策、符合未来发展趋势，结合临床证据及实际经验，建议应以配制方式、碱基成分和混合方式作为置换液的分类依据，提出CRRT用置换液的分类方法，并对其临床应用提出了推荐意见。为此团体标准的构建提供参考
2023年	四川省国际交流促进会肾脏分会专家组	《连续性肾脏替代治疗医院感染防控专家共识》	共构建了CRRT医护人员职业防护、CRRT导管相关感染、CRRT血液/废液标本采集、CRRT机器消毒、CRRT耗材使用及废物处理5个主题，旨在强化医护人员对CRRT院内感染防控工作的意识，规范CRRT临床操作，预防院内感染。为此团体标准的构建提供参考
2024年	中华医学会肾脏病学分会	《连续性肾替代容量评估与管理专家共识》	该共识旨在规范临床操作，降低AKI患者容量失衡的发生率并改善其预后，构建了5个CRRT容量管理的专题：AKI患者容量失衡的病理生理学基础及危害、AKI患者容量管理策略、AKI患者容量状态及反应性评估、CRRT容量管理的分级与应用和CRRT容量管理目标制定与CRRT处方

目前，国内外专家及组织日益增加对CRRT护理的关注。然而，现有的共识和总结在细节方面尚不完善，这为护士的学习和实际操作带来了一定的困难。由于CRRT在危重症患者救治中的重要性日益凸显，其护理工作的规范性和准确性直接关系到患者的治疗效果和预后，因此急须制定和完善相关的护理标准，以确保护士能够全面、准确地掌握CRRT护理的核心要点，从而提高护理质量，保障患者安全。

三、适用范围

本团体标准适用于全国各级各类医疗机构，由经过CRRT相关培训且考核合格的医师和/或护士在执行CRRT时使用。

第二节 T/CNAS 26—2023 连续性肾脏替代治疗的护理团体标准

中 华 护 理 学 会 团 体 标 准

T/CNAS 26—2023

连续性肾脏替代治疗的护理

Nursing care of patients with continuous renal replacement therapy

2023-01-31 发布 2023-05-01 实施

中华护理学会 发布

目　次

前　　言

本文件按照 GB/T 1.1—2020《标准化工作导则　第 1 部分：标准化文件的结构和起草规则》的规定起草。

本文件由中华护理学会提出并归口。

本文件起草单位：中国人民解放军总医院、北京协和医院、北京大学第一医院、北京大学人民医院、北京医院、四川大学华西医院、东部战区总医院、北京大学第三医院海淀院区、西安交通大学附属第一医院、中日友好医院。

本文件主要起草人：向晶、朱晗玉、于重燕、王朕玉、马志芳、张瑞芹、李婵、曾鹂、郭佳钰、龙玲玲、夏京华、曹立云、王颖、孙慧娟、陈志文、吕桂兰、马燕兰、肖光辉、高菊林、苏默、王雅薇、陈章。

连续性肾脏替代治疗的护理

1　范围

本文件规定了连续性肾脏替代治疗护理的基本要求、操作程序、并发症预防与处理原则。

本文件适用于各级各类医疗卫生机构从事血液净化的注册护士。

2　规范性引用文件

下列文件中的内容通过文中的规范性引用而构成本文件必不可少的条款。其中，注日期的引用文件，仅该日期对应的版本适用于本文件；不注日期的引用文件，其最新版本（包括所有的修改单）适用于本文件。

GB 9706.1—2020 医用电气设备基本安全和基本性能通用要求

WS/T 510—2016 病区医院感染管理规范

WS/T 433—2013 静脉治疗护理技术操作规范

国务院令第 650 号医疗器械监督管理条例

国卫办医函〔2021〕552 号血液净化标准操作规程（2021 版）

国卫医函〔2021〕238 号医疗废物分类目录（2021 年版）

3　术语和定义

下列术语和定义适用于本文件。

3.1　连续性肾脏替代治疗　continuous renal replacement therapy，CRRT

一组体外血液净化的治疗技术，是所有连续、缓慢清除水分和溶质治疗方式的总称。

3.2　体外循环血液管路　extracorporeal blood circuit

血液净化体外循环时输送血液的管路，包括与管路连接的一些支路，如测压管、输液管、肝素管。

3.3　血滤器　filter

一种用于连续性肾脏替代治疗清除体内溶质和水分的血液净化装置。

3.4　透析用中心静脉导管　central venous catheter for dialysis

用于透析的人工合成材料的双腔导管，红蓝头分别代表引血端和回血端。

4　基本要求

4.1　应遵医嘱实施连续性肾脏替代治疗。

4.2 CRRT 治疗环境应符合 WS/T 510—2016 的规定。

4.3 CRRT 设备应符合 WS/T 510—2016 和 GB 9706.1—2020 的规定。

4.4 置换液配制及使用应符合 WS/T 433—2013 的规定。

4.5 CRRT 治疗时应使用透析用中心静脉导管进行。

4.6 应根据患者的感染类型及传播风险的防护级别,穿戴标准防护装备。

5 操作程序

5.1 操作前评估

5.1.1 应查阅患者知情同意书、家属委托授权书,确认已签署。

5.1.2 应评估患者的意识状态、水肿、皮肤完整性、进食情况、出入量,使用抗凝、止血药物史、手术、外伤及出凝血史。

5.1.3 应测量患者的生命体征,评估血液生化指标、凝血指标、血源传染病标志物。

5.1.4 应评估透析用中心静脉导管的位置、使用时间、置管处皮肤、导管固定情况及导管通畅性。

5.1.5 应确认 CRRT 设备处于可使用状态。

5.2 实施

5.2.1 治疗全程应保持环境温度光线处于稳态,CRRT 设备应避开新风系统出口、回风口、空调出风口,避免强光照射。

5.2.2 应确保 CRRT 设备平衡系统的稳定性,转运和使用中避免振动、碰撞;CRRT 设备运行过程中如需行电除颤,应根据 CRRT 设备电击防护等级选择中断或继续治疗。

5.2.3 应根据医嘱准备相应的血滤器、体外循环血液管路、置换液及药品,并检查治疗用品包装的密封性、有效消毒或灭菌日期及失效期、产品外观质量。

5.2.4 应按照 CRRT 设备提示的程序进行开机、自检、安装和连接体外循环血液管路及血滤器,确保连接紧密,避免接头暴露。

5.2.5 应采用 0.9% 氯化钠注射液进行体外循环血液管路及血滤器膜内、膜外和跨膜排气和冲洗(又称预冲),预冲最低剂量应符合血滤器的产品说明书要求。

5.2.6 应遵医嘱设置治疗参数、选择抗凝方式,按照三查八对原则进行双人核对,使用低分子肝素应从静脉端给药。

5.2.7 应依次分别评估透析用中心静脉导管的引血端及回血端,回抽导管内封管液,检查是否有凝血块及导管通畅性。

5.2.8 应同时连接引血端、回血端管路,以血流速≤100ml/min 建立体外循环,根据患者的病情遵医嘱逐步调整血流速及超滤率至预设值。

5.2.9 治疗过程中应依据 CRRT 设备监测数据变化及时进行预警处理,避免机器报警。

5.2.10 治疗结束,血流速应以≤100ml/min,使用 0.9% 氯化钠注射液全程回血。非计划结束治疗时或心功能减退的患者,应根据患者心功能状态降低回血速率。

5.2.11 治疗结束后,透析用中心静脉导管应根据患者出、凝血风险遵医嘱选择封管液及封管频次。

5.2.12　治疗结束后应评估体外循环管路和滤器凝血状况，并记录。

5.3　治疗过程中的观察与监测

5.3.1　应每小时观察并记录患者的生命体征、CRRT 治疗参数、体外循环出入量，统计体外循环出入总量。

5.3.2　宜给予专人监护。对意识不清、躁动、精神异常的患者，宜进行约束。

5.3.3　全身抗凝时，宜每 6~8h 监测一次凝血功能，使用肝素或阿加曲班抗凝药物宜监测部分活化凝血活酶时间和活化凝血时间。

5.3.4　使用枸橼酸局部抗凝时，应监测体内及体外血清游离钙浓度，观察患者有无口唇麻木、四肢抽搐、恶心呕吐、心律失常的异常表现，遵医嘱调整抗凝方案。

5.3.5　无抗凝剂时，应 15~30min 观察机器压力值及体外循环血液管路和血滤器凝血情况，如出现压力值异常或管路、血滤器凝血情况时，应更换血滤器和 / 或体外循环血液管路。

5.3.6　应观察患者的尿、便、痰、引流液及伤口渗血情况，每小时观察皮肤瘀斑、压伤及出血点变化并记录。

6　并发症预防与处理原则

6.1　容量相关的并发症

6.1.1　治疗过程中患者出现恶心、头晕、多汗、面色改变等症状时，应即刻测量生命体征，收缩压下降 / 升高 20mmHg，平均动脉压下降 / 升高≥10mmHg 时，应立即通知医师。

6.1.2　治疗过程中患者出现低血压时，应保持头低位，停止或降低超滤，减慢血流速，补充生理盐水或胶体。

6.1.3　治疗过程中需要进食的患者，应在进食前测量生命体征，调整体位和中心静脉导管位置，加强导管固定，避免发生意外。进食完毕 30min 内应持续观察生命体征。

6.2　体外循环血液管路凝血

6.2.1　应遵医嘱选择适宜超滤系数、筛选系数的血滤器。

6.2.2　治疗过程中出现机器报警时，应第一时间查找原因并正确处理（见附录 A）。

6.2.3　在各项压力值达到报警上限的 90% 左右时，应调整治疗参数，必要时主动回血下机。

6.3　透析用中心静脉导管并发症

6.3.1　如穿刺部位出血，应给予压迫止血，必要时遵医嘱应用止血药物、输注血制品等对症治疗。

6.3.2　应做好透析用中心静脉导管的维护，宜使用 0.9% 氯化钠注射液脉冲式冲洗导管管腔，按照导管标注剂量正压注入封管液并夹闭导管夹。

6.3.3　用于透析用中心静脉导管的敷料应保持干燥，患者出汗多或穿刺点周围渗液应使用纱布敷料，穿刺点无渗液，应选择透明敷料。

6.3.4　纱布敷料应每 2d 更换 1 次，透明敷料应每 7d 更换一次；有渗液和血迹应即刻更换敷料，并增加更换频次。

6.3.5 应首选 2% 氯己定乙醇溶液作为外用消毒剂进行穿刺部位皮肤消毒。

6.3.6 透析用中心静脉导管接头部位应使用无菌敷料包裹。

6.3.7 透析用中心静脉导管不宜用于输液、采血、测量中心静脉压等。

6.4 电解质酸碱平衡紊乱

6.4.1 应遵医嘱动态监测血液生化指标,宜每 2~4h 监测血糖或血气变化;遵医嘱调整置换液配方,对症纠正电解质紊乱。

6.4.2 宜使用成品置换液,避免配制错误。

6.4.3 应根据血生化指标、血气分析结果,遵医嘱及时调整碳酸氢钠液体输入剂量和速度。

附　录　A

（资料性）

CRRT 设备监测系统常见报警原因及处理方法

名称	变化及报警原因	处理方法
体外循环血液管路动脉端压力（动脉压）	患者透析用中心静脉导管血流量不足、导管贴壁、血栓形成等； 体外循环血液管路扭曲或受压、凝血及传感器监测异常等	1. 调整患者体位、中心静脉导管位置； 2. 解除管路受压； 3. 检查传感器，如发现破裂、浸湿等立即更换； 4. 当压力值接近报警线时，调整血流速度，等比例调整治疗参数，或者更换透析用中心静脉导管
滤器前压	血泵后至血滤器前血管路扭曲或受压； 血滤器凝血及传感器异常等	1. 解除管路受压； 2. 观察血滤器凝血情况，遵医嘱调整抗凝剂及治疗参数
体外循环血液管路静脉端压力（静脉压）	患者透析用中心静脉导管不畅； 体外循环血液管路扭曲或受压、凝血、穿刺针脱出及传感器异常等	1. 调整管路解除受压； 2. 检查透析用中心静脉导管的连接及通畅性； 3. 快速判断管路凝血情况，如有血滤器颜色改变、静脉壶凝血应结束治疗； 4. 检查传感器，发现破裂、浸湿等立即应更换
跨膜压	滤器有效膜面积减少； 滤器 / 透析通路受压或扭曲； 治疗参数不匹配	1. 调整管路，解除受压； 2. 调整治疗参数、抗凝剂量； 3. 检查滤器和 / 或管路是否凝血； 4. 跨膜压持续接近或大于说明书要求时，宜更换血滤器和 / 或管路
废液压（超滤压）	废液压过低	1. 增加血流量； 2. 减少置换液量； 3. 更换废液袋
空气监测器	发现气泡；监测器异常	1. 排除管路和 / 或血滤器中的气体； 2. 更换血滤器和 / 或管路
漏血检测器	检测到红细胞； 滤出液中出现大量气泡； 滤出液颜色异常； 环境光线影响； 管路安装不到位	1. 确认血液滤过器漏血，更换血滤器和 / 或管路； 2. 判断是否误报，重调校准

第三节　团体标准要点解读

《连续性肾脏替代治疗的护理》团体标准中核心要素包括基本要求、操作程序以及并发症预防和处理原则三个部分，其中基本要求不仅对常规实施 CRRT 的环境及设备要求提出了标准，且特别说明了操作人员应根据患者的感染类型及传播风险的防护级别，穿戴标准防护装备。操作程序中对 CRRT 操作前评估、实施要点、治疗过程中的观察要点给出了要求及建议。并发症预防和处理原则从容量相关的并发症、体外循环血液管路凝血、透析用中心静脉导管并发症、电解质酸碱平衡紊乱四个方面给出了应对要点。本节将对标准中的重点难点内容进行解读。

一、基本要求

（一）CRRT 治疗的环境要求

本标准在基本要求的 4.2 中提及，CRRT 治疗环境应符合 WS/T 510—2016 的规定。WS/T 510—2016，即《病区医院感染管理规范》，其中对治疗环境的要求主要包括以下几个方面：病区内病房（室）、治疗室等各功能区域内的房间应布局合理，洁污分区明确。收治传染病患者的医院应具备隔离条件，独立设区，病房内通风良好。设施、设备应符合医院感染防控要求，设有适于隔离的房间和符合 WS/T 313《医务人员手卫生规范》要求的手卫生设施。治疗室等诊疗区域内应分区明确，洁污分开，配备手卫生设施。应保持清洁干燥，通风良好。没有与室外直接通风条件的房间应配置空气净化装置。

（二）CRRT 设备要求

本标准在基本要求的 4.3 中提及，CRRT 设备应符合 WS/T 510—2016 和 GB 9706.1—2020 的规定。WS/T 510—2016 对 CRRT 设备的要求包括：CRRT 设备及其附件应定期清洁和消毒，以减少医院感染的风险。CRRT 设备应具备实时监测功能，能够实时监测患者的生命体征、治疗参数以及体外循环出入量等数据。GB 9706.1—2020，即《医用电气设备 第 1 部分：基本安全和基本性能的通用要求》，对 CRRT 设备的要求可以归纳为：设备的基本安全即环境适应性、电击防护、机械防护；设备的基本性能即功能完整、参数准确、报警完备；设备的电气安全即有设备标识、有使用说明书、有软件验证。

（三）置换液配制要求

本标准在基本要求的 4.4 中提及，置换液配制及使用应符合 WS/T 433—2013 的规定。根据 WS/T 433—2013《静脉治疗护理技术操作规范》要求，置换液配制应在洁净环境中进行，确保无菌操作，避免药物污染。配制人员须为注册护士、医师或乡村医生，并须接受专业培训。在配制过程中，须遵循一次性使用原则，穿刺针、导管等医疗器具不得重复使用。同时，根据患者病情、过敏史及药物性质，选择合适输注途径和工具。

二、操作程序

（一）CRRT 操作前评估

本标准在 5.1 操作前评估的 5.1.2 中提及，应评估患者的意识状态、水肿、皮肤完整性、进食情况、出入量，使用抗凝、止血药物史、手术、外伤及出凝血史。意识清醒的患者能够更好地配合治疗，而意识模糊或昏迷的患者可能需要额外的护理和监测。意识状态的评估有助于医护人员判断患者的耐受度和合作程度，从而调整治疗策略。通过观察患者的水肿程度，可以初步判断其体液潴留的严重程度，这对于确定 CRRT 的治疗剂量和频率具有重要意义。皮肤作为人体的第一道防线，其完整性直接关系到感染的风险。对于存在皮肤破损或感染的患者，需要采取额外的预防措施，以降低治疗过程中可能出现的并发症。良好的营养状态有助于患者更好地耐受治疗，而营养不良则可能增加感染和其他并发症的风险。在用药史方面，特别是抗凝和止血药物的使用情况，对 CRRT 过程中的凝血有直接影响。手术、外伤史以及出血和凝血功能异常史也是评估的重要方面。这些病史可能影响患者的凝血机制，从而增加治疗过程中出血或血栓形成的风险。

本标准在 5.1 操作前评估的 5.1.3 中提及，应测量患者的生命体征，评估血液生化指标、凝血指标、血源传染病标志物。评估血液生化指标和凝血指标对于制订个性化的治疗方案至关重要。血液生化指标能够反映患者的肝肾功能、电解质平衡以及酸碱状态，而凝血指标则有助于判断患者的凝血功能，从而预防治疗过程中可能出现的出血或血栓形成。检测血源传染病标志物能识别患者是否存在肝炎、艾滋病等血源性传染病，以便操作者在治疗过程中采取适当的防护措施，降低交叉感染的风险。

（二）CRRT 实施

本标准在操作程序的 5.2 中提及 CRRT 的实施部分。相比《中国重症血液净化护理专家共识（2021 年）》，本标准对于护理人员更具实操性，从开机、参数设定、建立体外循环以及治疗过程中的要点均给出了具体的指导，特别强调体外循环操作坚持密闭式的操作原则。本标准首次对设备所处的治疗环境提出明确要求，由于 CRRT 治疗通常持续时间较长，特别强调了治疗环境保持稳态，确保治疗全程设备运行始终与自检时环境状态一致，避免监测发生偏移。

对于机器的监测，强调根据监测数据的变化趋势动态调整治疗参数，实施有效的预警处理措施，有预警干预措施及书面记录，避免报警。同时避开新风系统出口、回风口、空调出风口及强光照射，是保证治疗参数达标、方便护理人员观察设备运行状态的前提。此外，强调在电除颤时，应根据 CRRT 设备电击防护等级选择中断或继续治疗。目前市面上 CRRT 设备中，最高等级电击防护等级为 CF 型，能够为患者提供最高级别的患者保护。设备如具有防除颤功能，更是紧急抢救时的安全保障，无需因电除颤而中断下机。

（三）CRRT 治疗过程中的观察与监测要点

本标准在操作程序的 5.3 中提及 CRRT 治疗过程中的观察与监测要点部分。着重强调了患者安全及体外循环凝血的监测和调整，不仅要定时监测凝血功能，且须关注患者的异常临床表现。特别是针对不同类型抗凝剂及无抗凝方案时，应分别进行相应症状体征的观察和实验室检查，及时调整抗凝方案以避免危及生命的不良事件。

三、并发症预防与处理原则

（一）容量相关的并发症

本标准在6.1容量相关的并发症中6.1.1中提及，治疗过程中患者出现恶心、头晕、多汗、面色改变等症状时，应即刻测量生命体征，收缩压下降/升高20mmHg，平均动脉压下降/升高≥10mmHg时，应立即通知医师。血压测量是较为方便快捷的监测手段，尤其对进行体外循环的患者。重症患者CRRT治疗往往体外循环持续时间较长，对血压影响明显，部分患者会所涉及进餐、如厕等生理需求，此时也是患者易发生血压变化的高风险环节，应加强监测和应对措施。

（二）体外循环血液管路凝血

本标准在6.2体外循环血液管路凝血中6.2.1中提及，应遵医嘱选择适宜超滤系数、筛选系数的血滤器。超滤系数是代表透析膜透水性的参数，反映了液体通过透析膜材料的难易程度，其大小与膜面积、膜的水力渗透性等因素有关。患者的红细胞压积、白蛋白水平等也会影响超滤系数的实际值。高通量血滤器通常具有较高的超滤系数值，能够更有效地清除体内多余的水分和溶质。筛选系数是滤液中溶质的浓度与血液中浓度的比值，反映了透析膜对某一特定溶质的渗透能力。筛选系数取决于透析膜的材质、孔径大小、膜厚度等因素。不同的溶质具有不同的筛选系数。对于中小分子物质（如尿素、肌酐等），应选择筛选系数接近于1的血滤器，以确保这些物质能够被有效清除。对于大分子物质（如白蛋白等），应选择筛选系数较低的血滤器，以减少这些物质的损失。在CRRT中，由于需要清除大量的炎症介质和代谢废物，因此通常选择高通透性的滤膜，这些滤膜具有较高的筛选系数，能够更有效地清除这些物质。

本标准在6.2体外循环血液管路凝血中6.2.2中提及，治疗过程中出现机器报警时，应第一时间查找原因并正确处理。当出现机器报警，应先查找原因，不建议盲目消警（消音）处理，首先，需要快速识别CRRT机器的报警类型。常见的报警类型包括压力报警、平衡报警、空气报警、温度报警、漏血报警以及断电报警等。不同类型的报警可能指示着不同的问题，在识别报警类型后，需要分析报警的具体原因。例如，压力报警可能是由于动脉端或静脉端压力过高或过低引起的；空气报警可能是管路中进入空气或空气探测器出现故障导致的；漏血报警则可能是由于滤器破膜或管路系统溶血等原因引起的，附录中详细地对CRRT实施过程中常见报警原因及问题做了汇总。此外，在处理报警的同时，需要密切观察患者的生命体征和症状变化。若患者出现低血压、呼吸困难等严重症状，应立即停止治疗并采取紧急抢救措施。处理完报警后，应详细记录报警类型、原因、处理措施及患者反应等信息。

（三）透析用中心静脉导管并发症

本标准在6.3透析用中心静脉导管并发症中6.3.5提及，应首选2%氯己定乙醇溶液作为外用消毒剂进行穿刺部位皮肤消毒。美国静脉输液护理学会制定的《输液治疗实践标准》以及中华护理学会静脉输液治疗专业委员会发布的《临床静脉导管维护操作专家共识》，均推荐在中心静脉导管维护时使用 2% 氯己定乙醇溶液作为消毒剂。其原因是氯己定是一种广谱消毒剂，对细菌、芽孢、真菌、病毒等多种微生物均有杀灭作用，不仅能迅速杀灭微生物，还能在皮肤表面形成保护膜，提供长时间的抑菌效果，对皮肤黏膜刺激小，化学性质稳定，不易受有机物影响，即使在血液、脓液等存在的情况下也能保持较好的消毒效果，氯己定与乙醇结合使用，可以产生协同作用，增强消毒效果。此外，2% 氯己定乙醇溶液易于挥发，能够迅速干燥，减少患者等待时间。

（四）电解质酸碱平衡紊乱

本标准在 6.4 电解质酸碱平衡紊乱中 6.4.1 提及应遵医嘱动态监测血液生化指标，宜每 2~4 小时监测血糖或血气变化；遵医嘱调整置换液配方，对症纠正电解质紊乱。血气分析是监测患者内环境酸碱平衡状态和电解质平衡状态的重要手段。通过血气分析，可以了解患者的 pH 值、二氧化碳分压（PCO_2）、氧分压（PO_2）、碳酸氢根（HCO_3^-）等指标，从而判断患者是否存在酸中毒、碱中毒、缺氧等病理状态。CRRT 过程中，患者的内环境可能发生快速变化，特别是酸碱平衡状态。每 4 小时监测血气可以及时发现酸碱平衡紊乱，根据血气分析结果，医生可以调整 CRRT 的治疗参数，如置换液成分、超滤率、血流量等，以更好地维持患者的内环境稳定。

CRRT 目前在临床危重症领域已广泛应用，为重症患者康复保驾护航。本节的解读有助于临床工作者了解《连续性肾脏替代治疗的护理》团体标准的制定依据及内容内涵，更有利于临床工作者科学、合理地将本标准应用于 CRRT 的临床使用中。

参考文献

[1] 陈香美 . 血液净化标准操作规程：2021 版[M]. 北京：人民卫生出版社，2021.

[2] 中华医学会肾脏病学分会专家组 . 连续性肾脏替代治疗的抗凝管理指南[J]. 中华肾脏病杂志，2022，38（11）：1016-1024.

[3] 中关村肾病血液净化创新联盟专家组，左力 . 连续性肾脏替代治疗置换液临床应用分类专家共识[J]. 中国血液净化，2023，22（10）：721-725.

[4] 四川省国际交流促进会肾脏分会专家组 . 连续性肾脏替代治疗医院感染防控专家共识[J]. 华西医学，2023，38（7）：961-968.

[5] 中华人民共和国国家卫生健康委员会 . 静脉治疗护理技术操作标准：WS/T 433—2023[S/OL].（2023-09-05）[2024-10-03]. http://www.nhc.gov.cn/fzs/s7852d/202309/5a9febf13a91445a9b729900440951bc/files/cfbad8865a8440048016c30fd1c13799.pdf.

[6] 中华医学会肾脏病学分会专家组 . 连续性肾替代治疗容量评估与管理专家共识[J]. 中华肾脏病杂志，2024，40（1）：74-81.

[7] RICHARDSON A，WHATMORE J. Nursing essential principles：continuous renal replacement therapy[J]. Nurs Crit Care，2015，20（1）：8-15.

[8] KELLUM J A，RONCO C. The 17th Acute Disease Quality Initiative International Consensus Conference：introducing precision renal replacement therapy[J]. Blood Purif，2016，42（3）：221-223.

[9] WELBAUM C. Nurses' role in continuous renal replacement therapy[J]. American Nurse Journal，2021，16（9）：26-29.

第二十三章

老年人误吸的预防

第一节 编制背景

一、本标准要解决的问题或技术

误吸是指在吞咽过程中有数量不等的液体或固体的食物、分泌物、血液等进入声门以下的呼吸道和肺组织的过程。误吸导致的吸入性肺炎占社区获得性肺炎病例的5%~15%，其中三分之一的患者可发展为急性肺损伤甚至急性呼吸窘迫综合征，是老年人出现重症和死亡的重要原因。误吸是一个复杂的临床结局，往往是一个或多个风险导致的共同结果。吞咽障碍与误吸密切相关，不仅是进食水过程中容易误吸，口腔分泌物增多无法下咽也可导致误吸；咳嗽反射是肺炎发生的保护性因素，各种原因导致的咳嗽反射减弱会增加口腔中的口咽分泌物或者反流的胃内容物到达肺部的可能性；胃食管反流可导致胃内容物反流进入气道引起误吸；老年人生活自理能力下降和口腔、牙齿卫生状况较差，加速了细菌在口咽部的定植，这种情况下的误吸可涉及更多的口腔菌群；不良进食，即干扰正常吞咽的行为可导致误吸；各种可引起以上风险的药物和治疗措施均可引起误吸。由于老年人脑卒中、神经退行性疾病等多发，他们可能同时并发上述的一个或多个风险，从而面临更高的误吸风险。因此，在老年人群中误吸问题显得尤为严峻，迫切需要给予更多的关注。

已有文献指出，通过筛查手段实现早期识别能够有效降低误吸风险，因此早期针对老年人误吸风险进行科学、系统地识别，及时发现误吸风险因素并加以防范尤为重要。然而，目前的风险评估工具存在局限性，主要体现为这些工具仅能针对单一风险进行评估，例如对吞咽功能的评估和对咳嗽强度的测定等，而不能够对误吸风险进行全面的整合性评估。同时，当前的国内外的标准、指南和专家共识也大多侧重于特定症状或疾病导致的误吸的预防策略，如吞咽障碍的护理管理、营养干预的护理管理、脑卒中患者的护理管理、脑卒中后的康复训练以及呼吸肌训练等，而尚未有规范性文件能够整合这些单一策略，以全面应对由多种风险共同导致的老年人误吸。

针对以上问题，本标准提炼并整合了各领域的研究证据，对误吸的风险识别及相应的预防措施进行了更为全面、系统且深入的阐述，同时为开展标准化、同质化的老年人误吸的风险识别和预防提供了依据。本标准的发布不仅能够促进跨学科合作，共同实施针对性的、个性化的误吸评估，而且能够指导临床护士进行有针对性的预防，对于降低老年人吸入性肺炎的发生率、降低住院率和病死率，提高老年人生活质量有积极的作用。

二、国际、国内标准现状及需进一步解决的问题

经系统检索，尚未发现针对老年人误吸的标准/指南/专家共识，目前国内外已出版的与老年人误吸的风险识别与预防相关的指南及专家共识见表23-1。

表23-1　国内外出版的老年人误吸相关指南及专家共识

年份	机构/组织/作者	标准/指南/专家共识名称	主要内容
2018年	中国老年医学学会营养与食品安全分会，中国循证医学中心，《中国循证医学杂志》编辑委员，*Journal of Evidence-Based Medicine* 编辑委员会	《老年吞咽障碍患者家庭营养管理中国专家共识（2018版）》	主要介绍了老年吞咽障碍患者家庭营养管理的多学科团队的管理、营养管理路径、筛查与评价和家庭营养干预，对吞咽障碍可能引起的吸入性肺炎推荐了管理意见
2019年	中国老年保健医学研究会老龄健康服务与标准化分会，《中国老年保健医学》杂志编辑委员会，北京小汤山康复医院	《中国社区吞咽功能障碍康复护理与照护专家共识》	主要介绍了吞咽障碍的定义、病理生理、康复护理策略以及并发症预防与处理，对吞咽障碍可能引起的吸入性肺炎推荐了管理意见
2020年	中华医学会肠外肠内营养学分会老年营养支持学组	《中国老年患者肠外肠内营养应用指南（2020）》	主要针对老年患者肠外肠内营养形成42条推荐意见，对肠外肠内营养可能引起的吸入性肺炎推荐了管理意见
2021年	四川大学华西循证护理中心、中华护理学会护理管理专业委员会、中华医学会神经外科学分会	《中国卒中肠内营养护理指南》	主要针对脑卒中患者肠内营养临床护理实践中的18个关键问题形成推荐意见，为脑卒中肠内营养的护理规范管理提供临床标准，对脑卒中后患者肠内营养可能引起的吸入性肺炎推荐了管理意见
2021年	欧洲卒中组织、欧洲吞咽障碍学会	《欧洲卒中组织和欧洲吞咽障碍学会指南：卒中后吞咽困难的诊断和治疗》	主要针对脑卒中后吞咽困难的诊断和治疗提供循证指导建议，对脑卒中后吞咽障碍可能引起的吸入性肺炎推荐了管理意见

续表

年份	机构 / 组织 / 作者	标准 / 指南 / 专家共识名称	主要内容
2022 年	中国医疗保健国际交流促进会胃食管反流病学分会	《中国胃食管反流病多学科诊疗共识 2022》	主要介绍了胃食管反流病的相关多学科概念、发病机制、临床表现、自然史和流行病学、诊断、确诊方法、治疗和多学科联合诊治，对胃食管反流病可能引起的吸入性肺炎推荐了管理意见
2022 年	成人吸入性肺炎诊断和治疗专家组	《成人吸入性肺炎诊断和治疗专家建议》	主要介绍了吸入性肺炎的流行病学、危险因素、病原学特点、病理生理、临床特征、诊断、治疗和预防等，以医生的诊断和治疗为主要内容，对预防内容的阐述不够充分
2022 年	UpToDate 临床顾问	《成人吸入性肺炎》	专题总结了吸入性肺炎的易感因素、临床综合征、诊断和治疗，但是没有聚焦最易感的老年人群，也并未充分阐述相应的预防措施

当前，国内外已发布的标准、指南及专家共识在指导老年人误吸管理方面尚存局限性。首先，部分文献聚焦于医生的诊断与治疗策略，而对于误吸风险的风险识别与预防措施关注不足；第二，现有文献大多局限于特定症状或疾病背景下误吸的预防，缺乏能够综合多种单一预防策略的综合性规范性文件；第三，尚未有针对最易感的老年人群误吸管理的标准 / 指南 / 专家共识。鉴于此，迫切需要相关团体制定统一标准，以规范护理实践，推动老年人误吸风险识别的标准化与预防措施的同质化。

三、适用范围

本团体标准适用于全国各级各类医疗机构，由有执业资格的护理人员对老年人进行误吸的风险评估和预防时应用。本标准的目标群体为所有老年人。

第二节　T/CNAS 27—2023 老年人误吸的预防团体标准

中　华　护　理　学　会　团　体　标　准

T/CNAS 27—2023

老年人误吸的预防

Prevention of aspiration in older adults

2023-01-31 发布　　2023-05-01 实施

中华护理学会　发布

目　次

前　言

本文件按照 GB/T 1.1—2020《标准化工作导则　第 1 部分：标准化文件的结构和起草规则》的规定起草。

本文件由中华护理学会提出并归口。

本文件起草单位：中国医科大学附属第一医院、首都医科大学宣武医院、北京医院、北京大学护理学院、北京协和医院、中南大学湘雅医院、复旦大学护理学院。

本文件主要起草人：王爱平、张晓春、王延莉、孟鑫、杨莘、齐国先、孙超、王志稳、郭欣颖、孙龙凤、张京慧、孔德磊、邢唯杰、谢忠飞、张语诺、刘芳。

老年人误吸的预防

1 范围

本文件规定了老年人误吸的风险识别、预防的基本要求及措施。

本文件适用于各级各类医疗机构有执业资格的护理人员。

2 规范性引用文件

下列文件中的内容通过文中的规范性引用而构成本文件必不可少的条款。其中,注日期的引用文件,仅该日期对应的版本适用于本文件;不注日期的引用文件,其最新版本(包括所有的修改单)适用于本文件。

T/CNAS 03—2019 气管切开非机械通气患者气道护理

T/CNAS 19—2020 成人肠内营养支持的护理

3 术语和定义

下列术语和定义适用于本文件。

3.1 误吸 aspiration

在吞咽过程中有数量不等的液体或固体的食物、分泌物、血液等进入声门以下的呼吸道和肺组织的过程,分为显性误吸和隐性误吸。

3.2 吞咽障碍 dysphagia

因下颌、双唇、舌、软腭、咽喉、食管等器官结构和(或)功能受损而不能安全有效地把食物输送到胃内的过程。

4 基本要求

4.1 应对老年人进行误吸风险评估。

4.2 应根据评估结果识别出老年人误吸的风险。

4.3 应针对误吸的风险因素,与医生、康复小组及家属沟通,共同制订预防措施,并动态调整。

5 风险识别

5.1 应在入院时或有病情变化时动态评估老年人误吸的风险。

5.2 应识别高危人群,包括有误吸史、意识障碍、长期卧床、留置人工气道的老年人。

5.3 对于无上述情况的老年人,应通过询问、观察、使用评估工具识别现存的误吸风险(见附录 A),包括吞咽障碍、咳嗽能力减弱、胃食管反流、口腔问题、不良进食、治疗相关因素。

5.4 对疑有隐性误吸的老年人,可行视频透视吞咽检查。

6　预防

6.1　吞咽障碍导致误吸的预防

6.1.1　应协助流涎的卧床老年人侧卧或头偏向一侧，流涎多者应及时清除。

6.1.2　可指导老年人进食过程中采用吞咽技术与方法（见附录 B）进行头部姿势与吞咽动作的调整。进食后应检查口腔，如有食物残留，可指导进行多次空吞咽清除，必要时协助清除。

6.1.3　宜指导老年人进行改善吞咽功能的日常锻炼，包括练习发声、说话、唱歌等。

6.1.4　可指导老年人进行提高吞咽功能的康复训练（见附录 C）。

6.2　咳嗽能力减弱导致误吸的预防

6.2.1　可采取叩背、体位引流等方法帮助咳嗽能力减弱的老年人保持气道通畅。

6.2.2　应在进食前或更换体位前清除口咽和气道分泌物。进食中及进食后 30min 内不宜更换体位和气道吸引。

6.2.3　气道吸引时宜浅吸引，若吸引效果不佳可行深吸引，应按照 T/CNAS 03—2019 的规定执行。

6.2.4　应指导老年人进行呼吸肌训练（见附录 D）。

6.3　胃食管反流导致误吸的预防

6.3.1　应指导有胃食管反流的老年人进食后保持直立位或餐后散步，在睡前 2~3h 内避免进食，睡眠时抬高床头 15° ~20°，可左侧卧位。

6.3.2　宜为有胃食管反流的老年人选择经空肠管营养，如鼻空肠管、空肠造口术或经皮内镜下小肠造口。

6.3.3　经胃管喂养的速度、频次、量应按照 T/CNAS 19—2020 的规定执行。

6.3.4　应指导肥胖或超重老年人减重。

6.4　口腔问题导致误吸的预防

6.4.1　应指导或协助老年人每日至少 2 次口腔清洁，进食后及时清洁口腔。

6.4.2　应为有吞咽障碍的老年人选择负压式口护牙刷。

6.4.3　可为口腔干燥的老年人应用口腔保湿凝胶。

6.5　不良进食导致误吸的预防

6.5.1　应鼓励老年人自主进食，经口进食管理技术见附录 E。

6.5.2　喂食时，喂养者应与老人保持视线平行，喂养技巧见附录 F。

6.5.3　应指导老年人交替进食流质和固体食物，多次吞咽。

6.5.4　应指导老年人控制进食总量，少量多餐，避免短时间内大量进食。

6.5.5　进食过程中出现呛咳、声音嘶哑、气促、基础血氧饱和度下降≥5% 等情况时，应立即暂停进食。

6.5.6　出现呕吐时，应协助老人坐起，如病情不允许可协助其侧卧位或仰卧头侧位。

6.6　治疗相关因素导致误吸的预防

6.6.1　应尽可能减少使用或停用引起意识水平降低、吞咽功能下降、口咽干燥的药物和治疗措施。

6.6.2　可使用药物改善唾液分泌、吞咽反射能力。

附　录　A
（资料性）
老年人误吸风险清单

风险类别	风险清单
吞咽障碍	□ 流涎 □ 进食时出现哽噎 □ 吞咽后口腔食物残留 □ 饮 2~3 茶匙水，有呛咳 □ 洼田饮水试验Ⅲ级及以上（见附录 A1）
咳嗽能力减弱	□ 半定量咳嗽强度评分 0~2 分（见附录 A2）
胃食管反流	□ 腹胀、反酸、呃逆、呕吐 □ 胃镜显示反流性食管炎 □ 24h 食管 pH 值监测提示胃食管反流
口腔问题	□ 口腔干燥、不清洁 □ 口腔黏膜疾患 □ 牙齿疾患或缺如、义齿不适
不良进食	□ 进食速度过快、一口量过大、总量过多 □ 进食刺激性食物 □ 餐中注意力分散 □ 卧位进餐
治疗相关因素	□ 引起意识水平降低的药物和治疗措施 □ 引起吞咽功能下降、口咽干燥的药物和治疗措施
使用方法及结果判定： 1. 应逐条评估老年人误吸风险，如有风险可在相应“□”内打“√”。 2. 如满足清单中的一条，则视为存在误吸的风险。	

A1：洼田饮水试验（Water Swallowing Test，WST）：老人取坐位或半卧位，嘱老人喝 30ml 温水，观察饮水过程，记录有无呛咳、饮水时间及饮水次数。

洼田饮水试验（WST）

分级	表　现
Ⅰ级	5s 内能顺利地 1 次将水咽下
Ⅱ级	分 2 次以上，能不呛咳地咽下

续表

分级	表　　现
Ⅲ级	能1次咽下，但有呛咳
Ⅳ级	分2次以上咽下，但有呛咳
Ⅴ级	频繁呛咳，不能全部咽下

A2：半定量咳嗽强度评分（Semiquantitative Cough Strength Score，SCSS）：是评估者观察老年人的咳嗽强度，并将结果转换为分值进行评估的方法。嘱老人尽可能地多次咳嗽，咳嗽强度从弱到强采用0~5分评估。0~2分为弱，3~5分为强。

半定量咳嗽强度评分（SCSS）

分值	表　　现
0分	没有咳嗽
1分	没有咳嗽，但可以听见口腔里的气流声
2分	微弱或勉强可听到的咳嗽
3分	可清楚听到的咳嗽
4分	较强的咳嗽
5分	连续的强咳

附　录　B
（资料性）
吞咽技术与方法

吞咽技术	吞咽方法
侧方吞咽	进食时分别左、右侧转头吞咽
空吞咽	每次进食后，反复做几次空吞咽，然后再进食
交替吞咽	空吞咽后饮用 1~2ml 极少量的水
用力吞咽	吞咽时将舌用力向后移动，帮助食物推进通过咽腔
点头样吞咽	吞咽时颈部尽量前屈形状似点头，同时做空吞咽动作
低头吞咽	颈部尽量前屈姿势吞咽

附　录　C

（资料性）

吞咽功能康复基本训练方法

类别	方法	训练步骤
口腔周围肌肉训练	面部肌肉训练	皱眉、闭嘴、鼓腮、露齿、吹哨、龇牙、张口、咂唇等
	舌肌运动训练	伸、缩、上下、左右摆动等练习，口腔内环行运动，不能主动活动者可用被动舌部牵伸活动
	软腭的训练	张口后用压舌板压舌，用冰棉签于软腭上做快速摩擦，刺激软腭，嘱老人发“啊”、“喔”声音
	咀嚼肌训练	重复做咀嚼动作
	唇部训练	吸气后发“wu”“yi”“ɑ”等音，指导缩唇吹气球、吹气泡等
吞咽反射改善训练	寒冷刺激法	用冷棉棒，轻轻刺激软腭、弓、舌根及咽后壁，嘱老人做吞咽动作，如发生呛咳、恶心，则停止刺激
颈部放松训练	前、后、左、右放松颈部，或颈部左右旋转，提肩、沉肩	
流涎多的对策	用冰块按摩患侧颈部及面部皮肤至皮肤稍发红，每日 3 次，每次 10min	

附 录 D
（资料性）
常用呼吸肌训练方法

名称	训练方法	频率
腹式呼吸训练	经鼻缓慢吸气，腹部隆起，经口呼气时腹部收缩，可以用手对腹部稍微加压。10 个 / 组，组间休息 1min，做 3 组	2~3 次 / 日
缩唇呼吸训练	闭嘴经鼻吸气，默数 3s，然后缩唇（吹口哨样）缓慢呼气，同时收缩腹部，默数 6~9s，维持呼气时间是吸气时间的 2~3 倍。10 个 / 组，组间休息 1min，做 3 组	2~3 次 / 日

附　录　E

（资料性）

经口进食管理技术

项目	管理技术
进食环境	安静，避免不必要的治疗或分散注意力的行为
进食体位	进食过程中端坐位或 30°~60°半坐卧位，颈部前倾，偏瘫侧肩部垫枕
	进食后保持该体位 30min，避免翻身、叩背
辅助用具	进食时应佩戴义齿、眼镜、助听器或其他辅助设备
餐具选择	选用柄长、口浅、匙面小、不粘食物、边缘光滑、容量 5~10ml 的勺子
食物选择	食物应细软，切碎煮烂，不宜干、硬、脆
	胃食管反流的老人减少高脂肪膳食的摄入，忌食咖啡、巧克力、薄荷等食物
	避免短时间内摄入大量液体食物
	有吞咽障碍的老人可在液体食物中添加增稠剂，或将固体食物改成泥糊状
进食一口量	从小剂量（1~4ml）开始喂食，逐步增加并掌握合适的一口量
	完全咽下一口后再进食下一口
进食速度	进食速度宜慢，30~40min 为宜
	忌催促，避免匆忙或强迫喂食

附　录　F
（资料性）
不同状况老年人的喂养技巧

老年人状况	喂养技巧
偏瘫	应在偏瘫老年人健侧喂食
无面瘫	应将食物放在舌中心凹陷部位
一侧面瘫	应将食物放置在健侧舌后部或颊部，可用匙背轻压舌部
既往频繁呛咳	可用汤匙将少量食物送至舌根处

第三节　团体标准要点解读

《老年人误吸的预防》团体标准中核心要素包括基本要求、风险识别和预防三个部分，其中基本要求对老年人误吸风险评估、误吸风险识别及预防等作出了规定，风险识别中对误吸的动态评估、误吸高危人群、误吸风险识别方法及隐性误吸检查等给出了要求及建议，预防中对吞咽障碍、咳嗽能力减弱、胃食管反流、口腔问题、不良进食和治疗相关因素导致的误吸分别推荐了针对性的预防措施。本节将对标准中的重点难点内容进行解读。

一、基本要求

（一）风险识别

本标准在基本要求的4.2中提及，应根据评估结果识别出老年人误吸的风险。通过筛查进行早期识别可降低误吸的风险，故本标准强调对老年人误吸的风险进行评估和识别，以针对风险进行预防。

（二）预防决策

本标准在基本要求的4.3中提及，应针对误吸的风险因素，与医生、康复小组及家属沟通，共同制订预防措施，并动态调整。患者自主权和共同决策是至关重要的，因此应赋予老年人更多权利并让家属参与决策。另外，应建立一个包括临床相关科室医师、护士、康复治疗师、作业治疗师、营养师、药师、放射科技师、耳鼻喉科技师、口腔科医师、社会工作者、家属或照护者等在内的多学科评估与治疗团队。护士不仅负责多学科团队工作的启动、运行和各成员之间的沟通，而且作为老年人的直接照顾者，也承担着误吸风险筛查、持续评估、支持治疗、健康教育及效果评价等责任，起到不可替代的作用。

二、风险识别

（一）动态评估

本标准在风险识别的5.1中提及，应在入院时或有病情变化时动态评估老年人误吸的风险。护理人员应尽早进行误吸的风险筛查，推荐在入院24小时内进行评估。在病情变化、开始进食、饮水或口服药物前均应再次进行评估，以便及时调整进食方法和治疗计划。

（二）高危人群

本标准在风险识别的5.2中提及，应识别高危人群，包括有误吸史、意识障碍、长期卧床、留置人工气道的老年人。误吸史是误吸的重要危险因素，有误吸史的老年人发生再次误吸的概率明显增高；意识障碍为误吸的首要危险因素，意识水平降低会造成咳嗽反射和声门关闭功能减弱、分泌物排出困难、口咽部细菌繁殖增多等从而引发误吸；此外，长期卧床引起的胃食管反流及咽部感觉缺失以及气管造口术、气管插管引起的声门关闭或下食管括约肌的破坏都容易导致误吸。

（三）风险识别方法

本标准在风险识别的5.3中提及，对于无上述情况的老年人，应通过询问、观察、使用评估工具识别现存的误吸风险（见附录A），包括吞咽障碍、咳嗽能力减弱、胃食管反流、口腔问题、不良进食、治疗相关因素。标准中附录A为风险清单，使用时应逐条对风险类别进行评估，如符合风险清单中的一项症状或具有一项临床试验结果阳性即可判定老年人有对应的风险，须进行相应的风险预防。其中凡是可引起口咽部细菌定植增加的情况均属于附录A中的口腔问题。一口量可参考：①稀液体5~20ml；②果酱或布丁5~7ml；③浓稠泥状食物3~5ml；④肉团2ml。

（四）隐性误吸检查

本标准在风险识别的5.4中提及，对疑有隐性误吸的老年人，可行视频透视吞咽检查。有50%~70%的误吸为隐性误吸，即不伴咳嗽或清嗓反应的误吸，仅凭临床观察无法明确识别，只能通过仪器评估来最终确诊。常用的检查包括视频透视吞咽检查和纤维内镜吞咽功能检查，其中视频透视吞咽检查也称为修正的吞钡试验，是吞咽障碍评估的重要标准。

三、预防

（一）吞咽障碍导致误吸的预防

1. 吞咽技术与方法　本标准在预防的6.1.2中提及，可指导老年人进食过程中采用吞咽技术与方法（见附录B）进行头部姿势与吞咽动作的调整。进食后应检查口腔，如有食物残留，可指导老年人进行多次空吞咽清除，必要时协助清除。可指导老年人和照护者通过调整老年人头部或颈部姿势以改变食团流动方向来补偿受损的吞咽功能，提高感觉意识或改变食团特征以提高吞咽的安全性。上述方法和其他姿势调整策略可以单独使用或联合使用（见附录B）。

2. 康复训练　本标准在预防的6.1.4中提及，可指导老年人进行提高吞咽功能的康复训练（见附录C）。吞咽障碍的康复治疗是应用康复治疗技术以改善吞咽生理为目标的锻炼方法，每种方法都可针对某个吞咽器官功能异常，目标是改善其功能、降低并发症。标准起草团队整合来自临床顾问系统和指南等的证据，形成吞咽功能康复基本训练方法（见附录C），以帮助临床护士应用多种康复技术指导老年人的吞咽康复训练。

（二）咳嗽能力减弱导致误吸的预防

1. 清除分泌物　本标准在预防的6.2.2中提及，应在进食前或更换体位前清除口咽和气道分泌物。进食中及进食后30分钟内不宜更换体位和气道吸引。在进食前或更换体位前应为仰卧位吞咽和咳嗽反射受损的老年人、意识障碍或格拉斯哥昏迷评分表评分≤9分的老年人、吞咽困难的老年人进行口咽和气道分泌物清除。

2. 呼吸肌训练　本标准在预防的6.2.4中提及，应指导老年人进行呼吸肌训练（见附录D）。呼吸肌训练可改善吞咽功能、增强呼吸相关肌肉功能、刺激相关感受器，尽早开始训练可降低误吸的风险，常见训练方法详见附录D。

（三）胃食管反流导致误吸的预防

1. 预防体位　本标准在预防的 6.3.1 中提及，应指导有胃食管反流的老年人进食后保持直立位或餐后散步，在睡前 2~3 小时内避免进食，睡眠时抬高床头 15° ~20°，可左侧卧位。有胃食管反流的老年人选择左侧卧位可增加食管下端括约肌压力，改善反流症状。

2. 肠内营养　本标准在预防的 6.3.2 中提及，宜为有胃食管反流的老年人选择经空肠管营养，如鼻空肠管、空肠造口术或经皮内镜下小肠造口。与胃置管相比，幽门后置管能更有效地减少误吸。

3. 减重　本标准在预防的 6.3.4 中提及，应指导肥胖或超重老年人减重。肥胖或超重会使胃食管反流的老年人的腹内压增加而诱发胃食管反流，减重可有效改善反流症状降低误吸风险。建议将体重指数（BMI）控制在 $25kg/m^2$ 以下。

（四）口腔问题导致误吸的预防

1. 牙刷的选择　本标准在预防的 6.4.2 中提及，应为有吞咽障碍的老年人选择负压式口护牙刷。除不建议刷牙的老年人（如易出血的老年人）外，刷牙是进行口腔卫生的首选方法。有吞咽障碍的老年人（尤其是洼田饮水试验 2 级以上的老年人）在刷牙的过程中容易出现误吸，所以推荐应用负压冲洗式刷牙法。

2. 口腔保湿　本标准在预防的 6.4.3 中提及，可为口腔干燥的老年人应用口腔保湿凝胶。口腔干燥会影响食欲、食团形成、吞咽能力，基本处理措施包括尽量减少与唾液腺功能减退有关的药物使用、补充水分、使用加湿器、使用无糖口香糖或糖果以及黏膜润滑剂 / 唾液替代品。目前有多种人工唾液制剂，包括喷雾剂、漱口液和凝胶等剂型。因为喷雾或漱口液的口腔保湿时间短，也有误吸的风险，故可选择凝胶进行口腔保湿。

（五）不良进食导致误吸的预防

不良进食是指不良的进食习惯，如进食过快、食物过硬或过黏、进食过程中说话和饮酒过量等。

1. 鼓励自主进食　本标准在预防的 6.5.1 中提及，应鼓励老年人自主进食，经口进食管理技术见附录 E。可使用推荐的喂养技巧，如通过调整进食环境、进食体位、辅助用具和选择餐具等方式最大程度地帮助老年人自主进食。当食物摄入不能满足营养需求时，可选择经食物性状调整的肠内营养制剂或特殊医学用途配方食品，必要时接受规范的膳食营养管理，以降低经口进食难度，尽早实现经口进食。

2. 进食时护理观察　本标准在预防的 6.5.5 中提及，进食过程中出现呛咳、声音嘶哑、气促、基础血氧饱和度下降≥5% 等情况时，应立即暂停进食。出现这些症状提示可能发生了误吸。

（六）治疗相关因素导致误吸的预防

1. 优化药物与治疗　本标准在预防的 6.6.1 中提及，应尽可能减少使用或停用引起意识水平降低、吞咽功能下降、口咽干燥的药物和治疗措施。应遵医嘱减少使用或停用相关药物如镇静药、抗抑郁药、神经阻滞药、抗胆碱能类药等；减少使用或停用气管插管等。

2. 药物干预　本标准在预防的 6.6.2 中提及，可使用药物改善唾液分泌、吞咽反射能力，如毛果芸香碱和西维美林可改善老年人唾液分泌情况，并可同时采用治疗基础疾病、吞咽康复治疗等方法改善吞咽反射能力。

参考文献

[1] 中国卒中吞咽障碍与营养管理共识专家组，中国卒中学会，国家神经系统疾病临床医学研究中心，等．中国卒中吞咽障碍与营养管理手册[J]．中国卒中杂志，2019，14(11)：1153-1169.

[2] 脑卒中防治工程委员会．中国脑卒中防治指导规范(2021版)[EB/OL]．(2021-08-27)[2023-02-15]. http://www.nhc.gov.cn/cms-search/downFiles/674273fa2ec049cc97ff89102c472155.pdf.

[3] 中华医学会，中华医学会杂志社，中华医学会消化病学分会，等．胃食管反流病基层诊疗指南(2019年)[J]．中华全科医师杂志，2019，18(7)：635-641.

[4] 中华医学会消化病学分会．2020年中国胃食管反流病专家共识[J]．中华消化杂志，2020，40(10)：649-663.

[5] 中国医师协会外科医师分会胃食管反流病专业委员会．胃食管反流病外科诊疗共识(2019版)[J]．中华胃食管反流病电子杂志，2019，6(1)：3-9.

[6] 中华医学会肠外肠内营养学分会老年营养支持学组．中国老年患者肠外肠内营养应用指南(2020)[J]．中华老年医学杂志，2020，39(2)：119-132.

[7] KLOMPAS M. Aspiration pneumonia in adults[EB/OL].(2023-07-19)[2023-07-22]. https://www.uptodate.com/contents/aspiration-pneumonia-in-adults.

[8] MANDELL L A，NIEDERMAN M S.Aspiration pneumonia[J]. N Engl J Med，2019，380(7)：651-663.

[9] TEASELL R，SALBACH N M，FOLEY N，et al. Canadian stroke best practice recommendations：rehabilitation，recovery，and community participation following stroke. Part one：rehabilitation and recovery following stroke. 6th Edition Update 2019[J]. Int J Stroke，2020，15(7)：763-788.

[10] SALL J，EAPEN B C，TRAN J E，et al. The management of stroke rehabilitation：a synopsis of the 2019 U.S. Department of Veterans Affairs and U.S. Department of Defense Clinical Practice Guideline[J]. Ann Intern Med，2019，171(12)：916-924.

[11] LEMBO A J. Oropharyngeal dysphagia：clinical features，diagnosis，and management[EB/OL].(2023-04-18)[2023-07-22]. https://www.uptodate.com/contents/oropharyngeal-dysphagia-clinical-features-diagnosis-and-management.

[12] KAHRILAS P J. Medical management of gastroesophageal reflux disease in adults[EB/OL].(2022-09-19)[2023-02-15]. https://www.uptodate.com/contents/2258.

[13] National Institute for Health and Clinical Excellence. Gastroesophageal reflux disease and dyspepsia in adults：investigation and management[EB/OL].(2019-10-18)[2023-02-15]. https://www.nice.org.uk/Guidance/CG184.

[14] SINGER P，BLASER A R，BERGER M M，et al. ESPEN guideline on clinical nutrition in the intensive care unit[J]. Clin Nutr，2019，38(1)：48-79.

[15] Valdez，Caitlyn F. Oral care：foam swabs/foam sponges[EB/OL]. (2021)[2023-02-15]. http://ovidsp.ovid.g.sjuku.top/ovidweb.cgi?T=JS&PAGE=reference&D=jbi&NEWS=N&AN=JBI10051.

第二十四章

成人住院患者静脉血栓栓塞症的预防护理

第一节　编制背景

一、本标准要解决的问题或技术

静脉血栓栓塞症（venous thromboembolism，VTE）是血液在静脉内异常凝结导致的血管完全或不完全阻塞的现象，属于静脉回流障碍性疾病，包括深静脉血栓形成（deep vein thrombosis，DVT）和肺血栓栓塞症（pulmonary thromboembolism，PTE）。VTE 是目前住院患者非预期死亡的重要原因，已构成医疗质量和患者安全的重要潜在风险，成为临床医务人员和医院管理者面临的严峻问题。研究表明，2007 至 2016 年我国住院患者 VTE 的发生率从 3.2/10 万人上升到 17.5/10 万人。然而采取了合理预防措施的患者比例不足 10%。逐渐增加的 VTE 疾病负担与严重不足的预防现状愈发凸显了 VTE 预防护理的重要性。VTE 的预防护理也正是本标准讨论的主题。

当前，国内外学术界对 VTE 的重视度不断提高，骨科、心血管病、重症医学、肿瘤、普通外科、内科等领域对 VTE 的预防、诊断、治疗措施已分别制定了相关的标准和指南。这些标准和指南为各个专科领域的临床决策作出了指引。但现有 VTE 防治指南多为医疗相关指南，对临床护理指导有限，缺乏统一、规范且权威的 VTE 预防护理标准，导致各医疗机构在实施 VTE 预防护理措施时的做法存在较大差异。这些差异主要体现在：基础预防中指导患者饮水的量、活动的方法及频次数据不一，抗血栓袜（anti-embolism stockings，AES）的选择、穿脱程序及注意事项不同，间歇充气加压装置（intermittent pneumatic compression，IPC）操作程序、观察及处理要点不同，药物预防（pharmacological prophylaxis）中用药指导、观察要点等方面。这些差异不仅影响了 VTE 预防护理措施落实的效果、护理操作的同质性及护理安全性，增加了患者发生 VTE、出血、压力性损伤等风险，还可能引发医疗纠纷。如在基础预防阶段未对踝泵运动、股四头肌锻炼的方法及频次作出正确指导，将增加手术及卧床患者发生 VTE 的风险。间歇充气加压装置及足底压力泵使用时间及频次不够，将导致预防 VTE 效果不足。使用抗凝药物如未对患者实施正确的用药指导，观察不及时可能导致患者出血甚至危及生命。因此，需要编制适用于我国患者的 VTE 预防护理标准，以规范成人住院患者 VTE 预防护理措施，降低成人住院患者 VTE 的发生率。

二、国际、国内标准现状及需进一步解决的问题

由于 VTE 在住院患者中的广泛存在及不良影响，引起了国内外有关组织和学者的重视，陆续编写了相关指南和标准。国内外出版的 VTE 防治相关指南见表 24-1。

表 24-1　国内外出版的 VTE 防治相关指南

年份	机构 / 组织 / 作者	标准 / 指南 / 专家共识名称	主要内容
2011 年	国家食品药品监督管理局	《医用防血栓袜》	医用防血栓袜的压力标准、人腿长度和周长测量等方面介绍，为本标准抗血栓袜的预防护理提供参考
2012 年	美国胸科医师学会	《2012 ACCP 抗栓治疗与血栓形成预防临床实践指南（第 9 版）》	基于患者风险评估的个体化预防策略，包括药物预防（如低分子肝素、直接口服抗凝剂等）和非药物预防（如机械预防装置）的选择。针对非骨科手术、骨科手术、非手术患者分别给出预防建议。作为 VTE 防治领域的经典之作，基于循证证据的推荐为本标准制定提供了重要参考
2015 年	中华医学会老年医学分会，中华医学会呼吸病学分会等	《内科住院患者静脉血栓栓塞症预防的中国专家建议》	内科住院患者预防 VTE 的关键在于对重点人群进行风险评估并采取积极预防措施，包括基本预防、物理预防和药物预防等措施的综合应用。强调了对医护人员进行培训的重要性以及应对内科住院患者进行 VTE 知识教育。该专家共识为国内较早提出对于内科住院患者 VTE 预防策略，其中药物预防措施的内容为本标准书写药物预防的观察要点提供了重要参考，但对于物理预防措施的具体实施及注意事项欠缺详细描述

续表

年份	机构/组织/作者	标准/指南/专家共识名称	主要内容
2018年	英国国家卫生与临床优化研究所	《2018 NICE指南：降低医院获得性深静脉血栓形成或肺栓塞风险》	识别VTE风险因素，制订个体化预防计划，同时强调对患者进行VTE预防知识的教育，包括向患者解释VTE的风险、预防措施的重要性以及可能出现的副作用等。该指南的推荐有严谨的循证依据，为本标准患者教育的具体内容提供了依据
2018年	中国健康促进基金会血栓与血管专项基金专家委员会等	《医院内静脉血栓栓塞症防治与管理建议》	全面的风险评估、个性化的预防策略、规范的护理操作、详尽的护理记录、严格的质量管理、深入的患者教育以及持续的监测与评估，旨在通过综合措施降低VTE的发生率和相关并发症，提高患者的治疗效果和生活质量。该专家共识对医院建立VTE防治和管理体系从质量和安全的角度提出建议，为本标准的制定提供了政策及管理方面的支撑
2019年	国际血管联盟中国分部护理专业委员会等	《梯度压力袜用于静脉血栓栓塞症防治专家共识》	梯度压力袜定义、分型、适应证、禁忌证及在VTE防治中的应用及规范。该专家共识为本标准抗血栓袜操作程序、注意事项、健康教育提供重要参考
2019年	中国静脉介入联盟、中国医师协会介入医师分会外周血管介入专业委员会	《抗凝剂皮下注射护理规范专家共识》	常用皮下注射抗凝剂操作流程及步骤、相关并发症及处理。该专家共识为本标准药物预防皮下注射抗凝剂的注意事项提供参考
2021年	李海燕，张玲娟，陆清声	《静脉血栓栓塞症防治护理指南》	VTE概念、风险评估、预防、治疗、护理及管理。该指南不属于严格意义上的循证指南，对证据的出处未指明。但指南为国内护理领域对VTE预防护理进行详细阐述的专著，为本标准的制定及解读提供重要依据

续表

年份	机构 / 组织 / 作者	标准 / 指南 / 专家共识名称	主要内容
2021 年	国际血管联盟中国分部护理专业委员会	《住院患者静脉血栓栓塞症预防护理与管理专家共识》	强调了针对住院患者采取综合性的 VTE 预防护理与管理措施的重要性,包括评估患者的 VTE 风险、实施恰当的预防措施、加强患者教育和护理,以及定期监测和随访。该专家共识较全面对住院患者提出 VTE 预防及护理举措,为本标准的书写提供了较多参考,但对机械预防中关于抗血栓袜,间歇充气加压装置的使用程序未给出明确指导
2022 年	上海市肺栓塞和深静脉血栓防治联盟等	《间歇充气加压用于静脉血栓栓塞症预防的中国专家共识》	间歇充气加压(IPC)的简介、结构、作用机制、适应证与禁忌证、在 VTE 预防中的应用。该专家共识为本标准 IPC 操作程序、注意事项、健康教育提供重要参考

VTE 防治已有较多的循证依据,VTE 的预防护理虽已有部分指南及专家共识指导,但也存在措施证据不够完善,缺乏系统整合、简明扼要的行业标准,临床护理实践指导性不强等不足。因此,亟须制定一部标准规范护理行为,促进成人住院患者 VTE 预防护理措施的落实,为护士的临床实践提供指导。

三、适用范围

本团体标准适用于全国各级各类医疗机构,由经过相关培训的注册护士在执行 VTE 预防护理措施时使用。本标准的目标患者为成人住院患者。

第二节 T/CNAS 28—2023 成人住院患者静脉血栓栓塞症的预防护理团体标准

中 华 护 理 学 会 团 体 标 准

T/CNAS 28—2023

成人住院患者静脉血栓栓塞症的预防护理

Preventive care of venous thromboembolism for adult inpatients

2023-01-31 发布 2023-05-01 实施

中华护理学会 发布

目　次

前　　言

本文件按照 GB/T 1.1—2020《标准化工作导则　第 1 部分：标准化文件的结构和起草规则》的规定起草。

本文件由中华护理学会提出并归口。

本文件起草单位：四川省医学科学院·四川省人民医院、广西医科大学第一附属医院、浙江大学医学院附属第一医院、江苏省人民医院（南京医科大学第一附属医院）、浙江大学医学院附属第二医院、中华护理学会护理管理专业委员会、四川大学华西医院、广州中山大学附属第一医院、北京协和医院、中南大学湘雅医院、福建省立医院、复旦大学附属中山医院、华中科技大学同济医学院附属协和医院、华中科技大学同济医学院附属同济医院、中国医科大学附属第一医院、解放军总医院第一医学中心。

本文件主要起草人：温贤秀、应燕萍、王华芬、荀莉、王荣、宋剑平、郑一宁、蒋艳、蒋文春、刘梅、伍淑文、陈亚萍、唐红英、蔡红、蓝梅、虞正红、褚婕、周雁荣、张晓春、鲁建丽、秦薇、高远。

成人住院患者静脉血栓栓塞症的预防护理

1 范围

本文件规定了成人住院患者静脉血栓栓塞症预防护理的基本要求、基础预防、机械预防及药物预防。

本文件适用于各级各类医疗机构的注册护士。

2 规范性引用文件

下列文件中的内容通过文中的规范性引用而构成本文件必不可少的条款。其中,注日期的引用文件,仅该日期对应的版本适用于本文件;不注日期的引用文件,其最新版本(包括所有的修改单)适用于本文件。

WS/T 433—2013 静脉治疗护理技术操作规范

3 术语和定义

下列术语和定义适用于本文件。

3.1 静脉血栓栓塞症 venous thromboembolism, VTE

血液在静脉内异常凝结导致的血管完全或不完全阻塞,属于静脉回流障碍性疾病,包括深静脉血栓形成(deep vein thrombosis, DVT)和肺血栓栓塞症(pulmonary thromboembolism, PTE)。

3.2 基础预防 basic prevention

进行健康宣教、指导活动、保护静脉、术中保暖等预防静脉血栓栓塞症的最基本方法。

3.3 机械预防 mechanical prophylaxis

采用各种器械和装置,利用其机械原理促进下肢静脉回流,减少血液瘀滞,起到预防静脉血栓栓塞症的方法。

3.4 抗血栓袜 anti-embolism stockings, AES

通过在足踝部位建立最高支撑压力,促进下肢静脉血液回流,使腿部至心脏方向的压力逐渐递减,从而起到减少血流淤滞作用的一种医用弹力袜。按长度分为膝长型、腿长型及连腰型。

3.5 间歇充气加压装置 intermittent pneumatic compression, IPC

一种利用加压泵对气囊进行循环充气和放气,对肢体间断施加压力,促使加压肢体肌肉被动收缩,促进静脉血液回流,起到预防静脉血栓栓塞症的装置。

3.6　足底加压泵　venous foot pump，VFP

一种通过脉冲气体在极短时间内快速冲击足底，使肢体静脉血液获得类似行走状态下的脉冲性流动加速，能大幅度提高血流速度的空气脉冲物理治疗仪。

3.7　药物预防　pharmacological prophylaxis

通过使用口服或胃肠外抗凝药物预防静脉血栓栓塞症的方法，包括使用凝血酶间接抑制剂、凝血酶直接抑制剂、维生素 K 拮抗剂、凝血因子 Xa 直接抑制剂、凝血因子 Xa 间接抑制剂等。

4　基本要求

4.1　应根据患者病情，采取静脉血栓栓塞症基础预防措施。

4.2　应遵医嘱实施静脉血栓栓塞症机械预防和药物预防措施。

4.3　实施预防措施过程中出现不良反应时，应及时告知医师，并进行相应处理。

4.4　应对患者及照护者做好静脉血栓栓塞症预防知识宣教。

5　基础预防

5.1　如无禁忌，应抬高卧床患者的下肢，使下肢高于心脏平面 20~30cm，避免膝下放置硬枕和过度屈髋。

5.2　应指导和协助卧床患者进行下肢的主动和被动运动，包括踝泵运动（附录 A）和股四头肌功能锻炼（附录 B）。

5.3　应根据病情恢复情况指导患者尽早下床活动。

5.4　在满足治疗需求的前提下，应尽量选择外径最小、创伤最小的输液装置。

5.5　应规范置入和维护各类静脉内导管。

5.6　尽量避免下肢和患肢静脉穿刺。

5.7　病情允许情况下，应指导患者每日饮水 1 500~2 500ml。

5.8　手术中应辅助患者采取适当体位，通过使用保温毯、调节室温、加盖棉被等方法做好术中体温保护。

5.9　应指导患者戒烟限酒，平衡膳食，控制体重、血糖、血脂，不宜久坐。

6　机械预防

6.1　抗血栓袜

6.1.1　操作程序见附录 C。

6.1.2　应每天脱下抗血栓袜，进行皮肤、肢体的评估，识别并处理下列问题：

——若出现皮肤过敏、损伤等症状，应立即脱去抗血栓袜，并给予对症处理；

——若出现下肢肿胀、疼痛、皮温凉、足背动脉搏动减弱或消失等情况，应立即脱去抗血栓袜，评估下肢血液循环情况，测量腿围，并告知医师，根据医嘱确定是否需再次使用或更换不同尺寸的抗血栓袜。

6.1.3 踝部、膝部和大腿根部等部位的抗血栓袜有褶皱时，应及时抚平；抗血栓袜有磨损或破损时，应及时更换。

6.1.4 应对患者做好下列健康教育：

——如出现肢体疼痛、瘙痒、麻木、发凉等症状时，应立即告知医护人员。

——使用膝长型抗血栓袜时，不应过度上拉至膝盖以上；

——宜白天、夜间均穿戴，直到活动量恢复到疾病前水平。

6.2 间歇充气加压装置

6.2.1 操作程序见附录 D。

6.2.2 使用过程中做好下列观察及处理：

——应注意腿套上充气管保持在腿套外表面；

——应观察病情变化，如出现肢体疼痛、皮肤颜色变化、皮温凉、足背动脉搏动减弱或消失，以及气促、呼吸困难、胸闷、晕厥等症状时，应立即停用，并报告医师进行相应处理。

6.2.3 应对患者做好下列健康教育：

——不可自行移除腿套或随意调节装置；

——不宜过度翻身和活动，翻身时注意保护连接管，避免扭曲、折叠或受压；

——若出现腿部疼痛、麻木、气促、呼吸困难等症状，应立即告知医护人员。

6.3 足底加压泵

6.3.1 操作程序见附录 E。

6.3.2 使用过程中的观察要点及处理参照 6.2.2。

6.3.3 健康教育要点参照 6.2.3。

7 药物预防

7.1 应观察患者是否出现用药不良反应。出现伤口渗血、皮下血肿、脏器或黏膜出血、月经量增多等情况时，应立即通知医师进行处理。

7.2 应观察实验室检查结果，重点关注国际标准化比值（INR）、凝血酶原时间（PT）、活化部分凝血酶时间（APTT）、血小板计数（PLT）等指标，如出现异常值，应立即通知医师进行处理。

7.3 应对患者做好下列健康教育：

——若出现皮肤瘀斑、牙龈出血、鼻出血、尿血、血便或黑便、月经量增多等症状，应及时告知医护人员。

——使用软毛牙刷刷牙，勿用力抠鼻，避免磕碰，避免触碰锋利或尖锐物品，避免剧烈运动。

7.4 使用口服抗凝药时，应对患者做好下列指导：

——告知常用口服抗凝药的用法用量和注意事项（见附录 F）；

——勿自行调节药量或服用处方外药物；

——未按时服药时，应咨询医师后按要求补服。

7.5　皮下注射抗凝药时，应注意：

——注射部位宜首选腹壁，注射点避开脐周 2cm 以内。还可选择双侧大腿前外侧上 1/3 处、双侧臀部外上侧、上臂外侧中 1/3 的位置；

——应规律轮换注射部位，避免同一部位重复注射，两次注射点间距 2cm 以上；

——注射时应避开皮肤破损、瘀斑、瘢痕、硬结、色素沉着、炎症、水肿、溃疡和感染的部位；

——腹壁注射时，宜取屈膝仰卧位；上臂外侧注射时，宜取平卧位或坐位；

——预灌式注射剂型注射前无需排气，针尖朝下，将针筒内空气轻弹至药液上方；

——注射时左手拇指、示指相距 5~6cm，提捏皮肤成一皱褶，右手持注射器以执笔姿势，于皱褶最高点垂直穿刺进针。推注药物前不抽回血，操作全程应提捏皮肤；

——持续匀速注射 10s，注射后停留 10s，再快速拔针。拔针后无需按压，如有穿刺处出血或渗液的情况，应以穿刺点为中心，垂直向下按压 3~5min；

——注射后，注射部位忌热敷、理疗或用力按揉；

——注射后若皮肤出现皮下青紫、瘀斑等，应记录范围、大小及转归情况。

7.6　静脉给予抗凝药时，应注意

——药物应现配现用；

——若置管侧肢体、肩部、颈部及胸部出现皮下出血点，应立即通知医师进行处理；

——遵医嘱严格控制静脉给药速度，并告知患者勿自行调节。

附 录 A
（资料性）
踝泵运动的方法

<table>
<tr><th>方 法</th><th>频 次</th></tr>
<tr><td>踝关节屈伸运动：在无痛感或微微疼痛的范围内，最大限度地向上勾脚尖，让脚尖朝向自己，保持 3~5s，再最大限度向下绷脚尖，保持 3~5s，以上动作为一组。双腿可交替或同时进行</td><td rowspan="2">踝关节屈伸运动每天 3~4 次，每次 20~30 组。环绕运动频次和屈伸运动相同。运动频次可根据患者的活动耐受能力适当调整</td></tr>
<tr><td>踝关节环绕运动：以踝关节为中心做踝关节 360°环绕</td></tr>
</table>

附　录　B

（资料性）

股四头肌功能锻炼的方法

<table>
<tr><th>方　　法</th><th>频　　次</th></tr>
<tr><td>绷腿锻炼：仰卧，绷直双腿，膝关节尽量伸直，大腿前方的股四头肌收缩，踝关节尽量背伸，保持 10s，再放松休息 10s，以上动作为一组。双腿可交替或同时进行</td><td rowspan="2">绷腿锻炼和抬腿锻炼，每天 3~4 次，每次 20~30 组。运动频次可根据患者的活动耐受能力适当调整</td></tr>
<tr><td>抬腿锻炼：仰卧，伸直腿，抬高下肢至 20cm 左右高度，维持 5s，缓慢直腿放下，以上动作为一组。双腿可交替或同时进行</td></tr>
</table>

附 录 C
（资料性）
抗血栓袜使用操作程序

步骤流程	方法和注意事项
测量肢体周径	测量患者足踝部最小周径、小腿最大周径、腹股沟中点向下5cm 部位大腿周径，或按照说明书要求测量。测量时患者宜处于站立位，不能站立者可采取坐位或平卧位
↓ 选择 AES	根据测量尺寸和患者意愿选择合适的 AES。AES 的压力范围宜 15~21mmHg
↓ 穿 AES	将袜子外翻至脚后跟部，两手拇指撑开袜子，穿至脚后跟部位并做调整；向上翻转袜筒，拇指在内、四指朝外撑开袜筒，逐步以“Z”字型向上提拉。穿着后用手抚平并检查袜身，保持平整性和完整性。AES 使用松紧度以能伸进 1 指为宜
↓ 脱 AES	用手指沿袜筒内侧向外撑开，自上而下缓慢脱下

附　录 D

（资料性）

间歇充气加压装置使用操作程序

步骤流程	方法和注意事项
选择套筒型号	根据患者意愿和医院条件选择 IPC 套筒型号，包括膝上型和膝下型
开机	连接主机，检测气囊，确定设备处于功能状态后开机
设置参数	根据产品说明书要求设置足套、小腿套、大腿套的压力参数
穿套筒	使患者处于卧位，从肢体远端逐渐向上穿好一次性套筒内衬和套筒
启动仪器	确认接口连接紧密，气囊紧贴皮肤后启动仪器。IPC 的使用时间应根据患者耐受情况进行调整。卧床患者每天使用时间宜≥18 小时
关闭仪器	治疗结束后，关闭仪器
取套筒	取下套筒和一次性套筒内衬
终末处理	整理连接管路、电源线，对套筒进行清洁消毒处理

附 录 E
（资料性）
足底加压泵使用操作程序

步骤流程	方法和注意事项
开机	连接主机，确定设备处于功能状态后开机
设置参数	使用压力宜 130mmHg，时间宜 30~60min/ 次，2~3 次 /d，或根据产品说明书要求执行
穿足套	穿好一次性足套内衬，套好足套
启动仪器	确定接口连接紧密，足套紧贴皮肤后启动仪器。使用时间应根据患者耐受情况进行调整
关闭仪器	治疗结束后，关闭仪器
取足套	取下一次性足套内衬和足套
终末处理	整理连接管路、电源线，对足套进行清洁消毒处理

附　录　F

（资料性）

常用口服抗凝药使用注意事项

药物种类	常用药物	注意事项
维生素K拮抗剂	华法林	1. 指导患者在服用华法林期间应保持饮食种类稳定，避免食用过多增强或减少华法林药效的食物； 2. 增强华法林药效的食物包括银杏、大蒜、生姜、花椒、胡萝卜、西柚、芒果、葡萄柚和鱼油等； 3. 减弱华法林药效的食物包括含大量维生素K的食物（如菠菜、黄瓜、西芹、水芹、花菜、甘蓝、动物肝脏）、绿茶、鳄梨、紫菜等藻类和豆制品等
Xa因子直接抑制剂	阿哌沙班 艾多沙班 利伐沙班 贝曲沙班	贝曲沙班不宜与食物同服，阿哌沙班和艾多沙班可随餐服用或鼻饲，利伐沙班15mg及以上剂量应与食物同服，其他无特殊说明的Xa因子直接抑制剂可空腹或随餐服用
凝血酶直接抑制剂	达比加群酯	1. 需整粒服用； 2. 可餐时服用或餐后即刻服用； 3. 服用时饮水100ml以上，服用后保持直立或坐位30min以上

第三节　团体标准要点解读

《成人住院患者静脉血栓栓塞症预防护理》团体标准中核心要素包括基本要求、基础预防、机械预防、药物预防四个部分，其中基本要求中对VTE基础预防、机械预防及药物预防开展的要求作出了规定。基础预防对体位、活动、避免脱水、保护静脉血管、生活方式等方面给出了要求及建议。机械预防主要针对临床常用的抗血栓袜、间歇充气加压装置、足底加压泵的操作程序、使用过程中的观察处理、健康教育等方面给出要求及建议。药物预防主要针对使用静脉、口服、皮下注射抗凝药时的注意事项、观察处理、健康教育等方面给出要求及建议。本节将对标准中的重点难点进行解读。

一、基本要求

基础预防是预防静脉血栓栓塞症的最基本方法。对成人住院患者应根据患者病情，采取健康宣教、指导活动、避免脱水、保护静脉血管、术中保暖等基础预防措施。对于机械预防及药物预防须遵照医嘱实施，且应与医师密切沟通，充分评估实施的适应证及禁忌证，权衡受益与风险，选择合适的预防措施。在实施VTE预防措施过程中出现不良反应时，应及时告知医师，并进行相应处理。已有较多循证证据证明健康教育对预防VTE的重要性，因此应对患者及照护者做好静脉血栓栓塞症预防的知识宣教。

二、基础预防

（一）体位

本标准在5.1提及，如无禁忌，应抬高卧床患者的下肢。抬高下肢可促进静脉回流，对于卧床患者将床尾抬高，使下肢高于心脏平面20~30cm。抬高下肢应密切观察患者有无胸闷、心悸等不适。对于存在心功能不全、下肢外伤等情况禁忌抬高下肢时，可采用其他预防措施。应避免放置硬枕或过度屈髋等可能导致下肢深静脉回流受阻的情况。

（二）活动

本标准在5.2提及应指导和协助卧床患者进行下肢的主动和被动运动，包括踝泵运动和股四头肌功能锻炼。如果长期卧床不活动，血液聚集在小腿中容易发生血栓，进行下肢活动有助于促进静脉回流，对意识清醒有能力配合且无活动禁忌的患者应鼓励主动床上活动，如无法配合的患者应由护理人员或陪护人员协助被动运动。

最常见的下肢活动方式为踝泵运动。踝泵运动是一种主动或被动屈伸踝关节的运动，通过小腿比目鱼肌和胫骨前肌规律的收缩和舒张，可加快血流速度和淋巴回流，缓解血液淤滞状态，降低血栓发生风险。对于已有血栓形成、股静脉置管、踝部骨折或其他原因影响踝关节功能、全身情况差、病情不稳定的患者，要在确保患者安全的前提下进行踝泵运动。本标准在附录A中给出了踝泵运动的方法及锻炼频次推荐。踝泵运动频率过低无法达到效果，而过高可能导致疲劳影响依从性，建议每天3~4次，每次20~30组，可将时间安排在早、中晚或早、中、晚、睡前进行。可根据患者耐受能力调整频次，开始时用较小的力量，逐渐适应后增加强度及频次，如感觉疼痛明显，可减少锻炼时间或暂停锻炼。踝泵运动的角度以最大角度或跖屈45°、背伸30°运动时，静脉回流效果最好，临床中若无相关仪器测量角度应指导患者做最大角度的踝泵运动。

股四头肌是人体大腿前侧的主要肌肉群，股四头肌功能锻炼与踝泵运动一样可以通过肌肉的规律收缩和舒张来促进静脉血液回流，防止血栓形成。本标准在附录B中给出了股四头肌功能锻炼的方法及频次推荐，股四头肌功能锻炼包含绷腿锻炼及抬腿锻炼，若患者有抬腿禁忌如关节脱位、骨折等可只采用绷腿锻炼。股四头肌功能锻炼可与踝泵运动结合或单独锻炼。

本标准在5.3提及应根据病情恢复情况指导患者尽早下床活动。长期卧床会影响患者肺功能及组织氧化能力、加重血液淤滞及血栓形成，尽早下床活动是预防VTE最简单和有效的方式。应根据患者病情恢复情况确定活动的时间、场所，首次下床活动应由护士或陪护搀扶，避免跌倒。如出现不适应立即停止活动并告知医护人员。

（三）保护静脉血管

血管内皮损伤也是导致VTE发生的重要原因。在护理各项操作中，输液治疗最为常见，因大管径、多腔导管血栓发生率更高，故本标准在5.4推荐在满足治疗需求的前提下，应尽量选择外径最小、创伤最小的输液装置。本标准在5.5提及应规范置入和维护各类静脉内导管。应遵照《静脉治疗护理技术操作规范》的要求进行输液治疗，为减少血管内皮损伤，应避免反复穿刺血管、正确冲封管路。下肢血管由于解剖原因血流较为缓慢，当疾病导致下肢失能或瘫痪会增加VTE发生的风险，故本标准推荐尽量避免下肢和患肢静脉穿刺。

（四）避免脱水

由于药物、手术等原因造成体液不足或丢失，可增加血液黏滞度，静脉血流缓慢，增加VTE发生的风险。因此本标准在5.7推荐病情允许情况下，应指导患者每日饮水1 500~2 500ml，以利于血液稀释，扩充血容量。当无法饮水时也可遵医嘱行静脉补液，补液应监测患者心、肾功能，以免补液过多增加心、肾负担。

（五）生活方式

本标准在5.9提及应指导患者戒烟限酒，平衡膳食，控制体重、血糖、血脂，不宜久坐。良好的生活方式有利于健康及疾病恢复，对降低VTE发生有重要意义。吸烟可导致血管内皮细胞结构的改变，而内皮损伤被认为是下肢深静脉血栓形成的启动因素，通过氧化的自由基产生的一氧化氮灭活作用促进血栓形成，因此应劝导患者戒烟。适度饮酒可预防VTE发生，但过量饮酒会增加VTE发生的风险，因此应劝导患者限制饮酒。

三、机械预防

（一）抗血栓袜

抗血栓袜（AES）是一种梯度压力袜，其逐级加压的原理是在脚踝部建立最高支撑压力，顺着腿部向上逐渐递减，改善静脉瓣膜功能，促进下肢血液回流，减少血液淤滞。

1. 尺寸测量　本标准附录C提及的AES使用操作程序中肢体周径测量须由经过培训的人员进行，根据测量尺寸对照说明书中尺寸范围进行选择，若患者肢体尺寸未在说明书范围，可选择专业机构或厂家定制。若患者双下肢周长相差过大，应根据测量结果分别选择不同尺寸的AES。

2. 选择AES　本标准附录C提及根据测量尺寸和患者意愿选择合适的AES。目前AES可分为大腿型及膝下型，尽管有证据显示大腿型比膝下型AES对于VTE的防治更有效，但在实际运用中膝下型AES穿着更舒适，具有更好的耐受性和依从性。因此选择AES应结合患者喜好及专业人员的判断进行综合选择。在压力选择上《梯度压力袜用于静脉血栓栓塞症防治专家共识》指出用于VTE预防的AES压力分级为Ⅰ级（足踝部压力建议在15~21mmHg），建议患者选购AES应符合国家食品药品监督管理局于2011年发布的《医用防血栓袜》行业标准。

3. 穿脱注意事项

（1）穿着AES前应评估是否存在应用禁忌，如严重下肢动脉疾病（如下肢动脉缺血性疾病、下肢坏疽）、严重周围神经病变或其他感觉障碍、肺水肿（如充血性心力衰竭）、下肢皮肤/软组织疾病（如近期植皮或存在皮炎）、下肢畸形导致无法穿着、下肢存在大的开放或引流伤口、严重下肢蜂窝织炎、下肢血栓性静脉炎、已知对GCS材质过敏。

（2）如患者无法自行穿戴，可由护理人员或陪护人员协助穿脱，穿戴前做好足部及腿部皮肤护理，保持皮肤清洁干燥，及时修剪趾甲，摘除饰品以防损伤皮肤和袜身。

（3）穿戴AES可出现下肢血液循环障碍、皮肤过敏、压力性损伤等并发症，因此本标准在6.1.2提出应每天脱下抗血栓袜，进行皮肤、肢体的评估。

（4）AES穿戴时，关节活动处如踝部、膝部、大腿根部容易出现皱褶，穿着时保持平整，不要下卷或翻折，出现皱褶应及时用手抚平，使用膝长型抗血栓袜时不应过度上拉至膝盖以上，同时须观察AES是否有磨损或损坏，及时更换以保证压力的有效性。

（5）AES的清洗及维护建议参照厂家说明书执行。

4. 观察及护理

（1）若AES使用不当及材质均有可能导致过敏，出现皮肤发红、瘙痒、皮疹、水疱、皮肤破损等，尤其是使用大腿型AES防滑胶区域接触到的腿部皮肤，出现过敏反应应及时查看过敏部位及严重程度，告知患者如出现过敏现象及时告知，必要时遵医嘱使用抗过敏药物。

（2）若穿戴部位出现压力性损伤，应及时脱下AES，视损伤程度进行处理，必要时请伤口专业护士会诊处理。

（3）若AES尺寸过小、穿着位置不佳等可导致下肢血液循环障碍。本标准在6.1.2提出应穿戴过程中观察有无下肢肿胀、疼痛、皮温凉、足背动脉搏动减弱或消失等下肢血液循环障碍的表现，如出现应立即脱去抗血栓袜，评估下肢血液循环情况，测量腿围，并告知医师，根据医嘱确定是否须再次使用或更换不同尺寸的抗血栓袜。

（二）间歇充气加压装置

间歇充气加压装置（IPC）是临床常用的机械预防措施，其工作原理是利用间歇式机械充气的外力压迫下肢静脉，促进血液回流，预防 VTE。

1. 套筒型号选择　因目前市面 IPC 套筒形式多样，收费标准未统一，因此本标准在附录 D 操作程序建议根据患者意愿和医院条件选择 IPC 套筒型号，并及时做好与患者的沟通，避免纠纷。

2. 压力调整　IPC 压力可根据患者耐受情况调整，本标准在附录 D 提出根据产品说明书要求设置足套、小腿套、大腿套的压力参数，可参照《间歇充气加压用于静脉血栓栓塞症预防的中国专家共识》推荐对大腿和 / 或小腿施加 35~40mmHg 范围内的压力。

3. 使用时长　ACCP 及《间歇充气加压用于静脉血栓栓塞症预防的中国专家共识》均建议每天使用 IPC 时间至少保证 18 小时，NICE 指南推荐入院开始使用，直到术后有完全活动能力时停止。但在实际工作中，常因 IPC 配备不足、患者经济负担及使用中的舒适度等问题，导致部分患者应用时间不足，本标准在附录 D 提出 IPC 的使用时间应根据患者耐受情况进行调整，卧床患者每天使用时间宜≥18 小时，当 IPC 数量不能满足患者需求时，建议采用其他机械预防措施（如 AES 等）预防。

4. 注意事项

（1）使用 IPC 应评估有无禁忌证，如怀疑或被证实存在 VTE、充血性心力衰竭、加压肢体出现血栓性静脉炎、动脉缺血性疾病、皮肤异常（如溃疡、皮炎、近期接受皮肤移植手术、开放性损伤或放置引流管等）、肢体严重畸形或残缺导致无法使用加压套、对加压套严重过敏等。由周围神经系统病变导致肢体感觉障碍、意识障碍及严重下肢水肿患者应谨慎使用。

（2）进行 IPC 治疗时，为避免过敏或交叉感染，应避免腿套直接接触患者下肢皮肤，建议将腿套包裹在单薄平整的病员裤外层或使用一次性腿套，重复使用的腿套可以用 75% 乙醇或含氯消毒液擦拭消毒，预防交叉感染。

（3）根据产品说明书使用及维护仪器，注意腿套避免接触尖锐物品避免漏气。

5. 观察及护理

（1）IPC 治疗期间，由于肢体局部承受的压力过大，动脉血无法顺利到达肢体末梢，肢体缺血、缺氧，可表现为皮肤苍白、皮温下降、肢体麻木、间歇性跛行等表现。治疗期间应加强巡视，及时查看患者肢体有无缺血表现，一旦出现应立即停止 IPC，并及时汇报医生。

（2）进行 IPC 治疗期间，如有未被发现的血栓脱落，血栓随着静脉血液回流到心脏后又到达并阻塞于肺动脉或其分支，可能会引起以呼吸困难、胸痛、咳嗽、咯血、心悸等为主要表现的 PTE，是最严重的并发症，因此需要密切观察并配合医生进行紧急处理。

（3）长时间充气加压气囊压迫可能造成皮肤和 / 或软组织局部损伤，导致皮下及软组织缺血性坏死，可表现为皮肤红、热、痛等，严重时会有水疱形成、皮肤溃疡甚至坏死。治疗时确保连接管在腿套外表面，并注意询问、倾听患者有无局部疼痛等不适，加强对肢体皮肤的观察，若出现压力性损伤的表现，应立即停止 IPC，及时汇报医生，根据损伤的严重程度做好皮肤护理。

（三）足底加压泵

足底加压泵（VFP）主要由中心控制器、通气软管和充气脚套组成，通过脉冲气体在极短时间内快速冲击足底的方式，使肢体的静脉血获得类似行走状态下的脉冲性加速，从而大幅提高血流速度。压力参数可参照《间歇充气加压用于静脉血栓栓塞症预防的中国专家共识》推荐的 130mmHg，时间宜 30~60min/ 次，2~3 次 /d，或根据产品说明书要求执行。

四、药物预防

药物预防的目的是通过使用抗凝药物使血液高凝状态得到控制，有效防止血栓的发生和复发，控制血栓进展，同时促进机体自身纤溶机制溶解已形成的血栓。药物预防须评估患者是否存在出血风险，遵医嘱使用，护理人员须配合做好用药指导、健康教育及观察记录有无出现严重出血等不良反应。

（一）不良反应

本标准在 7.1 提出应观察患者是否出现用药不良反应。使用抗凝剂最常见及最重要的不良反应为出血，包括黏膜出血、脏器出血、伤口出血等，护士应做好观察记录并教会患者识别出血征象，包括但不限于本标准在 7.3 提及的皮肤瘀斑、牙龈出血、鼻出血、尿血、血便或黑便、月经量增多等症状，以便患者及时发现并告知医护人员。

（二）口服抗凝药物

本标准在 7.2 提及护理人员应关注患者的实验室检查结果，尤其是凝血相关指标，使用华法林应定期监测 PT 及 INR，配合医生进行药物剂量的精细化调整，同时要注意华法林的药理作用受到多种药物及食物的影响，本标准在附录 F 列举了常见增强或减弱华法林作用的食物，指导患者口服华法林期间尽量保持饮食结构平衡，不必特意偏食或禁食某种食物。

本标准在附录 F 提及达比加群酯须整粒服用，勿去除胶囊，以免导致达比加群酯生物利用度被提高，且去除胶囊可能导致酒石酸等核心内容物过早释放，此类物质与食管接触将增加食管损伤的风险，建议服用时饮水 100ml 以上，服用后保持直立或坐位 30 分钟以上减少对食管的刺激。

本标准在 7.4 提及指导患者勿自行调节药量或服用处方外药物，未按时服药时，应咨询医师后按要求补服。临床实践中应重视对患者自备药的管理，避免重复用药或服用可能影响抗凝效果的药物，药量调整须遵医嘱执行以免影响药效甚至导致其他不良后果。住院患者常因检查等原因错过原定的用药时间，护理人员不应盲目指导患者补服，应综合考虑药物半衰期等因素咨询医师后指导患者按要求补服。

（三）皮下注射抗凝药物

目前临床上可供皮下注射的抗凝剂包括低分子肝素类、磺达肝癸钠。低分子肝素是应用最广泛的抗凝药物。磺达肝癸钠是一种新型抗血栓药物，是间接 Xa 因子抑制剂。

本标准在 7.5 中提及注射部位宜首选腹壁，注射点避开脐周 2cm。还可选择双侧大腿前外侧上 1/3 处、双侧臀部外上侧、上臂外侧中 1/3 的位置。《抗凝剂皮下注射护理规范专家共识》对非妊娠期成年患者，无论单次注射或长期注射，抗凝剂注射部位优选腹壁。腹壁注射部位是，上起自左右肋缘下 1cm，下至耻骨联合上 1cm，左右至脐周 10cm，避开脐周 2cm。双侧臀部外上侧为过臀裂顶点水平线与过髂嵴最高点垂直平分线相交而成的外上方 1/4 区域。

不同注射部位药液吸收速度不同，依次为腹部 > 上臂 > 大腿 > 臀部。

本标准在 7.5 中提及应规律轮换注射部位，避免同一部位重复注射，两次注射点间距 2cm 以上注射，《抗凝剂皮下注射护理规范专家共识》指出规律轮换可以明显降低注射局部药液浓度过高引起的出血及注射部位疼痛等不适症状。轮换方法主要分为不同注射部位间轮换和同一注射部位区域内轮换。不同部位间轮换方法：将腹部分为 4 个区域，每侧上臂、大腿、臀部各为 1 个区域，每次注射一个区域，并按顺时针方向轮换注射区域。同一注射部位内轮换方法：表盘式轮换以肚脐为中心按表盘式将腹部分为 12 个象限，周一至周日每日规律轮换注射部位和十字分时分区以肚脐为中点作十字线，将腹部分成 4 个象限，逐日交替选择左腹部或右腹部，再根据注射时间上午或下午选择上腹部或下腹部。如需长期使用推荐注射前使用腹壁定位卡定位。

本标准在 7.5 中提及预灌式注射剂型注射前无需排气，针尖朝下，将针筒内空气轻弹至药液上方。目前，临床上常用抗凝剂多为预灌式注射剂型，针筒内预留 0.1ml 空气，可在注射完毕刚好填充于注射器乳头和针梗内，使得针筒和针梗内无药液残留，既保证剂量准确，又避免针尖上附着药液对局部皮肤的刺激，减少局部瘀斑、硬结发生。

参考文献

[1] 国际血管联盟中国分部护理专业委员会．住院患者静脉血栓栓塞症预防护理与管理专家共识[J]．解放军护理杂志，2021，38(6)：17-21.

[2] 中国健康促进基金会血栓与血管专项基金专家委员会，中华医学会呼吸病学分会肺栓塞与肺血管病学组，中国医师协会呼吸医师分会肺栓塞与肺血管病工作委员会．医院内静脉血栓栓塞症防治与管理建议[J]．中华医学杂志，2018，98(18)：1383-1388.

[3] 李海燕，张玲娟，陆清声．静脉血栓栓塞症防治护理指南[M]．人民卫生出版社，2021.

[4] 国际血管联盟中国分部护理专业委员会，中国医师协会腔内血管学专业委员会．梯度压力袜用于静脉血栓栓塞症防治专家共识[J]．介入放射学杂志，2019，28(09)：811-818.

[5] 国家食品药品监督管理局．医用防血栓袜：Y/T 0851—2011[S]．北京：中国标准出版社，2011.

[6] 中国健康促进基金会血栓与血管专项基金专家委员会．静脉血栓栓塞症机械预防中国专家共识[J]．中华医学杂志，2020，100(7)：484-492.

[7] 上海市肺栓塞和深静脉血栓防治联盟，国际血管联盟中国分部护理专业委员会，上海市护理学会外科护理专业委员会．间歇充气加压用于静脉血栓栓塞症预防的中国专家共识[J]．中华普通外科杂志，2022，37(7)：549-553.

[8] 中国静脉介入联盟，中国医师协会介入医师分会外周血管介入专业委员会．抗凝剂皮下注射护理规范专家共识[J]．介入放射学杂志，2019，28(8)：709-716.

[9] National Institute for Health and Care Excellence. Venous thromboembolism in over 16s：reducing the risk of hospital-acquired deep vein thrombosis or pulmonary embolism[EB/OL].(2018-03-01)[2025-01-01]. https://www.nice.org.uk/guidance/NG89.

[10] KEARON C，AKL E A，COMEROTA A J，etal. Antithrombotic therapy for VTE disease：antithrombotic therapy and prevention of thrombosis，9th ed：American College of Chest Physicians evidence-based clinical practice guidelines[J]. Chest，2012，141(2 Suppl)：e419S-e496S.

第二十五章

术中获得性压力性损伤预防

第一节 编制背景

一、本标准要解决的问题或技术

术中获得性压力性损伤（intraoperative acquired pressure injury，IAPI）是指患者在实施手术过程中发生的压力性损伤。由压力或压力合并剪切力作用所致，通常发生在骨隆突处，也可能与医疗器械或其他物体有关。国内外文献研究显示，IAPI的发生率为8.1%~54.8%，过程涉及患者病情、手术复杂程度、麻醉级别与时间、手术体位持续受压、术中低灌注、术中低体温、患者体重、既往史、低蛋白血症等多种因素影响，也是外科手术患者发生压力性损伤的关键环节，有研究显示，23%的院内压力性损伤是与外科手术相关。压力性损伤发生不仅会增加手术患者生理伤害，使患者新增疼痛、不适等不良住院体验，还会导致患者术后康复延迟、住院时间延长、增加医疗费用等一系列临床护理问题。

2011年至2020年的我国《三级综合医院评审标准》和2020年护理专业质量控制指标中，2期及以上压力性损伤发生率是评价护理专业服务质量的指标之一，IAPI是在患者实施手术治疗的特殊环境下发生的，各种影响因素与病区护理相比具有特殊性和差异性，IAPI也是手术科室，特别是三四级手术患者发生压力性损伤的源头，只有持续降低患者术中环节压力性损伤发生的现患率或发生率，才能有效控制或减少手术患者住院期间的压力性损伤的高危风险。因此，IAPI的评估与预防是解决上述临床问题的关键技术。

近10年越来越多的国内外学者研究手术室环境下的患者压力性损伤风险与预防实践，产生多个单中心编制的风险评估表，综合预防措施清单等护理措施，促进患者IAPI安全护理的发展和重视。然而，手术室护理临床实践中仍然缺乏多中心、普适性、特异性、敏感性和权威性的IAPI风险评估与预防护理技术体系，导致国内外医疗机构的手术室在IAPI的风险评估、分级护理、标准预防措施等方面存在较大差异，主要体现在：①IAPI风险评估工具缺乏敏感性和特异性；②IAPI预防方法、设备及材料陈旧单一；③IAPI护理的多学科管理未形成闭环。通过前期调研发现，我国手术室护理专业使用的压力性损伤评估工具多样化，如：

自制的未经验证的评估表、单中心研制的评估表、专科手术研制的评估表、采用病区使用的Braden、Waterlow 评估表等，且风险评估方法、时机和风险等级划分等缺乏统一标准，不利于手术室护士对患者进行连续、准确、动态评估及预防，以达到有效控制压力性损伤目的。

因此，需要基于证据转化、多中心应用研究研制 IAPI 的风险评估量表与分级预防措施，形成手术室护理专业的 IAPI 预防团体标准，规范 IAPI 中护理关键技术，包括 IAPI 风险评估和分级预防的知识和技术体系，确保手术室护理专业在 IAPI 预防的同质化，最大限度降低 IAPI 发生率，促进患者术后快速康复。

二、国际、国内标准现状及需进一步解决的问题

在患者 IAPI 预防和风险筛查方面，国内外也发表了部分指南及专家共识，如 2019 版压力性损伤临床防治国际指南、美国围手术期注册护士协会（AORN）指南，手术室护理实践指南、IAPI 预防专家共识等（表 25-1）。从不同方面表达了术中 PI 发生的风险因素、关注的重点内容及护理预防措施，亦存在与本标准“术中获得性压力性损伤预防”内容的差异性，即系统性解决 IAPI 从风险评估到分级预防措施实施，到受压部位皮肤及皮下组织的结果评价与交接，形成围手术期患者 IAPI 的闭环管理。

表 25-1　国内外出版的 IAPA 相关指南及专家共识

年份	机构 / 组织 / 作者	标准 / 指南 / 专家共识名称	主要内容
2019 年	欧洲压力性损伤咨询委员会（EPUAP）、美国国家压力性损伤咨询委员会（NPIAP）和泛太平洋压力性损伤联盟（PPPIA）	《压力性溃疡 / 损伤预防和治疗临床实践指南（2019）》	该指南共包含 5 个章节，具备 115 项推荐意见和 61 项良好实践声明及其相关科学依据，以指导风险评估、压力性损伤预防和治疗以及实施最佳实践中的问题；讨论了特定人群的需求，包括肥胖患者、危重患者、老年人、新生儿和儿童、姑息治疗的患者，以及手术室和社区环境中的个人；还讨论了患者对压力性损伤的看法，并涵盖了对患者关注的主题，包括疼痛和生活质量；提出了支持和鼓励患者参与其护理的建议；最后，提供了 20 项质量指标，以协助监测指南的执行情况。但对于 IAPI 预防的手术室护士承担的操作过程内容涉及较少，且 IAPI 相关的内容分散在不同章节，无法系统地指导临床工作人员的操作。该指南内容全面、权威，IAPI 与器械相关性压力性损伤定义明确，对本标准的编纂有重要参考意义

续表

年份	机构/组织/作者	标准/指南/专家共识名称	主要内容
2022年	美国围手术期注册护士协会(AORN)	《围手术期实践指南:压力性损伤预防》	主要从围手术期多学科角度对压力性损伤(press injury,PI)预防形成了护理推荐措施的实践指南,从制订围手术期PI预防计划、结合成人与儿童PI风险评估工具进行风险评估、选择和使用合适的手术床支撑垫、使用预防性敷料预防PI、术中实施PI预防干预措施、建立与实施标准化PI交接流程、术后PI评估、制订PI预防政策和程序、质量改进和教育计划等8个方面提供了全面指导,多是建议及推荐内容,未系统地指导手术室护士的操作流程技术。为此团体标准的构建提供参考
2022年	Amit Gefen,Paulo Alves,Guido Ciprandi等学者组建的国际小组	《器械相关压力性损伤:SECURE安全预防》第2版	该共识共包含7个章节,主要介绍了器械相关压力性损伤(device-related pressure ulcers,DRPU)的流行病学特点、相关器械、风险评估、预防和管理、医护人员和政策制定者的观点变化和未来研究与产品开发前景。此共识是首份关于DRPU的国际共识声明,可对本标准中的相关DRPU预防提供一定参考
2023年	中华护理学会手术室护理专业委员会(CORN)	《术中获得性压力性损伤预防专家共识》	主要介绍了IAPI的风险因素、护理评估、评估工具选择、评估时机选择、风险界定与分级、分级预防措施和管理6个方面。共识基于循证护理理念对以上6项内容进行了详细描述,缺少指导手术室护士临床实践的程序性操作流程与分工安排,但对本标准的编撰提供了依据

续表

年份	机构 / 组织 / 作者	标准 / 指南 / 专家共识名称	主要内容
2023 年	伤口愈合协会（WHS）	《WHS 压力性损伤治疗指南》	主要介绍了压力性损伤治疗领域相关的体位和支撑面、感染、伤口床准备、外科治疗、辅助治疗等内容，可使医务人员快速掌握压力性损伤治疗领域的规范治疗流程、措施与护理，没有 IAPI 相关风险评估、预防措施、临床实践等内容，但可对 IAPI 的治疗内容编纂提供参考
2023 年	中华护理学会手术室护理专业委员会（CORN）	《手术室护理实践指南》	主要介绍了 IAPI 预防目的、适用范围、术语、基本要求、预防原则、并发症处理、注意事项等内容。对此团体标准的构建提供重要参考

当前，国内外出版的相关专家共识及指南均细化了对 PI 及其细分领域的 IAPI、DRPU 等的阐述，但其内容多是建议及推荐内容，如未明确具体的 PI 风险评估工具，对手术室护士具体承担的操作内容涉及较少；指南中的 PI 预防措施内容也相对分散在不同部分，无法系统地指导手术室护士的操作流程技术。但是，行业标准则是具备专业唯一性与统一性的技术指导，且其权威性是高于任何指南和专家共识的，手术室护理专业亟须相关团体标准规范临床护理行为，促进 IAPA 的安全管理，为护士的临床实践技术提供指导。

三、适用范围

《术中获得性压力性损伤预防》团体标准适用于全国各级各类医疗机构的手术部（室）、介入手术室、日间手术室，由经过 IAPI 相关培训的注册护士在执行 IAPI 预防相关操作时使用。本标准的目标群体是实施手术的患者，标准内容框架包括 IAPI 预防的基本要求、CORN 量表的评估时机、风险界定、分级预防措施及患者规范交接。

第二节　T/CNAS 29—2023 术中获得性压力性损伤预防团体标准

中　华　护　理　学　会　团　体　标　准

T/CNAS 29—2023

术中获得性压力性损伤预防

Prevention of intraoperative acquired pressure injury

2023-01-31 发布　　2023-05-01 实施

中华护理学会　发布

目　次

前　言

本文件按照 GB/T 1.1—2020《标准化工作导则　第 1 部分：标准化文件的结构和起草规则》的规定起草。

本文件由中华护理学会提出并归口。

本文件起草单位：北京大学第三医院、华中科技大学同济医学院附属协和医院、中国人民解放军总医院、北京协和医院、广东省人民医院、首都医科大学安贞医院、浙江省人民医院、中国医科大学附属第一医院、东南大学附属中大医院、首都医科大学宣武医院、空军军医大学第一附属医院、重庆医科大学附属第一医院、南昌大学第一附属医院、空军军医大学第二附属医院、青海省人民医院、四川省人民医院、广西医科大学附属第一医院、宁夏医科大学总医院、郑州大学第一附属医院、海南省人民医院、山东大学齐鲁医院。

本文件主要起草人：郭莉、高兴莲、何丽、徐梅、常后婵、宋玲、陈肖敏、李莉、李国宏、刘婷、边冬梅、易凤琼、曾玉、姜雪、文红玲、白晓霞、陈云超、张宁虹、米湘琦、张增梅、柯雅娟、翟永华。

术中获得性压力性损伤预防

1　范围

本文件规定了术中获得性压力性损伤的风险评估和预防措施。

本文件适用于各级各类医疗机构手术部（室）、介入手术室、日间手术室的注册护士。

2　规范性引用文件

本文件没有规范性引用文件。

3　术语和定义

下列术语和定义适用于本文件。

3.1　压力性损伤　pressure injury，PI

皮肤和/或皮下组织的局限性损伤，由压力或压力合并剪切力作用所致，通常发生在骨隆突处部位，也可能与医疗器械或其他物体有关。

3.2　术中获得性压力性损伤　intraoperative acquired pressure injury，IAPI

患者在实施手术过程中发生的压力性损伤。

3.3　麻醉风险分级　anesthesia risk rating

麻醉前根据患者体质状况和对手术危险性进行的分类，常分为 5 级。

3.4　低体温　hypothermia

核心体温 <36℃，是最常见的手术综合并发症之一。

3.5　器械相关性压力性损伤　medical device-related pressure injury，MDRPI

以使用诊断或治疗为目的的器械所致的，或非医疗器械（如床上杂物、家居）持续接触皮肤和皮下组织造成的压力性损伤，通常与器械的样式或形状符合。

3.6　黏膜压力性损伤　Mucosal pressure injury

由于使用医疗器械导致相应部位黏膜出现的压力性损伤。因这些损伤组织的解剖特点，无法进行分期。

3.7　带入压力性损伤　pressure injury existed

在手术室外发生的，带入到手术室护理单元的患者压力性损伤。

3.8　手术体位微调整　micromovement of the operative position

在手术许可前提下，术中对患者体位受压部位实施的局部减压护理，如采用抬高头面部、悬浮肢体、微调手术床角度等措施变换受压部位。

4 基本要求

4.1 应对所有手术患者进行压力性损伤风险评估。

4.2 应根据术中压力性损伤的风险级别，采用分级预防措施。

5 风险评估

5.1 评估时机

5.1.1 应在择期手术的术前一日或入手术间时、急诊手术接诊时进行压力性损伤风险评估；

5.1.2 术中应结合患者手术进程动态评估。

5.2 评估工具

5.2.1 应使用 CORN 术中获得性压力性损伤风险评估量表（见附录 A1）进行风险评估。

5.2.2 风险评估分值赋分应遵循量表评定细则（见附录 A2）。

5.3 术前评估与风险界定

5.3.1 风险因素包括麻醉分级、身体质量指数（BMI）、受压部位皮肤状态、术前肢体活动、预计手术时间、糖尿病 6 项。

5.3.2 总分 <9 分为低风险，9~14 分为中风险，>14 分为高风险。

5.4 术中评估与风险界定

5.4.1 风险因素包括体温丢失因素、手术出血量、压力剪切力改变和实际手术时间 4 项，采用动态评估方法。

5.4.2 总分 <8 分为低风险，8~12 分为中风险，>12 分为高风险。

6 预防措施

6.1 术前

6.1.1 评定为低风险的患者，采取下列标准预防措施：

——应保持受压部位皮肤清洁、干燥，避免床单位潮湿和皱褶；

——宜使用具有记忆海绵手术床垫预防术中压力性损伤，弹性和支撑度良好，无“触底”现象，避免手术床垫过硬；

——应规范安置手术体位，观察手术体位受压部位皮肤状态，保持肢体、躯干处于功能位，避免过度牵拉增加剪切力；

——肢体部分宜使用棉质 / 海绵 / 凝胶 / 流体等材质体位垫托起，仰卧位、人字分腿位、侧卧位等手术患者足跟可采用肢体托起装置，保持悬浮状态。截石位手术患者搁腿架上可使用凝胶 / 泡沫垫增加支撑面，分散膝部和小腿腓肠肌肢体压力，避免跟腱和腘静脉受压；

安置俯卧位时，应选择合适的体位垫预防眼部、男性生殖器和女性乳房等部位的压力性损伤。

6.1.2 评定为中风险的患者，在低风险预防措施基础上，体位安置前可在手术床上使用凝胶 / 流体等材质体位垫。

6.1.3 评定为高风险的患者，在中风险预防措施基础上，应在各种手术体位的受压部位使用预防性敷料。各类手术体位受压部位见附录 B。

6.2 术中

6.2.1 评定为低风险的患者，采取下列标准预防措施：

——可采用盖被、肢体包裹、冲洗液加温、环境温度调节等综合保温措施，维持核心体温在正常范围内；

——应观察术中出血量及血压变化，遵医嘱选择输注液体或血制品类别，维持循环稳定；

——术中调整或变换手术体位时，应在体位受压部位增加棉质 / 海绵 / 凝胶 / 流体等体位垫进行减压预防。

6.2.2 评定为中风险的患者，在低风险预防措施基础上，增加下列预防措施：

——根据核心体温变化，可采用体表加温、输注液体和血制品加温等主动升温方法维持核心体温稳定；

——术中大量出血发生低灌注事件时，应遵医嘱及时建立多条静脉通道，使用胶体、晶体液体或血制品等，调节速度，维持循环稳定；

——伴有极度肥胖（BMI>40），或手术时间 >6h，或年龄 >75 岁的患者，受压部位皮肤应采用预防性敷料。

6.2.3 评定为高风险的患者，在中风险预防措施基础上，在手术允许情况下，术中应针对受压部位进行手术体位微调整：

——受压部位在头枕部时，可左右侧变换受压部位；

——受压部位在头面部时，可抬高受压部位；

——受压部位在骶尾部或身体背侧时，可适度调节手术床角度（如头高脚低或左右倾斜角度），变换受压部位。

6.3 其他

6.3.1 糖尿病手术患者，宜采用预防性敷料保护皮肤。

6.3.2 带入压力性损伤患者，应根据压力性损伤分期采用预防措施，宜在造口治疗师指导下进行。

6.3.3 器械相关性压力性损伤和黏膜压力性损伤的预防，应采取下列措施：

——定期监测医疗器械松紧度，在皮肤 / 黏膜—设备或器械交界面使用纱布、纱垫、凝胶垫等敷料降低 / 重新分布压力；

——术中及时收回手术器械，去除器械相关压力性损伤的风险因素；

——使用粗细适宜的管道插管，避免发生腔隙黏膜压力性损伤。

附　录　A
（规范性）
CORN 术中获得性压力性损伤风险评估量表

A1　评估量表

<table>
<tr><td colspan="5">术前压力性损伤危险因素评估（在□内打√，总分：　　分）</td></tr>
<tr><th>评估项目</th><th>1 分</th><th>2 分</th><th>3 分</th><th>4 分</th></tr>
<tr><td>麻醉风险分级</td><td>Ⅰ级□</td><td>Ⅱ级□</td><td>Ⅲ级□</td><td>≥Ⅳ级□</td></tr>
<tr><td>身体质量指数</td><td>18.5~23.9 □</td><td>24.0~27.9 □</td><td>≥28 □</td><td><18.5 □</td></tr>
<tr><td>受压部位皮肤状态</td><td>完好□</td><td>红斑、潮湿□</td><td>瘀斑、水疱□</td><td>重度水肿□</td></tr>
<tr><td>术前肢体活动</td><td>不受限□</td><td>轻度受限□</td><td>部分受限□</td><td>完全受限□</td></tr>
<tr><td>预计手术时间（h）</td><td><3 □</td><td>≥3 且 <3.5 □</td><td>≥3.5 且 <4 □</td><td>≥4 □</td></tr>
<tr><td>高危疾病（糖尿病）</td><td></td><td></td><td></td><td>有□</td></tr>
<tr><td colspan="5">注：术前评估总分 <9 分为低风险，9~14 分为中风险，>14 分为高风险</td></tr>
<tr><td colspan="5">术中压力性损伤危险因素动态评估（在□内打√，总分：　　分）</td></tr>
<tr><th>评估项目</th><th>1 分</th><th>2 分</th><th>3 分</th><th>4 分</th></tr>
<tr><td>体温丢失因素</td><td>浅部组织暴露□</td><td>深部组织暴露□</td><td>体腔 / 器官暴露□</td><td>低体温 / 降温治疗□</td></tr>
<tr><td>手术出血量（ml）</td><td><200 □</td><td>≥200 且 <400 □</td><td>400~800 □</td><td>>800 □</td></tr>
<tr><td>压力剪切力改变</td><td>轻度增加□</td><td>中度增加□</td><td>重度增加□</td><td>极度增加□</td></tr>
<tr><td>实际手术时间（h）</td><td><3 □</td><td>≥3 且 <3.5 □</td><td>≥3.5 且 <4 □</td><td>≥4 □</td></tr>
<tr><td colspan="5">注：术中评估总分 <8 分为低风险，8~12 分为中风险，>12 分为高风险</td></tr>
<tr><td colspan="5">术后受压部位皮肤评估（在□内打√）</td></tr>
<tr><td colspan="5">正常□　带入性压力性损伤□　部位：____________　面积：________cm × ________cm
术中获得性压力性损伤□：压红□　1 期□　2 期□　3 期□　4 期□　深部组织损伤□　不可分期□
器械相关性压力性损伤□　黏膜压力性损伤□
部位：________________　面积：________cm × ________cm　皮肤持续受压时间______h</td></tr>
</table>

A2　量表评定细则

评估项目	评定细则	评分值
麻醉风险分级	根据患者体质状况和手术危险性分Ⅴ或Ⅵ级： Ⅰ级：体格健康、发育营养良好，各器官功能正常 Ⅱ级：除外科疾病外，有轻度并存病，功能代偿健全 Ⅲ级：有严重并存病，体力活动受限，尚能应付日常活动 Ⅳ级及以上：合并严重系统疾病，丧失日常活动能力，威胁生命甚至死亡	 1分 2分 3分 4分
身体质量指数/体重指数（BMI）	计算方法：BMI＝体重（千克）÷ 身高（米）^{2} 标准：18.5~23.9 偏胖：24.0~27.9 肥胖：≥28 偏瘦：<18.5	 1分 2分 3分 4分
受压部位皮肤状态	皮肤完好 皮肤有红斑、潮湿 皮肤有瘀斑、水疱 重度水肿，皮肤发亮，按压很难回弹	1分 2分 3分 4分
术前肢体活动	不受限：患者活动自如 轻度受限：能经常独立地改变躯体或四肢的位置，但变动幅度不大 部分受限：偶尔能轻微地移动躯体或四肢，但不能独立完成经常的或显著的躯体位置变动 完全受限：没有帮助的情况下不能完成轻微的躯体或者四肢的位置变动	1分 2分 3分 4分
预计手术时间（h）	指患者安置手术体位后持续受压的时间： <3 ≥3 且<3.5 ≥3.5 且<4 ≥4	 1分 2分 3分 4分
高危疾病	糖尿病	4分
带入压力性损伤	纳入压力性损伤危险患者	9分
体温丢失因素	浅部组织暴露：手术切开解剖位置涉及皮肤、皮下组织和筋膜 深部组织暴露：手术切开解剖位置涉及肌肉、关节、骨组织 体腔/器官暴露：手术切开解剖位置涉及胸腔、腹腔和盆腔，有重要组织器官暴露在外 低体温/降温治疗：术中或术毕核心体温<36℃，或因手术治疗需要，术中使用降温措施	1分 2分 3分 4分

续表

评估项目	评定细则	评分值
手术出血量（ml）	<200 ≥200 且 <400 400~800 >800	1 分 2 分 3 分 4 分
压力剪切力改变	轻度增加：体位调节 0° ~<10° 中度增加：体位调节 10° ~<30° 重度增加：体位调节 30° ~≤60° 极度增加：体位调节 >60°	1 分 2 分 3 分 4 分
实际手术时间（h）	指患者安置手术体位后持续受压的时间： <3 ≥3 且 <3.5 ≥3.5 且 <4 ≥4	 1 分 2 分 3 分 4 分
术后皮肤结果界定	正常：观察受压部位皮肤，没有发生压红或压力性损伤 异常：压红；压力性损伤：1 期、2 期、3 期、4 期、深部组织损伤、不可分期、器械相关压力性损伤、黏膜压力性损伤	

附　录 B
（资料性）
常见手术体位的受压部位

手术体位	受压部位	术中体位调节后受压部位
仰卧位	枕部、肩胛部、骶尾部、足跟、肘部	双肩部、双足底等
侧卧位	面及耳部、肩部、腋下、肘部、健侧胸部、髋部、膝部、足部	背部、臀部等
截石卧位	枕部、肩胛部、骶尾部、腘窝、肘部	足跟、双肩等
俯卧位	前额、面颊、下颌、肘部、胸部（乳房）、腹部、骨盆、生殖器、膝盖（髌骨）、足背和足趾	唇部、鼻部等
膝胸卧位	头面部、胸部、膝部、足部、肘部	会阴部等

第三节　团体标准要点解读

《术中获得性压力性损伤预防》团体标准中核心要素包括风险评估和预防措施两个部分，第一部分风险评估是对采用CORN术中获得性压力性损伤风险评估量表评估工具，结合手术室患者的评估时机，在术前、术中评估实施评估并对风险级别实施界定。第二部分预防措施是根据风险评估分级，包括低风险、中风险、高风险手术患者，实施精准预防措施：低风险实施标准预防，中风险基于低风险基础上增加预防措施，高风险患者应采用预防敷料和护理干预技术，团体标准中给出了具体护理措施及实践要求。本节将对标准中的重点难点内容进行解读。

一、基本要求

（一）IAPI评估与预防的目标人群

本标准在基本要求的4.1中指出，IAPI预防的目标人群是进行手术的所有患者，覆盖所有年龄阶段、所有手术类别、所有麻醉方式的手术患者。根据我国《手术室护理实践指南》及AORN《围手术期实践指南：压力性损伤预防》要求，所有手术患者在术中均受到不同程度的PI风险，且对所有患者进行IAPI风险实施评估，更符合医学伦理原则的要求。

（二）IAPI风险识别及分级预防

本标准在基本要求4.1中明确了所有手术患者需要进行IAPI预防，而不同患者所受的PI风险等级是不一样的，需要对所有患者进行风险识别和危险等级划分，并提供精准的分级预防措施。IAPI风险识别与评估可划分患者IAPI风险等级，为临床分级预防提供科学依据。根据患者IAPI低、中、高风险等级划分，将对患者进行精准分级预防，避免既往的护理工作对低风险患者的过度护理，对高风险患者的护理不足，其精准化护理措施还有利于减少医疗资源浪费与提升优质护理质量。

二、风险评估

（一）评估时机

本标准在5.1评估时机的5.1.1中提及，择期手术患者应在术前一日或入手术间时段，急诊手术接诊时段进行PI风险评估。在患者进入手术间前或入手术间时规范评估可识别IAPI风险程度，有利于巡回护士知晓患者风险程度而提前准备IAPI预防用物和制订IAPI预防计划，在患者过床时及时进行标准预防。同时，本标准强烈推荐在择期手术的术前一日访视患者时进行IAPI风险评估，临时添加手术可在手术室等待区进行风险评估，急诊手术接诊后，患者病情平稳时可实施IAPI风险评估，有利于对高风险患者组织围手术期跨学科的IAPI预防团队，从病房护士、手术室护士、外科医生、麻醉医生、伤口护理护士等不同角度制订护理计划。

本标准在 5.1 评估时机的 5.1.2 中提及，在术中应结合患者手术进程动态评估。外科手术是患者医疗救治过程中最具破坏，也是最有作用的事件，IAPI 风险评估提供了识别患者发生 PI 风险和实施干预措施的方法，而患者术中状况是根据手术过程进行变化的，患者术中的 PI 风险评估原则当是即变化、即评估、即干预，评估是干预的前提，评估后记录最大值或累加值。如术前评估患者预期手术时间 <2 小时，而患者术中存在组织粘连而预期手术时间延长，记录最大值。术中失血量增加，记录累加值等，则其 IAPI 风险升高，需要手术团队加强 PI 预防措施。

（二）评估工具

本标准在 5.2 评估工具中提及，应使用 CORN 术中获得性压力性损伤风险评估量表（见附录 A1）进行风险评估，风险评估分值赋分应遵循量表评定细则（见附录 A2），建议临床手术室护理人员，将附录 A2 制作成合页供临床人员参阅。此前，国内外关于手术室使用的 PI 评估工具文献差异性大，既有自制的未验证的评估单、单中心研制的手术患者 PI 评估表，也有适用于病房卧床患者使用的 Braden 评估表；美国 AORN 指南推荐手术室护士使用 Munro 评估表、Scott 触发工具或 PRAMS 表进行 PI 风险评估，指南仅对上述工机具进行优缺点描述，尚未明确评估工具和指导具体临床实践。为了达到对 IAPI 的筛选目的，应选择少数但具备高度预测性的 PI 风险因素进行评估。故自 2019 年开始，27 届中华护理学会手术室护理专业委员会着手推进国内 IAPI 风险评估工具研制工作，CORN 术中获得性压力性损伤风险评估量表就是取得的成果。此量表是中华护理学会手术室护理专业委员会成员专家一致认同的权威工具，自量表见刊就陆续通过了多次大样本、多中心验证研究，并成为手术室护理专业 IAPI 风险评估工具的专家共识。

CORN 术中获得性压力性损伤风险评估量表包括评估量表（详见附录 A1）和量表评估细则（详见附录 A2）2 个部分。量表评估内容包含术前 6 项 PI 危险因素、术中 4 项 PI 风险因素和术后受压部位皮肤评估 3 个部分，风险因素赋值在 1~4 分，术前评估总分 <9 分为低风险，9~14 分为中风险，>14 分为高风险；术中评估总分 <8 分为低风险，8~12 分为中风险，>12 分为高风险；术后受压部位皮肤评估内容有是否发生 PI、PI 部位和面积。量表评估细则是对风险因素和 PI 结果进行了细致描述和界定，辅助护士进行量表条目的清楚和唯一评估赋值，同质化 IAPI 的结局确定。

（三）术前 IAPI 风险评估及界定

本标准在 5.3 术前评估及风险界定中提及，术前风险因素包括麻醉风险分级、身体质量指数（BMI）、受压部位皮肤状态、术前肢体活动、预计手术时间（h）、糖尿病 6 项，其评估总得分 <9 分为低风险，9~14 分为中风险，>14 分为高风险。

上述 6 项风险因素作为术前评估的 IAPI 风险因素，其是不可改变风险因素，除预计手术时间（h）外，其余 5 项风险因素均与手术患者当前身体情况及皮肤状态相关，手术室护士可以术前评估获得固定值。故在本标准 5.1 评估时机提及内容中，手术室护士须基于风险因素预先准确评估出 IAPI 风险，采取不同标准防护等级的护理措施预防 IAPI。

1. 麻醉风险分级（ASA 评分）　是根据患者体质状况和对手术危险性进行分类，将麻醉前患者划分为Ⅰ～Ⅴ级，Ⅰ～Ⅱ级患者的麻醉和手术耐受力良好，麻醉经过平稳，分别赋值 1 分和 2 分；Ⅲ级患者麻醉中有一定危险，麻醉前准备要充分，评估赋值 3 分；Ⅳ～Ⅴ级患者麻醉危险性极大随时有死亡风险，统一赋值 4 分。研究显示，手术患者的 ASA 评分在Ⅲ级及以上者的 IAPI 风险更大。

2. 身体质量指数（BMI）　是用体重（kg）除以身高的平方（m^2）得到的指标，常用来衡量人体胖瘦程度。本团体标准采用中国人身体质量指数标准，18.5kg/m^2 至 23.9kg/m^2 为标准 BMI，赋值 1 分；24kg/m^2 至 27.9kg/m^2 赋值 2 分；BMI≥28kg/m^2 时，赋值 3 分；<18.5kg/m^2 时赋值 4 分。高 BMI 者，即使其高体重会使机体皮肤承受更大压力，但其皮下脂肪的缓冲作用会使其具备更强抵抗能力，故消瘦患者（BMI<18.5kg/m^2）会比超重（BMI≥24.0kg/m^2）更有危害。

3. 患者术前肢体活动　是表示患者丧失自主活动能力的程度，被划分为不受限、轻度受限、部分受限和完全受限 4 个等级，分别赋值 1 分、2 分、3 分、4 分。PI 的发生主要是体表长时间不间断的压力形成的，患者肢体活动能力越强，则其卧床时间越少或卧床自主翻身频率越大，患者承担的 PI 风险就相对较小。患者活动能力的丧失是其 PI 发生的重要原因之一。

4. 受压部位皮肤状态　是直接反映患者受压部位皮肤情况，术后皮肤完好无异常，赋值 1 分；受压部位已有红斑、潮湿时，赋值 2 分；机体皮肤的屏障能力已然被打破了；而皮肤出现瘀斑、水疱时，赋值 3 分，其即将发生Ⅰ期 PI；患者受压部分皮肤出现重度水肿、发亮和按压不能回弹时，机体白蛋白水平降低而组织水肿，PI 风险极高，赋值 4 分。

5. 预计手术时间（h）　是指患者安置手术体位后持续受压的时间，不同手术体位，预计手术时间不一样。患者置于手术床而被手术麻醉后，其被安置成适合手术操作的身体姿势（手术体位）至手术结束，术中几乎不会改变手术体位。如何术中改变体位，应重新实施评估和预计手术体位受压时间。研究显示，超过 4 小时的手术，每增加 30 分钟手术时间，PI 风险增加 33%，而对于骨科和心脏手术，PI 发生率患病率甚至更高达 38%。我国多中心研究显示，手术时间超过 3 小时，手术患者发生 PI 风险增加，每增加 30 分钟手术时间，患者发生 PI 的数量差异有统计学意义（$P<0.05$），故研究团队将其改为预计手术时间作为术前评估指标。具体赋值方法：<3 小时赋值 1 分；≥3 小时且 <3.5 小时赋值 2 分；≥3.5 小时且 <4 小时赋值 3 分；≥4 小时赋值 4 分。

6. 糖尿病　《压力性溃疡 / 损伤预防和治疗临床实践指南（2019）》认为糖尿病是一项 PI 高危的基础疾病，A 级证据强推荐。在一项系统综述研究分析中，有糖尿病的外科患者发生 PI 的风险是非糖尿病患者的 1.77 倍，与机体糖尿病相关的糖化血红蛋白、血清白蛋白等使皮肤屏障作用削弱。糖尿病患者的皮肤和皮下组织血管比较脆弱，受压后易出现压红及皮肤破溃等 PI 症状，且血糖控制不好时，PI 发展迅速。PI 术前风险因素中的糖尿病，赋值 4 分，与择期手术麻醉医师严格要求患者术前血糖值符合手术规定，访视时严格把控血糖值，超过麻醉实施规定范围延期手术。

术前风险评估获得 PI 风险因素固定参数，本团体标准中的 CORN 量表可在术前评估、筛选出患者 IAPI 风险等级，评估总分 <9 分为低风险，9~14 分为中风险，>14 分为高风险，进一步指导手术室护士在术前为手术患者制订 IAPI 防护及预防的同质护理措施。

（四）术中 IAPI 风险评估及界定

本标准 5.4 是术中评估与风险界定，术中风险因素包括体温丢失因素、手术出血量、压力剪切力改变和实际手术时间 4 项，采用动态评估方法，术中评估的目的是干预，即变化，即评估、即干预、最后记录，且记录最大值或累计值。其评估总得分 <8 分为低风险，8~12 分为中风险，>12 分为高风险。

上述 4 项风险因素是术中可改变的 IAPI 风险因素，而临床预防措施只可针对可改变的风险因素。本标准 5.1 评估时机中提及，术中应结合患者手术进程动态评估。患者的 IAPI 风险因素是随手术进程改变而变化的，故手术进程发生变化，导致 IAPI 风险增加或可能增加时，应重新评估和确定 IAPI 风险等级，给予对应护理措施。

1. 体温丢失因素　IAPI 的发生与患者围手术期核心体温变化相关。多项文献研究显示，围手术期体温过低与术中 PI 的发生显著正相关，一项研究样本患者中发生 PI 的患者平均体温为 95.7℉（35.4℃）；另有研究显示，温度降低 1℉（0.6℃）会使 PI 的概率增加 20.2%。患者体温丢失与手术时间长短存在关联，不可否认的是机体温度低会降低皮肤张力和抵抗力。团体标准中的评估因素没有采用核心体温，是因为患者核心体温的获取需要设备和耗材，通常临床麻醉医师在四级手术、器官移植、心血管手术、疑难重症手术时，采用核心体温监测，此外大部分患者的核心体温得不到有效监测。采用手术切开的解剖部位进行评估，一方面手术室护士均可界定和评估；另一方面，低体温的发生是因为身体的重要器官暴露与环境温度产生辐射，引起热量丢失；同时该评估法也不消耗医疗资源。在体温丢失评估因素中，存在评估分值交叉问题，浅部组织暴露、深部组织暴露、体腔 / 器官暴露、低体温 / 降温治疗分别赋值 1 分、2 分、3 分、4 分。深部组织暴露发生低体温时，应评估赋值 4 分，依此类推。

2. 手术出血量　多项文献显示，术中大量出血导致的低血红蛋白会降低血液的携氧能力与组织健康，低血浆蛋白可造成组织间质水肿、渗透压降低和组织灌注减少，从而影响皮肤的生理功能和修复能力、物质运输和热量代谢，从而影响皮肤的易感性和耐受性。故手术患者术中出血量与晶、胶体补充会改变机体内环境稳态而增加 IAPI 风险。具体评估方法：术中出血 <200ml 赋值 1 分；出血量≥200ml 且 <400ml 赋值 2 分；出血量在 400~800ml 赋值 3 分；出血量 >800ml 赋值 4 分。该项评估容易，计算难，术中出血量涉及可见、可测部分，如吸引出量容易测量，出血涉及纱布、纱布垫浸润部分，需要在前期进行测量好 1 块纱布、1 块纱布垫含血量。

3. 压力剪切力改变　患者机体所受压力与剪切力是 PI 形成的必要条件。在手术麻醉条件下，患者长时间处于强迫手术体位会增加 PI 风险，术中手术床的角度调节会增加额外的压力与剪切力，使手术患者 IAPI 风险增加。目前，尚无研究探讨手术体位增加调节角度与机体所受压力和剪切力变化关系，但国内一项多中心研究显示，体位调节角度增加差异有统计学意义（$P<0.05$）。术中调节手术体位是常规工作，因患者的手术部位、身体胖瘦程度等因素动态改变。具体方法：术中体位调节角度在0°~<10°赋值1分；体位调节角度在10°~<30°赋值2分；体位调节角度在30°~≤60°赋值3分；体位调节角度在>60°赋值4分。

4. 实际手术时间　手术持续时间越长患者发生PI的风险越大。文献研究显示，当手上手术持续时间作为连续变量进行分析，PI与手术时长差异有统计学意义（$P<0.05$）。多项研究表明，手术时间在4小时及以上的患者在术后发生Ⅱ类/期或更严重PI概率更大。在一项针对3 225例重症监护术后成人患者的调查研究中，研究学者得到类似结果。本团体标准中的实际手术时间是指患者手术体位的持续受压时间，不同的手术体位，持续受压时间计算方法也不一样，具体测算如下：①仰卧位计时从转移到手术台上开始，到麻醉结束移动到转运床；②侧卧位计时从侧卧位安置开始，到手术结束后改成仰卧位；③截石位计时从转移到手术台上开始，到麻醉结束移动到转运床（肩部术中开始）；④俯卧位计时从俯卧位安置开始，到手术结束后改成仰卧位。

基于上述术中评估获得的可变PI风险因素，本标准量表将在术中动态评估患者IAPI风险等级，评估总分<8分为低风险，8~12分为中风险，>12分为高风险，指导手术室护士在术中采取针对性护理措施预防IAPI。

三、手术患者IAPI预防措施

（一）术前预防措施

总体预防原则：根据评估风险等级，在安置手术体位前，应采用分级预防措施。术前IAPI风险评估结果将手术患者划分为低、中、高风险级别，低风险给予手术患者标准预防措施，中、高风险患者在低风险预防措施上叠加高规格的体表支撑面及PI预防性敷料，规范手术室护理专业IAPI预防的精细化、标准化和同质化护理。

1. 低风险患者标准预防措施　术前评估为IAPI的低风险患者，应采取下列标准预防措施：

（1）应保持受压部位皮肤清洁、干燥，避免床单位潮湿和皱褶。患者受压部位皮肤的清洁、干燥可以使皮肤角质层更具韧性，对体表压力、摩擦力和剪切力有更强保护能力；手术床单位表面是患者体表直接接触面，保持其干燥和平整同等重要。在手术患者存在失禁、体表伤口渗液、造口等特殊情况时，护士应使用高吸收性的失禁产品、伤口/造口隔离产品保护皮肤免受潮湿和污染。患者皮肤消毒环节，应避免床单位上的布巾潮湿导致术后皮肤发红。手术体位安置后，应保持受压部位的床单位平整，避免皱褶的布单产生皮肤压力性水疱。

（2）宜使用具有记忆海绵手术床垫预防术中PI，弹性和支撑度良好，无“触底”现象，避免手术床垫过硬；手术床垫作为承载患者躯体的支撑面，其通过压力再分布、摩擦力和剪切力避免IAPI发生，手术室应使用记忆海绵床垫，其具备良好回弹性、支撑系数、厚度等指标，有效支撑手术患者全身重量而防止“触底”现象，有研究显示，具有记忆海绵的手术床垫，可支撑患者手术3小时不发生PI。需要特别指出的是，减重手术期间或体重过大患者应使用厚度更厚的手术床垫，避免"触底"现象。《压力性溃疡/损伤预防和治疗临床实践指南（2019）》指出，手术床垫需要定期维护与更换，维持其弹性和支撑度良好。

（3）应规范安置手术体位，观察手术体位受压部位皮肤状态，保持肢体、躯干处于功能位，避免过度牵拉增加剪切力；不同手术体位取决于手术野需求，其中仰卧位患者所受体表界面压力是最低的，因患者身体具备最大的支撑面接触面积接触手术床表面；侧卧位患者所受体表界面压强最大，患者是以侧面的头肩部、髋部、膝部和踝部为支撑面，面积小压强就大；俯卧位的患者所受体表界面压力比较分散，压力最大在头面部；截石位的患者所受体表界面压力主要在骶尾部。因此，基于手术类型规范安置手术体位时，要观察受压部位皮肤状态，肢体、躯干处于功能位而避免过度牵拉增加剪切力，使用棉质/海绵/凝胶/流体等材质体位垫托起肢体和支撑用具来最大限度重新分配压力和减少剪切力。

（4）肢体部分宜使用棉质/海绵/凝胶/流体等材质体位垫托起，仰卧位、人字分腿位、侧卧位等手术患者足跟可采用肢体托起装置，保持悬浮状态。截石位手术患者搁腿架上可使用凝胶/泡沫垫增加支撑面，分散膝部和小腿腓肠肌肢体压力，避免跟腱和腘静脉受压。患者处于被迫手术体位时，不同手术体位存在体表受压点，患者肢体、大关节和骨隆突处极易受压（详见附录B）。手术患者安置体位时，将压力分布在更大的身体表面区域并避免骨隆突处受压，以降低发生PI的风险。本标准需要指出的是，只要使用支撑用物使压力分布在更大的身体表面区域，无论使用何种材质都是值得实践的。

（5）安置俯卧位时，应选择合适的体位垫预防眼部、男性生殖器和女性乳房等部位的PI。在常见手术体位中，俯卧位是需要特殊关注的，患者前额、眼、鼻、下颌、乳房、髂骨、生殖器、膝盖和脚趾都是高危受压点，其中眼部、男性生殖器和女性乳房是重要组织器官，需要选择合适体位垫或支撑物如空状、流体等进行IAPI预防。本标准特别指出，局麻俯卧位手术（如经皮肾结石手术）同全麻俯卧位手术同等重要，需要重点保护上述组织及器官。

2. 中风险患者的标准预防措施　本标准6.1.2中提及，评定为中风险的患者，在低风险预防措施基础上增加一条措施：体位安置前可在手术床上使用凝胶/流体等材质体位垫。手术床上再增加凝胶/流体等材质体位垫，相当于在患者受压部位与手术床垫间增加了一层高规格支撑面。高规格支撑面通过实现最低界面压力（即皮肤和支撑面之间的压力负荷）、最低峰值界面压力和最大皮肤接触面积来提供充分压力重新分配的表面。当患者陷入（侵入）到体位垫时，高规格凝胶/流体/啫喱等材质体位垫可包裹患者（即顺应身体形状），身体的压力将较少集中在PI典型部位：骨隆突处。国外指南亦推荐手术患者在手术台上使用压力再分布支撑面。

3. 高风险患者的标准预防措施　本标准6.1.3中提及，评定为高风险的患者，在中风险预防措施基础上增加一条措施：应在各种手术体位的受压部位使用预防性敷料，各类手术体位受压部位见附录B。对于IAPI发生风险高的患者，使用预防性预敷料保护受压部位皮肤是有效减少PI发生率的措施，也是上述预防措施落实后的IAPI预防最优解。本标准指出，使用预防性敷料须考虑：敷料的尺寸、患者的敷料耐受性和患者效益与成本。

（二）术中预防措施

本标准在5.4术中评估及风险界定中提及，术中PI评估风险因素是可变因素，术中应结合患者手术进程动态评估。因此，患者IAPI风险因素随手术进程改变而变化，护士当采取针对性措施规避风险因素对患者机体损伤。本标准在6.2术中预防措施中提及，手术患者划分为低、中、高风险级别，中、高风险患者在低风险标准预防措施上，强化针对性预防措施，最大程度减少可变风险因素对患者的损伤。

1. 低风险患者的标准预防措施　本标准在6.2.1术中低风险患者标准预防措施中提及，低风险患者采取下列针对性预防措施：①采用盖被、肢体包裹、冲洗液加温、环境温度调节等综合保温措施，维持核心体温在正常范围内；②观察术中出血量及血压变化，遵医嘱选择输注液体或血制品类别，维持循环稳定；③术中调整或变换手术体位时，应在体位受压部位增加棉质/海绵/凝胶/流体等体位垫进行减压预防。

以上预防措施是术中PI预防的基线护理措施，3项措施是针对体温丢失因素、手术出血量和压力剪切力改变做出的有效针对性措施。术中进行患者综合保温措施可有效维持其核心体温稳定；术中遵医嘱输注液体或血制品可有效维持患者血容量，保持循环稳定，抵抗术中出血；术中体位变换时及时使用体位垫减压可削弱新增的压力与剪切力。需要特别说明的是，实际手术时间是多学科协作决定的，本标准对此无针对性护理措施。

2. 中风险患者的标准预防措施　本标准6.2.2中提及，评定为中风险的患者，在低风险预防措施基础上强化针对性预防措施：①根据核心体温变化，可采用体表加温、输注液体和血制品加温等主动升温方法维持核心体温稳定；②术中大量出血发生低灌注事件时，应遵医嘱及时建立多条静脉通道，使用胶体、晶体液体或血制品等，调节速度，维持循环稳定；③伴有极度肥胖（BMI>40kg/m^2），或手术时间>6小时，或年龄>75岁的患者，受压部位皮肤应采用预防性敷料。

上述措施是在术中低风险患者标准预防措施上进行强化。手术患者的术中综合保温强化为增加主动加温措施，维持核心体温稳定；避免术中大出血发生组织低灌注，遵医嘱建立多条静脉通道，维持循环稳定；为防止术中体位调节使高危患者[极度肥胖（BMI>40kg/m^2）、手术时间>6小时或年龄>75岁]的术中压力、剪切力过大，在其体位受压部位可使用预防性预料。

3. 高风险患者的标准预防措施　本标准6.2.3中提及，评定为高风险的患者，在中风险预防措施基础上强化针对性预防措施：①受压部位在头枕部时，可左右侧变换受压部位；②受压部位在头面部时，可抬高受压部位；③受压部位在骶尾部或身体背侧时，可适度调节手术床角度（如头高脚低或左右倾斜角度），变换受压部位。

当评定患者是术中PI高风险时，由于术中PI中风险预防措施已然将体温丢失因素和手术出血量风险因素进行了全面预防护理，故此处仅剩下对压力剪切力改变的最终预防性措施，即在手术允许情况下，术中应针对受压部位进行手术体位微调整，变换患者受压部位或直接减压。

（三）糖尿病手术患者的预防措施

本标准在 6.3 其他的 6.3.1 中提及，糖尿病手术患者，宜采用预防性敷料保护皮肤。本标准在 5.3 术前评估及风险界定中提及，术前评估患者有糖尿病者赋值 4 分，糖尿病手术患者术前 PI 风险评估最低是中风险。研究显示，有糖尿病的外科患者发生 PI 风险是非糖尿病患者的 1.77 倍。因此，糖尿病手术患者直接基于术前高风险预防措施，宜采用预防性敷料保护受压部位皮肤及皮下组织。

（四）带入手术室压力性损伤患者的预防措施

本标准在 6.3 其他的 6.3.2 中提及，应在评估量表的表单眉栏上设计“带入压力性损伤”项，实施勾点后，表单直接得分 9 分，以此为基础实施评估，带入 PI 患者均为高风险。患者应根据 PI 分期采用预防措施，宜在造口治疗师指导下进行。手术患者存在带入性 PI，表明其自身已存在诸多 PI 风险因素，其在麻醉制动手术条件下的 PI 发生风险极高。若带入性 PI 在手术受压部位，则宜在造口治疗师指导下使用合适的伤口保护敷料进行保护及预防；若不在手术受压部位，则宜使用纱布、纱垫、凝胶垫等预防性敷料保护皮肤。

（五）器械相关性 PI 和黏膜 PI 的预防措施

本标准在 6.3 其他的 6.3.3 中提及，预防器械相关性 PI 和黏膜 PI 应采取下列措施：①定期监测医疗器械松紧度，在皮肤 / 黏膜—设备或器械交界面使用纱布、纱垫、凝胶垫等敷料降低 / 重新分布压力；②术中及时收回手术器械，去除器械相关 PI 的风险因素；③使用粗细适宜的管道插管，避免发生腔隙黏膜 PI。

器械相关 PI 是以使用诊断或治疗为目的的器械所致的，或非医疗器械（如床上杂物、家具）持续接触皮肤和皮下组织造成的 PI，通常与器械的样式或形状符合。其“器械相关”是描述此类 PI 产生的病因，预防此种 PI 需要对病因采取针对性措施。因此，手术护士当定期监测医疗器械松紧度，如患者血压袖带、止血袖带、约束带等设备使用时，需要松紧适宜；皮肤 / 黏膜—设备或器械交界面使用预防敷料降低 / 重新分布压力，如气管插管对口唇的压迫；器械护士在手术台上及时回收器械，避免重的手术器械压迫患者体表。

黏膜 PI 是指位于呼吸道、胃肠道和泌尿生殖道的湿性黏膜处的 PI，主要由医疗器械（通常是管路及其固定装置）对黏膜施加持续的压力和剪切力造成的。呼吸道黏膜（嘴唇、口腔、鼻腔等）PI 通常是由用于通气或喂养的管路和 / 或其固定装置引起；胃肠道主要是由喂养管或造口用具引起；泌尿生殖道（如阴茎、输尿管等）主要是导尿管引起的。研究显示，使用粗细适宜的管道插管可避免发生腔隙黏膜 PI。

参考文献

[1] 高兴莲，郭莉．术中获得性压力性损伤危险因素评估量表的编制及信效度检验[J]. 中华护理杂志，2021，56（4）：556-560.

[2] 高兴莲，郭莉，何丽，等．术中获得性压力性损伤预防专家共识[J]. 护理学杂志，2023，38（1）：44-47.

[3] 郭莉，高兴莲，赵诗雨，等．手术患者术中获得性压力性损伤发生特征及危险因素的多中心研究[J]. 护理学杂志，2021，36（22）：31-34.

[4] 中华护理学会手术室专业委员会. 手术室护理实践指南[M]. 北京：人民卫生出版社，2021：8.

[5] Association of Operating Room Nurses. Pressure Injury Prevention[EB/OL]. (2022-05-17)[2025-01-10]. https://aornguidelines.org/guidelines/content?sectionid=245945765&view=book.

[6] National Pressure Injury Advisory Panel. NPIAP Pressure injury stages[EB/OL]. (2016-04-08)[2020-04-19]. https://cdn.ymaws.com/npiap.com/resource/resmgr/online_store/npiap_pressure_injury_stages.pdf.

[7] KIM J M, LEE H, HA T, et al. Perioperative factors associated with pressure ulcer development after major surgery[J]. Korean J Anesthesiol, 2018, 71(1): 48-56.

[8] JOCELYN CHEW H S, THIARA E, LOPEZ V, et al. Turning frequency in adult bedridden patients to prevent hospital-acquired pressure ulcer: a scoping review[J]. Int Wound J, 2018, 15(2): 225-236.

[9] GAO X L, HU J J, MA Q, et al. Design and research on reliability-validity for 3S intraoperative risk assessment scale of pressure sore[J]. J Huazhong Univ Sci Technolog Med Sci, 2015, 35(2): 291-294.

[10] ENGELS D, AUSTIN M, MCNICHOL L, et al. Pressure ulcers: factors contributing to their development in the OR[J]. AORN J, 2016, 103(3): 271-281.

[11] GAO L, YANG L, LI X, et al. The use of a logistic regression model to develop a risk assessment of intraoperatively acquired pressure ulcer[J]. J Clin Nurs, 2018, 27(15/16): 2984-2992.

第二十六章

住院精神疾病患者攻击行为预防

第一节 编制背景

一、本标准要解决的问题或技术

精神疾病患者常常在疾病症状影响下发生攻击、毁物、自杀、自伤等行为，其中以攻击行为最常见，且攻击行为多具有突发性和不确定性。有研究表明精神疾病患者攻击行为发生率明显高于普通人群，高达近45%的精神疾病患者在住院期间曾有攻击风险。精神疾病患者的攻击行为不仅会直接损害患者自身、受害者及精神科医护工作者的身心健康，还会导致直接或间接的经济损失，给家庭和社会带来负担和困扰。因此对精神疾病患者攻击行为进行准确评估及有效管理具有十分积极的意义。

近年来，诸多学者对精神疾病患者攻击行为的评估及管理进行了探索，提出精神疾病患者的攻击行为受到患者自身因素、他人因素及环境因素等多重因素影响。当前，我国护理人员多基于临床经验对精神疾病患者的攻击风险及行为进行评估，评估方法和手段欠缺科学性和系统性，常常出现护理人员间评估结果一致性低，准确性较差等情况，导致临床护士对患者攻击行为的预防及管理难度较大。如何指引护理人员评估、识别和区别精神疾病患者的攻击行为风险，采取有效和有针对性的措施控制攻击行为风险，做到正确及时地开展防控措施应对攻击行为，最大限度将攻击行为危险控制在萌芽状态，同时对存在风险的患者做好管理，降低攻击风险的损害是本标准着力解决的主要问题。因此，本标准的目的和意义在于：①明确精神疾病患者攻击行为的概念及其范畴，整合科学有效的攻击风险评估工具和干预方法；②构建集精神患者攻击行为风险评估、预防、管理及攻击后干预的多维管理体系，全方位地进行预测及干预，最大限度地防止和减少攻击行为的发生，降低攻击行为造成的严重后果，提高精神科护理安全管理质量；③在行业内制订和推广精神疾病患者风险评估和管理手册，并通过培训，加强精神科护理人员对患者攻击风险管理意识，提高对精神患者攻击行为的评估科学性、一致性和准确性，及时有效地进行患者攻击风险评估和干预，提高精神科护理人员对精神患者攻击风险的识别及护理能力。

二、国际、国内标准现状及需进一步解决的问题

国内外在攻击风险行为预防方面已有部分指南及专家共识，在国内外出版的相关指南及专家共识中与攻击预防相关的内容见表 26-1。

表 26-1　国内外出版的攻击相关指南及专家共识

年份	机构 / 组织 / 作者	标准 / 指南 / 专家共识名称	主要内容
2004 年	美国国立卫生研究院	《国家科学大会对预防青少年暴力与危害健康的相关社会行为声明》	主要讨论了预防青少年暴力及相关健康风险行为的有效干预策略。文章指出，一些干预项目如功能家庭治疗和多系统治疗能够有效减少青少年暴力行为和相关的健康风险行为。此外，文章强调了识别和有效干预的重要性，影响青少年暴力行为的主要因素包括高风险因素的存在、干预的持续时间、干预的个性化程度等，有效的干预项目通常具有良好的理论基础，关注高风险因素，采用长期和密集的治疗方法至关重要。该声明干预对象为青少年，缺乏普适性
2015 年	英国国家卫生与临床优化研究所	《暴力和侵害——心理健康、卫生和社区设置的短期管理》指南	主要介绍攻击行为管理方面的一些重要进展，该指南提供了关于如何在不同环境中预防和管理暴力和攻击行为的建议，包括在精神科住院环境、急诊部门、社区和初级保健环境以及针对儿童和青少年的管理；实施关键优先事项包括通过培训员工使用心理社会方法来避免或最小化限制性干预措施，使用药物作为降级策略的一部分，在精神病院住院环境中使用限制性干预措施时，应遵循特定的培训和程序。该指南旨在帮助临床医护人员提供和规划高质量的措施以管理攻击行为，同时强调护理人员的经验的重要性，但是没有涉及护理的细节操作，内容对本标准的制定起到了一定的指导作用

续表

年份	机构 / 组织 / 作者	标准 / 指南 / 专家共识名称	主要内容
2016 年	世界生物精神病学会联合会	《精神科患者激越的评估和管理》	该共识强调了在激越评估的重要性，并建议在管理激越时，应优先考虑言语降级和环境修改技术，将身体约束作为最后手段策略。在药物治疗方面，研究建议选择能够迅速平静患者而不过度镇静的药物，并且通常应优先考虑口服或吸入制剂，而不是肌内注射途径。该共识未详细介绍评估内容及降级技术
2017 年	中华医学会精神医学分会精神分裂症协作组	《激越患者精神科处置专家共识》	主要介绍了激越发生的相关疾病因素及高危促发因素、激越常见临床表现及预警信号，激越评估（快速评估、系统评估及评估工具），干预的目标和原则及具体措施（环境管理、安抚、医疗保护性约束、隔离及药物治疗、物理治疗等）；该共识将非药物干预措施进行整合总结，未体现不同风险的干预措施
2018 年	英国精神药理学会	《急性激越及暴力行为的临床管理》循证共识指南	主要介绍精神科急性障碍的临床管理。它包括临床实践建议和指导医疗保健专业人员治疗的方法，并根据其给药途径和证据类别概述了各种选项。其中包括基本的总体原则，并强调治疗潜在疾病的重要性。重点关注三个关键干预措施：降级、快速镇静前药物干预和快速镇静（肌内注射和静脉注射），该指南中强调了多学科方法和个体化治疗的重要性。指南通过监测参数整合了各种干预措施，并强调了在使用快速镇静药物时进行物理健康监测的必要性，但对护士需承担的部分并未详细阐述

续表

年份	机构/组织/作者	标准/指南/专家共识名称	主要内容
2019年	中华护理学会	《住院患者身体约束护理》团体标准	主要介绍了住院患者身体约束的基本要求、约束评估、约束实施和约束解除；该标准侧重于约束的具体措施，为本标准撰写约束部分提供参考
2019年	中华护理学会	《认知障碍患者激越行为非药物管理》团体标准	主要介绍了认知障碍患者激越行为非药物管理的基本要求、评估、干预策略和预防策略；该标准适用对象为存在激越行为的认知障碍患者，缺乏普适性
2020年	中华护理学会精神卫生专业委员会	《精神疾病患者攻击行为非药物管理专家共识》	主要对精神疾病医院的攻击风险非药物管理进行分析、探讨、总结，并结合相关国家政策、学术指南、期刊文献等制订本专家共识。该共识主要包括精神疾病患者攻击行为的攻击风险评估、预防策略、非药物干预管理等内容，对临床实践有重要指导意义，内容对本标准的制定起到了一定的指导作用

三、适用范围

本团体标准适用于精神卫生专科医院、综合医院的精神科的注册护士，护士评估并识别患者的攻击风险，根据风险等级的不同采取相应的预防及干预措施。目标患者为住院的精神疾病患者，其他机构可参照执行。

第二节　T/CNAS 30—2023 住院精神疾病患者攻击行为预防团体标准

中　华　护　理　学　会　团　体　标　准

T/CNAS 30—2023

住院精神疾病患者攻击行为预防

Prevention of aggressive behaviors in inpatients with mental disorders

2023-01-31 发布　　2023-05-01 实施

中华护理学会　发布

目　　次

前　　言

本文件按照GB/T 1.1—2020《标准化工作导则　第1部分：标准化文件的结构和起草规则》的规定起草。

本文件由中华护理学会提出并归口。

本文件起草单位：北京大学第六医院、北京回龙观医院、首都医科大学附属北京安定医院、南京脑科医院、新乡医学院第二附属医院、重庆市精神卫生中心、北京协和医学院护理学院、华中科技大学同济医院附属协和医院、武汉大学人民医院、四川大学华西医院、中南大学湘雅二医院、上海精神卫生中心、广州医科大学附属脑科医院、河北省精神卫生中心、山东省精神卫生中心。

本文件主要起草人：马莉、邵静、许冬梅、安凤荣、钱瑞莲、李拴荣、杨波、李峥、姚秀钰、柳学华、申文武、陈琼妮、施忠英、肖爱祥、钟耕坤、刘杰、胡德英、吴建红、张海娟、程艮、孟宪东、谷嘉宁、张燕红、王晨。

住院精神疾病患者攻击行为预防

1 范围

本文件规定了住院精神疾病患者攻击行为预防的基本要求、风险识别及预防措施。

本文件适用于精神专科医院、综合医院精神科的注册护士,其他机构可参照执行。

2 规范性引用文件

下列文件中的内容通过文中的规范性引用而构成本文件必不可少的条款。其中,注日期的引用文件,仅该日期对应的版本适用于本文件;不注日期的引用文件,其最新版本(包括所有的修改单)适用于本文件。

T/CNAS 04—2019 住院患者身体约束护理。

3 术语和定义

下列术语和定义适用于本文件。

3.1 攻击行为 aggressive behaviors

精神疾病患者出现对他人、物品造成威胁和(或)伤害的各种行为,可表现为言语侮辱、威胁、伤人、毁物等多种形式。

3.2 保护性约束 protective restraint

通过物理或机械装置、材料或器械,固定或减少患者自由移动其身体,以控制和制止危害行为发生或升级的一种保护性医疗措施。

3.3 降级技术 de-escalation technology

使用化解精神疾病患者愤怒和降低患者攻击行为的技巧,如语言沟通、不激惹患者、尊重患者的个人空间、明确患者的需求和感受等。

4 基本要求

4.1 应识别患者的攻击风险及行为,与医生、患者、家属共同制订预防措施。

4.2 应在评估的基础上,针对攻击风险级别采取针对性的预防措施。

4.3 应在降级技术无效的基础上实施保护性约束干预策略。

5 风险识别

5.1 风险评估时机

5.1.1 应在入院、转科、出院时进行风险筛查。

5.1.2　应在发生攻击行为后再次进行评估。

5.1.3　宜采用“中文版布罗塞特攻击行为量表”（见附录 A）进行风险等级评估，根据总分判定低风险、中风险、高风险。

5.2　识别攻击行为的危险因素

5.2.1　有语言攻击或行为攻击等攻击行为史。

5.2.2　有被害妄想、命令性幻听、无自知力、敌对、多疑、紧张、易激惹、激越、治疗依从性差、非自愿入院、物质依赖的脱瘾期、人格障碍等疾病因素。

5.2.3　家庭和社会支持系统不完善。

6　预防措施

6.1　高风险患者

6.1.1　应设立攻击风险警示标识。

6.1.2　应有专人 24h 看护，保持患者在照护者的视线范围内。

6.1.3　当患者出现攻击行为时，应站在患者侧面，保持至少一臂距离，采用语言劝告其终止行为。

6.1.4　应与患者制订规则并提供多种选择，暂时与患者达成共识。

6.1.5　在降级技术无效时，宜按照 T/CNAS 04—2019 中的规定实施保护性约束，并做好患者护理（见附录 B）。

6.1.6　在需要人力支援时，宜启动紧急呼救设施。

6.2　中风险患者

6.2.1　应将患者安置于易于观察的病室。

6.2.2　应与其他兴奋患者分开安置。

6.2.3　应与患者共同寻求倾诉方法、离开愤怒的环境、记录感受等其他可替代措施。

6.2.4　应观察攻击预警信号（见附录 C），识别攻击行为的先兆表现，采取防范措施。

6.3　低风险患者

6.3.1　应开展攻击防范知识及疾病认识的宣教。

6.3.2　应帮助患者辨别病态的体验，区分症状与现实，增进现实感。

6.3.3　应按医嘱完成患者服药等治疗，观察治疗效果。

6.3.4　应尊重患者的个人空间，提供温馨安静的环境。

6.3.5　应明确患者的需求和感受，不激惹患者。

6.3.6　宜采取运动、音乐、静观减压、康复活动等方式转移患者注意力，改善情绪。

6.3.7　宜为患者提供通讯条件，促进患者与家庭成员之间的交流。

附 录 A

（资料性）

中文版布罗塞特攻击行为量表(中文版 BVC)

项 目	有	无
混乱：出现明显的混乱和定向力丧失。如分不清时间、地点、人物等	1	0
易怒：容易生气或恼怒，无法容忍别人的存在等	1	0
喧闹：行为明显大声或吵闹。如摔门、说话时大声喊叫等	1	0
肢体攻击：有明显用肢体威胁他人的意图。如摆出攻击的姿势、拽别人衣服、挥动手臂、抬腿、握紧拳头或做出要用头顶人的样子等	1	0
语言攻击：说话声音突然提高并有恐吓和威胁他人的明确意图。如语言攻击、说粗话、谩骂、以咆哮、攻击的方式表达中立看法等	1	0
物品攻击：攻击对象为物品但不是人。如乱扔物品、砰砰的敲打或砸窗户、踢、敲打或用头撞击物品、砸家具等	1	0
总分		

注：总分 =0 分为低风险，1~2 分为中风险，>2 分为高风险

附　录　B
（资料性）
保护性约束护理措施

项目	措施及内容
保护性约束原因及条件	在患者将要或已经发生危害他人安全或扰乱医疗秩序的行为，且无其他有效措施可以替代的前提下，告知医生开具医嘱。紧急情况下，可遵口头医嘱实施约束，约束后 30min 内补录医嘱
保护性约束时限	一次约束医嘱白天（8：00 至 20：00）有效时间一般不超过 4h，夜间（20：00 至次日 8：00）一般不超过 12h。若患者被连续约束或隔离达 48h，应通知具有副主任或以上职称的医生评估患者，调整患者治疗计划，判断其是否需要继续约束
保护性约束后的处置	1. 陪伴、安抚患者，告知保护性约束的目的； 2. 将患者安置在由护士提供不间断照护的病室，保护患者的隐私； 3. 床头交接班，包括护士与护士，护士与医生两个层面； 4. 保持体位处于功能位，约束带松紧适宜； 5. 护士每 30min 到患者身旁巡视，并评估病情和约束情况 1 次，每 2h 活动肢体 1 次，并做好记录； 6. 做好基础护理及心理护理，满足患者的生理需求； 7. 对患者及陪住家属进行解释告知工作和健康教育； 8. 应尽快且不迟于事件发生后 72h 进行攻击事件后汇报，帮助工作人员学习和改进

附　录　C
（资料性）
攻击行为预警信号

分类	具体表现
躯体表现	因情绪激动导致的面色潮红或苍白、大汗、呼吸及心率加快、颤抖
行为表现	踱步；不安或重复性运动；攥拳、咬牙、夸张或暴力性手势；阻挡逃生通道；再现此前发生紊乱或攻击行为之前的行为
言语和思维表现	语速加快，声调变高；对环境表现出明显不满，拒绝沟通；妄想或幻觉流露出攻击内容
表情与接触	表情紧张或愤怒；怒目而视或避免目光接触；注意力不集中

注：出现上述预警信号，提示存在中度攻击风险

第三节　团体标准要点解读

本标准规定了住院精神疾病患者攻击行为预防基本要求，攻击行为、保护性约束及降级技术的定义，风险识别以及攻击预防措施，护理措施重点从攻击风险高、中、低三个方面分别列出具体的护理措施。本节将对标准中的重点难点内容进行解读。

一、基本要求

（一）在评估的基础上对不同攻击风险级别采取针对性的预防措施

本标准在 4.2 中指出要在评估的基础上对不同攻击风险级别采取针对性的预防措施，是为了更有效地干预和降低潜在的风险，通过评估，可以识别和明确攻击风险等级。评估过程能够帮助护士发现风险，为后续制订防范措施提供基础。本标准中描述宜采取中文版布罗塞特攻击行为量表（中文版 BVC）评估，医疗机构也可以根据医院患者特点，采取结构化评估的方法，选取适合的量表并结合患者特点及临床经验，并通过评估提升护士观察及识别患者风险的能力。评估结果可以帮助护士确定哪些患者是高风险、哪些患者是低风险，并据此制订相应的管理策略。同时评估是动态的、连续的过程，需要根据环境的改变而不断调整，同时强调对高危患者应及时进行有效干预，以降低攻击行为的发生风险。

（二）实施保护性约束干预的基本要求

本标准在基本要求的 4.3 中提及，实施保护性约束干预要在降级技术无效的基础上使用。多个指南指出不应将强制性医疗措施作为潜在暴力和攻击行为事件的一线干预措施，并推荐应用降级技术作为暴力和攻击行为预防性干预措施。目前常见的降级技术包括尊重患者的个人空间、不要挑衅患者、与患者建立言语接触、与患者沟通时使用简洁的语言、明确患者的需求和感受、认真听取患者诉说的内容、暂时同意患者的需求、制订规则，向患者设定明确的界限、为患者提供多种选择、听取患者和工作人员的汇报等。

二、风险识别

（一）风险评估时机

本标准在 5.1.1 中提到在入院、转科、出院时进行风险筛查。门诊护士可对所有需要住院患者进行攻击风险的初步评估，并与病区做好交接。住院护士在入院后 24 小时内首先完成攻击风险的筛查。

（二）识别攻击行为的危险因素

本标准在 5.2.2 中提到攻击行为的危险因素包括有被害妄想、命令性幻听、无自知力、敌对、多疑、紧张、易激惹、激越、治疗依从性差、非自愿入院、物质依赖的脱瘾期、人格障碍等疾病因素。其中患者受被害妄想的支配，误认为周围人要迫害自己，从而引发防御性攻击行为。患者在出现命令性幻听时，有可能在命令性幻听的支配下对周围人发起攻击行为。躁狂患者常出现情感高涨伴有易激惹，此类患者往往喜欢打抱不平，愿意参与身边发生的所有的事情，常因周围人的一句话或一种行为而引发不满，进而出现攻击行为。

（三）预防措施

本标准在6.1.1中提到高风险患者应设立风险警示标识。医疗机构可以根据医院情况制订医院内的具体标识的显示位置及样式要求，尽可能提示接触人员通过标识明确患者攻击风险。有的医疗机构会在床位信息图、床头卡上贴醒目警示标识、穿功能性病号服（衣服左臂上有警示标识）。本标准在6.1.4中提出应与患者制订规则并提供多种选择，暂时与患者达成共识。护理人员可以应用支持性心理治疗的技巧，启发、诱导、暗示、解释、说服和安慰患者，并向患者传达安全、尊重和关怀的态度。明确患者出现攻击行为的原因，了解患者诉求，应用共情方式使患者感受到被理解。及时回应患者的诉求，满足患者的合理诉求，对于不合理的诉求做好解释说明，与患者达成共识，不宜作出无法实现的承诺。患者有明确的攻击对象时，应立即将患者与指向攻击对象分开。在护理过程应做好护士情绪的管理，保持冷静，注意沟通技巧。应保证患者、环境及自身安全。当患者使用危险物品进行攻击时，不宜抢夺危险物品，应劝服患者将危险物品放下。面对患者攻击行为，可高声呼救，必要时应使用医院紧急呼救系统。

本标准在6.2中提到将中风险等级的患者应该安置在护士易于观察的病室，以便及时观察到患者病情变化，病区内有多位攻击风险患者时，要将其分开管理，以免相互影响。在患者情绪波动时，护士给予及时介入或进行安抚，鼓励患者表达自己的感受，共同探讨情绪激动的原因并商量解决问题的办法。通过引导患者通过深呼吸、肌肉和意象调节进行放松，转移患者注意力，缓和冲突的氛围。及时观察攻击预警信号，识别攻击行为的先兆表现，采取防范措施，如降级技术、脱身法等。

本标准在6.3中提到对于低风险的患者的干预措施，包括指导患者配合营造安全环境、遵循安全制度等相关内容，指导患者识别攻击行为的先兆症状及发生攻击行为的后果，并主动寻求护士的帮助。指导患者提高控制行为的能力，训练日常生活技能、人际交流、应对挫折的方法、控制情绪、宣泄负性情绪的技巧。指导患者家属对先兆症状的识别及疏导不良情绪的方式。根据患者的具体情况和爱好，提供难度适宜且能吸引患者兴趣的活动，尊重患者的参加意愿，不命令或者强迫患者参加，参加后有权随时退出。采用的支持性心理治疗包括如耐压能力训练、自信训练等技巧、社交技巧如社会技能训练、情绪控制训练等替代训练帮助患者与病友建立良好的关系。可使用护患协作的解决问题模式进行认知行为干预，有困难时给予鼓励，有进步时给予强化。

参 考 文 献

[1] 中华医学会精神医学分会精神分裂症协作组．激越患者精神科处置专家共识[J]．中华精神科杂志，2017，50（6）：401-410.

[2] 中华护理学会精神卫生专业委员会．精神疾病患者攻击行为非药物管理专家共识[J]．中华护理杂志，2020，55（增刊）：128-131.

[3] 中华护理学会精神卫生专业委员会.精神科保护性约束实施及解除专家共识[J].中华护理杂志，2022，57(2)：146-151.

[4] 刘哲宁，杨芳宇.精神科护理学[M].4版.北京：人民卫生出版社，2017.

[5] PATEL M X，SETHI F N，BARNES T R，et al. Joint BAP NAPICU evidence-based consensus guidelines for the clinical management of acute disturbance：de-escalation and rapid tranquillisation[J]. J Psychopharmacol，2018，32(6)：601-640.

[6] National Collaborating Centre for Mental Health(UK). Violence and aggression：short-term management in mental health，health and community settings[EB/OL].(2015-05-28)[2025-01-01]. https://www.nice.org.uk/guidance/ng10.

[7] ZHOU J S，ZHONG B L，XIANG Y T，et al. Prevalence of aggression in hospitalized patients with schizophrenia in China：a meta-analysis[J]. Asia Pac Psychiatry，2016，8(1)：60-69.

[8] HOLST A，SKÄR L. Formal caregivers' experiences of aggressive behaviour in older people living with dementia in nursing homes：a systematic review[J]. Int J Older People Nurs，2017，12(4)：1-12.

[9] ULRICH R S，BOGREN L，GARDINER S K，et al. Psychiatric ward design can reduce aggressive behavior[J]. J Environ Psychol，2018，57：53-66.

[10] HODGINS S，KLEIN S. New clinically relevant findings about violence by people with schizophrenia[J]. Can J Psychiatry，2017，62(2)：86-93.

[11] SMEIJERS D，BULTEN E，BUITELAAR J，et al. Treatment responsivity of aggressive forensic psychiatric outpatients[J]. Int J Offender Ther Comp Criminol，2018，62(12)：3834-3852.

[12] TOLISANO P，SONDIK T M，DIKE C C. A positive behavioral approach for aggression in forensic psychiatric settings[J]. J Am Acad Psychiatry Law，2017，45(3)：1-9.

第二十七章

鼻腔冲洗护理技术

第一节 编制背景

一、本标准要解决的问题或技术

鼻腔冲洗（nasal irrigation）是鼻科相关疾病中非药物治疗的一线治疗，也是推荐使用的药物辅助治疗及鼻内镜术后的康复治疗，具有副作用小、成本低廉、操作简单、患者易耐受等优点，不仅可以改善鼻部症状、提高远期疗效，而且可以避免术后粘连、促进鼻黏膜修复、提高手术效果，是一种被临床实践所认可的行之有效的鼻科常用辅助治疗方式。

尽管鼻腔冲洗的有效性毋庸置疑、国内外应用广泛，而且已成为耳鼻喉科一种常见的专科护理技术操作，但是由于缺乏统一且具有权威性的护理技术标准，各医疗机构对于鼻腔冲洗这项护理操作的规范存在较大差异。这些差异体现在以下方面：①鼻腔冲洗的具体方法无权威标准；②鼻腔冲洗的时间、频次及冲洗方式的选择存在很大的主观性；③鼻腔冲洗患者体位及冲洗液的温度、压力、冲洗量、治疗周期、种类等无权威推荐；④儿童和行动不便的患者如何选择鼻腔冲洗方式？⑤鼻腔冲洗装置的选择及消毒有待规范。

这些差异不仅影响了护理操作的安全性及同质性，而且还会降低此项操作的有效性，甚至引发不必要的医疗纠纷。如操作前评估内容不全面有可能增加患者行鼻腔冲洗的风险；若护士对鼻腔冲洗方式的选择不清晰、对鼻腔冲洗的操作要点存在盲区，会影响其对于患者的宣教及指导，不利于患者掌握操作、达到治疗目的等。因此，需要编制标准，以规范鼻腔冲洗护理技术的关键环节和要点，确保此项操作的安全性、同质性和有效性。

二、国际、国内标准现状及需进一步解决的问题

目前，仅检索到一篇国外的针对慢性鼻窦炎的鼻腔冲洗临床指南，但是鉴于鼻腔冲洗是鼻科相关疾病辅助治疗的一种常见手段，因此国内外出版的指南及专家共识中对鼻腔冲洗相关内容会有所涉及，总结内容详见表 27-1。

表 27-1　国内外出版的鼻腔冲洗相关指南及专家共识

年份	机构 / 组织 / 作者	标准 / 指南 / 专家共识名称	主要内容
2005 年（2007 年、2012 年、2020 年更新）	欧洲变应性反应与临床免疫学会	《欧洲鼻窦炎和鼻息肉意见书》	主要介绍了盐水鼻腔冲洗对于慢性鼻窦炎（尤其儿童）患者是有益的；建议使用等渗盐水或林格氏液进行鼻腔冲洗，可加入或不加入木糖醇、透明质酸钠等。未见鼻腔冲洗操作相关内容的详细阐述，对本团体标准撰写起到了一定的指导作用
2010 年	中华耳鼻咽喉头颈外科杂志编辑委员会鼻科组，中华医学会耳鼻咽喉头颈外科学分会鼻科学组、小儿学组，中华儿科杂志编辑委员会	《儿童变应性鼻炎诊断和治疗指南》	主要介绍了鼻腔盐水冲洗是改善症状、清洁鼻腔、恢复鼻黏膜功能的辅助治疗方法，推荐使用生理盐水或 1%~2% 高渗盐水。为本团体标准撰写提供了依据
2012 年	中华耳鼻咽喉头颈外科杂志编辑委员会鼻科组、中华医学会耳鼻咽喉头颈外科学分会鼻科学组	《慢性鼻 - 鼻窦炎诊断和治疗指南》	主要介绍了鼻腔冲洗是治疗慢性鼻 - 鼻窦炎的有效手段，是鼻内镜术后常用的辅助治疗方法。对本团体标准撰写起到了一定的指导作用
2013 年	欧洲变应性反应与临床免疫学会	《儿童鼻炎意见书》	以儿童鼻窦炎的诊断和治疗为主要内容，未涉及鼻腔冲洗的细节操作，指出盐水鼻腔冲洗对鼻炎有效，建议原因不明的鼻炎患者首先尝试生理盐水鼻腔冲洗和 / 或局部使用糖皮质激素。对本团体标准撰写起到了一定的指导作用
2014 年	美国耳鼻咽喉头颈外科学会	《临床共识声明：儿童慢性鼻窦炎》	指出每日局部使用鼻喷糖皮质激素和每日盐水鼻腔冲洗是治疗儿童鼻窦炎有益的辅助治疗方法。对本团体标准撰写起到了一定的指导作用
2015 年	中华耳鼻咽喉头颈外科杂志编辑委员会鼻科组、中华医学会耳鼻咽喉头颈外科学分会鼻科学组	《变应性鼻炎诊断和治疗指南》	主要介绍了针对变应性鼻炎，盐水鼻腔冲洗是一种安全、方便、价廉的治疗方法，并介绍了其适应证、作用、常用冲洗液和冲洗温度。为本团体标准的构建提供参考

续表

年份	机构 / 组织 / 作者	标准 / 指南 / 专家共识名称	主要内容
2016年（2021年更新）	国际过敏和鼻科学专家组	《过敏和鼻科学国际共识声明：鼻窦炎》	主要介绍了盐水鼻腔冲洗在改善慢性鼻窦炎患者症状方面具有一定效果。更新：鼻腔冲洗时，为了冲洗液可持续到达蝶窦，患者冲洗时鼻腔须朝向天花板方向。对本团体标准撰写起到了一定的指导作用
2018年	中华医学会变态反应学分会	《中国过敏性鼻炎诊治指南（英文版）》	主要介绍了盐水鼻腔冲洗的确切机制，包括直接的清洁效果、去除炎症介质和致敏蛋白、恢复鼻黏膜纤毛功能。建议将盐水鼻腔冲洗作为过敏性鼻炎的辅助治疗选择，尤其是儿童和孕妇患者。提及中国有多种冲洗设备，其中包括北京同仁医院开发并广泛使用的一种鼻冲洗专利产品。但缺乏盐水鼻腔冲洗具体操作过程中的详细步骤和注意事项，对本团体标准撰写起到了一定的指导作用
2018年	中华耳鼻咽喉头颈外科杂志编辑委员会鼻科组、中华医学会耳鼻咽喉头颈外科学分会鼻科学组	《中国慢性鼻窦炎诊断和治疗指南》	主要介绍了鼻腔冲洗作为单一疗法或辅助治疗对成人和儿童慢性鼻窦炎均有效，还可用作难治性鼻窦炎的长期治疗及妊娠期慢性鼻窦炎的维持治疗。慢性鼻窦炎患者术后早期行盐水鼻腔盥洗对于清除鼻腔结痂和防止粘连具有良好的效果。临床推荐使用，疗程不少于4周。此外，鼻腔冲洗方法主要有盥洗法（高容量低压力）和喷雾法（低容量高压力）：前者可能更容易使盐水通过窦口进入上颌窦和额隐窝；儿童行鼻腔冲洗适合选用喷雾法，低龄儿童不宜使用盥洗法，以免发生呛水、耳痛等不良反应。为本团体标准的构建提供参考

续表

年份	机构/组织/作者	标准/指南/专家共识名称	主要内容
2018 年（2023 年更新）	国际过敏和鼻科学专家组	《过敏和鼻科学国际共识声明：过敏性鼻炎》	主要介绍了鼻腔冲洗被强烈推荐作为过敏性鼻炎治疗策略的一部分，具体介绍其作用机制、冲洗液、冲洗方法及使用频率，还报告了相关注意事项及适用人群。对本团体标准撰写起到了一定的指导作用
2022 年	韩国耳鼻咽喉头颈外科学会	《临床实践指南：成人慢性鼻窦炎的鼻腔冲洗》	推荐鼻腔冲洗作为慢性鼻窦炎的一线治疗方法、使用室温的等渗盐水为鼻腔冲洗液、采用高容量低压力或者高压力输送鼻腔冲洗液、制备冲洗液应优先使用蒸馏水或经煮沸/紫外线消毒后的自来水。推荐头部向下并向前的姿势，鼻子向上的姿势更适合低容量鼻腔冲洗。对本团体标准撰写提供了依据

目前国内外出版的相关指南及专家共识表明了鼻腔冲洗的重要作用并给予了关注，部分指南共识围绕鼻腔冲洗的作用、体位及冲洗液的温度、治疗周期、种类等进行了相应说明，但是内容不全面或分散在不同的章节；缺少鼻腔冲洗方法分类的介绍、冲洗装置使用及消毒要求、鼻腔冲洗方式的选择依据、推荐的冲洗液 pH 值范围、操作过程中并发症预防及处理措施等；对于鼻腔冲洗前的评估内容、冲洗液的温度选择则较为主观，无明确标准及规范。鉴于指南共识多数是从医疗角度展开，介绍疾病治疗，对于鼻腔冲洗的具体操作细节涉及较少，不利于护理人员规范学习，因此，亟须相关团体标准规范护理行为，促进鼻腔冲洗护理操作的安全性及同质性，为护士的临床实践提供指导。

三、适用范围

本团体标准适用于全国各级各类医疗机构的注册护士，在指导患者进行鼻腔冲洗操作时使用。本标准的目标患者为拟进行鼻腔冲洗的患者。

第二节　T/CNAS 31—2023 鼻腔冲洗护理技术团体标准

中　华　护　理　学　会　团　体　标　准

T/CNAS 31—2023

鼻腔冲洗护理技术

Nursing technology of nasal irrigation

2023-01-31 发布　　2023-05-01 实施

中华护理学会　发布

目　　次

前　言

本文件按照 GB/T 1.1—2020《标准化工作导则　第 1 部分：标准化文件的结构和起草规则》的规定起草。

本文件由中华护理学会提出并归口。

本文件起草单位：首都医科大学附属北京同仁医院、北京大学第一医院、复旦大学附属眼耳鼻喉科医院、中国医学科学院北京协和医院、中国人民解放军总医院、黑龙江省医院、中山大学附属第一医院、四川大学华西医院、上海交通大学医学院附属第九人民医院、华中科技大学同济医学院附属协和医院、华中科技大学同济医学院附属同济医院、中国科学技术大学附属第一医院（安徽省立医院）、中南大学湘雅三医院、吉林大学第一医院、西安交通大学第二附属医院、联勤保障部队第 980 医院、郑州大学第一附属医院、南京医科大学第一附属医院（江苏省人民医院）、中南大学湘雅医院。

本文件主要起草人：田梓蓉、耿小凤、席淑新、蔡永华、侯军华、许立华、郑莹、余蓉、蒋莉莉、陈庆、张惠荣、薛贵芝、王芳、刘欣梅、杨慧、张淑彩、底瑞青、万文锦、任晓波、李秀雅、南方、宋彩霞、肖克珍、金晓婷、李莉、谢常宁。

鼻腔冲洗护理技术

1　范围

本文件规定了鼻腔冲洗护理技术的基本要求、操作要点、并发症预防及处理。

本文件适用于各级各类医疗机构的注册护士。

2　规范性引用文件

下列文件中的内容通过文中的规范性引用而构成本文件必不可少的条款。其中，注日期的引用文件，仅该日期对应的版本适用于本文件；不注日期的引用文件，其最新版本（包括所有的修改单）适用于本文件。

WS/T 313 医务人员手卫生规范

WS/T 367 医疗机构消毒技术规范

3　术语和定义

下列术语和定义适用于本文件。

3.1　鼻腔冲洗　nasal irrigation

一种借助鼻腔冲洗装置，将冲洗液通过一定压力输送到鼻腔、鼻窦、鼻咽部，达到清洁鼻腔及治疗鼻部疾病目的的治疗方法。包括盥洗法（高容量低压力：分为借助可调式、球囊式鼻腔冲洗装置的挤压法鼻腔冲洗和滴注法鼻腔冲洗）及喷雾法（低容量高压力：鼻喷雾法行鼻腔冲洗）。

3.2　耳闷　aural fullness

表现为耳部阻塞感、胀满感、压力感，是耳部疾病的常见症状。

4　基本要求

4.1　应遵医嘱进行鼻腔冲洗。

4.2　应对患者进行评估，根据评估结果选择鼻腔冲洗方式。

4.3　冲洗过程中应观察患者情况，及时识别并发症并立即处理。

4.4　非一次性鼻腔冲洗装置一人一用一消毒，应遵循 WS/T 367 的规定。

4.5　鼻腔冲洗时应遵循操作规范，操作时手卫生应符合 WS/T 313 规定。

5 操作要点

5.1 操作前评估

5.1.1 应评估患者年龄、合作程度、自理能力、是否曾行鼻腔冲洗。

5.1.2 应评估患者全身和鼻腔局部情况，有血液系统、心血管系统疾病及肝肾功能异常、鼻腔黏膜存在炎症、充血、水肿、干燥、出血情况及邻近器官疾病者，遵医嘱慎用鼻腔冲洗。

5.1.3 应评估患者是否行鼻内镜手术、鼻腔内有无填塞物、当日是否进行鼻腔清理、鼻腔黏膜愈合情况，严格遵医嘱进行鼻腔冲洗。

5.2 选择鼻腔冲洗方式

5.2.1 年龄≤6 岁的患者，宜选用喷雾法，由操作执行者进行鼻腔冲洗。

5.2.2 年龄 >6 岁、可以配合的患者，宜选用挤压法、鼻喷雾法，可自行鼻腔冲洗。

5.2.3 年龄 >6 岁、不能配合和（或）无自理能力者，宜选用滴注法，由操作执行者进行鼻腔冲洗。

5.3 鼻腔冲洗的操作要点

5.3.1 鼻腔冲洗的时间、侧别、频次、冲洗量、治疗周期可参考附录 A。

5.3.2 挤压法行鼻腔冲洗时（以可调式鼻腔冲洗装置为例）遵循下列要点：

——应根据医嘱准备鼻腔冲洗器、冲洗液、纸巾，必要时准备盥洗盆。

——操作前应清洁双手，核对冲洗器及冲洗液、患者信息、鼻腔冲洗方法。

——指导患者正确擤鼻，清理鼻腔分泌物。

——指导患者取坐位或站立位、头部位于盥洗池或盥洗盆上方，宜低头、上半身前倾约 30°。

——根据医嘱配制冲洗液并测试温度。

——冲洗时应指导患者放松，避免紧张。

——将鼻腔清洗器的鼻塞端口严密堵住需冲洗的前鼻孔，指导患者张口缓慢平静呼吸，不应说话、用鼻吸气、做吞咽动作，挤压瓶体开始冲洗，使冲洗液缓缓冲入鼻腔并由另一侧前鼻孔或口腔排出，完成一侧鼻腔的冲洗，冲洗时应避开鼻中隔。

——鼻腔冲洗过程中，应观察生命体征与不良反应，若出现咳嗽、鼻出血、耳闷等现象，应立即停止冲洗。

——冲洗结束后，应指导患者轻轻擤出鼻腔内残余冲洗液；询问患者有无头痛、耳闷及鼻部不适；按要求清洗与消毒鼻腔冲洗器。

5.3.3 其他方法行鼻腔冲洗的操作要点参见附录 B。

6 并发症预防及处理

6.1 鼓膜刺激及中耳炎

6.1.1 冲洗过程中，不应说话、用鼻吸气、做吞咽动作。

6.1.2 冲洗过程中出现鼓膜刺激的不适感时，指导患者站立位或坐位，并保持低头姿势，深呼吸；可轻拍患者背部，促进冲洗液从鼻腔或者口腔中排出。

6.1.3　出现耳部进水时，应立即停止冲洗，指导患者张口打哈欠或做吞咽、咀嚼动作，促使耳内液体排出。

6.1.4　出现耳闷，同时伴有耳痛、耳鸣等不适时，应立即通知医师进行对症处理。

6.2　鼻出血

6.2.1　冲洗时，应动作轻柔，避开鼻中隔。

6.2.2　出现鼻出血时，应立即停止冲洗，指导患者低头、张口呼吸，不应将血液咽下，以免引起胃部不适，并给予局部冷敷。

6.2.3　出血量较多时，应立即通知医师进行对症处理。

6.3　呛咳

6.3.1　冲洗时，应指导患者放松，张口缓慢平静呼吸。

6.3.2　出现呛咳时，应立即停止冲洗，指导患者缓慢张口呼吸，取站立位或坐位，保持低头姿势，深呼吸，待症状缓解后再行冲洗。

附 录 A
（资料性）
鼻腔冲洗要求

类别	具体要求
时间	鼻腔 - 鼻窦炎症可于炎症期进行冲洗，行鼻内镜手术者宜在鼻腔填塞材料取出后的次日进行冲洗，行鼻中隔手术者开始冲洗的时间应根据伤口恢复情况确定，鼻腔清理当天不宜做鼻腔冲洗
频次	每日可冲洗 1~3 次
温度	冲洗液温度以接近体温为宜，宜控制在 32℃ ~40℃；变应性鼻炎者，冲洗液的温度宜为 40℃
压力	以能顺利冲出分泌物 / 残余填塞物 / 干痂等的最小压力为宜
冲洗量	盥洗法应选择大容量冲洗（>200ml）
治疗周期	宜大于 4 周，季节性变应性鼻炎患者宜在整个花粉季节进行鼻腔冲洗
冲洗液	1. 冲洗液可选择生理盐水、高渗盐水、生理性海水、林格氏液等； 2. 根据病情，遵医嘱可在冲洗液中加入糖皮质激素、中成药、中药组方、两性霉素 B、透明质酸、桉树油、丙酮酸、木糖醇、玻璃酸钠、电解质等； 3. 自行配制冲洗液时，应根据医生的医嘱或处方进行。配制液宜选择纯净水或温开水，配制用盐宜选用鼻腔冲洗专用盐，也可选用不含碘的纯净盐； 4. 冲洗液可选择弱酸、中性或弱碱溶液，pH 值范围宜 5.5~8.0；对于变应性鼻炎者，pH 值范围宜 7.2~7.4

附　录 B

（资料性）

其他方法行鼻腔冲洗

冲洗方式	挤压法—球囊式鼻腔冲洗器	滴注法	鼻喷雾法
操作方法	1. 根据医嘱配制冲洗液并测试温度； 2. 将球囊式鼻腔冲洗器的吸液管放入存放冲洗液的容器中，连接冲洗头与出液管，挤压橡皮球囊，使冲洗液缓缓流出； 3. 患者张口自然呼吸，一手持冲洗头严密堵住需冲洗的前鼻孔，另一手轻轻挤压球囊，使冲洗液缓缓冲入鼻腔并由另一侧前鼻孔或口腔排出，完成一侧鼻腔的冲洗； 4. 容器内溶液用毕，补充冲洗液后继续使用； 5. 同样方法冲洗对侧鼻腔	1. 根据医嘱配制冲洗液并测试温度； 2. 将冲洗液倒入引流袋/盥洗袋/盥洗桶内，连接冲洗头，悬挂于冲洗架上，调节冲洗架高度使冲洗液距离患者头部宜30~60cm，排空冲洗管道内气体后夹闭管道，使冲洗管道处于关闭状态； 3. 确认冲洗管道处于关闭状态，将冲洗头放在一侧前鼻孔处，指导患者自然张口呼吸，开放冲洗管道，使冲洗液缓缓冲入鼻腔并由另一侧前鼻孔或口腔排出，完成一侧鼻腔的冲洗； 4. 容器内溶液用毕，补充冲洗液后继续使用； 5. 同样方法冲洗对侧鼻腔	1. 打开防尘罩，试喷喷头，查看喷雾是否顺畅； 2. 将喷嘴置于鼻孔前方，喷嘴的方向宜朝向鼻腔的外侧，即清洗左侧鼻腔时宜使用右手持喷雾器；清洗右侧鼻腔时宜使用左手持喷雾器，保持喷雾器瓶身基本竖直，避免直接对准鼻腔内侧的鼻中隔进行喷雾； 3. 用鼻吸气，嘱患者轻按泵头1~2次，用嘴呼气，完成一侧鼻腔的冲洗； 4. 同样方法冲洗对侧鼻腔

第三节　团体标准要点解读

《鼻腔冲洗护理技术》团体标准中核心要素包括术语和定义、基本要求、操作要点和并发症预防及处理四个部分，其中术语和定义中对鼻腔冲洗概念进行了高度归纳和总结，基本要求中对鼻腔冲洗操作执行依据、鼻腔冲洗装置使用及消毒要求等作出了规定，操作要点中对操作前评估内容、鼻腔冲洗方式选择方法及鼻腔冲洗操作要点等给出了指导及建议，并发症预防及处理中指出鼓膜刺激及中耳炎、鼻出血和呛咳三类并发症的预防及处理方法。本节将对标准中的重点难点内容进行解读。

一、术语和定义

鼻腔冲洗概念：本标准在术语和定义的3.1中提及，鼻腔冲洗是一种借助鼻腔冲洗装置，将冲洗液通过一定压力输送到鼻腔、鼻窦、鼻咽部，达到清洁鼻腔及治疗鼻部疾病目的的治疗方法。包括盥洗法（高容量低压力：分为借助可调式、球囊式鼻腔冲洗装置的挤压法鼻腔冲洗和滴注法鼻腔冲洗）及喷雾法（低容量高压力：鼻喷雾法行鼻腔冲洗）。概念中包含四个层面的意思，分别是鼻腔冲洗的工具、方法、目的及分类，并从容量和压力角度对盥洗法和喷雾法进行了解释和说明，使概念更加明确。

二、基本要求

（一）鼻腔冲洗操作执行依据

本标准在基本要求的4.1中提及，鼻腔冲洗应遵医嘱进行。鼻腔冲洗操作执行时涉及开始时间、冲洗频率、冲洗侧别、冲洗周期等内容，因此该项护理技术操作需要遵医嘱进行。

（二）鼻腔冲洗装置使用及消毒要求

本标准在基本要求的4.4中提及，非一次性鼻腔冲洗装置一人一用一消毒。临床中常用鼻腔冲洗装置可分为一次性和非一次性鼻腔冲洗装置：一次性鼻腔冲洗装置每人单独使用，使用期限参照装置具体要求；非一次性鼻腔冲洗装置专人专用，使用后应按照装置要求及WS/T 367的规定进行消毒，避免交叉感染。

三、操作要点

（一）评估患者基本情况

本标准在5.1操作前评估的5.1.1中提及，鼻腔冲洗前应评估患者的年龄、合作程度、自理能力、是否曾行鼻腔冲洗。鼻腔冲洗前评估患者的基本情况可为鼻腔冲洗方式的选择提供依据和参考，从而保证鼻腔冲洗操作的安全性。

（二）评估患者全身和鼻腔局部情况

本标准在5.1操作前评估的5.1.2中提及，鼻腔冲洗前应评估患者全身和鼻腔局部情况，有血液系统、心血管系统疾病及肝肾功能异常、鼻腔黏膜存在炎症、充血、水肿、干燥、出血情况及邻近器官疾病者，遵医嘱慎用鼻腔冲洗。研究指出：血液病、严重心脑血管病、鼻腔出血、哮喘发作期、重度中耳炎、脑脊液鼻漏、鼻颅底开放术后患者不宜行鼻腔冲洗。

（三）评估鼻内镜术后患者鼻腔

本标准在 5.1 操作前评估的 5.1.3 中提及，应评估患者是否行鼻内镜手术、鼻腔内有无填塞物、当日是否进行鼻腔清理、鼻腔黏膜愈合情况，严格遵医嘱进行鼻腔冲洗。《中国慢性鼻窦炎诊断和治疗指南（2018）》中指出：慢性鼻窦炎患者术后早期行盐水鼻腔盥洗对于清除鼻腔结痂和防止粘连具有良好的效果，但是开始鼻腔冲洗的具体时间、冲洗频率等，因手术不同存在差异，需要遵医嘱个性化指导。

（四）选择鼻腔冲洗方式

本标准在 5.2 选择鼻腔冲洗方式中提及：年龄≤6 岁的患者，宜选用喷雾法，由操作执行者进行鼻腔冲洗；年龄 >6 岁、可以配合的患者，宜选用挤压法、鼻喷雾法，可自行鼻腔冲洗；年龄 >6 岁、不能配合和 / 或无自理能力者，宜选用滴注法，由操作执行者进行鼻腔冲洗。患者的年龄、合作程度、自理能力决定了鼻腔冲洗的方式，医务人员应根据患者具体情况为其选择适宜的鼻腔冲洗方式。《中国慢性鼻窦炎诊断和治疗指南（2018）》中指出：成人、儿童、妊娠期妇女可行鼻腔冲洗；儿童行鼻腔冲洗适合选用喷雾法，尤其低龄儿童不宜使用盥洗法，以免发生呛咳、耳痛等不良反应。

（五）鼻腔冲洗液的温度

本标准在 5.3 鼻腔冲洗操作要点的 5.3.1 中提及鼻腔冲洗温度（附录 A），冲洗液温度以接近体温为宜，宜控制在 32~40℃；变应性鼻炎者，冲洗液的温度宜为 40℃。文献报道，变应性鼻炎患者的冲洗液温度控制在 40℃，能有效改善打喷嚏及鼻塞症状。

（六）鼻腔冲洗液的 pH 值

本标准在 5.3 鼻腔冲洗操作要点的 5.3.1 中提及（附录 A），冲洗液可选择弱酸、中性或弱碱溶液，pH 值范围宜 5.5~8.0；对于变应性鼻炎者，pH 值范围宜 7.2~7.4。目前临床中常用的鼻腔冲洗液 pH 值范围：生理性海盐水为 6.0~8.0，弱酸性生理性海盐水为 5.5~6.5，高渗缓冲海盐水为 7.2~8.0，患者应根据医嘱选择合适 pH 值的鼻腔冲洗液。

（七）鼻腔冲洗时的体位要求

本标准在 5.3 鼻腔冲洗的操作要点的 5.3.2 中提及，使用可调式鼻腔冲洗装置行挤压法鼻腔冲洗时，患者取坐位或站立位、头部位于盥洗池或盥洗盆上方，宜低头、上半身前倾约 30°。鼻腔冲洗时采取头部向下并向前的姿势，此体位在满足冲洗目的的同时，有利于冲洗液的引流，从而保证鼻腔冲洗操作的安全。此外，有共识指出：鼻腔冲洗时，为了冲洗液可持续到达蝶窦，患者冲洗时鼻腔须朝向天花板方向；另有指南指出；鼻子向上的姿势更适合低容量鼻腔冲洗。因此，鼻腔冲洗时的体位要求有待在团体标准后续更新中进一步完善。

四、并发症预防及处理

鼓膜刺激及中耳炎：本标准在 6.1 中提及，鼻腔冲洗的并发症之一是发生鼓膜刺激及中耳炎。冲洗过程中，不应说话、用鼻吸气、做吞咽动作。冲洗过程中出现鼓膜刺激的不适感时，指导患者站立位或坐位，并保持低头姿势，深呼吸；可轻拍患者背部，促进冲洗液从鼻腔或者口腔中排出。出现耳部进水时，应立即停止冲洗，指导患者张口打哈欠或做吞咽、咀嚼动作，促使耳内液体排出。出现耳闷，同时伴有耳痛、耳鸣等不适时，应立即通知医师进行对症处理。盥洗法鼻腔冲洗过程中，如果挤压瓶体力度过大或操作不当，均有可能导致鼓膜刺激及中耳炎并发症的发生，告知患者鼻腔冲洗过程中的注意事项、教会患者预防方法，可以有效减少此并发症的出现，促进患者舒适。

鼻腔冲洗护理技术在临床应用广泛，是鼻腔清洁的重要方法，本节的解读有助于临床护理人员了解《鼻腔冲洗护理技术》团体标准的制定依据及内容内涵，更有利于护理人员科学、合理地将本标准应用于鼻腔冲洗操作的指导和宣教中。

参考文献

[1] 中华耳鼻咽喉头颈外科杂志编辑委员会鼻科组，中华医学会耳鼻咽喉头颈外科学分会鼻科学组、小儿学组，中华儿科杂志编辑委员会．儿童变应性鼻炎诊断和治疗指南（2010年，重庆）[J]．中华耳鼻咽喉头颈外科杂志，2011，46(1)：7-8.

[2] 中华耳鼻咽喉头颈外科杂志编辑委员会鼻科组，中华医学会耳鼻咽喉头颈外科学分会鼻科学组．慢性鼻-鼻窦炎诊断和治疗指南（2012年，昆明）[J]．中华耳鼻咽喉头颈外科杂志，2013，48(2)：92-94.

[3] 中华耳鼻咽喉头颈外科杂志编辑委员会鼻科组，中华医学会耳鼻咽喉头颈外科学分会鼻科学组．变应性鼻炎诊断和治疗指南（2015年，天津）[J]．中华耳鼻咽喉头颈外科杂志，2016，51(1)：6-24.

[4] 中华耳鼻咽喉头颈外科杂志编辑委员会鼻科组，中华医学会耳鼻咽喉头颈外科学分会鼻科学组．中国慢性鼻窦炎诊断和治疗指南（2018）[J]．中华耳鼻咽喉头颈外科杂志，2019，54(2)：81-100.

[5] FOKKENS WJ, LUND VJ, HOPKINS C, et al. European position paper on rhinosinusitis and nasal polyps 2020 [J]. Rhinology, 2020, 58(Suppl S29): 1-464.

[6] ROBERTS G, XATZIPSALTI M, BORREGO L M, et al. Paediatric rhinitis: position paper of the European Academy of Allergy and Clinical Immunology [J]. Allergy, 2013, 68(9): 1102-1116.

[7] BRIETZKE S E, SHIN J J, CHOI S, et al. Clinical consensus statement: pediatric chronic rhinosinusitis [J]. Otolaryngol Head Neck Surg, 2014, 151(4): 542-553.

[8] ORLANDI R R, KINGDOM T T, SMITH T L, et al. International consensus statement on allergy and rhinology: rhinosinusitis 2021 [J]. Int Forum Allergy Rhinol, 2021, 11(3): 213-739.

[9] CHENG L, CHEN J, FU Q, et al. Chinese Society of Allergy guidelines for diagnosis and treatment of allergic rhinitis [J]. Allergy Asthma Immunol Res, 2018, 10(4): 300-353.

[10] WISE S K, DAMASK C, ROLAND L T, et al. International consensus statement on allergy and rhinology: Allergic rhinitis-2023 [J]. Int Forum Allergy Rhinol, 2023, 13(4): 293-859.

[11] PARK D Y, CHOI J H, KIM D K, et al. Clinical practice guideline: nasal irrigation for chronic rhinosinusitis in adults [J]. Clin Exp Otorhinolaryngol, 2022, 15(1): 5-23.

第二十八章

注射相关感染预防与控制

第一节 编制背景

一、本标准要解决的问题或技术

注射指借助注射器类的医疗器械将液体或气体注入人体，以达到诊断、治疗、预防疾病的目的。注射途径包括：皮内、皮下、肌肉、静脉、动脉、心内、体腔内注射等。注射是中国护士实施最频繁的护理技术操作，涉及注射器具、药液安全使用以及无菌技术等。注射治疗给患者提供治疗手段的同时，也给患者和操作者带来风险，其中注射相关感染是最常见的损害。研究显示，有几十余种病原体可以通过血液传播，因此世界卫生组织提出安全注射的概念：注射、穿刺针采血操作或静脉置入器材，应对接受注射者无害，不会给实施操作者带来可避免的暴露风险，注射废物不对他人造成危害。安全注射不仅是医院感染防控和医务人员职业安全保障的基本措施，也体现了医疗卫生保健机构的整体管理水平和医疗质量。

注射相关感染指非安全注射导致的感染。长时间以来，在全球范围内注射相关感染问题一直存在。于患者而言，非安全注射导致的具有严重后果和恶劣影响的不良事件时有发生。

另一方面，非安全注射所产生的针刺伤等职业暴露是当今医务工作者面临的严重职业危险因素之一，其使医务人员面临着血源性病原体感染的风险，威胁着医务人员生命健康和职业安全，不仅给暴露者带来极大的精神心理压力，也给医疗卫生机构和暴露者带来沉重的经济负担。

注射操作是我国护士实践最频繁的护理技术操作，为了保证医患双方的安全，亟须编制注射相关感染预防与控制标准，以规范注射操作实践，以确保患者和医护人员的安全。

二、国际、国内标准现状及需进一步解决的问题

尽管注射相关感染风险持续存在，但是国际上目前尚无安全注射的专项指南或专家共识。世界卫生组织（WHO）/全球安全注射网络（Safe Injection Global Network，SIGN）对安

全注射的定义为:注射、穿刺针采血操作或静脉置入器材,应对接受注射者无害,不会给实施操作者带来可避免的暴露风险,注射废物不对他人造成危害。注射时任何一方面存在不安全的因素,均为非安全注射。美国疾病控制与预防中心(Centers for Disease Control and Prevention, CDC)公布最常见的非安全注射行为包括:注射器重复使用、单剂量药物分别给多个患者注射、使用过的注射器再次进入药瓶抽吸药液、未遵循无菌技术等。部分机构已发布的与安全注射相关的文件有美国 CDC 预防针刺伤以及 WHO 注射最佳实践指南。美国国家职业安全与健康研究所(National Institute for Occupational Safety and Health)《预防医疗场所针刺伤预警》(Alert: Preventing Needle Stick Injuries in Health Care Settings)、美国 CDC《医疗场所锐器安全》(Sharps Safety for Healthcare Settings)、世界卫生组织《注射及相关操作最佳实践工具包》(WHO Best Practices for Injections and Related Procedures Toolkit)。

我国已发布的部分院感相关行业标准提及了安全注射的部分内容,中华护理学会《针刺伤防护的护理专家共识》、WS/T 433《静脉治疗护理技术操作规范》、GBZ/T 213《血源性病原体职业接触防护导则》仅涉及部分注射操作实践,或安全注射的部分内容,多为碎片化的,而关于注射器的使用、药品的配制和使用、手卫生以及近年来新的安全型注射器具和实践的内容涉及较少,尚缺乏关于注射相关感染防控相对完整的护理实践内容,无法满足对临床护理注射操作实践的指导,须制定基于医院感染风险防控的安全注射护理实践标准。

三、适用范围

本标准适用人群主要为护理人员,也包括实施任何注射操作的其他医务人员。适用于所有的医疗机构,包括医院,康复机构,医养结合机构以及家庭支持护理等;除非特殊声明,本标准可视为适用于所有接受注射操作的患者及操作护士,无论其病种诊断及其他临床需求如何。

第二节　T/CNAS 32—2023 注射相关感染预防与控制团体标准

中　华　护　理　学　会　团　体　标　准

T/CNAS 32—2023

注射相关感染预防与控制

Prevention and control of injection related infection

2023-01-31 发布　　2023-05-01 实施

中华护理学会　发布

目　次

前　言

本文件按照 GB/T 1.1—2020《标准化工作导则　第 1 部分：标准化文件的结构和起草规则》的规定起草。

本文件由中华护理学会提出并归口。

本文件起草单位：北京医院、浙江大学医学院附属第一医院、北京朝阳医院、北京大学第三医院、上海长征医院、北京协和医学院、广西医科大学第一附属医院、吉林大学第二医院、中南大学湘雅医院、北京协和医院、首都医科大学附属北京中医医院、天津医科大学总医院。

本文件主要起草人：蔡虻、王霞、王华芬、高凤莉、袁晓宁、彭飞、马伟光、杨丽、殷艳玲、贺爱兰、刘聚源、侯秀凤、孙众、马晶淼、高琳琳。

注射相关感染预防与控制

1 范围

本文件规定了注射相关感染的防控措施，含手卫生、环境准备、个人防护用品的使用、无菌技术、锐器伤预防与处理、医疗废物的管理。

本文件适用于各级各类医疗机构的注册护士。

2 规范性引用文件

下列文件中的内容通过文中的规范性引用而构成本文件必不可少的条款。其中，注日期的引用文件，仅该日期对应的版本适用于本文件；不注日期的引用文件，其最新版本（包括所有的修改单）适用于本文件。

GBZ/T 213 血源性病原体职业接触防护导则

WS/T 311 医院隔离技术标准

WS/T 313 医务人员手卫生规范

WS/T 367 医疗机构消毒技术规范

WS/T 433 静脉治疗护理技术操作规范

WS/T 611 静脉血液标本采集指南

3 术语和定义

下列术语和定义适用于本文件。

3.1 无菌非接触技术 aseptic non touch technique，ANTT

以关键部件和关键部位保护概念为基础的无菌技术，通过将手卫生和个人防护用品等标准预防措施与适当的无菌区管理、非接触技术和无菌物品管理相结合来实现。

3.2 最大无菌屏障 maximum aseptic barrier

置入中心血管导管、经导丝更换中心血管导管等操作时应使用的屏障技术，包括操作人员戴医用外科口罩、一次性工作帽和无菌手套、穿无菌手术衣，一次性工作帽应覆盖所有头发，口罩应罩住口鼻；患者全身覆盖无菌单，仅暴露穿刺部位。

3.3 输液附加装置 add-on device

连接在给药装置或血管导管上的装置，包括过滤器、三通、延长管、肝素帽、端帽和输液接头等。

4　手卫生

4.1　应遵照 WS/T 313 做好注射操作前、中、后手卫生。

4.2　下列情况应洗手和 / 或使用手消毒剂进行卫生手消毒：

——接触患者前；

——接触无菌物品前；

——穿戴个人防护用品前；

——实施注射、穿刺、置入导管等无菌技术操作前；

——接触患者注射部位（包括完整或非完整的皮肤、黏膜）和伤口敷料后；

——接触患者的血液、体液或排泄物、分泌物后；

——接触患者周围环境、物品后；

——脱手套及其他个人防护用品（口罩、帽子、隔离衣等）后。

5　环境准备

5.1　应在清洁明亮的环境中配制注射药物。

5.2　静脉用药宜在静脉用药配制中心（室）集中配制；肠外营养液宜在层流室或超净台内进行配制；化疗药物应在生物安全柜内配制。

5.3　需紧急使用的药物若在床旁配制应立即使用。

5.4　血液透析中心使用的注射药物应在治疗准备室内配制。

5.5　应限制注射操作场所的人员数量和流动。

6　个人防护用品的使用

6.1　实施皮下、皮内、肌内、静脉注射和采血操作时，应戴医用外科口罩。

6.2　实施采血或静脉注射操作时，宜戴清洁手套。

6.3　更换中心血管导管穿刺部位的敷料时，应戴医用外科口罩、手套。

6.4　实施中心血管导管置管、经导丝更换中心血管导管等操作时，操作者应采用最大无菌屏障措施，辅助人员应戴一次性工作帽、医用外科口罩。

6.5　实施器官、腔隙注射或穿刺时，宜采用最大无菌屏障。

6.6　实施可能发生血液、体液、分泌物喷溅的注射操作时，应戴护目镜或防护面罩，穿防渗透隔离衣。

6.7　为患有传染病的患者实施注射操作时，应基于病原体传播途径，遵循 WS/T 311 相关规定穿戴防护用品。

7　无菌技术

7.1　皮肤消毒

7.1.1　应遵照 WS/T 367 要求，选择合格的皮肤消毒剂，所选择的消毒剂应与药物性质、导管材质相匹配，并按说明书使用。

7.1.2 对于早产儿和 2 个月以下的婴儿，应慎用含氯己定的消毒剂。

7.1.3 以穿刺点为中心擦拭消毒皮肤，静脉采血皮肤消毒范围应遵照 WS/T 611 的规定，静脉输液皮肤消毒范围应遵照 WS/T 433 的规定，消毒剂应完全待干。

7.1.4 皮肤消毒后应避免再次触碰。

7.2 注射器和针头的使用

7.2.1 应确认注射器具包装完好，并在有效期内。

7.2.2 注射器和针头应一人一用一抛弃。

7.2.3 应严格遵守无菌操作，抽吸药物时应避免关键部件如注射器活塞、乳头和针头等被污染。

7.2.4 不应使用污染或可疑污染的针头、注射器。

7.2.5 高压注射器及连接管应一人一管一用一抛弃。

7.2.6 不应从预充式注射器中抽取药物。

7.3 药品的准备与使用

7.3.1 启封抽吸前应检查药物的有效期、颜色，查看药液有无混浊变质、瓶盖有无松动、药瓶有无裂痕。

7.3.2 药物储存与转运时注意下列事项：

——已抽吸好药液待用的注射器或已配制好待用的输液袋 / 瓶上应粘贴标签，标明药物名称、剂量、配药日期和时间及患者信息；

——药液应现用现配，输注时间参考药品说明书；

——PN 宜现用现配，应在 24h 内输注完毕；

——PN 如需存放，应置于 2℃ ~10℃冰箱内，并应复温后再输注；

——启封抽吸的各种溶媒使用时间不应超过 24h，储存条件应符合产品说明书的要求；

——已抽吸好药液待用的注射器应放置在原包装袋或无菌盘内；

——应遵照药品说明书使用和储存药品；

——应检查并按规范处理可疑污染、损坏或过期的药品；

——应使用专用包装进行药物转运。

7.3.3 使用多剂量药瓶时，宜专人专用。开瓶后标注失效日期及患者信息，并按说明书储存于治疗室等可控的环境。

7.4 其他物品的使用

7.4.1 采血笔应专人专用，应使用一次性采血针。

7.4.2 胰岛素笔应专人专用，针头应一次性使用。

7.4.3 血糖仪宜专人专用，不可避免共用时，每次使用后均应按照产品说明书要求清洁和消毒。

7.5 ANTT 技术

7.5.1 当注射操作步骤较为复杂、所使用的无菌物品数量较多以及规格尺寸较大或较长、操作所需时间较长、单人难以独立完成操作需要人员辅助时，应采取手卫生等标准预防措施与最大无菌屏障相结合措施保护注射部位、注射器具和注射药液不被污染，即外科 ANTT，如中心血管导管置管操作、经导丝原位更换导管操作等。

7.5.2　当注射操作步骤简单、所使用的无菌物品数量较少且尺寸较小、操作所需时间较短、单人可独立完成操作时，应采取手卫生等标准预防措施与适当的无菌屏障措施相结合措施保护注射部位、注射器具和注射药液不被污染，即标准 ANTT 技术，如药物配置与给药操作、冲封管、导管维护等。

7.6　输液附加装置的使用

7.6.1　应尽可能减少输液附加装置的使用。

7.6.2　输液附加装置在不使用时应保持密闭状态，任何部分有血液残留、完整性受损、污染或一旦取下应及时更换。

7.6.3　宜使用外壳透明、结构简单、表面光滑、冲洗效果可视的输液接头。

7.6.4　每次连接输液或给药前，应使用消毒剂对输液接头或导管端口的表面和螺口进行全方位机械擦拭并充分待干，具体擦拭时间和消毒剂的选择根据产品说明书要求，如未说明应不少于 15s。

7.6.5　治疗间歇期宜使用消毒帽对输液接头进行保护。

7.6.6　三通宜与输液接头组合使用。

7.7　留置导管的维护

7.7.1　宜使用预充式注射器或单剂量药液对血管导管进行冲、封管。

7.7.2　封管时应根据输液接头的类型决定夹闭夹子和断开注射器顺序：负压接头—冲洗、夹闭、断开注射器；正压接头—冲洗、断开注射器、夹闭夹子；平衡压和抗返流接头—无需遵循特定顺序。

7.7.3　宜使用导管固定装置固定留置导管。

7.7.4　应使用一次性无菌敷料覆盖穿刺部位，并按照敷料类型定期进行更换。

7.8　超声引导及导管尖端定位辅助技术

7.8.1　实施超声引导下穿刺时，应使用无菌耦合剂。

7.8.2　穿刺时探头及其缆线均应使用无菌保护套。

7.8.3　心电图定位操作时，应避免导联线和附加装置污染操作平面。

8　锐器伤预防与处理

8.1　锐器伤的预防

8.1.1　操作环境宽敞整洁安静、光线充足，用物准备齐全，避免不必要的人员走动，确认患者可以配合。

8.1.2　注射用物准备齐全，宜使用安全型器具。

8.1.3　操作时配备锐器盒，置于方便使用的位置。

8.1.4　使用过的针头应立即放入锐器盒中，锐器盒实际容量达到容积的 3/4 应更换。

8.1.5　应避免手持锐器随意走动、徒手传递针头等锐器、双手回套针帽、徒手拆卸使用过的针头、二次分拣使用过的针头和注射器等危险行为。

8.2　锐器伤的处理

8.2.1　应取出留在伤口上的锐器。

8.2.2　应根据 GBZ/T 213 要求，即刻采取“一挤二冲三消毒四报告”的综合应对措施（见附录 A）。

8.2.3　应根据感染性疾病专家建议采取药物预防措施，并对感染相关的指标进行检测和追踪。

8.2.4　HIV 暴露后应根据感染风险尽快使用药物预防。

9　医疗废物的管理

9.1　应严格执行《医疗废物管理条例》《医疗卫生机构医疗废物管理办法》及相关制度规定，遵循源头分类、规范处置的原则，对使用后的注射物品进行规范的分类、处置。

9.2　使用后的锐器应立即在产生地规范弃置至锐器盒内，严禁二次分拣。

9.3　进行医疗废物分类收集、运送、暂时贮存和处置时，应穿戴防护用品，宜在上岗前接种乙肝疫苗，并定期进行健康检查。

附　录　A

（资料性）

锐器伤“一挤二冲三消毒四报告”综合应对措施

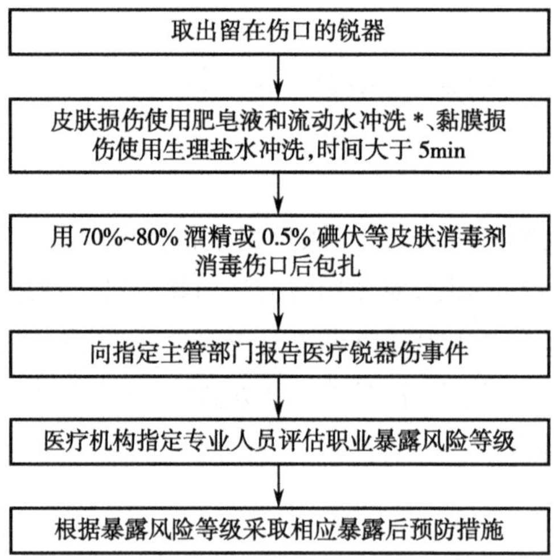

注：伤口边冲边由近心端向远心端轻轻挤压，尽可能挤出损伤处血液，但注意避免反复挤压

第三节　团体标准要点解读

《注射相关感染预防与控制》团体标准中涉及注射相关感染防控的各个环节护理实践。为帮助护理人员更好地理解与应用本标准，本节将对标准中的重点难点内容进行解读。

一、概述

为预防注射相关感染的发生，国内首个《注射相关感染预防与控制》团体标准于2023年1月发布。该标准由中华护理学会医院感染管理专业委员会牵头执笔完成。该团体标准以循证护理为依据，总结了注射相关感染的关键环节以及防控措施，包括手卫生、环境准备、个人防护用品的使用、无菌技术、锐器伤预防与处理、医疗废物的管理等，适用于各级各类医疗机构的注册护士实施注射操作实践。

二、要点解读

（一）手卫生

为了明确注射操作前以及准备注射用品、药物，注射操作以及穿脱防护用品时的手卫生时机，本标准在4.2中将上述操作中可能的手卫生时机进行了列举，便于在实践中识别和执行，包括：接触患者前；接触无菌物品前；穿戴个人防护用品前；实施注射、穿刺、置入导管等无菌技术操作前；接触患者注射部位（包括完整或非完整的皮肤、黏膜）和伤口敷料后；接触患者的血液、体液或排泄物、分泌物后；接触患者周围环境、物品后；脱手套及其他个人防护用品（口罩、帽子、隔离衣等）后。

（二）环境准备

配制药物操作属于无菌操作，本标准在5.1、5.2和5.4提及配制注射药物的环境应保持清洁，限制注射操作场所的人员数量和流动，同时应光线充足明亮，避免针刺伤的发生。静脉用药配制中心（室）能够提供洁净环境，因此推荐静脉用药在静脉用药配制中心集中配制；肠外营养液容易被污染，因此应在层流室或超净台内进行配制；化疗药物属于危害药品，应在生物安全柜内配制。血液透析中心治疗区域存在潜在血液污染风险，因此5.4提及其药物应在治疗准备室内配制。

（三）个人防护用品的使用

个人防护用品作为屏障措施，可以起到双向保护的作用。实施注射操作时，应根据可能暴露的风险以及无菌操作的需要穿戴个人防护用品。因此，对于不同类型的注射操作，推荐的防护用品不同。为防止操作中污染无菌操作区域，操作人员均应佩戴口罩，本标准在6.1提及实施皮下、皮内、肌内注射操作时宜戴普通医用口罩。为患有经空气或飞沫传播疾病的患者实施注射操作时，应戴医用防护口罩。在6.2提及根据操作中血液体液暴露风险，佩戴手套。如：采血或静脉注射必要时戴清洁手套。根据WS/T 311《医院隔离技术标准》，在6.7中提及当接触多重耐药菌感染患者等已隔离的感染性疾病患者，以及如大面积烧伤、干细胞移植等实施保护性隔离的患者时应穿隔离衣。当存在较高感染风险时，如更换中心导管穿刺部位的敷料时需戴医用外科口罩、无菌手套。实施可能发生血液、体液、分泌物喷溅的注射操作时，应戴护目镜或防护面罩，穿防渗透隔离衣。6.4 提及实施关节腔内注射、中心静脉导管置管等操作时，应采用最大无菌屏障措施，包括操作人员戴医用外科口罩和帽子、戴无菌手套、穿无菌手术衣，患者全身覆盖大无菌巾。由于深静脉操作所使用的无菌物品较多，操作较为复杂，持续时间较长，难以单人操作独立完成，为防止操作中患者的穿刺部位、操作中使用的无菌物品被污染等，应采取最大化无菌屏障措施，避免操作者的手、身体、工作服和头发头屑污染无菌物品和无菌区域。

（四）无菌技术

1. 皮肤消毒　本标准在 7.1 提及关于皮肤消毒的产品选择及擦拭范围等注意事项。注射时所选择的皮肤消毒剂应为合格的皮肤消毒剂，且应与药物性质、导管材质相匹配，并应按说明书使用。静脉采血消毒范围直径 5cm，消毒剂发挥作用需与皮肤保持接触至少 30 秒，一次性静脉输液钢针穿刺处的皮肤消毒范围直径应≥5cm，外周静脉留置针穿刺处的皮肤消毒范围直径应≥8cm，PICC 以穿刺点为中心消毒皮肤，直径≥20cm。消毒时应以穿刺点为中心擦拭，至少消毒两遍或遵循消毒剂使用说明书，待自然干燥后方可穿刺。消毒后的皮肤应避免被非无菌物品和手再次触碰，如需触碰需佩戴无菌手套。

2. 注射器和针头的使用　本标准在 7.2 提及注射器、针头等无菌注射器具的使用要求，是注射相关感染防控的关键环节和重要措施，其原理是注射操作中应始终保持所使用的注射器和针头不被污染，具体措施包括：注射前应确认注射器具包装完好，并在有效期内，确保注射器具的无菌性。针头一人一用一抛弃，严禁任何情况下复用。严格遵守无菌操作，抽吸药物时应避免注射器活塞、乳头和针头等关键部位被污染，如果发生污染或可疑污染时，必须更换。当注射器从无菌包装取出，不能立刻使用时，应同样确保其无菌性，如放在原无菌包装内或铺好的无菌盘内，超过 4 小时后不可继续使用。预充式注射器用于冲封管，不应从中抽取药物。通过留置导管给药或者抽取血标本时，无菌操作应注意保证注射器针筒前端、针乳头、导管端口的无菌。

3. 药品的准备与使用　本标准 7.3 提及了药品使用、配制、储存及转运等过程中需要注意防止污染的关键环节，也是防控注射相关感染的关键措施。包括：启封抽吸前应通过检查确保药物的有效性和无菌性。药液应现用现配，已抽吸好药液待用的注射器或已配制好待用的输液袋 / 瓶上应粘贴标签，标明药液信息如日期时间等，配制完成后应在 2 小时内输注。已抽吸好药液待用的注射器应放置在原包装袋或无菌盘内。肠外营养最好现用现配，并在 24 小时内输注完毕，如果需要存放，应置于 2~10℃冰箱内，并应复温后再输注。本标准 7.3.3 提出使用胰岛素等多剂量药品时，应专人专用，开瓶后标注失效日期及患者信息，并按说明书储存于治疗室等可控的环境。

4. 其他物品的使用　美国 CDC 总结报告 2008 年至 2019 年期间与医疗相关的 HBV 和 HCV 感染暴发监测，HBV 感染暴发共 25 起，其中 19 起主要与血糖监测设备的不规范使用有关，血糖监测设备（如血糖仪和手指刺血设备）的不当使用与清洁是导致暴发的主要原因。另外，已经有持针器共用带来的 HCV 感染的报告。本标准 7.4 提及了胰岛素笔、血糖仪和持针器的规范使用，包括胰岛素笔应专人专用；血糖仪宜专人专用，当多人使用时，每次使用后均应按照产品说明书要求清洁和消毒；持针器等应一人一用一消毒。

5. 无菌非接触技术（aseptic non touch technique，ANTT）　本标准 7.5 提及遵循无菌非接触技术。无菌非接触技术是一种具体而全面定义的无菌技术，具有独特的理论实践框架，以独创的关键部件和关键部位保护概念为基础，通过将手卫生和个人防护用品等标准预防措施与适当的无菌区管理、非接触技术和无菌物品相结合来实现，其核心是将无菌技术的实践与教育标准化，使进行所有侵入性操作时都达到无菌。关键部位是指任何进入患者身体的入口，如穿刺点、注射部位、开放性伤口等。关键部件是指操作设备的部件，如果被污染，很可能导致患者感染，如注射器乳头、针头、无针接头的头端等。一般无菌区域是指经过清洁和消毒的操作托盘或一次性操作包 / 治疗巾，用于促进无菌但不能保证无菌。关键无菌区域是指无菌治疗巾 / 屏障，用于保证无菌性。所有操作物品均放置在无菌治疗巾上集中管理。微小关键无菌区域是指一个小型保护性无菌屏障 / 包装，可单人操作保护关键部件，如无菌帽、盖子和最近打开的单个无菌设备包装的内侧等。

6. 附加装置的使用　附加装置是指连接在给药装置或血管导管上的装置，包括过滤器、三通、延长管、端帽和输液接头等。附加装置的不规范使用增加患者感染的风险。中华护理学会医院感染管理专业委员会 2022 年 12 月发布《输液连接装置安全管理专家共识》，此共识在充分循证的基础上编写，要求应尽可能减少附加装置的使用。本标准 7.6 提及附加装置的使用以及更换等关键措施，包括附加装置在不使用时应保持密闭状态，任何部分有血液残留、完整性受损、污染或一旦取下应及时更换。宜使用外壳透明、结构简单、表面光滑、冲洗效果可视的输液接头。每次连接输液或给药前，应使用消毒剂对输液接头或导管端口的表面和螺口进行全方位机械擦拭并充分待干，具体擦拭时间和消毒剂的选择根据产品说明书要求，如未说明应不少于 15 秒。

7. 留置导管的维护　留置导管的维护是预防与控制注射相关感染的重要环节。本标准在 7.1 提及留置导管的护理的诸多细节内容，以规范导管维护护理实践。包括冲、封管注意事项、导管的固定、敷料的更换等内容。宜使用预充式注射器或单剂量药液对血管导管进行冲、封管，以避免多人共用冲、封管液以及提前抽取放置等风险。封管时应根据输液接头的类型决定夹闭夹子和断开注射器顺序，以确保导管的通畅和保持功能。应使用一次性无菌敷料覆盖穿刺部位，并按照敷料类型定期进行更换。无菌透明敷料应至少每 7 天更换一次，无菌纱布敷料应至少每 2 天更换一次。这些措施可最大限度避免穿刺或出口部位以及敷料下导管外露部分被污染。

8. 超声引导及导管尖端定位辅助技术　超声引导及导管尖端定位辅助技术是导管置入时常常使用的设备和技术，本标准 7.8 提及实施超声引导下穿刺时，应使用无菌耦合剂，穿刺时探头及其缆线均应使用无菌保护套，避免污染无菌物品和无菌区域。

（五）锐器伤预防与处理

1. 锐器伤的预防　本标准 8.1 提及包括环境光线、物品准备齐全、安全型器具和人员行为等方面预防锐器伤的措施。其中，安全型器具是指一种为降低职业暴露风险，用于抽取动静脉血液、其他体液或注射药物的无针或有针的装置，通过安全型设计变为使用后屏蔽锐器或没有锐器的装置，包括安全型注射器、安全型静脉留置针、安全型无损伤针、安全型采血针、无针输液接头、预充式注射器、药物转移装置等。安全性器具的使用是重要的工程控制手段，因此本标准推荐安全器具的使用，降低操作人员针刺伤暴露风险。

2. 锐器伤的处理　本标准 8.2 提及锐器伤的处理的诸多实践内容。包括伤口的处理、锐器伤的报告以及后续评估和追访等内容。当人员发生锐器伤后，应立刻取出留在伤口上的锐器，并采取“一挤二冲三消毒四报告”的综合应对措施，伤口边冲边由近心端向远心端轻轻挤压，尽可能挤出损伤处血液。但注意避免反复挤压，以免因伤口局部压力减轻导致病原体快速入血。结合感染原、免疫和针刺程度等，根据感染性疾病专家建议采取药物预防措施，并对感染相关的指标进行检测和追踪。HIV 暴露后应根据感染风险尽快使用药物预防。

（六）医疗废物的管理

本标准 9 提及医疗废物管理相关要求，预防在医疗废物处理中发生针刺伤。

本标准的制定是在国内外已发表的、公认的指南和专家共识的基础上形成的，同时根据前期调研中所发现的注射相关感染中的主要问题，以及目前中国国内现况，经多名专家讨论后，综合考虑各方面因素编制而成。本标准的制定不仅体现了循证护理的理念，同时紧密链接国际社会在安全注射方面的最新循证证据和实施要求，也符合目前我国国情特点。体现了标准的科学性、可操作性和国情适宜性。

参 考 文 献

[1] 中华人民共和国国家卫生健康委员会 . 静脉治疗护理技术操作标准：WS/T 433—2023[S/OL].(2023-09-05)[2024-10-03]. http://www.nhc.gov.cn/fzs/s7852d/202309/5a9febf13a91445a9b729900440951bc/files/cfbad8865a8440048016c30fd1c13799.pdf.

[2] 中华人民共和国国家卫生健康委员会 . 血管导管相关感染预防与控制指南(2021 版)[J]. 传染病信息，2021，34(4)：289-290，295.

[3] 中华护理学会静脉输液治疗专业委员会 . 临床静脉导管维护操作专家共识[J]. 中华护理杂志，2019，54(9)：1334-1342.

[4] 中华人民共和国卫生部 . 血源性病原体职业接触防护导则：GBZ/T 213—2008[S/OL].(2009-03-02)[2025-01-01]. http://www.nhc.gov.cn/zwgkzt/pyl/200909/42930.shtml.

[5] GORSKI L, HADAWAY L, HAGLE M, et al. Infusion therapy standards of practice, 8th Edition[J]. J Infus Nurs, 2021, 44(1S Suppl 1): S1-S224.

[6] National Institute for Occupational Safety and Health. Alert: preventing needle stick injuries in health care settings[EB/OL].(1999-11)[2025-01-01]. https://www.cdc.gov/niosh/docs/2000-108/pdfs/2000-108.pdf?id=10.26616/NIOSHPUB2000108.

[7] Centers for Disease Control and Prevention. Sharps safety for healthcare settings[EB/OL].(2014-02-15)[2025-01-01]. http://medbox.iiab.me/modules/en-cdc/www.cdc.gov/sharpssafety/index.html.

[8] World Health Organization. WHO best practices for injections and related procedures toolkit[EB/OL].(2010-03)[2025-01-01]. https://iris.who.int/bitstream/handle/10665/44298/9789241599252_eng.pdf;sequence=1.

[9] Centers for Disease Control and Prevention. How to Prevent needlestick and sharps injuries[EB/OL].(2012-02)[2025-01-01]. https://www.cdc.gov/niosh/docs/2012-123/pdfs/2012-123.pdf.

第二十九章

植入式静脉给药装置护理技术

第一节 编 制 背 景

一、本标准要解决的问题或技术

植入式静脉给药装置(implantable venous access port,PORT)主要由注射座和导管两部分组成,是一种植入皮下可长期留置在体内的静脉输液装置,可用于药物输注、营养支持、血标本采集等,能为患者提供长期、安全的给药途径。按穿刺静脉的部位不同可分为胸壁PORT、手臂PORT等。较其他静脉通道,PORT具备并发症发生率低,维护周期长,对患者生活质量影响小且能长期使用等优势,目前已成为长期静脉留置的重要血管通道工具之一。

随着PORT的广泛应用,PORT的安全管理越来越受重视。而在实际应用过程中,由于缺乏统一、规范且具有权威性的护理技术标准,各医疗机构在PORT的护理操作、维护流程、并发症预防与处理等方面存在较大差异。这些差异体现在以下方面:①PORT植入及移除环境标准;②PORT植入术前的评估内容;③PORT植入血管和位置的选择;④护士在手臂PORT植入过程中的作用;⑤PORT维护的评估要点;⑥无损伤针使用及穿刺方法;⑦无损伤针拔除的注意事项;⑧PORT移除的原则及注意事项等。

这种差异不仅影响了护理操作的同质性及护理质量的安全性,增加了患者发生并发症如感染、血栓形成、导管堵塞等的风险,还可能导致医疗资源的浪费与不合理利用,甚至引发不必要的医疗纠纷。如PORT植入及移除环境标准不清晰有可能增加患者术中感染的风险;若护士对手臂PORT植入流程不清晰、对自己所承担的角色认识模糊,会阻碍手臂PORT植入术的进程,不利于医护合作,不利于患者生命安全等。因此,需要编制标准,以规范PORT护理技术的关键环节和要点,确保PORT使用的安全性。

二、国际、国内标准现状及需进一步解决的问题

国内外在静脉输液治疗方面已有部分指南及专家共识,静脉输液港属于静脉输液工具中的一种,在国内外出版的相关指南及专家共识中与PORT相关的内容见表29-1。

表 29-1　国内外出版的植入式相关指南及专家共识

年份	机构 / 组织 / 作者	标准 / 指南 / 专家共识名称	主要内容
2015 年	欧洲肿瘤内科学会	《肿瘤患者中心静脉通道：欧洲肿瘤内科学会临床实践指南》	主要介绍了肿瘤患者中心静脉导管置入、并发症预防与处理的推荐意见。针对 PORT 护理技术，介绍了维护护士的资质、植港场所、局部消毒和无针接头的消毒及待干的方法，但缺乏 PORT 植入过程中医护人员的分工安排
2017 年	中华医学会外科学分会乳腺外科学组	《乳腺癌植入式静脉输液港临床应用专家共识及技术操作指南（2017 版）》	主要介绍了乳腺癌患者植入 PORT 的适应证与禁忌证、并发症及防治、手术操作指南、注意事项及日常维护等方面，但该共识仅针对乳腺癌患者，缺乏普适性
2018 年	浙江省植入式静脉输液港协作组	《植入式静脉输液港（浙江）临床应用多学科专家共识》	主要介绍了 PORT 的术前评估与检查、手术知情同意、术前准备、手术关键步骤、一体港与分体港的选择与操作流程、并发症预防与处理、PORT 宣教与护理、PORT 的取出，以医生的操作为主要内容，没有涉及护理的细节操作，内容对本标准的制定起到了一定的指导作用
2019 年	中心静脉通路上海协作组、上海市抗癌协会实体肿瘤聚焦诊疗专委会血管通路专家委员会	《完全植入式输液港上海专家共识（2019）》	主要介绍了 PORT 置港部位及规格选择、入路静脉选择和引导方式、规范化维护以及儿童 PORT 植入等方面进行了详细的指导，但对护士须承担的部分并未详细阐述
2019 年	中华护理学会静脉治疗专业委员会	《临床静脉导管维护操作专家共识》	主要介绍了外周静脉导管、PICC、PORT 等静脉导管的维护操作要点。从维护的角度对包括 PORT 在内的静脉导管相关的循证证据形成专家共识，从冲管与封管、敷料更换与导管固定、输液接头、静脉导管的拔除、教育培训、感染预防和控制等 6 个方面规范临床静脉导管的维护操作。为此团体标准的构建提供参考
2020 年	中心静脉血管通路装置安全管理专家组	《中心静脉血管通路装置安全管理专家共识（2019 版）》	主要介绍了 CVC、PICC、PORT 等中心静脉血管通路装置的管理要点。该共识从人员资质、冲封管及导管相关并发症管理、不同人群的中心静脉血管通路的选择等方面搜寻最佳证据，形成专家共识，为临床决策提供依据。为此团体标准的构建提供参考

续表

年份	机构 / 组织 / 作者	标准 / 指南 / 专家共识名称	主要内容
2021 年	美国静脉输液护理学会	2021 版《输液治疗实践标准》	该标准包括 9 个章节（66 项标准），分别为输液治疗实践、患者和临床医生的安全、感染预防与控制、输液设备、血管通路装置的选择和放置、血管通路装置管理、血管通路装置并发症、其他输液装置和输液疗法。标准涵盖了 PORT 的操作规范，从植港及维护人员的资质、血管通路工具的选择、穿刺部位的评估及选择以及植入及维护要点、导管相关并发症的处置等方面做出指导，为 PORT 的临床使用提供了较为系统及全面的参考。但对于 PORT 植入过程中的人员分工方面的内容涉及较少，尤其是护士承担的具体的操作过程方面。此外，《输液治疗实践标准》中 PORT 相关的内容分散在不同的章节，无法系统地指导临床工作人员的操作
2022 年	上海市医学会肿瘤内科专科分会，长三角肿瘤专科联盟	《上臂完全植入式静脉给药装置临床应用专家共识（2022 版）》	主要介绍了手臂 PORT 适应证和禁忌证、术前评估及知情同意、植入场所和条件、置管部位及方式选择、操作过程、导管尖端定位、常见并发症及处理等内容，为本标准撰写手臂 PORT 部分提供思考
2022 年	中华医学会外科学分会乳腺外科学组	《中国乳腺癌中心静脉血管通路临床实践指南（2022 版）》	主要介绍了乳腺癌患者中心静脉导管适应证和通道的选择、乳腺癌患者中心静脉导管尖端的合理位置、乳腺癌患者中心静脉导管常见并发症预防和处理、乳腺癌患者中心静脉导管维护、乳腺癌患者中心静脉导管的取出
2023 年	国家卫生健康委	《静脉治疗护理技术操作标准》	主要规定了全国各级各类医疗机构医务人员静脉治疗护理技术的操作要求。涉及 PORT 植入前评估、冲封管、治疗间歇期维护周期、接头更换频次以及拔管后处理等内容，规定了静脉治疗护理技术操作的要求，适用于全国各级各类医疗机构从事静脉治疗护理技术的医务人员。为此团体标准的构建提供参考
2023 年	中国中西医结合学会外周血管疾病委员会中心静脉通路专家组	《静脉输液港植入与管理多学科专家共识（2023 版）》	主要介绍了 PORT 植入及维护的管理要点。内容涵盖了静脉输液港的植入和维护全部流程，依据循证医学证据等级评估给出了 25 条建议，为本标准的撰写提供了依据

目前国内外专家和组织逐渐加大对 PORT 的关注，围绕不同病种的特殊性制定相应操作指南或规范技术，但所涉及的共识指南多数从医疗的角度展开，介绍 PORT 相关医疗操作，对于护士的职责及在 PORT 置入留置期间的护理操作细节涉及不全，或分散在不同的章节，不利于护理人员规范学习。因此，亟须相关团体标准规范护理行为，促进 PORT 的安全管理，为护士的临床实践提供指导。

三、适用范围

本团体标准适用于全国各级各类医疗机构，由经过 PORT 相关培训且考核合格的医师和 / 或护士在执行 PORT 相关操作时使用。本标准的目标患者为拟植入 / 拔除 PORT 的患者、携带 PORT 的患者。

第二节　T/CNAS 33—2023 植入式静脉给药装置护理技术团体标准

中　华　护　理　学　会　团　体　标　准

T/CNAS 33—2023

植入式静脉给药装置护理技术

Nursing care for implantable venous access ports

2023-10-14 发布　　2024-01-01 实施

中华护理学会　发布

目　次

前　言

本文件按照 GB/T 1.1—2020《标准化工作导则　第 1 部分：标准化文件的结构和起草规则》的规定起草。

本文件由中华护理学会提出并归口。

本文件起草单位：北京医院、湖南省肿瘤医院、北京护理学会、北京协和医院、吉林大学中日联谊医院、广西医科大学附属肿瘤医院、浙江省人民医院、阜外华中心血管病医院、山东大学齐鲁医院、中山大学附属第一医院、中南大学湘雅医院。

本文件主要起草人：孙红、李旭英、李春燕、王蕾、孙文彦、郭彩霞、陈英、郑芝芬、杨巧芳、高伟、林琴、陈利芬、张京慧。

植入式静脉给药装置护理技术

1　范围

本文件规定了植入式静脉给药装置护理技术的基本要求及操作程序。

本文件适用于各级各类医疗机构的医务人员。

2　规范性引用文件

下列文件中的内容通过文中的规范性引用而构成本文件必不可少的条款。其中，注日期的引用文件，仅该日期对应的版本适用于本文件；不注日期的引用文件，其最新版本（包括所有的修改单）适用于本文件。

GB 15982 医院消毒卫生标准

WS/T 433—2023 静脉治疗护理技术操作规范

3　术语和定义

下列术语和定义适用于本文件。

3.1　植入式静脉给药装置　implantable venous access port

一种植入皮下长期留置的中心静脉输液装置，简称输液港。包括尖端位于腔静脉的导管及埋置于皮下的注射座，注射座埋置于胸壁皮下的称胸壁输液港，注射座埋置于上臂皮下的称上臂输液港。

3.2　无损伤针　non-coring needle

输液港给药和维护时使用的穿刺针，其针头包含一个折返点，针尖斜面稍长，角度较小。

4　缩略语

下列缩略语适用于本文件。

PORT：植入式静脉给药装置（implantable venous access port）

5　基本要求

5.1　PORT 植入及移除环境应符合 GB 15982 医疗机构Ⅱ类环境要求。

5.2　PORT 的植入、使用、维护、移除的基本原则应符合 WS/T 433—2023 的规定。

5.3　PORT 植入、移除操作应由经过培训且考核合格的医师和护士合作完成。医师完成注射座的植入和移除。

5.4 应对患者和照顾者进行相关的健康教育。

6 操作要点

6.1 操作前评估

6.1.1 评估用药史、过敏史、治疗方案等，查看血常规、凝血功能等相关检验结果。

6.1.2 评估预植入注射座部位皮肤是否完整，有无红、肿、热、痛，应避开预放疗和接受过放疗的部位、肿瘤侵犯的皮肤及有淋巴结转移的区域。

6.1.3 评估预植入注射座部位皮下组织厚度，囊袋距离皮肤的适宜厚度为 0.5~1cm。

6.1.4 宜用超声评估预穿刺血管走形、深度、直径等，导管 / 静脉直径比应≤45%。

6.2 PORT 植入

6.2.1 胸壁 PORT 植入

a）协助患者取平卧位，肩部垫枕，头后仰 15°，偏向对侧；

b）选择颈内静脉、锁骨下静脉、腋静脉等穿刺；

c）配合医师完成胸壁 PORT 植入，胸壁 PORT 注射座宜放置在平坦不易受到挤压和摩擦的胸大肌浅筋膜层。

6.2.2 上臂 PORT 植入

a）协助患者取舒适体位，手臂外展与躯干成 45° ~90° ；

b）宜选择上臂中上段的贵要静脉、肱静脉等穿刺，注射座宜置于上臂内侧；

c）置入导管流程参照 WS/T 433—2023 中 6.3.2 PICC 穿刺。

6.3 定位及记录

6.3.1 宜采用超声或心腔内电图等技术辅助引导穿刺及导管尖端定位。

6.3.2 应通过 X 线确定 PORT 导管尖端位置及导管走行。导管尖端最佳位置应为上腔静脉下 1/3 或上腔静脉与右心房交界处。

6.3.3 记录穿刺静脉、导管长度及尖端位置、注射座位置、植入日期等。

6.4 使用及维护

6.4.1 应评估注射座位置及周围皮肤完整性，有无注射座翻转，有无红、肿、热、痛、渗血、渗液等症状。

6.4.2 应选择满足治疗方案的最小规格无损伤针。

6.4.3 穿刺无损伤针时，用拇指、示指及中指固定注射座，针尖斜面背对导管锁接口从注射座中心垂直刺入，有落空感后继续进针，有阻力时停止。

6.4.4 应以穿刺点为中心，使用无菌透明敷料固定无损伤针。

6.4.5 拔除无损伤针时，应先消毒，固定注射座垂直拔针，并检查针头的完整性。应用无菌纱布压迫穿刺点，再次消毒后覆盖无菌敷料。

6.5 PORT 的移除

6.5.1 应评估患者的治疗需求、并发症、个人意愿等因素。

6.5.2 移除后应检查 PORT 的完整性，缝合伤口后覆盖无菌敷料。

6.6　注意事项

6.6.1　腋窝淋巴结清扫术侧不宜植入上臂 PORT；锁骨下淋巴结肿大或有肿块侧、安装起搏器侧不宜在同侧植入 PORT。

6.6.2　有血栓史或血管手术史的静脉不宜植入 PORT。

6.6.3　PORT 植入及移除后的伤口处理，应循Ⅰ类切口处理原则。

6.6.4　与高压注射装置配合使用时，应选用耐高压注射的 PORT 和无损伤针。

第三节　团体标准要点解读

《植入式静脉给药装置护理技术》团体标准中核心要素包括基本要求和操作程序两个部分，其中基本要求中对 PORT 的植入与移除环境、PORT 操作人员资质及职责范围等作出了规定，操作程序中对 PORT 植入前评估、植入血管的选择、导管尖端最佳位置确定方法、注意事项等给出了要求及建议。本节将对标准中的重点难点内容进行解读。

一、基本要求

（一）PORT 植入与移除的环境要求

本标准在基本要求的 5.1 中提及，PORT 植入及移除环境应符合 GB 15982 医疗机构Ⅱ类环境要求。根据《血管导管相关感染预防与控制指南（2021 版）》要求，本标准规定 PORT 植入及移除操作应在非洁净手术部（室）、导管室等洁净环境中实施。GB 15982—2012《医院消毒卫生标准》规定：Ⅱ类环境是指非洁净手术部（室），产房，导管室，血液病病区、烧伤病区等保护性隔离病区，重点监护病区，新生儿室等。并要求Ⅱ类环境空气平均菌落数≤4.0（15 分钟）CFU/ 皿，物体表面平均菌落数≤5.0CFU/cm^2。

（二）PORT 操作人员资质及职责范围

本标准在基本要求的 5.3 中提及，PORT 植入、移除操作应由经过培训且考核合格的医师和护士合作完成。医师完成注射座的植入和移除。实施 PORT 植入手术医师应取得医师执业资格证，操作医生须经过 PORT 相关培训且考核合格。护士应取得护士执业资格证并经过 PORT 相关培训且考核合格，护士负责手臂 PORT 导管的置入、PORT 的维护与使用。

二、操作要点

（一）PORT 植入前评估

本标准在 6.1 操作前评估的 6.1.1 中提及，PORT 植入前要评估患者的用药史、过敏史、治疗方案等，查看血常规、凝血功能等相关检验结果。在置管前规范化评估可排查 PORT 禁忌证，提高置管安全性，减少并发症发生的风险。全面的护理评估可保证患者导管留置期间的治疗需求及安全。PORT 植入手术前，操作者应完成以下内容评估：

1. 患者近期是否有抗凝药物、血管生成抑制因子等用药史。
2. 患者是否对消毒剂过敏、硅胶类材质过敏等。
3. 患者治疗周期、方案、使用的药物性质等。
4. 查看血常规、凝血功能等相关检验结果。
5. 患者是否存在血管变异、上腔静脉压迫、血栓病史等检查结果。

（二）预植入注射座部位皮肤的评估

本标准在 6.1 操作前评估的 6.1.2 中提及，PORT 植入前要评估患者的预植入注射座部位皮肤是否完整，有无红、肿、热、痛，应避开预放疗和接受过放疗的部位、肿瘤侵犯的皮肤及有淋巴结转移的区域。

评估预植入注射座部位皮肤，需要确保其局部皮肤的完整性，无红、肿、热、痛等症状。放疗在攻击恶性肿瘤细胞的同时也会误伤正常细胞，从而产生一系列的副作用，尤其是放射区皮肤损伤，多发于颈部、胸部、腋下等皮肤薄嫩和多皱褶处等区域。部分患者放疗后皮肤可出现瘙痒、红斑、灼热感等症状，重者可出现皮肤溃疡、水疱，严重影响患者的生活质量及治疗依从性，因此不宜在预放疗和已放疗部位植入输液港。同时避开肿瘤侵犯的皮肤及有淋巴结转移的区域，以确保植入PORT的安全使用。

（三）预植入注射座部位皮下组织厚度的评估

本标准在6.1操作前评估的6.1.3中提及，PORT植入前要评估患者预植入注射座部位皮下组织厚度，囊袋距离皮肤的适宜厚度为0.5~1cm。研究显示，囊袋保留适当的皮下脂肪可以有效地预防感染。囊袋表浅可能导致局部皮肤、组织损伤，严重者可以发生PORT外露；皮下组织如果太厚则会增加护理人员的穿刺难度，当无损伤针穿刺长度不够时易导致药物外渗。

（四）预穿刺血管的评估

本标准在6.1操作前评估的6.1.4中提及，PORT植入前宜用超声评估预穿刺血管走行、深度、直径等，导管/静脉直径比应≤45%。通过超声对血管的可视化，帮助选择血管深度、直径、弹性等条件适宜的血管作为穿刺血管，选择无分叉、无静脉瓣的血管部分作为最佳的穿刺部位，从而减少穿刺失败、误入动脉等穿刺时的并发症及后期带管过程中导管相关性血栓、静脉炎等相关并发症的发生。导管/静脉直径比应≤45%，主要是为了降低血栓形成的风险。研究表明，当导管/静脉直径比>45%时，血栓形成的风险显著增加，比小于45%的情况高约13倍。这是因为导管作为异物在静脉中占据一定的横截面积，若这个比值过大，会增加血管内膜的损伤和血液流动的限制，从而诱发血栓形成。因此，为了减少血栓形成的风险，导管/静脉直径比应≤45%。

（五）PORT植入血管的选择

本标准在6.2PORT植入的6.2.1 b中提及，胸壁PORT植入宜选择颈内静脉、锁骨下静脉、腋静脉等穿刺。基于血管解剖，颈内静脉及锁骨下静脉穿刺成功率高。研究显示，与左侧颈内静脉置港相比，经右侧颈内静脉穿刺入路的安全性更高。颈内静脉的并发症相比锁骨下/腋静脉风险更小。左侧颈内静脉与左锁骨下静脉汇合成左侧头臂静脉，左侧头臂静脉较长，向右转弯才可通上腔静脉导管末端易与上腔静脉管壁形成锐角。右侧颈内静脉较粗，与头臂静脉几乎成一条直线通上腔静脉。

本标准在6.2PORT植入的6.2.2 b中提及，手臂PORT植入宜选择上臂中上段的贵要静脉、肱静脉等穿刺，注射座宜置于上臂内侧。上臂中上段处的贵要静脉和肱静脉更粗大，穿刺成功率高、术后并发症少。注射座宜放置在上臂内侧，此处的筋膜层提供了更佳的穿刺部位，上臂内侧皮肤表面毛发更少，湿度更低，活动时不会直接对注射座和其他组织造成挤压，可避免注射遭受外力撞击，同时上臂内侧受敷料固定和血管挤压等的影响会更小，固定效果会更好，从而可减少并发症的发生。

（六）胸壁 PORT 注射座的放置

本标准在 6.2PORT 植入的 6.2.1 b 中提及，护士须配合医师完成胸壁 PORT 植入，胸壁 PORT 注射座宜放置在平坦不易受到挤压和摩擦的胸大肌浅筋膜层。胸大肌浅筋膜层处安全、稳固，便于注射座的放置以及后续的 PORT 维护操作。

（七）手臂 PORT 植入时患者体位的摆放

本标准在 6.2PORT 植入的 6.2.2 a 中提及，置管护士协助患者取舒适体位，手臂外展与躯干成 45°~90°，该体位可充分暴露术野并保持操作平面相对平坦、患者肌肉松弛状态。

（八）PORT 导管尖端最佳位置的确定方法

本标准在 6.3 定位及记录的 6.3.2 中提及，应通过 X 线确定 PORT 导管尖端位置及导管走行。导管尖端最佳位置应为上腔静脉下 1/3 或上腔静脉与右心房交界处。

考虑到心腔内电图技术易受到外界干扰且无法正确识别导管打折等异位问题，本团体标准建议应通过 X 线确定 PORT 导管尖端位置及导管走行，将导管尖端放置在最佳位置上腔静脉下 1/3 或上腔静脉与右心房交界处。上腔静脉下 1/3 或上腔静脉与右心房交界处是血流速度较快的区域，有助于药物的稀释和分散，从而减少对血管的刺激，降低血栓形成和感染的风险。而且该位置的血管直径较大，导管与血管壁的接触面积较小，减少了摩擦，降低了血管损伤的风险。导管尖端位于这个位置可以避免进入右心房或右心室，减少对心脏的刺激，降低心律失常的风险。

（九）无损伤针的选择

本标准在 6.4 使用及维护的 6.4.2 中提及，应选择满足治疗方案的最小规格无损伤针。与 18G 导管相比，使用 20G 导管出现并发症的概率更低，因此本团体标准建议在满足治疗需求前提下，应采用最小规格无损伤针进行 PORT 穿刺。应根据用途、输液性质、患者体型及港体放置深度等，选择合适尺寸和长度的无损伤针。

（十）无损伤针穿刺的手法

本标准在 6.4 使用及维护的 6.4.3 中提及，穿刺无损伤针时，用拇指、示指及中指固定注射座，针尖斜面背对导管锁接口从注射座中心垂直刺入（图 29-1），有落空感后继续进针，有阻力时停止。脉冲式冲洗 PORT，其产生的湍流可以将附于导管壁上的血液或药物冲刷干净。将无损伤针斜面背对注射座导管锁接口，以最大程度有效冲洗注射座储液槽及导管。

（十一）PORT 移除前的评估

本标准在 6.5PORT 的移除的 6.5.1 中提及，PORT 移除前应评估患者的治疗需求、并发症、个人意愿等因素。当出现未能解决的并发症、终止治疗或确实不需要时，应拔除血管通路装置。如长期置管患者多次发生导管相关血流感染时须移除港体，例如发生导管夹闭综合征，根据导管夹闭的严重程度决定是否移除 PORT。

（十二）不宜置入 PORT 的情况

本标准在 6.6 注意事项的 6.6.1 和 6.6.2 中提及，腋窝淋巴结清扫术侧不宜植入上臂 PORT；锁骨下淋巴结肿大或有肿块侧、安装起搏器侧不宜在同侧植入 PORT。有血栓史或血管手术史的静脉不宜植入 PORT。

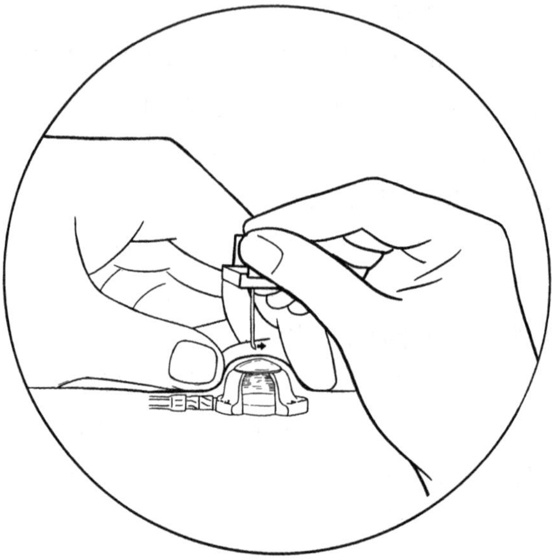

图 29-1　无损伤针穿刺手法

接受腋窝淋巴结清扫术患者的术侧肢体存在淋巴回流受阻风险，在该侧植入 PORT 可能影响淋巴回流，增加上肢水肿等并发症风险。锁骨下淋巴结肿大或有肿块的患者在该侧植入 PORT，会压迫或刺激肿大的淋巴结或肿块，导致疼痛、不适甚至病情加重，感染的风险也会增加。安装起搏器的患者，在起搏器侧植入 PORT，可能会产生电磁干扰，影响起搏器正常工作，导致起搏器无法正确感知心脏的电活动，无法提供适当的起搏支持，还可能增加患者在接受与起搏器相关的检查或手术时的风险。更换起搏器电池时，同侧有 PORT 会增加手术的复杂性和风险。本条为推荐性条款，具体操作应充分考虑患者整体情况。

不建议在有血栓史或血管手术史的静脉植入 PORT，以免增加静脉血栓发生风险。但必要时可进行置管，须进行多学科专家会诊、全面的置管前评估、全程的风险管理及持续随访等。

（十三）PORT 植入及移除后的伤口处理

本标准在 6.6 注意事项的 6.6.3 中提及，PORT 植入及移除后的伤口处理，应循Ⅰ类切口处理原则。

手术未进入炎症区，未进入呼吸道及泌尿生殖道以及闭合性创伤手术等为Ⅰ类切口，所以 PORT 植入及移除后的伤口处理，应遵循Ⅰ类切口处理原则。Ⅰ类切口通常不需要使用抗生素，术后伤口的观察非常重要，需要检查伤口有无红肿、渗出等情况。每隔一天使用碘伏消毒清洁伤口，并使用干燥的敷料固定。Ⅰ类切口的愈合通常为一期愈合，即伤口平整，无感染、血肿或坏死。伤口边缘整齐，组织再生迅速，结构和功能修复良好。

植入式静脉给药装置目前在临床已广泛应用，为临床患者提供了安全、舒适的长期输液通道，本节的解读有助于临床工作者了解《植入式静脉给药装置护理技术》团体标准的制定依据及内容内涵，更有利于临床工作者科学、合理地将本标准应用于 PORT 的临床使用中。

参考文献

[1] 中华人民共和国国家卫生健康委员会.静脉治疗护理技术操作标准：WS/T 433—2023[S/OL].(2023-09-05)[2024-10-03].http://www.nhc.gov.cn/fzs/s7852d/202309/5a9febf13a91445a9b729900440951bc/files/cfbad8865a8440048016c30fd1c13799.pdf.

[2] 上海市医学会肿瘤内科专科分会，长三角肿瘤专科联盟.上臂完全植入式静脉给药装置临床应用专家共识(2022版)[J].介入放射学杂志，2023，32(1)：2-8.

[3] 中华医学会外科学分会乳腺外科学组.中国乳腺癌中心静脉血管通路临床实践指南(2022版)[J].中国实用外科杂志，2022，42(2)：151-158.

[4] 中华人民共和国国家卫生健康委员会.血管导管相关感染预防与控制指南(2021版)[J].传染病信息，2021，34(4)：289-290，295.

[5] 中华医学会外科学分会乳腺外科学组.乳腺癌植入式静脉输液港临床应用专家共识及技术操作指南(2017版)[J].中国实用外科杂志，2017，37(12)：1377-1382.

[6] 中心静脉通路上海协作组，上海市抗癌协会实体肿瘤聚焦诊疗专委会血管通路专家委员会.完全植入式输液港上海专家共识(2019)[J].介入放射学杂志，2019，28(12)：1123-1128.

[7] 中华护理学会静脉输液治疗专业委员会.临床静脉导管维护操作专家共识[J].中华护理杂志，2019，54(9)：1334-1342.

[8] 中国中西医结合学会外周血管疾病委员会中心静脉通路专家组.静脉输液港植入与管理多学科专家共识(2023版)[J].中国普通外科杂志，2023，32(6)：799-814.

[9] 浙江省植入式静脉输液港协作组.植入式静脉输液港(浙江)临床应用多学科专家共识[J].实用肿瘤杂志，2018，33(1)：17-24.

[10] TAXBRO K，HAMMARSKJOLD F，THELIN B，et al. Clinical impact of peripherally inserted central catheters vs implanted port catheters in patients with cancer：an open-label，randomised，two-centre trial[J]. Br J Anaesth，2019，122(6)：734-741.

[11] GORSKI L A，HADAWAY L，HAGLE M E，et al. Infusion therapy standards of practice，8th Edition[J]. J Infus Nurs，2021，44(1S Suppl 1)：S1-S224.

[12] XU H，CHEN R，JIANG C，et al. Implanting totally implantable venous access ports in the upper arm is feasible and safe for patients with early breast cancer[J]. J Vasc Access，2020，21(5)：609-614.

[13] SALINEN B，BONNES S，MUNDI M，et al. Repair of central venous catheters in home parenteral nutrition patients[J]. Nutr Clin Pract，2019，34(2)：210-215.

[14] American Society of Anesthesiologists. Practice guidelines for central venous access 2020：an updated report by the American Society of Anesthesiologists Task Force on Central Venous Access[J]. Anesthesiology，2020，132：8-43.

[15] SOUSA B，FURLANETTO J，HUTKA M，et al. Central venous access in oncology：ESMO clinical practice guidelines[J]. Annals of Oncology，2015，26(Suppl 5)：v152-v168.

第三十章

成人呼吸支持治疗器械相关压力性损伤的预防

第一节　编制背景

一、本标准要解决的问题或技术

器械相关压力性损伤（device-related pressure injury，DRPI）是器械持续接触皮肤或软组织产生压力、摩擦或剪切力导致的局部组织损伤，常与器械接触部位形状一致，通常表现为皮肤发红、水疱、糜烂甚至深层组织坏死等。成人呼吸支持治疗器械（respiratory support therapeutic devices）是用于改善、维持或替代自主呼吸的重要医疗设备，包含无创和有创通气设备，如鼻导管、鼻塞、鼻罩、口鼻面罩、全脸面罩，以及气管插管、气管切开套管及其固定装置等，广泛应用于急性和慢性呼吸衰竭患者的治疗中，是保障患者氧合、维持生命的重要工具。呼吸支持治疗相关器械及其固定装置使用集中于脂肪组织相对较少的头、面、颈部，加上患者常存在低氧合等特征，使用呼吸支持治疗器械的患者是DRPI的高危人群，发生率高达70.3%，不仅影响患者治疗的顺利进行，还会延长住院时间、增加医疗费用，甚至导致二次感染和其他并发症。此外，与治疗相比，有效的预防不仅可大大减轻医疗负担，还可减少对患者的身心影响。因此，有效的预防至关重要。

随着成人呼吸支持治疗器械在临床中的广泛使用，DRPI的预防问题日益受到重视。然而，由于缺乏统一的规范化标准，不同医疗机构在器械使用和护理方面存在较大差异，具体表现为：①PI风险评估的不足：在临床实践中，患者PI的风险评估多局限于简单的筛查，缺乏全面的动态评估和早期识别；②器械的可选择性不足：部分呼吸支持治疗器械在设计上未能充分考虑患者的个体差异，如面部轮廓、皮肤特性等；③器械使用的规范性有待提升：不正确的固定方式，如过紧或过松，可能加剧器械对皮肤的压力和摩擦；④预防性敷料使用不规范：临床中对敷料类型、形状和更换频率的选择缺乏统一标准；⑤皮肤和组织评估不到位：护理人员对器械接触部位的评估频率不够，特别是在患者病情变化或器械调整后，往往未能及时识别和干预潜在风险。

上述问题的存在不仅限制了护理质量的提升，影响患者的治疗效果和预后，还可能导致医疗资源的浪费和不必要的医疗纠纷。因此，亟须制定一套统一、规范、科学的护理标准，明确 DRPI 的预防技术要点和关键环节。该标准的制定旨在解决当前临床实践中的上述问题，通过系统化和规范化的措施提升护理质量。通过该标准的制定与推广，规范成人呼吸支持治疗器械的使用与护理操作，统一风险评估、皮肤评估方法及预防措施，减少 DRPI 的发生，提升患者的治疗效果和生活质量，同时优化医疗资源的利用，为临床呼吸支持治疗提供科学化和规范化的护理指导。

二、国际、国内标准现状及需进一步解决的问题

国内外在医疗器械压力性损伤方面有部分的指南和专家共识，呼吸支持医疗器械相关压力性损伤属于 DRPI 的一种类型，在国内外出版的相关指南及专家共识中与 DRPI 相关的内容见表 30-1。

表 30-1　国内外出版的 DRPI 压力性损伤相关指南及专家共识

年份	机构 / 组织 / 作者	标准 / 指南 / 专家共识名称	主要内容
2016 年	美国国家压疮咨询委员会（NPUAP）	《压力性损伤指南》	修订了压力性损伤的分期系统，将医疗器械作为压力性损伤的病因之一，首次定义了医疗器材相关压力性损伤（MDRPI）并根据压力性损伤分期对其进行分期，但预防策略涵盖所有类型的压力性损伤，不具针对性
2017 年	世界肠造口治疗师协会	《医疗器械和其他物体造成的压力性损伤专家共识》	讨论了由医疗和其他设备导致的压力性损伤的病因和预防措施，以普适性的预防策略为主，内容对本标准的制定起到了一定的指导作用
2019 年	欧洲压力性损伤咨询委员会（EPUAP）、美国国家压力性损伤咨询委员会（NPIAP）、泛太平洋压力性损伤联盟（PPPIA）	《压力性溃疡 / 损伤预防和治疗临床实践指南（2019）》	扩大了器械相关压力性损伤的范围，将“医疗器械相关压力性损伤”改为“器械相关压力性损伤”，提供了全面的压力性损伤管理策略，包括风险评估、预防及治疗，为此团体标准的构建提供了参考
2020 年	中华护理学会伤口、造口、失禁护理专业委员会	《器械相关压力性损伤预防指南（2020 版）》	提出了呼吸治疗相关设备 DRPI 的预防策略，特别是详细的器械选择和使用建议，但未聚焦于呼吸支持治疗相关器械，为此团体标准的构建提供了参考

目前国内外出版的相关专家共识从定义的更新到医疗器械的聚焦逐渐增加了对 DRPI 的关注。但目前尚未有针对呼吸支持治疗器械的使用与风险评估、皮肤评估方法及预防措施操作细节，或分散在不同的章节，不利于护理人员规范学习。因此，亟须相关

团体标准规范护理行为，促进呼吸支持治疗相关DRPI的预防，为护士的临床实践提供指导。

三、适用范围

该标准适用于各级各类医疗机构的护理人员，旨在指导他们在成人患者接受呼吸支持治疗时，评估器械相关压力性损伤的风险并采取相应的预防措施。本标准的目标患者为接受氧气吸入疗法、无创或有创机械通气等呼吸支持治疗的成人患者。

第二节　T/CNAS 34—2023 成人呼吸支持治疗器械相关压力性损伤的预防团体标准

中　华　护　理　学　会　团　体　标　准

T/CNAS 34—2023

成人呼吸支持治疗器械相关压力性损伤的预防

Prevention of respiratory support therapeutic device-related pressure injury in adults

2023-10-14 发布　　2024-01-01 实施

中华护理学会　发布

目　　次

前　言

本文件按照 GB/T 1.1—2020《标准化工作导则　第 1 部分：标准化文件的结构和起草规则》的规定起草。

本文件由中华护理学会提出并归口。

本文件起草单位：北京大学人民医院、北京大学护理学院、中山大学附属第三医院、东部战区总医院、中山大学附属第一医院、华中科技大学同济医学院附属同济医院、中日友好医院、浙江大学医学院附属第二医院、浙江大学医学院附属邵逸夫医院。

本文件主要起草人：王泠、刘晓黎、马蕊、王雯、王志稳、杨萍、胡爱玲、金尚怡、陈振江、蒋琪霞、成守珍、陈少珍、汪晖、余洪兴、赵培玉、兰美娟、孙艳、胡宏鸯。

成人呼吸支持治疗器械相关压力性损伤的预防

1　范围

本文件规定了成人使用呼吸支持治疗时器械相关压力性损伤的风险因素评估、皮肤和组织评估及预防措施。

本文件适用于各级各类医疗机构的护理人员。

2　规范性引用文件

本文件没有规范性引用文件。

3　术语和定义

下列术语和定义适用于本文件。

3.1　呼吸支持治疗　respiratory support therapeutic

一系列改善、维持、替代自主呼吸作用的技术手段的总称，主要包括氧气吸入疗法、无创和有创机械通气。

3.2　呼吸支持治疗器械　respiratory support therapeutic device

用于呼吸支持治疗的相关器械及其固定装置，主要包括鼻导管 / 鼻塞、鼻罩、口鼻面罩、全脸面罩、气管切开套管及固定装置、气管插管及其固定装置。

3.3　器械相关压力性损伤　device-related pressure injury，DRPI

以诊断或治疗为目的的医疗器械或非医疗器械（如床上物品、家具和设备等）持续接触皮肤和组织所致的压力性损伤，其形状通常与接触器械的式样或形状相符合。

4　基本要求

4.1　应对使用呼吸支持治疗的患者进行全面的动态评估，包括风险因素评估、皮肤和组织评估。

4.2　应与医师、患者和 / 或照顾者共同制订并实施个性化的 DRPI 预防措施。

5　风险因素评估

5.1　在使用呼吸支持治疗器械前，应从患者相关因素、器械使用相关因素两个方面识别发生 DRPI 的风险因素（见表 1）。

表 1　器械相关压力性损伤的风险因素

类别	风险因素
患者相关因素	– 消瘦或肥胖 – 低氧合和低灌注状态 – 使用细胞毒性药物 – 处于躁动状态 – 移动受限 – 有压力性损伤史或现存压力性损伤 – 感知觉障碍 – 与器械接触处皮肤 / 组织不完整、潮湿度增加或水肿
器械使用相关因素	– 器械的材质较硬、弹性差、活动度小 – 器械的大小、形状与使用部位不匹配 – 器械与皮肤 / 组织的接触面积小 – 持续使用器械的时间 >4h – 无法评估与器械接触处皮肤 / 组织（器械无法移除或位于深部黏膜） – 气管切开套管固定带与皮肤之间无法容纳 2 横指

5.2　当患者出现以下情况时，应再次评估发生 DRPI 的风险因素：

——病情变化；

——更换或重置呼吸支持治疗器械；

——更换预防性敷料；

——患者主诉器械接触部位不适或疼痛。

6　皮肤和组织评估

6.1　在使用呼吸支持治疗器械前及每次风险因素评估时，应进行皮肤和组织评估；在使用呼吸支持治疗器械期间，应评估皮肤和组织至少 2 次 / 日：

——使用鼻导管 / 鼻塞的患者，应重点关注鼻孔边缘、鼻前庭处、面颊、耳后及颈部；

——使用鼻罩的患者，应重点关注眼内眦、鼻梁、面颊及口鼻之间的皮肤；

——使用口鼻面罩的患者，应重点关注眼内眦、鼻梁、面颊及下颌；

——使用全脸面罩的患者，应重点关注额头、面颊及下颌；

——行气管插管的患者，应重点关注口唇、舌面及面颊；

——行气管切开的患者，应重点关注气管切开处及颈部。

6.2　应评估与呼吸支持治疗器械接触处及周围皮肤和组织有无完整性受损、颜色异常、温湿度改变、水肿、硬结或水疱及感觉异常等。

7　预防措施

7.1　去除或减轻患者相关 DRPI 的风险因素

7.1.1　应保持与呼吸支持治疗器械接触处及周围皮肤和组织清洁，及时清除汗液、分泌物等。

7.1.2　对于营养不良或有营养不良风险的患者，宜与临床营养师、医师共同制订并实施个性化营养支持计划。

7.2　去除或减轻呼吸支持治疗器械相关 DRPI 的风险因素

7.2.1　应根据医嘱、呼吸支持治疗的目的，结合医疗机构现有器械及患者病情、面部轮廓选择呼吸支持治疗器械。

7.2.2　宜选择材质柔软、大小合适的呼吸支持治疗器械。

7.2.3　应结合产品说明书和患者情况，正确佩戴和固定呼吸支持治疗器械：

——行无创通气的患者，应使面罩与脸部平行，呼吸机显示的漏气量≤30L/min；

——固定经鼻气管插管时，可使用加强胶布或抗过敏胶布；固定经口气管插管时，可使用固定器或加强固定胶布和系带双重固定。使用胶布时，宜采用无张力固定；

——固定气管切开套管时，固定带与皮肤之间宜容纳 2 横指。

7.2.4　宜交替使用或重置呼吸支持治疗器械再分布器械接触处的压力。

7.2.5　宜在呼吸支持治疗器械下方使用预防性敷料：

——宜选择易于移除或观察的预防性敷料，如泡沫敷料、水胶体敷料、半透膜敷料；

——宜根据医疗器械与皮肤接触面的形状剪裁预防性敷料（见附录 A）；

——应确保呼吸支持治疗器械使用效果不受预防性敷料的影响；

——若敷料破损、移位、松动、过湿或污染时，应及时更换。

附　录　A
（资料性）
不同呼吸支持治疗器械预防性敷料裁剪示意图

A.1　用于保护鼻罩下方皮肤

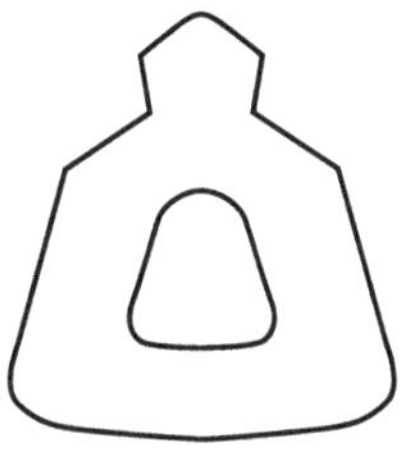

A.1.1　保护鼻梁、面颊、口鼻之间的皮肤

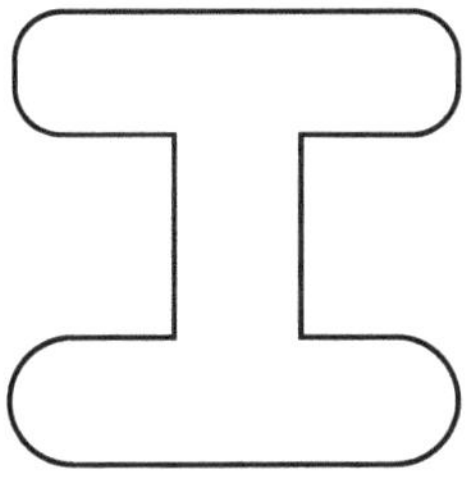

A.1.2　保护额头、鼻梁、面颊处的皮肤

A.2　用于保护口鼻面罩下方皮肤

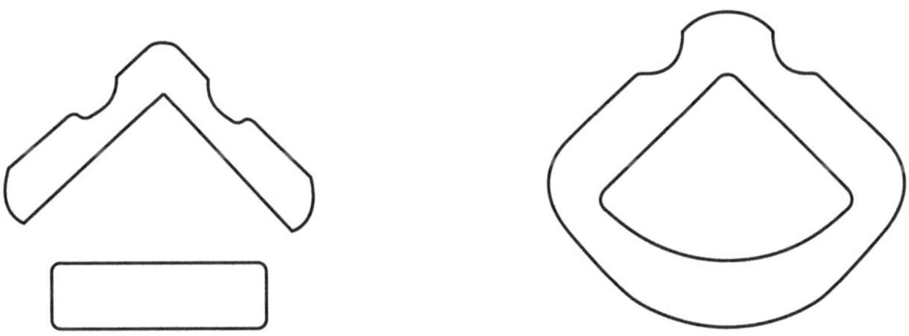

A.2　保护鼻梁、面颊、下颌处的皮肤

A.3　用于保护全脸面罩下方皮肤

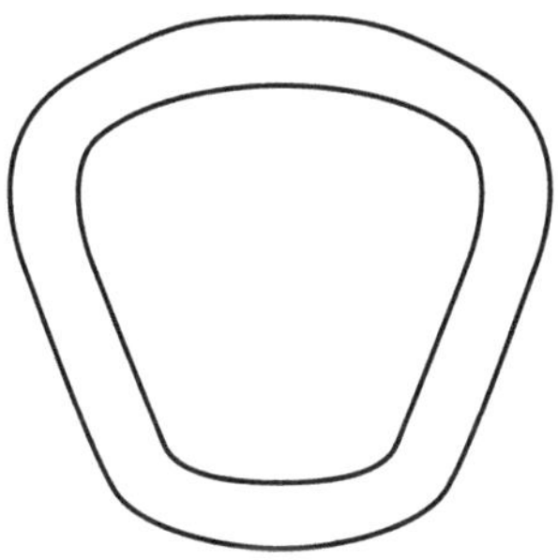

A.3　保护额头、面颊及下颌处的皮肤

A.4　用于保护气管切开处的皮肤

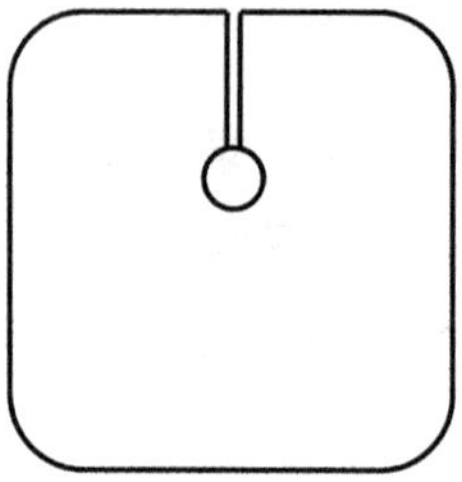

A.4　保护气管切开处的皮肤

第三节 团体标准要点解读

《成人呼吸支持治疗器械相关压力性损伤的预防》团体标准中核心要素包括基本要求、风险因素评估、皮肤和组织评估、预防措施四个部分，预防措施主要针对患者相关和器械使用相关两类主要的风险因素，其中器械使用相关风险因素预防聚焦在高危医疗器械上，由于各级各类医疗机构都会用到呼吸支持治疗器械，该标准普适性强，实用性高。本节将对标准中的重点难点内容进行解读。

一、基本要求

（一）全面的动态评估

本标准在基本要求的4.1中提及，对于接受呼吸支持治疗的患者，应进行全面的动态评估，内容包括风险因素评估以及皮肤和组织状况评估。通过识别患者的高危因素，针对其中可干预的部分采取相应的预防措施；同时，通过皮肤和组织的状态评估来判断皮肤是否出现压力性损伤，从而实现早期预防、及时诊断和有效治疗。

（二）预防方案的制定与实施

本标准在基本要求的4.2中提及，针对风险因素，应与医师、患者及照护者共同制订并实施个性化的DRPI预防方案，同时鼓励患者和照护者积极参与决策。为提高预防工作的科学性和协同性，建议组建一个由临床相关科室的医师、护士、呼吸治疗师及照护者组成的多学科评估与预防团队。在该团队中，护士不仅负责工作的启动、运行及各成员之间的沟通协调，还作为直接照护者承担动态评估、预防措施的实施、健康教育以及效果评价等关键任务，发挥着不可替代的重要作用。

二、风险因素评估

本标准在5风险因素评估中明确了呼吸支持治疗器械使用过程中涉及的风险因素评估方法和时机。

（一）使用呼吸支持治疗器械前评估

本标准在5风险因素评估的5.1中提及，在使用呼吸支持治疗器械前，首先应从患者、器械使用相关因素两个方面识别发生DRPI的风险：①患者相关因素：体型过于消瘦或肥胖，存在低氧合和低灌注状态，使用细胞毒性药物，处于躁动或活动受限状态，既往有压力性损伤史或现存压力性损伤，感知觉障碍，皮肤或组织因与器械接触而不完整，伴有皮肤湿度增加或水肿等情况。②器械使用相关因素：器械材质较为坚硬、弹性不足、活动性有限，器械的大小与形状不符合使用部位，器械与皮肤或组织的接触面积较小，使用时间超过4小时，或接触部位皮肤/组织无法被评估（如器械无法移除或位于深部黏膜），另外，当气管切开套管固定带与皮肤之间无法容纳2横指时，也可能增加压力性损伤的风险。因为目前还没有针对使用呼吸治疗器械患者的特异性的结构化评估工具，所以应通过识别风险因素并结合临床进而判断 DRPI 的发生风险。

（二）风险因素的动态评估

本标准在 5 风险因素评估的 5.2 中强调了对风险因素的动态评估，当患者出现以下情形时，应对其进行重新评估：病情发生变化、呼吸支持治疗器械被更换或重置、预防性敷料被更换，以及患者主诉器械接触部位的不适或疼痛。由于 DRPI 的风险具有时间依赖性，且其风险程度会随患者健康状况的变化而波动，医务人员须重视对相关风险因素进行全面且动态的评估，并依据评估结果及时优化预防策略。

三、皮肤和组织评估

本标准在 6 皮肤和组织评估中规定了对进行呼吸支持治疗器械的患者进行皮肤评估的时机和内容。

（一）皮肤评估的时机

本标准在 6 皮肤和组织评估的 6.1 中提及，在使用呼吸支持治疗器械前及每次进行风险因素评估时，须对皮肤和组织进行全面评估；在器械使用期间，每天应至少检查 2 次皮肤和组织。作为 DRPI 预防的关键措施，皮肤和组织评估应针对不同类型的呼吸支持治疗器械重点关注其高危部位：①使用鼻导管 / 鼻塞的患者，应重点关注鼻孔边缘、鼻前庭处、面颊、耳后及颈部；②使用鼻罩的患者，重点关注部位为眼内眦、鼻梁、面颊及口鼻之间的皮肤；③使用口鼻面罩的患者，应重点关注眼内眦、鼻梁、面颊及下颌；④使用全脸面罩的患者，重点关注部位为额头、面颊及下颌；⑤行气管插管的患者，应重点关注口唇、舌面及面颊；⑥行气管切开的患者，应重点关注气管切开处及颈部。

（二）皮肤评估的内容

本标准在 6 皮肤和组织评估的 6.2 中提及，应评估与呼吸支持治疗器械接触处及周围皮肤和组织有无完整性受损、颜色异常、温湿度改变、水肿、硬结或水疱及感觉异常等。器械接触部位以及周围皮肤和组织局部温度增高、水肿及硬结等是 DRPI 进展的信号，在评估时应重点关注这些方面，对于局部皮肤的评估，如果患者的皮肤颜色较深，可以借助辅助的评估技术，如床旁超声、红外热成像等。对于风险因素的评估和皮肤及组织的评估都是一个动态的过程且需要进行准确的记录，以此来作为监测患者皮肤进展的依据。

四、预防措施

本标准在 7 预防措施中规定了与风险因素相对应的预防措施。

（一）去除或减轻患者相关 DRPI 的相关因素

本标准在 7 皮肤和组织评估的 7.1.1 中提及，应保持与呼吸支持治疗器械接触处及周围皮肤和组织的清洁，及时清理汗液、分泌物等物质。这不仅有助于减少皮肤表面的污垢和微生物积聚，还能降低感染的风险，保护皮肤的屏障功能。同时，保持皮肤清洁可以减少汗液和分泌物在皮肤表面停留所带来的潮湿环境，从而降低皮肤因过度浸渍而变得脆弱、易受损的可能性。此外，清洁能够帮助早期发现皮肤的异常变化，如红肿、压痕或破损，便于医务人员及早采取干预措施，不过也应对患者进行个体化的清洁频率，过度清洁会导致皮肤干燥。

本标准在7皮肤和组织评估的7.1.2中提及，对于营养不良或有营养不良风险的患者，宜与临床营养师、医师共同制订并实施个性化营养支持计划。营养充足是皮肤和组织修复的基础，尤其蛋白质、维生素（如维生素C和A）及矿物质（如锌、铁）的摄入对促进创面愈合和增强皮肤屏障功能至关重要。营养不良会延缓创面愈合并增加感染风险，而科学的营养支持可改善患者健康状态，为创面修复和预防压力性损伤提供保障。应根据患者需求动态调整营养计划，以优化治疗效果。

（二）去除或减轻器械使用相关DRPI风险因素

本标准在7皮肤和组织评估的7.2.1中提及，应根据医嘱、呼吸支持治疗的目的，结合医疗机构现有器械及患者病情、面部轮廓选择呼吸支持治疗器械。同时，在选择器械后，应密切关注患者对器械的耐受性和适配情况，及时评估其是否存在漏气、压迫感或不适感等问题。如发现器械与患者面部无法良好贴合或对皮肤造成潜在损伤，应立即采取调整措施，如更换适合的型号、使用预防性敷料或重新调整固定方式。此外，还须根据患者的病情变化动态调整器械的选择和使用方式，确保治疗效果的持续优化和患者的舒适度。同时，对于一些特殊患者（如儿童、老年人或面部轮廓特殊的人群），应在选择和使用器械时特别关注个性化需求，最大程度降低压力性损伤的发生风险。

本标准在7皮肤和组织评估的7.2.2中提及，宜选择材质柔软、大小合适的呼吸支持治疗器械。材质柔软的器械可以有效减少对皮肤的摩擦和压迫，降低皮肤破损及压力性损伤的风险；而大小合适的器械则能够更好地与患者面部贴合，从而保证治疗效果的同时避免局部压力过高或漏气情况的发生。选择器械时，应充分考虑患者的面部形态和病情特点，如鼻梁高低、面部宽窄、皮肤敏感性以及是否存在已有的皮肤损伤。同时，应注意避免选择过小或过硬的器械，因为这些器械可能在局部皮肤形成压力集中点，导致缺血性损伤或不适。此外，在选择合适材质和大小的器械后，还须定期评估其使用过程中是否对皮肤造成额外刺激或压力，并根据患者的具体情况适时调整或更换器械，以确保治疗的安全性和舒适性。

本标准在7皮肤和组织评估的7.2.3中提及，应结合产品说明书和患者情况，正确佩戴和固定呼吸支持治疗器械；行无创通气的患者，应使面罩与脸部平行，呼吸机显示的漏气量≤30L/min；固定经鼻气管插管时，可使用加强胶布或抗过敏胶布；固定经口气管插管时，可使用固定器或加强固定胶布和系带双重固定。使用胶布时，宜采用无张力固定；固定气管切开套管时，固定带与皮肤之间宜容纳2横指。医护人员应接受有关呼吸支持治疗器械佩戴和固定方法的培训，因为佩戴方式对DRPI的发生具有重要影响。《成人急性呼吸衰竭通气管理指南》指出，面罩的固定应做到既牢固又不过紧，以保证其密闭性和稳定性，从而避免漏气。同时，应确保面罩固定带平整无结，因为固定带打结可能增加局部压力性损伤的风险。因此，正确佩戴和妥善固定面罩是关键，在确保器械安全和功能有效的同时，应尽量减少对皮肤的压力和剪切力，以降低DRPI发生的可能性。

本标准在7皮肤和组织评估的7.2.4中提及，宜交替使用或重置呼吸支持治疗器械再分布器械接触处的压力。交替使用或定期调整器械位置能够有效减轻特定部位因长时间受压而导致的局部缺血和组织损伤风险。这种方法尤其适用于长期使用呼吸支持治疗器械的患者，如无创通气面罩或气管插管患者。通过定期重新调整器械的佩戴角度、松紧度或更换不同类型的器械，可以改善接触点的血液循环，减轻局部压迫。有一项 Meta 分析表明，患者仅使用鼻面罩和鼻导管时的 DRPI 发生率高于交替使用鼻导管和鼻面罩的情况。但目前对于鼻导管和鼻面罩交换的最佳间隔时间尚无定论。

本标准在 7 皮肤和组织评估的 7.2.5 中提及，宜在呼吸支持治疗器械下方使用预防性敷料：宜选择易于移除或观察的预防性敷料，如泡沫敷料、水胶体敷料、半透膜敷料；一项 Meta 分析研究了 6 种敷料预防无创正压通气鼻面部压力性损伤的效果，得到现有证据表明，水胶体敷料、泡沫敷料、凝胶敷料预防无创正压通气鼻面部压力性损伤效果优于其他敷料，也有一项研究表明，根据医疗器械和皮肤接触面的形状裁剪的敷料可在使用氧气面罩时减轻面部组织负荷。本标准在附录 A 中介绍了 3 种呼吸支持治疗器械的敷料裁剪方法，使用时，应确保呼吸支持治疗器械使用效果不受预防性敷料的影响，并规范了更换的时机，若敷料破损、移位、松动、过湿或污染时，应及时更换。

成人呼吸支持治疗器械在临床中被广泛应用，为患者提供了有效的呼吸支持。然而，器械相关压力性损伤（DRPI）的发生可能影响患者的治疗效果和舒适度。本节的解读旨在帮助临床医护人员深入理解《成人呼吸支持治疗器械相关压力性损伤的预防》团体标准的制定依据和核心内容，促进标准的科学、合理应用，从而有效预防 DRPI 的发生，提高患者护理质量。

参 考 文 献

[1] 刘晓黎，王冷，王志稳，等．无创通气设备相关面部压力性损伤预防的证据总结[J]．中国护理管理，2019，19（10）：1532-1537.

[2] 韩琳，裴菊红，马玉霞，等．成人无创通气设备相关面部压力性损伤风险评估与预防指南[J]．中华护理杂志，2024，59（17）：2093-2095.

[3] 杨鑫晨，张超，李星茹，等．ICU 经口气管插管患者口腔黏膜压力性损伤预防的最佳证据总结[J]．护理学杂志，2024，39（18）：57-61.

[4] 王娜，熊尹诗，王巧玲，等．不同敷料预防无创正压通气鼻面部压力性损伤效果的网状 Meta 分析[J]．循证护理，2023，9（12）：2136-2142.

[5] PITTMAN J，GILLESPIE C. Medical device-related pressure injuries[J]. Crit Care Nurs Clin North Am，2020，32（4）：533-452.

[6] DUERST K J，CLARK A W，HUDSON D G B，et al. Preventing medical device-related pressure injuries due to noninvasive ventilation masks and nasal cannulas[J]. Crit Care Nurse，2022，42（5）：14-21.

[7] HAJHOSSEINI B，LONGAKER M T，GURTNER G C. Pressure injury[J]. Ann Surg，2020，271（4）：671-679.

[8] LYU Y，HUANG Y L，LI Z Y，et al. Interventions and strategies to prevent medical device-related pressure injury in adult patients：a systematic review[J]. J Clin Nurs，2023，32（19/20）：6863-6878.

[9] HAESLER E, CUDDIGAN J, CARVILLE K, et al. Protocol for the development of the fourth edition of the prevention and treatment of pressure ulcers/injuries: clinical practice guideline using GRADE methods[J]. Adv Skin Wound Care, 2024, 37(3): 136-146.

[10] GOU L, ZHANG Z, A Y. Risk factors for medical device-related pressure injury in ICU patients: a systematic review and meta-analysis[J]. PLoS One, 2023, 18(6): e0287326.

[11] WEI Y, PEI J, YANG Q, et al. The prevalence and risk factors of facial pressure injuries related to adult non-invasive ventilation equipment: a systematic review and meta-analysis[J]. Int Wound J, 2023, 20(3): 621-632.

[12] PEKO COHEN L, OVADIA-BLECHMAN Z, HOFFER O, et al. Dressings cut to shape alleviate facial tissue loads while using an oxygen mask[J]. Int Wound J, 2019, 16(3): 813-826.

第三十一章

成人失禁相关性皮炎预防与护理

第一节 编制背景

一、本标准要解决的问题或技术

失禁相关性皮炎（incontinence-associated dermatitis，IAD）是指发生于大小便失禁患者的接触性刺激性皮炎，表现为皮肤红斑和水肿，伴大疱、浆液渗出、糜烂或继发皮肤感染，常见于成人危重症、截瘫患者及老年患者，研究结果表明，住院患者中 IAD 发生率为 23%~42%，而重症监护室患者 IAD 的发生率可达 17%~50%。失禁持续时间和排泄物性状难以估计，发生 IAD 后可导致压力性损伤发生率增加 2~10 倍，是目前公认的压力性损伤的危险因素。可导致住院时间延长，医疗成本增加。患者常遭受肛周疼痛、尊严感丧失、感染等痛苦，临床及家庭照护负担加重，成为临床亟待解决的护理难题。

IAD 的高发性及其并发症对患者的危害性日益受到临床护理与管理者的关注，对于 IAD 的预防与管理日渐重视。然而，在临床实践中，由于缺乏统一的护理规范和技术标准，各级医疗机构护理人员对于 IAD 及其风险识别、预防措施实施的及时性和正确性、IAD 护理措施的选择及患者教育存在较大的差异。这些差异主要包括以下几方面：①IAD 风险评估工具与评估时机；②皮肤评估主要内容和频率；③皮肤清洁措施；④各类失禁管理方法；⑤皮肤保护用品使用；⑥IAD 护理措施选择和应用；⑦患者与主要照顾者健康教育内容等。

上述差异影响不同医疗机构 IAD 预防和护理操作的规范性和患者皮肤护理安全。如不同护士采用不同的风险评估工具、评估时机不一致，导致风险评估结果存在差异，预防举措出现偏差，进而影响防护效果；患者继发压力性损伤，可能引起全身性感染，加重病情；各类失禁收集和引流辅助装置无明确的适用人群与操作标准，护士使用时关键技术掌握不到位，致失禁管理无效，患者皮肤持续遭受刺激；缺少失禁辅助装置使用的安全性评价方法，可能引发肠道损伤等医源性不良事件；不同严重程度 IAD 判断不准确，缺乏分级对应的护理措施，皮肤损伤迁延不愈，影响患者生活质量。为此，需要编制相应的标准，规范成人失禁患者 IAD 预防与护理关键技术和护理要点，确保失禁患者皮肤护理安全。

二、国际、国内标准现状及需进一步解决的问题

国内外在失禁相关性皮炎预防与护理方面已有部分专家共识，与失禁相关性皮炎相关内容见表 31-1。

表 31-1　国内外出版的失禁相关性皮炎相关专家共识

年份	机构 / 组织 / 作者	标准 / 指南 / 专家共识名称	主要内容
2015 年	全球 IAD 专家小组	《失禁相关性皮炎：推进预防工作》	该共识主要介绍了 IAD 的病因、风险因素评估，IAD 在压力性损伤发展中的作用，IAD 的评估和分类，以及基于严重程度的治疗方法，包括结构化皮肤护理和感染治疗，呼吁加强护理人员培训及患者教育，以提高整体护理水平。未推荐独立的、科学的风险评估工具，缺乏不同分类 IAD 具体的护理措施、各种类型的失禁管理策略
2017 年	北京护理学会、北京大学护理学院	《成人失禁相关性皮炎护理实践专家共识（2017 版）》	该共识主要强调了 IAD 的识别、预防措施、护理干预以及治疗策略，指导护理人员如何在临床实践中预防和治疗 IAD。通过加强对皮肤护理的管理、提高护理人员的专业水平、定期监测和评估患者皮肤状况，可以显著降低 IAD 的发生，改善患者的皮肤健康和生活质量。推动临床 IAD 循证护理实践工作的开展。但 IAD 皮肤护理措施比较局限，未推荐不同类型失禁类型的管理方法
2020 年	成人失禁相关性皮炎护理实践专家共识组	《成人失禁相关性皮炎护理实践专家共识（2020 版）》	通过循证护理实践对《成人失禁相关性皮炎护理实践专家共识（2017 版）》IAD 危险因素、评估、预防及护理的最新研究结果进行更新。IAD 防治重点以皮肤保护为主，为本标准的撰写提供了依据
2021 年	德国伤口治疗协会综合组织	《潮湿相关皮肤伤（MASD）的最佳实践建议》	本文部分内容介绍了 IAD 的定义、发生原因、临床表现、危险因素、评估与分类、预防与处理等，同时指出护理人员对 MASD 的认知及患者教育的重要性。为本团体标准的构建提供参考

目前国内外加强对 IAD 护理的重视，相关研究逐步深入，部分组织及专家围绕 IAD 病因、风险评估、分级评估、护理流程、皮肤保护物品、皮肤结构化护理及部分失禁管理用品制定技术规范。然而，对于 IAD 风险早期识别工具选择和评估时机不够明确；皮肤清洁方法、不同类型的失禁与不同性状排泄物的管理装置应用无详细分类及实施技术标准；并

发症的观察和预防、IAD 保护物品的使用时机和方法、IAD 分类护理措施不全面，对临床护士指导作用存在局限性，亟须制定相应的标准进一步规范护理行为，推进失禁患者皮肤管理。

三、适用范围

本团体标准适用于全国各级各类医疗机构护理人员，包括不同等级的医院、社区服务中心、养老院、护理院、康复中心的护士。本标准的目标护理人群为危重症、昏迷、瘫痪、临终、老年患者，以及各种原因引起的膀胱、肠道、肛门功能障碍而导致大小便失禁的患者。供临床护士实施失禁患者 IAD 预防和护理操作时使用。

第二节　T/CNAS 35—2023 成人失禁相关性皮炎预防与护理团体标准

中　华　护　理　学　会　团　体　标　准

T/CNAS 35—2023

成人失禁相关性皮炎预防与护理

Prevention and nursing of incontinence-associated dermatitis in adults

2023-10-14 发布　　2024-01-01 实施

中华护理学会　发布

目　　次

前　言

本文件按照 GB/T 1.1—2020《标准化工作导则　第 1 部分：标准化文件的结构和起草规则》的规定起草。

本文件由中华护理学会提出并归口。

本文件起草单位：浙江大学医学院附属第二医院、北京大学人民医院、南京大学医学院附属鼓楼医院、中山大学附属第三医院、河南省人民医院、四川大学华西医院、武汉市第三医院、上海交通大学附属第六人民医院、海军军医大学第一附属医院、昆明医科大学第二附属医院、西安交通大学第一附属医院、海南省人民医院、中南大学湘雅医院、四川省医学科学院·四川省人民医院、华中科技大学同济医学院附属同济医院、山东第一医科大学第一附属医院（山东省千佛山医院）、中山大学附属第一医院、华中科技大学同济医学院附属协和医院。

本文件主要起草人：兰美娟、孙红玲、赵锐祎、徐双燕、王泠、徐洪莲、吴玲、胡爱玲、李黎明、张其健、乔莉娜、程克林、陈少珍、张双双、王清华、王俊、黄海燕、毛孝容、熊杰、罗蔓、邵小平、戴薇薇、廖灯彬、夏金萍、曾妃、严建良。

成人失禁相关性皮炎预防与护理

1　范围

本文件规定了成人失禁相关性皮炎防护的基本要求、评估、预防、护理和健康教育。

本文件适用于各级各类医疗机构的注册护士。

2　规范性引用文件

本文件没有规范性引用文件。

3　术语和定义

下列术语和定义适用于本文件。

3.1　失禁　incontinence

各种原因导致的粪便和/或尿液不自主流出，可分为大便失禁、尿失禁、双重失禁。

3.2　失禁相关性皮炎　incontinence-associated dermatitis，IAD

由于暴露于粪便和/或尿液所造成的皮肤损伤，是一种发生在大小便失禁患者身上的接触性刺激性皮炎。

4　缩略语

下列缩略语适用于本文件。

PAT：会阴部皮肤状况评估量表（perineal assessment tool）

5　基本要求

5.1　应对失禁患者进行 IAD 风险与皮肤评估，基于评估结果实施 IAD 预防与护理措施。

5.2　应给予 IAD 患者心理支持，做好隐私保护。

5.3　应对失禁患者及照顾者进行 IAD 预防和护理的健康教育。

6　评估

6.1　风险评估

6.1.1　应使用 PAT（见附录 A）评估失禁患者 IAD 风险。

6.1.2　应每日评估失禁患者 IAD 风险，失禁加重时增加评估频次。

6.2　皮肤评估

6.2.1　应使用 IAD 分类工具（见附录 B）评估失禁患者生殖器、肛周、大腿内侧及根部、臀部、臀裂、下腹部皮肤 IAD 严重程度，特别关注皱褶处。

6.2.2 对于 IAD 0 级患者，应每日评估 1 次；对于 1 级、2 级患者，应每日评估 2 次。

7 预防

7.1 皮肤清洁

7.1.1 应及时清洁有粪便和 / 或尿液污染的会阴部及周围皱褶处皮肤。

7.1.2 应选用温和、无刺激的皮肤清洗液；可选择弱酸性或中性清洗液。

7.1.3 应使用柔软、无刺激性的湿巾或布类按压式清洁皮肤。

7.2 失禁管理

7.2.1 应处理失禁原因。

7.2.2 宜使用一次性高吸收型护理用品，污染或潮湿应及时更换。

7.2.3 宜使用收集和 / 或引流装置管理粪便和 / 或尿液，排便能控制时移除收集和 / 或引流装置：

——对于大便失禁的患者，可使用造口袋收集糊状便；可使用造口袋联合低负压（-40mmHg~-30mmHg）或大便失禁管理套件等引流稀便、水样便；

——对于尿失禁的患者，宜使用体外接尿用品管理尿液。

7.2.4 应预防收集和 / 或引流装置使用的潜在并发症，出现压力性损伤、黏胶相关性皮肤损伤、肠道损伤时停用装置。

8 护理

8.1 宜使用皮肤保护用品（见附录 C）或水胶体敷料隔离潮湿和刺激物，范围大于粪便和 / 或尿液接触的皮肤，避免使用刺激性的皮肤保护用品。

8.2 宜使用保湿剂护理干燥皮肤。

8.3 宜根据皮肤破损面积和渗液量选用皮肤保护粉、水胶体敷料、泡沫敷料、藻酸盐敷料、亲水纤维敷料。

8.4 对于皮肤感染的患者，应请皮肤科会诊，按医嘱外用抗感染药物或抗感染敷料，避免使用水胶体、泡沫类密闭、半密闭敷料。

9 健康教育

9.1 应指导患者及照顾者皮肤清洗与保护方法。

9.2 宜指导患者及照顾者选择合适的护理用品及其使用方法。

9.3 宜指导患者及照顾者关于营养、液体摄入、如厕技巧、盆底肌锻炼等自我管理方法。

附　录　A
（规范性附录）
PAT

内容	评分		
	3分	2分	1分
刺激物的强度	水样便（有或无伴随尿液）	软便（有或无伴随尿液）	成形便（有或无伴随尿液）
刺激物的持续时间	护理垫更换频率：至少每2h更换	护理垫更换频率：至少每4h更换	护理垫更换频率：至少每8h更换
会阴部皮肤情况	脱皮/腐蚀（有或无皮炎）	红斑/皮炎（有或无念珠菌感染）	干净无损伤
相关影响因素：低蛋白、使用抗生素、管饲饮食、艰难梭状芽孢杆菌、其他	影响因素≥3个	影响因素：2个	影响因素≤1个

注：评分标准采用Likert 3点计分法，各部分评分从最佳至最差评为1~3分，总分4~12分，4~6分为低风险，7~12分为高风险。

附　录　B
（规范性附录）
IAD 分类工具

IAD 分类	临床表现
0 级（无 IAD）	皮肤完好、无发红； 与身体其他部位皮肤比较无差别
1 级（轻度 IAD）	皮肤发红、完整； 红斑、水肿
2 级（中重度 IAD）	皮肤发红、受损； 水肿、水疱，大疱，皮肤糜烂、剥脱、感染

附　录　C

（资料性）

皮肤保护用品及使用注意事项

<table>
<tr><th colspan="2">皮肤保护用品</th><th rowspan="2">性状</th><th rowspan="2">作用特点</th><th rowspan="2">注意事项</th><th rowspan="2">使用时机</th></tr>
<tr><th>类别</th><th>主要成分</th></tr>
<tr><td>液体敷料类</td><td>丙烯酸酯三聚物</td><td>皮肤上形成透明薄膜的聚合物</td><td>隔离潮湿和刺激物，透明，可检查皮肤</td><td>失禁频繁者
每次外涂或喷雾 2~3 层</td><td>1 次 /6h</td></tr>
<tr><td rowspan="3">膏剂类</td><td>氧化锌</td><td>白色乳霜、软膏或糊膏</td><td>隔离、抗菌、收敛</td><td>清除比较困难且会感到不适；不透明，检查皮肤时需清除</td><td rowspan="5">每次清洗后</td></tr>
<tr><td>鞣酸软膏</td><td>鞣酸、甘油、软膏基质</td><td>隔离潮湿和刺激物、抗感染、收敛</td><td>大量使用可能堵塞毛孔</td></tr>
<tr><td>凡士林 / 矿脂</td><td>石油加工而得，通常为软膏基质</td><td>形成封闭层，隔离刺激物，增强皮肤水合作用</td><td>可能影响失禁护理产品的吸收性</td></tr>
<tr><td rowspan="2">油剂类</td><td>二甲基硅油</td><td>硅酮基质、透明液体、不溶于水</td><td>隔离、抑菌、增加皮肤营养</td><td>大量使用会影响失禁产品的吸收性</td></tr>
<tr><td>紫草油</td><td>油性液体</td><td>隔离刺激物，保持皮肤滋润；可抑菌、抗感染、促进组织增生</td><td>对频繁失禁、尿液、稀便及水样便的隔离效果不佳</td></tr>
</table>

第三节　团体标准要点解读

《成人失禁相关性皮炎预防与护理》团体标准核心要素包括基本要求、评估、预防、护理和健康教育五个部分。基本要求对IAD相关评估、心理支持和隐私保护、健康教育要求做出规定，评估部分对失禁患者的IAD风险评估、皮肤评估提出具体方法和适宜的时机，预防部分对皮肤清洗和各种类型的失禁管理方法给出建议和要求，护理部分对皮肤保护方法和损伤皮肤的处理提出具体化建议。本节将对标准中的重点难点内容进行解读。

一、基本要求

（一）IAD相关评估

本标准在基本要求5.1中提及，应对失禁患者进行IAD风险与皮肤评估，明确评估的人群为失禁患者，需要评估IAD发生风险、皮肤情况，在此基础上实施针对性的预防与护理措施。

（二）IAD患者心理支持和隐私保护

本标准在基本要求5.2提及，应给予IAD患者心理支持，做好隐私保护。IAD患者意识清醒者，因疼痛和瘙痒、排泄物异味刺激、依赖他人照护而产生严重的心理负担，护理人员应评估患者的心理状态，给予关心、鼓励和疏导，尊重患者，维护其尊严。

（三）健康教育

本标准在基本要求5.3提及，应对失禁患者及照顾者进行IAD预防和护理的健康教育。提升患者和照顾者对于IAD防护重要性的认知，可提高其对于失禁管理、IAD预防与护理措施的参与度和依从性，从而提升防护效果；部分患者的失禁难以控制，IAD的预防与护理是个长期照护的过程，通过健康教育，提高患者及照顾者对IAD知识、技能掌握程度以及自理能力显得尤为重要。

二、评估

（一）风险评估

风险评估是预防IAD的第一步，应使用风险评估工具进行量化评估，为护理决策提供科学依据。本标准在6.1风险评估中的6.1.1提及，护理人员应使用会阴部皮肤状况评估量表（PAT）（表31-2）评估失禁患者IAD风险，以促成护士评估结果的一致性。

本标准在6.1风险评估中的6.1.2提及，失禁患者应每日评估IAD风险严重程度，失禁加重时增加评估频次。要求护士对于失禁患者，每日至少完成一次风险评估，并根据失禁严重程度的变化及时调整评估频率，为早期发现问题、针对性实施预防措施提供依据。

表 31-2　会阴部皮肤状况评估量表（PAT）

内容	评分		
	3 分	2 分	1 分
刺激物的强度	水样便（有或无伴随尿液）	软便（有或无伴随尿液）	成形便（有或无伴随尿液）
刺激物的持续时间	护理垫更换频率：至少每 2h 更换	护理垫更换频率：至少每 4h 更换	护理垫更换频率：至少每 8h 更换
会阴部皮肤情况	脱皮 / 腐蚀（有或无皮炎）	红斑 / 皮炎（有或无念珠菌感染）	干净无损伤
相关影响因素：低蛋白、使用抗生素、管饲饮食、艰难梭状芽孢杆菌、其他	影响因素≥3 个	影响因素：2 个	影响因素≤1 个

注：采用 Likert 3 点计分法，各部分评分从最佳至最差评为 1~3 分；总分 4~12 分，4~6 分为低风险，7~12 分为高风险。

（二）皮肤评估

本标准在 6.2 皮肤评估中的 6.2.1 提及，应使用 IAD 分类工具（表 31-3）评估失禁患者生殖器、肛周、大腿内侧及根部、臀部、臀裂、下腹部皮肤 IAD 严重程度，应特别关注皱褶处。目前 IAD 的评估工具较多，但大多在实践中使用有限。IAD 分类工具是 2015 年《失禁相关性皮炎：推进预防工作》国际专家共识中推荐使用的 IAD 评估工具，研究显示信效度良好，临床护士易于掌握，本标准明确护士统一使用 IAD 分类工具，以实现 IAD 评估的同质化。护士应评估排泄物可污染的每个部位，臀裂、腹股沟等皱褶处排泄物易于积聚和隐藏，是 IAD 的常见部位，却常常被忽视，标准中强调护士应充分展开患者皱褶处皮肤进行全面的评估。

表 31-3　IAD 分类工具

IAD 分类	临床表现
0 级（无 IAD）	皮肤完好、无发红； 与身体其他部位皮肤比较无差别
1 级（轻度 IAD）	皮肤发红、完整； 红斑、水肿
2 级（中重度 IAD）	皮肤发红、受损； 水肿、水疱，大疱，皮肤糜烂、剥脱、感染

本标准在 6.2 皮肤评估 6.2.2 中提及，对于 IAD 0 级的患者，应每日 1 次评估皮肤，IAD 1~2 级的患者，应每日 2 次评估皮肤，是对不同严重程度 IAD 皮肤评估频率进行了细化和规范，保障护理评估的连续性，通过评估，为护理决策制订、评价护理效果提供客观依据。

三、预防

（一）皮肤清洁

在本标准 7.1 皮肤清洁中的 7.1.1 提及，护士应及时清洁被粪便和 / 或尿液污染的会阴部及周围皱褶处的皮肤。IAD 的发生及严重性与排泄物性状和接触时间密切相关，清洁被粪便和 / 或尿液污染皮肤的及时性显得尤为重要，且必须展开皱褶处皮肤实施彻底地清洗。

在本标准 7.1 皮肤清洁中的 7.1.2 提及，应选用温和、无刺激的皮肤清洗液，或选择弱酸性或中性清洗液清洁皮肤。选择正确的清洗液可以减少对皮肤的刺激，如清水（冬天采用温水）温和、无刺激，是最容易获取和适宜的清洗液。有条件的医疗机构建议使用弱酸性或中性的清洗液，具有维持皮肤弱酸性环境，抑制细菌繁殖的作用，部分清洗液含有皮肤滋润剂，可以保护皮肤。

在本标准 7.1 皮肤清洁中的 7.1.3 提及，应使用柔软、无刺激性的湿巾或布类按压式清洁皮肤。当皮肤接触粪便和 / 或尿液后，因潮湿、碱性消化液刺激，消化酶的腐蚀作用下，皮肤角质层破坏，保护性屏障功能障碍，粗糙的清洗物品和不正确的清洗手法会导致皮肤机械性损伤，增加患者痛苦和皮肤感染机会。本标准对失禁患者皮肤清洗物品的选择和清洗手法进行规范：清洗物品为柔软布类或不含有香精、酒精的湿巾，清洗皮肤的手法为按压式，避免用力擦拭。

（二）失禁管理

在本标准 7.2 失禁管理中的 7.2.1 提及，应处理失禁原因。实施病因治疗治愈失禁问题，即是从源头消除 IAD 发生风险，是预防 IAD 的重要措施。护士应主动和专科医生共同探讨、分析失禁原因，遵医嘱实施相应的干预措施。

在本标准 7.2 失禁管理中的 7.2.2 提及，使用一次性高吸收型护理用品，污染或潮湿应及时更换。吸收型护理用品主要包括成人纸尿裤、一次性护理垫，因价格低廉、获取方便、操作简单等优势广泛应用于临床，2019 年我国《成人失禁患者一次性吸收型护理用品临床应用专家共识》指出，一次性吸收型护理用品要具备表面平整柔滑、能快速吸收并锁住体液、尿液和粪水，反渗量少，吸收体不渗漏、不分离、能有效缩小潮湿浸湿范围等功能及作用特征。护士应指导患者或照顾者优选具有上述特点的高吸收型护理用品。

在本标准 7.2 失禁管理中的 7.2.3 提及，宜使用收集和 / 或引流装置管理粪便和 / 或尿液，排便能控制时移除收集和 / 或引流装置。有效收集并引流粪便和 / 或尿液是 IAD 预防中的难点，关键技术是选择合适的辅助装置，并掌握其使用技巧，避免大小便渗漏继续对皮肤造成损伤。失禁粪便性状不同、频率不一样，收集和引流方法完全不同，本标准梳理了与失禁类型对应的技术规范，为护士提供可操作性指导：

1. 糊状便排出≥5 次 /24h，建议在肛门外粘贴一件式肠造口袋收集粪便，袋体内粪便满 1/3 及时清理排空。优选底盘柔软、尾端排放口大的造口袋，能更好顺应肛门处的解剖结构，减少渗漏，同时方便操作；使用方法：测量肛门大小，造口袋底盘按测量数据进行修剪，清洁肛门及周围皮肤，待干后粘贴造口袋。

2. 患者排泄稀便、水样便且排泄量大时，辅助装置除收集作用，还应具备引流功能。护士使用肠造口袋收集水样便时可联合低负压（-40~-30mmHg）进行引流，操作方法：选用直径大于等于0.5cm的引流管，头端5cm范围修剪多个测孔，从造口袋尾端置入，头端置于距离造口袋底盘开口1cm处，造口袋尾端开口以灭菌透气薄膜封闭，引流管另一端接负压装置，持续引流。现有研究显示，-40~-30mmHg负压吸引，可保持有效的引流作用，未出现相关并发症发生，安全有效。

3. 对于大量排出稀便和水样便的患者，有条件的医疗机构，也可使用内置式的大便失禁管理套件进行引流。使用前，先进行肛门指检，排除肛门括约肌松弛、直肠肛门手术、局部有增生和溃疡的患者。大便失禁引流套件使用时间不超过29天，水囊注水不超过45ml，使用过程中保持引流通畅，观察直肠、肛门局部是否出现缺血、溃疡等并发症，一旦出现，立即停用。

4. 对于尿失禁的患者，因留置导尿易引起尿路感染，推荐使用体外接尿用品进行尿液的收集和引流。

在本标准7.2失禁管理中的7.2.4提及，应预防收集和/或引流装置使用的潜在并发症，出现压力性损伤、黏胶相关性皮肤损伤、肠道损伤时停用装置。无论是外置式或内置式失禁管理辅助装置，护士在使用时都要考虑到并发症发生风险，做好减压护理和定期观察，失禁得到控制时及时移除装置，保证患者安全。

四、护理

在本标准8护理中的8.1提及，宜使用皮肤保护用品（表31-4）或水胶体敷料隔离潮湿和刺激物，范围大于粪便和/或尿液接触的皮肤，避免使用刺激性的皮肤保护用品。在患者大小便失禁<5次/24h或使用收集/引流辅助装置仍有少量排泄物渗漏时，推荐使用皮肤保护用品，可以避免皮肤遭受刺激和损伤。护士在使用时，需要掌握保护物品特点和使用时机进行规范应用，水胶体敷料使用无张力粘贴手法，有卷边、吸收渗液时更换。

在本标准8护理中的8.2提及，干燥皮肤使用保湿剂进行护理。减轻患者皮肤紧绷、瘙痒等不适感及皮肤开裂损伤，可使用润肤剂、具有改善循环和皮肤滋养作用的液体敷料。

在本标准8护理中的8.3提及，皮肤破损宜根据面积和渗液量选用造口保护粉、水胶体敷料、泡沫敷料、藻酸盐敷料、亲水纤维敷料。湿性敷料可以吸收渗液、维持伤口湿性愈合环境，促进上皮的生长和修复。IAD患者皮肤损伤后形成伤口，基于伤口敷料选用原则，少量渗液的患者，建议选用皮肤保护粉和水胶体敷料，中等量到大量渗液的患者，推荐使用吸收性更好的泡沫敷料、藻酸盐敷料、亲水纤维敷料，促进愈合的同时，具有隔离排泄物的作用。观察敷料表面水印大小，渗液增加时须更换敷料。

在本标准8护理中的8.4提及，对于皮肤感染的患者，应请皮肤科会诊，遵医嘱外用抗感染药物或抗感染敷料，避免使用水胶体、泡沫类密闭、半密闭敷料，以免感染加重。失禁后肛门、会阴臀部处于潮湿、温暖的环境，粪便中具有大量的细菌，容易继发皮肤感染，处理原则是局部皮肤保持清洁、干爽，局部抗感染治疗，禁止使用密闭敷料，包括贴造口袋。

表 31-4　皮肤保护用品及使用注意事项

皮肤保护用品		性状	作用特点	注意事项	使用时机
类别	主要成分				
液体敷料类	丙烯酸酯三聚物	皮肤上形成透明薄膜的聚合物	隔离潮湿和刺激物，透明，可检查皮肤	失禁频繁者每次外涂或喷雾 2~3 层	1 次 /6h
膏剂类	氧化锌	白色乳霜、软膏或糊膏	隔离、抗菌、收敛	清除比较困难且会感到不适；不透明，检查皮肤时需清除	每次清洗后
	鞣酸软膏	鞣酸、甘油、软膏基质	隔离潮湿和刺激物、抗感染、收敛	大量使用可能堵塞毛孔	
	凡士林 / 矿脂	石油加工而得，通常为软膏基质	形成封闭层，隔离刺激物，增强皮肤水合作用	可能影响失禁护理产品的吸收性	
油剂类	二甲基硅油	硅酮基质、透明液体、不溶于水	隔离、抑菌、增加皮肤营养	大量使用会影响失禁产品的吸收性	
	紫草油	油性液体	隔离刺激物，保持皮肤滋润；可抑菌、抗感染、促进组织增生	对频繁失禁、尿液、稀便及水样便的隔离效果不佳	

五、健康教育

在本标准 9 护理中的 9.1 提及，应指导患者及照顾者皮肤清洗与保护方法。皮肤清洗和保护是患者自我管理的最基本的技能，但在实际照护过程中，存在诸多的问题，如清洗不及时，使用粗糙的毛巾擦洗、用酒精消毒皮肤、使用爽身粉致皮肤感染等。护士实施健康教育前要分析患者及照顾者的实际照护能力、存在哪些不正确的认知和操作手法？患者的经济条件和可获取的资源，因地制宜给予指导，如缺乏柔湿巾，可以选用柔软棉布进行清洗；无法获取水胶体敷料，也可选用护理婴儿红臀的鞣酸软膏保护皮肤等。应评价患者依从性、知识和护理技能掌握程度。

在本标准 9 护理中的 9.2 提及，指导患者及照顾者学会选择合适的护理用品及使用方法。家庭自我照护宜选用成人纸尿裤、尿片和一次性护理垫，指导患者和家庭照顾者遵循以下几点：

1. 选用高吸收型用品和合适的规格，避免穿戴过紧导致压力性损伤。

2. 污染和潮湿及时更换。

3. 清洗后晾干皮肤、透气，避免皮肤长期处于潮湿和温暖环境中，继发感染；通过图片指导患者及照顾者识别皮肤感染和 IAD，及时就医。

在本标准 9 护理中的 9.3 提及，指导患者及照顾者学会营养、液体摄入、如厕技巧、盆底肌锻炼等自我管理方法。患者疾病本身或治疗性因素可能导致失禁问题，如肠内营养不耐受导致腹泻、患者夜间液体量摄入过多来不及如厕等，护士应和患者、主管医生一起讨论、调整治疗护理方案，如调整营养液种类、摄入量、喂养方法、液体摄入量和时间，在保证机体营养和水分补充的基础上，有利于失禁的控制和管理；对于行动不便和盆底肌功能不良的患者，指导其如厕技巧，如借助助行器、使用床边坐便器等；指导患者实施凯格尔运动等盆底肌功能锻炼方法，促进失禁问题的改善。

失禁相关性皮炎（IAD）是临床常见且处理较为棘手的护理问题，需要护士提供持续性、规范性的干预措施，以降低IAD及并发症的发生率。本节的解读有助于临床护士及管理者了解《失禁相关性皮炎预防与护理》团体标准的制定依据及内容内涵，更有利于临床护理及管理者科学、合理地将本标准应用于失禁患者的皮肤安全管理中。

参考文献

[1] 成人失禁相关性皮炎护理实践专家共识组 . 成人失禁相关性皮炎护理实践专家共识[J]. 中华护理杂志 2020，55（增刊2）：100-105.

[2] 中国研究型医院学会护理分会 . 成人失禁患者一次性吸收型护理用品临床应用专家共识[J]. 中华护理杂志，2019，54（8）：1165-1169.

[3] DOUGHTY D，JUNKIN J，KURZ P，et al. Incontinence-associated dermatitis：consensus statements，evidence-based guidelines for prevention and treatment，and current challenges[J]. J Wound Ostomy Continence Nurs，2012，39（3）：303-317.

[4] BLACK J M，GRAY M，BITS D Z，et al. MASD Part 2：incontinence-associated dermatitis and intertriginous dermatitis：a consensus[J]. J Wound Ostomy Continence Nurs，2011，38（4）：359-370.

[5] ARNOLD-LONG M，JOHNSON E. Epidemiology of incontinence-associated dermatitis and intertriginous dermatitis（intertrigo）in an acute care facility[J]. J Wound Ostomy Continence Nurs，2019，46（3）：201-206.

[6] GRAY M，GIULIANO K K. Incontinence-associated dermatitis，characteristics and relationship to pressure injury：a multisite epidemiologic analysis[J]. J Wound Ostomy Continence Nurs，2018，45（1）：63-67.

[7] WALL B，KELLY A M，WHITE P，et al. Incontinence-associated dermatitis in older adults in residential care settings：a point prevalence study[J]. Br J Nurs，2024，33（9）：S16-S28.

[8] TALLEY K M C，DAVIS N J，PEDEN-MCALPINE C，et al. Navigating through incontinence：a qualitative systematic review and meta-aggregation of the experiences of family caregivers[J]. Int J Nurs Stud，2021，123：104062.

[9] European Pressure Ulcer Advisory Panel，National Pressure Injury Advisory Panel，Pan Pacific Pressure Injury Alliance. Prevention and treatment of pressure ulcers/injuries：clinical practice guideline[EB/OL].（2019-11-15）[2025-01-01]. https://cdn.ymaws.com/npiap.com/resource/resmgr/2014_guideline.pdf.

[10] ASSMANN S L，KESZTHELYI D，BREUKINK S O，et al. Living with faecal incontinence：a qualitative investigation of patient experiences and preferred outcomes through semi-structured interviews[J]. Qual Life Res，2024，33（11）：3121-3129.

第三十二章

中心静脉压测量技术

第一节 编制背景

一、本标准要解决的问题或技术

中心静脉压（central venous pressure，CVP）指的是上、下腔静脉汇入右心房处的压力，其反映了右心房的压力水平，是临床血流动力学监测的主要指标之一。通过测定 CVP 可了解有效循环血容量和心功能，其数值对于临床调控补血、补液的量及速度，防止心脏过度负荷及指导利尿剂的应用，均具有重要的参考意义，是医护治疗用药及护理的重要依据。临床上通常用于严重创伤，各类休克，急性循环功能衰竭，各类大、中手术，尤其是心血管、颅脑和腹部大手术的患者，以及需长期输液或接受完全胃肠外营养，需接受大量、快速输血补液的患者。

鉴于 CVP 作为临床血流动力学监测指标的重要性，确保其测量数值的准确性一直是临床医护人员关注的焦点。然而，文献回顾揭示了影响 CVP 测量准确性的多种因素，包括测量血管、测量方法、测量导管尖端位置、测量体位及校零、输液速度、测量溶液、胸腔压力、机械通气以及多腔导管测量管腔的选择等，且研究结果并不完全一致。例如，关于 30° 半卧位与平卧位时 CVP 测量值的比较，部分研究指出无显著差异，而其他研究则表明存在显著性差异；在应用多腔中心静脉导管测量 CVP 时，关于非测量管腔输液是否需要暂停的问题，一些研究显示当输液速度低于 100ml/h 时，CVP 值不受影响，而其他研究则表明输液速度在 300ml/h 以内对 CVP 测量值无显著影响。

因为影响 CVP 测量结果准确性的因素多，且研究结果又存在差异，进而导致临床医护人员相关知识不统一，技术操作也不一致，应用现况不容乐观。有学者设计问卷调查了 110 名三级甲等医院的护士，结果显示 CVP 测量知识的正确回答率最高为 80.0%，最低为 53.6%，其中 38.2% 的护士不会测量 CVP，平均正确率为 62.9%。有学者在 2014 年对 26 个省、自治区、直辖市，120 家二级以上医院的 236 名重症专科护士进行了调研，发现仅有 131 人（55.5%）表示所在科室统一规定选择主腔进行 CVP 测量，而 97 人（41.1%）

表示并无明确规定。又有学者在 2019 年对全国 32 个省市 113 所三级医院重症医学科的 1 032 名 ICU 医护人员进行了中心静脉压测量及临床应用调查，发现 50.00% 的医护人员采用肝素盐水作为 CVP 测量管路的冲洗溶液；2.52% 的医护人员认为体位改变不会导致中心静脉压的变化，20.16% 的医护人员认为正压通气和呼气末正压对中心静脉压无影响。

二、国际、国内标准现状及需进一步解决的问题

国内外关于 CVP 测量技术操作的研究结果众多，但高质量的大样本随机对照研究有限，并且证据级别高的系统评价往往都是针对 CVP 测量的单一影响因素或单一技术环节，欠缺对 CVP 测量流程各环节技术操作进行阐述的规范或标准。2020 年，中国医师协会急诊医师分会牵头撰写了《中心静脉压急诊临床应用中国专家共识（2020）》，由于医、护侧重点不同，该专家共识主要阐述 CVP 监测在急诊的临床意义，仅对个别影响 CVP 监测的因素给予了说明，没有明确 CVP 监测操作过程中的细节，尤其是护理人员关注的 CVP 测量技术操作。在临床上由于没有统一、规范的 CVP 测量技术操作的护理标准或临床实践指南，影响了 CVP 测量的准确性和规范性。因此，系统检索 CVP 测量技术操作的相关文献，评价、整合现有最佳证据，构建“CVP 测量技术”团体标准，并在全国范围内推广应用，具有重要意义。国内出版的相关指南和专家共识中与 CVP 测量相关的内容见表 32-1。

表 32-1　国内出版的中心静脉压测量相关的指南和专家共识

年份	机构 / 组织 / 作者	标准 / 指南 / 专家共识名称	主要内容
2014 年	中华医学会麻醉医学分会	《麻醉手术期间液体治疗专家共识（2014）》	主要介绍了人体液体分布、液体治疗的监测方法、相关实验室检测指标、术中液体治疗方案、术中液体治疗的相关问题、麻醉手术期间的血液稀释、某些电解质紊乱的液体治疗，在监测方法中提到“CVP 是术中判断与心血管功能匹配的血管内容量的常用监测指标，重症患者和复杂手术中应建立连续 CVP 监测。通常平卧位时压力传感器需放置在右第四肋间、腋中线水平，侧卧位时则应放置于右第四肋间，胸骨右缘水平，并在呼气末（无论自主呼吸或正压通气）记录，应重视 CVP 的动态变化，必要时可进行液体负荷试验”
2017 年	中华医学会麻醉医学分会	《围术期中心静脉监测专家共识（2017）》	主要介绍了 CVP 监测前评估，监测前准备，CVP 的测定，CVP 压力波形的组成及临床意义，CVP 监测的临床意义及并发症的防治

续表

年份	机构 / 组织 / 作者	标准 / 指南 / 专家共识名称	主要内容
2019 年	中华护理学会静脉治疗专业委员会	《临床静脉导管维护操作专家共识》	主要从冲管与封管、敷料更换与导管固定、输液接头、静脉导管的拔除、教育培训、感染预防和控制 6 个方面规范临床静脉导管的维护操作
2020 年	中国医师协会急诊医师分会等	《中心静脉压急诊临床应用中国专家共识（2020）》	主要介绍了 CVP 在急危重症患者容量管理中的应用价值（13 条共识）、测量方法（2 条共识）和影响因素（1 条共识）
2020 年	中心静脉血管通路装置安全管理专家组	《中心静脉血管通路装置安全管理专家共识（2019 版）》	主要介绍了中心静脉导管、经外周静脉置入中心静脉导管、输液港等中心静脉血管通路装置的管理要点。从人员资质、冲封管及导管相关并发症管理、不同人群的中心静脉血管通路的选择等方面搜寻最佳证据，形成专家共识，为临床决策提供依据
2021 年	孙红等	《中心静脉压测量的最佳证据总结》	主要介绍了从通路选择、患者体位、传感器校零及位置、分析波形及准确读数、设备管理、人员培训、排除其他干扰因素 7 个方面进行证据总结，形成的 30 条关于 CVP 测量的最佳证据

三、适用范围

本标准适用于全国各级各类医疗机构的医护人员在执行 CVP 测量技术时使用。标准规定了 CVP 测量技术的基本要求、测量方法、操作要点。标准的目标患者为需要测量 CVP 的患者。

第二节　T/CNAS 36—2023 中心静脉压测量技术团体标准

中　华　护　理　学　会　团　体　标　准

T/CNAS 36—2023

中心静脉压测量技术

Measurement technique of central venous pressure

2023-10-14 发布　　2024-01-01 实施

中华护理学会　发布

目　次

前　　言

本文件按照GB/T 1.1—2020《标准化工作导则　第1部分：标准化文件的结构和起草规则》的规定起草。

本文件由中华护理学会提出并归口。

本文件起草单位：北京医院、北京协和医院、北京护理学会、北京协和医学院护理学院、北京大学人民医院、天津市北辰医院、华中科技大学同济医学院附属同济医院、中国医学科学院阜外医院深圳医院、天津市泰达医院、浙江大学医学院附属邵逸夫医院、山东第一医科大学附属省立医院、重庆医科大学附属第一医院、中南大学湘雅护理学院、同济大学附属东方医院、西安交通大学第一附属医院、四川大学华西医院、河南省人民医院、吉林大学第一医院、新疆医科大学第六附属医院、中山大学附属第一医院、广西壮族自治区人民医院、东南大学附属中大医院。

本文件主要起草人：关欣、孙红、李春燕、绳宇、杜斌、吴晓英、燕朋波、邹灯秀、赵明曦、余萌、邵欣、夏欣华、庄一渝、杨丽娟、赵庆华、李乐之、常志刚、李尊柱、张伟英、熊杰、李洁琼、田永明、李黎明、高岚、董正惠、高明榕、黄丽燕、朱艳萍。

中心静脉压测量技术

1 范围

本文件规定了中心静脉压测量技术的基本要求、测量方法、操作要点。本文件适用于各级各类医疗机构的注册护士。

2 规范性引用文件

下列文件中的内容通过文中的规范性引用而构成本文件必不可少的条款。其中,注日期的引用文件,仅该日期对应的版本适用于本文件;不注日期的引用文件,其最新版本(包括所有的修改单)适用于本文件。

WS/T 313 医务人员手卫生规范

WS/T 433 静脉治疗护理技术操作规范

3 术语和定义

下列术语和定义适用于本文件。

3.1 中心静脉压 central venous pressure

上、下腔静脉进入右心房处的压力,可通过上、下腔静脉或右心房内置管测得。

3.2 压力传感器 pressure transducer

能感受压力信号,并能将其转换成可用的输出电信号的器件或装置。

3.3 电子法测量 electrical pressure transducer system

通过加压袋、冲洗液、压力传感器连接符合要求的静脉导管,将导管开口处的压力信号通过压力传感器转换成电信号,在监护仪上显示中心静脉压波形与数值的方法。

3.4 水柱法测量 water manometer

通过将输液装置直接连接静脉导管,或通过三通将输液装置、测压管与静脉导管相连,开放大气压使输液管或测压管液面下降,待水柱液面稳定后,用标尺测量零点与液面间垂直距离测得中心静脉压的方法。

3.5 方波试验 fast-flush square wave testing

对压力监测系统进行快速冲洗,监护仪显示的波形会快速上升到顶端形成方波,继而出现衰减波直至返回基线,评估测量管路动态反应性的方法,也称快速冲洗试验。

3.6 校零 zero calibration

仪器测量前调至零值进行校准的过程,本标准是将压力传感器校准至大气压水平。

4　缩略语

下列缩略语适用于本文件。

CVC：中心静脉导管（central venous catheter）

CVP：中心静脉压（central venous pressure）

PICC：经外周静脉置入中心静脉导管（peripherally inserted central catheter）

5　基本要求

5.1　应遵医嘱测量 CVP。

5.2　应遵循无菌原则，手卫生应遵守 WS/T 313 的规定。

5.3　应在患者处于平静状态时测量 CVP，患者出现烦躁、抽搐、咳嗽等情况时不宜测量 CVP。

5.4　测量时患者应取平卧位，不能采取平卧位时，每次测量应取相同体位。

5.5　测量时应保持管路通畅。

6　测量方法

6.1　宜选择电子法测量 CVP。

6.2　不具备电子法测量所需仪器、设备时，可选择水柱法测量 CVP。

6.3　宜动态监测 CVP。

7　操作要点

7.1　选择测量通路

7.1.1　应首选经锁骨下静脉或颈内静脉的 CVC，亦可选用前端开口无瓣膜的 PICC。

7.1.2　多管腔静脉导管应使用主腔测量 CVP，当主腔不能使用时，应固定同一侧腔测量。

7.1.3　测压管宜直接连接静脉导管，最多增加 1 个三通。

7.1.4　测量 CVP 时应暂停测量管腔的输液，多管腔静脉导管其余管腔输注液体速度宜 ≤300ml/h。

7.2　确定体表零点标志

7.2.1　应选用下列体表标志之一作为零点标志：

——患者腋中线第 4 肋间水平；

——胸廓前后径垂直距 1/3 水平；

——胸骨角下 5cm 水平。

7.2.2　同一患者应采取相同的体表零点标志。

7.2.3　应将电子法的传感器或水柱法标尺的零刻度与体表零点标志保持在同一水平。

7.3　校零

7.3.1　校零前应进行方波试验，波形正常，方可校零。方波试验波形分析见附录 A。

7.3.2 首次测量前应先校零，当发生下述情况时应重新校零：

——重新连接或更换监护仪；

——重新连接或更换测压装置；

——患者体位改变；

——传感器位置改变。

7.4 读取数值

7.4.1 应读取患者呼气末的 CVP 数值。

7.4.2 CVP 随着呼气末正压水平的升高而升高，对于机械通气患者需考虑呼气末正压对 CVP 的影响。

7.4.3 对于心律失常患者，应读取 CVP 波形中 c 波起始 z 点的数值。CVP 波形分析见附录 B。

7.5 管路维护

7.5.1 血管通路相关的静脉治疗与维护应遵守 WS/T 433 的规定。

7.5.2 管路冲洗液宜使用 0.9% 氯化钠注射液。

7.5.3 电子法测量时，应持续加压冲洗传感器管路，维持加压袋内的压力为 300mmHg，加压袋内软包装液体不少于 1/4。

7.5.4 压力传感器套装应每 96h 更换 1 次。

附　录　A
（资料性）
方波试验波形图示

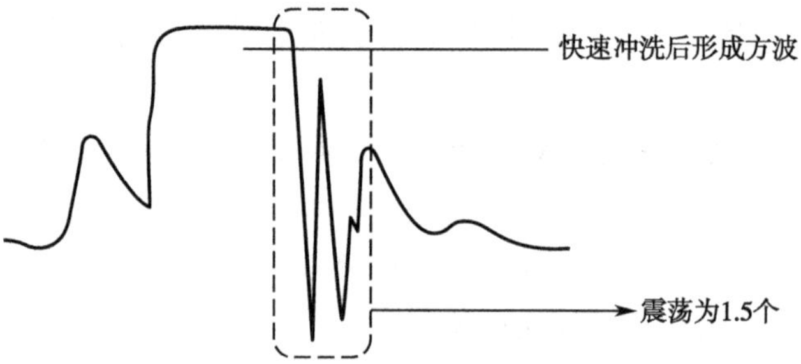

图 D-1　最佳衰减波形

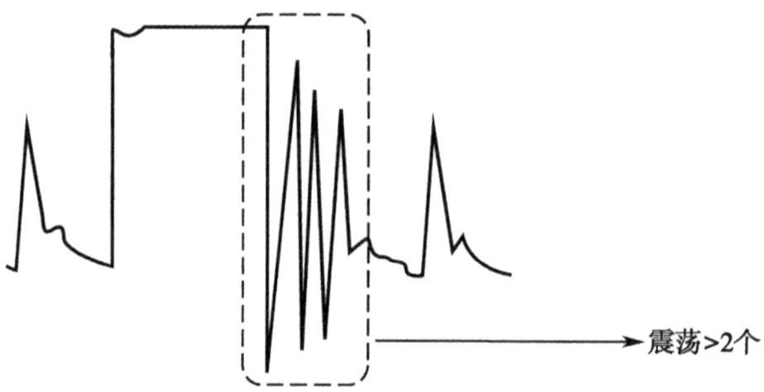

图 D-2　波形衰减不足

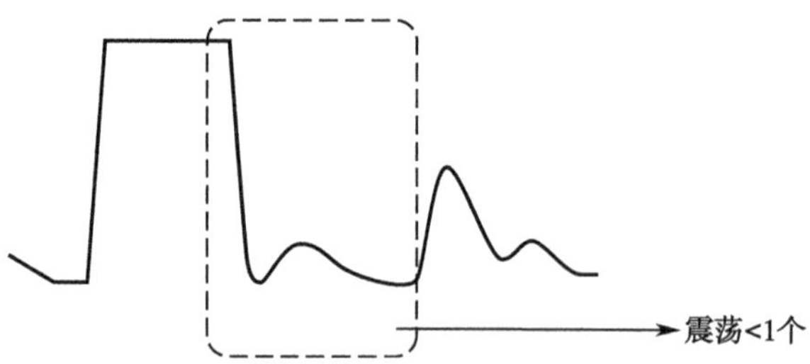

图 D-3　波形衰减过度

注 1：波形衰减不足的原因：管腔内径过粗，冲洗管道变短等；

注 2：波形衰减过度的原因：管路中有气泡，管路打折或堵塞，管腔顶端贴壁，管腔内有回血，管路另外增加了三通或延长管等

附 录 B
（资料性）
CVP 波形图示

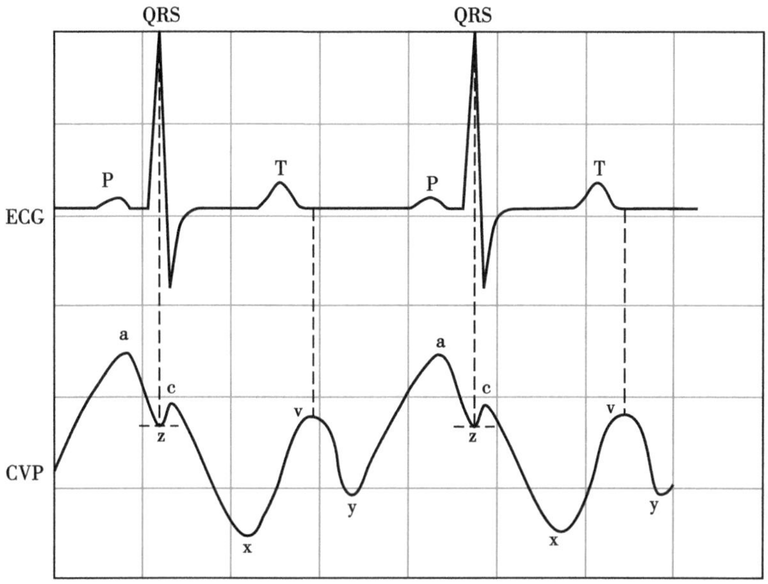

注：CVP 波形及意义：①a 波位于 ECG 的 P 波之后，反映右心房收缩功能，其作用是在右心室舒张末期向右心室排血。②c 波位于 QRS 波之后，是右心室收缩，三尖瓣关闭并向右心房突入，导致右心房压一过性增高，z 点位于 c 波起始处，对应 QRS 波顶峰，是反映收缩期开始前右心室的最终充盈压。③x 波在 c 波之后，随着右心室的继续收缩，右心房开始舒张，使右心房压快速下降。④v 波位于 x 波之后，是由于右心房舒张，快速充盈的结果。⑤y 波位于 v 波之后，是由于三尖瓣开放，右心房快速排空。

第三节　团体标准要点解读

《中心静脉压测量技术》团体标准，包括范围、规范性引用文件、术语和定义、缩略语、基本要求、测量方法和操作要点7个部分，明确了中心静脉压测量技术的基本要求，如何选择测量血管通路、确定体表标志零点，如何校零及准确读取数值，以及测量管路维护等技术操作要点。本节旨在对标准中的重点难点内容进行解读。

一、基本要求

本标准在基本要求的5.1明确提出，应遵医嘱测量CVP。5.2强调了对操作者的基本要求，包括无菌操作原则、手卫生等，以确保测量的安全性和有效性。5.3和5.4明确了测量CVP对患者的要求，即在患者出现烦躁、抽搐、咳嗽等情况时不宜测量CVP，因为这些情况会影响患者的胸腔压力，导致CVP数值变化幅度增大、测量结果不准确；测量CVP时患者应尽量采取平卧位，以确保测量结果的准确性，对于因病情或手术限制而无法平卧的患者，应确保每次测量采取相同的体位，以减少体位对CVP测量结果的影响。5.5强调了测量时应保持管路通畅，三通和各管路夹均应为打开的状态。

二、操作要点

（一）测量方法

CVP测量方法包括电子法测量和水柱法测量。电子法测量是指通过加压袋、冲洗液、压力传感器连接符合要求的静脉导管，将导管开口处的压力信号通过压力传感器转换成电信号，在监护仪上显示CVP波形与数值的方法。水柱法测量是指通过将输液装置直接连接静脉导管，或通过三通将输液装置、测压管与静脉导管相连，开放大气压使输液管或测压管液面下降，待水柱液面稳定后，用标尺测量零点与液面间垂直距离测得CVP的方法。测量CVP首选电子法测量，且在临床上宜动态监测CVP；不具备电子法测量所需仪器、设备时，可选择水柱法测量。

（二）测量通路

根据CVP定义，用于监测CVP的静脉导管主腔开口需在右心房与上下腔静脉交界处，置入导管时需通过胸部X线确认导管主腔开口位置。本标准在血管通路7.1中，解决了4个临床问题。

1. 能否使用PICC测量CVP　本标准7.1.1建议在测量血管通路选择上应首选经锁骨下静脉或颈内静脉的CVC，亦可选用前端开口无瓣膜的PICC测量CVP。

2. 多腔中心静脉导管测量管腔如何选择　本标准7.1.2明确当主腔堵塞不能测量CVP时，可通过侧腔测量CVP，且需要在同一侧腔进行测量，避免因通过不同侧管腔测量造成的测量数值偏倚。

3. 测压通路中能否连入三通及延长管 本标准 7.1.3 规定 CVC 管路宜直接连接测压管,最多增加 1 个三通。在临床实践中,由于重症患者需要输注多种液体,输液通路常会连接三通或者延长管,因为三通和延长管与测压管的材质、管径不同,测压系统阻尼系数改变,继而影响 CVP 的测量结果,故应尽量避免在 CVC 导管测量管腔与测压管之间连接三通和延长管,可将三通和延长管与非测量管腔连接,既不影响测量结果的准确性,又保证了临床液体输注需求。

4. 测压时输液是否暂停 重症患者经常需要持续输注血管活性药物,在临床工作中经常出现为了测量 CVP 而暂停血管活性药物输注的情况,主要是临床存在输液会影响 CVP 测量结果的误区,本标准 7.1.4 提出测量 CVP 时仅需要暂停测量管腔的输液,多管腔静脉导管其余管腔在输注液体速度不大于 300ml/h 的情况下,输液不受限制。

(三)体表零点标志

为保证测量数值的准确性,需准确确定零点。本标准 7.2.1 介绍了确定体表零点标志的 3 种方法,即患者腋中线第 4 肋间水平、胸廓前后径垂直距离上 1/3 水平、胸骨角下 5cm 水平,并强调为减少测量误差采取同一体表零点标志的重要性。胸廓前后径垂直距离上 1/3 水平和胸骨角下 5cm 水平更符合生理状态,体表定位正是右心房开口处的水平位置,且不易受体位影响,但临床实施较困难,定位不准确会导致 CVP 测量存在误差。本标准 7.2.2 和 7.2.3 特别强调医护人员应注意采取同一体位、同一体表零点标志对同一患者进行 CVP 测量,同一体表标志所得的 CVP 变化值更具有临床指导意义。

(四)校零与方波试验

1. 校零 校零是将测压系统暴露于大气压力下(即旋转三通开关,连同空气)并按下监护仪上归零功能键的过程。本标准 7.3.2 明确校零的时机,指出在重新连接或更换监护仪、重新连接或更换测压装置、患者体位改变、传感器位置改变时需要校零,这些要求有助于规范医护人员的操作,提高 CVP 测量的准确性和可重复性。

2. 方波试验 又称快速冲洗试验,即对测压系统进行快速冲洗时,监护仪上显示的波形会快速上升到顶端形成方波,继而出现衰减波直至返回基线的过程,可评估测压系统能否准确地将波形传送至换能器。通过方波试验可保障校零和 CVP 测量结果的准确性。但在临床实践中,方波试验没有得到足够的重视,本标准 7.3.1 重点强调校零前应进行方波试验,波形正常,方可校零。标准的资料性附录 A 中给出了方波试验结果的解读方法,即观察方波之后的衰减波:当衰减波≤1.5 个时,表明测压系统功能良好;大于或少于 1.5 个,则表明测压系统难以将波形准确地传送至换能器,应排除相关因素。例如,管路中的气泡在通过充满液体的测压系统时会导致波形扭曲,管路中的血液也会吸收部分压力,当压力脉冲通过材质柔软的连接管时,随着管道的膨胀会导致波形衰减过度,然而管路内径过粗或冲洗管道较短时会导致波形衰减不足。

(五)数值读取

CVP 测量结果的可靠性既与测量通路、体表零点标志、校零等操作性因素有关,也与读数的准确性有关。本标准 7.4 明确了读取 CVP 数值的要求和 CVP 波形的分析方法,指出读取数值需要注意以下3个方面的内容。

1. 读取数值的时机　本标准7.4.1推荐在患者呼吸末读取CVP数值，此时胸腔内压力接近大气压，可减少呼吸对CVP的影响。当患者呼吸强弱、呼吸频率的波动较大时，其胸腔内压力变化较大，可导致监护仪中CVP数值出现较大波动，另外当患者存在房颤等心律失常时，监护仪上显示的CVP数值不能准确地反映心脏负荷，此时须通过CVP波形读取数值。

2. 通过CVP波形正确读数的方法　通过电子测量法可获取CVP波形，以反映心动周期不同阶段右心房压力的变化。本标准的资料性附录B显示了CVP波形与心动周期的关系。典型的CVP波形包括3个正向波（a、c、v波）和2个负向波（x、y波）。c波底部的压力值代表心脏收缩开始、三尖瓣刚关闭时的右心房压力，当患者呼吸强弱及频率波动较大、发生心律失常时，可冻结监护仪上的心率、呼吸及CVP波形，读取该数值。

3. 患者病理状态下CVP波形的分析方法　当患者存在三尖瓣病变或心包积液时，CVP会出现特征性的病理波形。如三尖瓣狭窄可导致血流经过三尖瓣的阻力增大，从而导致a波增大；三尖瓣反流时，右心室收缩，大量血液反流回右心房，导致右心房内压力急剧升高，出现巨大的v波；心包积液压迫心脏时，血液加速通过三尖瓣，从而导致x波陡然下降。因此，本标准7.4.3规定，对于心律失常患者，应读取CVP波形中c波起始z点的数值。

（六）管路维护

此部分对于测压管路的维护提出了明确要求，包括管路冲洗、压力传感器的更换等内容，以确保测量系统的功能良好和测量结果的准确性。本标准建议，测压管路宜使用生理盐水进行冲洗；电子法测量时，应持续加压冲洗传感器管路，维持加压袋内的压力为300mmHg（1mmHg=0.133kPa），加压袋内软包装液体不少于1/4，以避免堵管；根据《血管导管相关感染预防与控制指南（2021版）》，提出每96小时更换1次压力传感器，以降低导管相关血流感染的发生风险。

中心静脉压测量是临床基本、常用且重要的血流动力学监测方法之一。本节的解读有助于临床工作者了解《中心静脉压测量技术》团体标准制定的依据和内容内涵，从而规范临床操作技术。

参考文献

[1] 中国医师协会急诊医师分会，中国医师协会急诊医师分会循环与血流动力学学组，中国医师协会急诊医师分会循环与血流动力学学组，等．中心静脉压急诊临床应用中国专家共识（2020）[J]．中国急救医学，2020，40（5）：369-376.

[2] 刘大为，王小亭，张宏民，等．重症血流动力学治疗——北京共识[J]．中华内科杂志，2015，54（3）：248-271.

[3] 关欣，郝玉芳，王蕾，等．中心静脉压测量操作状况的调查[J]．中华现代护理杂志，2015，21（4）：423-426.

[4] 亚洲急危重症协会中国腹腔重症协作组．重症患者中心静脉导管管理中国专家共识（2022版）[J]．中华消化外科杂志，2022，21（3）：313-322.

[5] 王海英，王祥瑞，王袁，等．围术期中心静脉监测的专家共识（2017）[M]// 中华医学会麻醉学分会．2017 版中国麻醉学指南与专家共识．北京：人民卫生出版社，2017.

[6] 苗晓，马靓，徐萍，等．不同卧位对机械通气患者中心静脉压监测影响的系统评价[J]．中华现代护理杂志，2019（21）：2668-2673.

[7] 黄文起，许幸．麻醉手术期间液体治疗专家共识（2014）[J]．麻醉与监护论坛，2014，21（6）：419-426.

[8] 中华医学会麻醉学分会．2017 版中国麻醉学指南与专家共识[M]．北京：人民卫生出版社，2017.

[9] 关欣，王蕾，罗家音，等．中心静脉导管不同管腔测量中心静脉压的比较研究[J]．中华护理杂志，2015，50（9）：1064-1066.

[10] 赵明曦，李奇，孙红，等．中心静脉压测量的最佳证据总结[J]．中华护理杂志，2021，56（10）：1552-1559.

[11] PARIENTI J J，MONGARDON N，MÉGARBANE B，et al. Intravascular complications of central venous catheterization by insertion site[J]. N Engl J Med，2015，373（13）：1220-1229.

[12] ARVANITI K，LATHYRIS D，BLOT S，et al. Cumulative evidence of randomized controlled and observational studies on catheter-related infection risk of central venous catheter insertion site in ICU patients：a pairwise and network meta-analysis[J]. Crit Care Med，2017，45（4）：e437-e448.

第三十三章

气道净化护理

第一节　编制背景

一、本标准要解决的问题或技术

气道内分泌物的潴留会导致患者的气道完全或部分阻塞。完全阻塞或黏液栓塞会导致肺不张，从而因分流而引起低氧血症。部分阻塞会限制气流，增加呼吸功能，并可能导致空气潴留、肺过度潴留和通气 / 灌注（V/Q）失衡。如果存在病原体，分泌物潴留也会导致感染。气道净化技术是一系列无创方法，用于松动黏滞于小气道的分泌物，助于气道内分泌物排出体外，从而改善通气和气体交换，降低感染风险，改善生活质量。气道净化技术是实施机械吸引（吸痰）之前的最有效的辅助清除气道分泌物的非药物措施，也是在临床护理实践中护理人员常用的护理干预措施。气道净化技术适用的人群广泛，是支气管扩张、囊性纤维化、纤毛不动综合征、神经肌肉疾病（NMD）（如肌萎缩性脊髓侧索硬化症（ALS）、重症肌无力（MG）等许多慢性气道疾病的自我管理的重要措施之一。对于大量气道分泌物嵌顿、胸腹部手术后咳嗽无力等急性气道症状的患者，气道净化技术可迅速通畅气道，以保证患者通气和换气，从而为各器官提供氧而进行能量代谢。

常用的气道净化技术包括叩击、震颤、体位引流、自主引流、主动呼吸循环等呼吸训练技术。尽管气道净化技术已被临床人员熟知，但在医疗机构仍常出现因气道分泌物嵌顿而导致窒息、继发的肺部感染、肺不张或气道净化技术使用不当而致的如气道痉挛、血压 / 颅内压增高及胸背部损伤等并发症，这表明了实施气道净化的实施中的评估不及时或不到位、实施的时机、采取的具体方法不当等诸多问题。

由上述描述可以看出，气道净化技术在临床上有显著的治疗效果，但是目前国内并没有支气管扩张患者胸部物理治疗的相关诊疗指南，只是对于重症专科患者有相关气道管理及气道廓清的专家共识。制定本团体标准可进一步指导护士正确实施净化技术，保证患者气道通畅，降低痰液阻塞致窒息等严重并发症的发生。

二、国际、国内标准现状及需进一步解决的问题

目前国际上尚无关于气道净化中的技术的标准。中国质量协会于2020年4月发布了T/CAQ 10113—2020《胸肺物理治疗管理规范》,此标准是从医院管理层面(医疗或护理)对胸肺物理治疗的工作进行界定,包括人员的资质和培训、评估机制、设定相关的评价指标等工作进行要求。中国病理生理危重病学会呼吸治疗学组发布了《重症患者气道廓清技术专家共识》,中华医学会呼吸病学分会、中国老年保健医学研究会呼吸病学分会、中国呼吸医师分会呼吸职业发展委员会呼吸治疗师工作组以及中国康复医学会呼吸康复专委会共同发布了《机械气道廓清技术临床应用专家共识》,上述两部共识介绍了气道分泌物滞留的病因及病理生理机制,对解决痰液淤滞的药物及非药物治疗方式进行了系统的概括,对评估和评价气道廓清效果进行概括。上述的标准、共识是从医疗和医院管理的角度对部分气道净化技术从概念、原理上进行了介绍,充分说明了对痰液淤滞患者,气道净化技术对患者的重要性。但对于护理人员如何全程规范地、实施气道净化操作,包括系统的评估,随后根据评估结合患者的综合情况及意愿在众多气道净化技术中确定优先实施的技术种类,以及实施各项技术操作中的关键环节,尚无完善的符合实施气道净化的逻辑顺序的规范文件,护理人员在参照上述共识难以全程掌握实施要点。因此,亟须相关团体标准指导护士规范气道净化的护理实践,促进气道净化技术的安全、同质化地实施,从而保持患者气道的通畅,预防气道相关并发症的发生。

三、适用范围

本标准适用于各级各类医疗机构的注册护士。在任何医疗机构中面对经评估后需要进行痰液清除辅助的患者,护士均可参照本标准进行适宜的气道净化治疗,以维持患者通畅的气道,保证患者安全。

第二节　T/CNAS 37—2023 气道净化护理团体标准

中　华　护　理　学　会　团　体　标　准

T/CNAS 37—2023

气道净化护理

Nursing care in airway clearance

2023-10-14 发布　　2024-01-01 实施

中华护理学会　发布

目　次

前　言

本文件按照 GB/T 1.1—2020《标准化工作导则　第 1 部分：标准化文件的结构和起草规则》的规定起草。

本文件由中华护理学会提出并归口。

本文件起草单位：北京医院、北京大学人民医院、国家卫生健康委员会医院管理研究所、北京大学护理学院、中国医科大学护理学院、北京护理学会、河南省人民医院、首都医科大学宣武医院、青海省人民医院、北京协和医院、临汾市中心医院、郑州医科大学附属第一医院、遵义医科大学附属医院、广西医科大学第一附属医院、北京大学第三医院、青岛大学附属医院、武汉大学人民医院、天津市人民医院、吉林大学第一医院、华中科技大学同济医学院附属同济医院、南方医科大学南方医院、首都医科大学朝阳医院。

本文件主要起草人：齐晓玖、张素、么莉、王志稳、刘宇、李春燕、张红梅、常红、李月美、张春燕、张智霞、黄峥、黄仕明、崔妙玲、张会芝、高玉芳、鲜于云艳、蔺红静、马宏文、黄丽红、夏金根、周宏珍、王玫、王慧婷、贾燕瑞、潘瑞丽。

气道净化护理

1 范围

本文件规定了气道净化护理的基本要求、气道净化的适应证和技术选择、气道净化技术的实施、实施中的观察与监测、停止气道净化的指征。

本文件适用于各级各类医疗机构的注册护士。

2 规范性引用文件

下列文件中的内容通过文中的规范性引用而构成本文件必不可少的条款。其中，注日期的引用文件，仅该日期对应的版本适用于本文件；不注日期的引用文件，其最新版本（包括所有的修改单）适用于本文件。

WS/T 367 医疗机构消毒技术规范

3 术语和定义

下列术语和定义适用于本文件。

3.1 气道净化 airway clearance

以通畅气道和改善气体交换为目的的一系列无创性、促进气道内分泌物松解并助于痰液排出的非药物方法的总称，包括叩击、体位引流、自体引流、主动循环呼吸技术、手法辅助咳嗽、机械吸 - 呼辅助、高频胸壁振荡及正压通气、呼气末正压的应用等。

3.2 咳嗽峰流量 cough peak flow

人体在用力呼气 / 咳嗽时的最大气流量。

3.3 辅助咳嗽技术 cough assist techniques

通过手法或设备促进患者实施有效咳嗽以排出痰液的方法。

3.4 主动循环呼吸技术 active cycle of breathing techniques

用于清除痰液与改善氧合的气道净化技术，包括控制呼吸、胸廓扩张运动和用力呼气技术三个部分。

3.5 自体引流技术 autogenic drainage techniques

通过呼气时一系列控制呼吸的方式，即调整呼吸的深度和速度以变换呼气气流，使分泌物从小气道转移到大气道的气道分泌物清除的技术。

3.6 振动叩击排痰机 vibratory and pat sputum excretion machine

通过叩击头的机械振动，作用于体表产生叩击、震颤作用，促进痰液脱离气管壁并助于排出气道的设备。

3.7　**高频胸壁振荡　high frequency chest wall oscillation**

通过给予患者穿戴充气式背心 / 胸带，以特定的频率压迫胸壁，通过气流振荡和管壁的振动促进痰液脱离气管壁，助于痰液排出的方法。

3.8　**机械吸 - 呼辅助　mechanical insufflation-exsufflation**

通过对气道施加正、负压来模拟咳嗽，以增加呼气流速、促进痰液排出的方法。

4　缩略语

以下缩略语适用于本文件。

ACBT：主动循环呼吸技术（active cycle of breathing techniques）

AD：自体引流技术（autogenic drainage）

HFCWO：高频胸壁振荡（high frequency chest wall oscillation）

MIE：机械吸 - 呼辅助技术（mechanical insufflation-exsufflation）

5　基本要求

5.1　应确定无气道净化的禁忌证（见附录 A）。

5.2　应根据痰液淤滞的原因、患者认知功能和意愿选择适宜的气道净化治疗方式（见附录 B）。

5.3　应在餐前或餐后 1~2h 进行气道净化治疗，治疗后应指导患者有效咳嗽、咳痰，并观察和记录痰液颜色、性质和量。

5.4　气道净化治疗时应妥善固定管路，保护管路部位。

5.5　气道净化治疗后用物的处理方法应参照 WS/T 367—2012 的规定。

6　气道净化的适应证和技术选择

6.1　患者出现下列任一情况应实施气道净化：

——痰量大于 30ml/d 或常规痰量骤减，痰为黄 / 黄绿 / 棕褐色等、痰液性质为黏液、脓性且不能充分排出时；

——SpO_2 或动脉血气示氧合功能下降、肺部听诊显示啰音、胸片显示炎症浸润等；

——主诉痰液不易咳出者（咳嗽峰流量 <270L/min 或半定量咳嗽评分低于 2 分）。

6.2　应按下列原则选择气道净化技术：

——能进行深呼吸的、黏液分泌增多或有清除障碍类疾病（慢阻肺、支气管扩张等）的患者，应首选 AD 或 ACBT，继而进行咳嗽训练或手法辅助咳嗽；

——胸、腹部术后预防肺不张者，应首选 ACBT 或 AD，效果不佳再进行咳嗽训练或手法辅助咳嗽；

——人工气道和 / 或不能进行深呼吸者，宜使用体位引流后进行叩击（含振动叩击排痰仪）或 HFCWO；

——脑卒中、神经肌肉疾病等咳嗽无力患者，应选用咳嗽训练、手法辅助咳嗽或 MIE；

——气道内肿物、气道结构病变致狭窄患者可结合呼气末正压或正压通气等方式强化气道净化效果；

——应对慢阻肺、支气管扩张、囊性纤维化等黏液清除障碍患者进行 AD 或 ACBT 的指导，患者居家时宜长期进行。

7 气道净化技术的实施

7.1 主动循环呼吸技术

7.1.1 指导患者进行正常呼吸，上胸部和肩颈部保持放松，下胸部和膈肌主动收缩，直至患者可以放松的呼吸。

7.1.2 指导患者进行胸部扩张训练，用鼻缓慢、深的吸气，吸气时患者的手应置于剑突下方，达到最大吸气量后屏气 3s 后呼气。重复 3~5 次。

7.1.3 胸部扩张训练后指导患者短暂、用力呼气 1~2 次。

7.2 自体引流

7.2.1 嘱患者进行三种不同深度的呼吸，尽量行腹式呼吸。

7.2.2 进行正常呼吸 5~6 次，再进行略大于正常吸气量的呼吸 5~6 次，最后以最大吸气量呼吸 4~5 次。

7.2.3 慢性、黏液高分泌的患者宜每天进行两次自体引流，根据患者痰量动态调整引流频次。

7.3 叩击

7.3.1 五指并拢成空杯状，手腕有节奏地屈曲和伸展叩拍患者的胸背部，背部从第十肋间隙、胸部从第六肋间隙开始向上。

7.3.2 应避免叩击创伤或外科手术部位，避免直接在骨突起（如锁骨，椎骨）上叩击，避开乳房和心脏。

7.3.3 每日叩击 3~4 次。如患者明显咳痰费力或可闻及明显痰鸣音时、使用祛痰类药物雾化后应立即给予叩击。

7.3.4 可使用振动叩击排痰机进行叩击，根据患者耐受情况调节强度和频率和持续时间，每次叩击时间不超过 20min。

7.4 体位引流

7.4.1 应根据痰液瘀滞部位选择相应的体位进行引流，每种体位保持 10min，常见病变的引流体位及方法见附录 C。

7.4.2 体位引流过程中应严密观察并询问患者有无胃部、头部等不适。

7.4.3 体位引流后可再进行叩击治疗，鼓励患者有效咳嗽。

7.5 高频胸壁震荡

7.5.1 根据患者体型选择足够宽度的背心或胸带，应能覆盖整个胸廓。

7.5.2 调整背心松紧度，以能插入 2 横指为宜，并在治疗中根据呼吸幅度进行动态调整。

7.5.3 应选择手动工作模式，压强设置为从 3 挡开始，逐渐增加。

7.5.4 每个频率持续 5~10min，组间间歇 3min。选定压强后应使用低、中、高三个频率各震荡 5~10min，组间间歇 3min。宜在低频挡（5~10Hz）、中频挡（10~14Hz）、高频挡（14~20Hz）

中分别选择患者可耐受的最大值进行振荡。

7.6　咳嗽训练

7.6.1　协助患者取坐位。

7.6.2　指导患者先进行深而慢呼吸 5~6 次，每次深吸气后屏气 3~5s，继而缩唇、缓慢呼气，直至可见胸廓下部和腹部下陷为止。

7.6.3　指导患者身体前倾，进行 2~3 次短促而有力的咳嗽（收缩腹肌，震动胸腔），可用手按压上腹部辅助。

7.7　手法辅助咳嗽

7.7.1　患者坐位时，双手应置于患者肋缘下，在患者咳嗽时双手向内向上施压；或者一手置于剑突下，一手置于患者背部固定身体，患者咳嗽时置于剑突下的手向内向上施压。

7.7.2　患者卧位时，一手置于一侧肋骨固定胸廓，一手置于患者上腹部，患者咳嗽时，置于上腹部的手向内向上施压。

7.7.3　咳嗽辅助宜重复 2~3 次。

7.8　机械吸 - 呼辅助

7.8.1　宜协助患者取坐位。

7.8.2　将面罩置于患者面部，保证面罩与面部紧密贴合。嘱患者用鼻吸气。

7.8.3　指导患者正常呼吸 3~5 次后，调节至吸气档（正压 40~50cmH_2O）1~3s。后调至呼气相（负压 -50~-40cmH_2O）档 3~5s。重复 4~5 次后取下面罩。

7.8.4　进行 MIE 5 个周期后应指导患者有效咳嗽咳痰。患者咳出所有痰液即可终止。

8　实施中的观察与监测

8.1　如患者 SpO_2 低于 88%，应立即停止治疗，恢复原体位 / 卧位，SpO_2 进行性下降时立即通知医生。

8.2　如患者出现头疼、呕吐或眼部压迫等颅内压升高表现时，应立即停止治疗，恢复原体位。

8.3　如患者出现心率 / 律异常或低血压，应立即停止治疗，恢复体位，持续不缓解时应立即通知医生。

8.4　如患者出现呕吐、误吸或咯血者，应立即停止治疗，恢复体位，必要时机械吸引气道及口腔分泌物及胃内容物。

8.5　如患者出现气道痉挛，应立即停止治疗，必要时遵医嘱给予短效支气管扩张剂和氧疗。

8.6　如患者出现疼痛或肌肉、肋骨损伤者，应立即停止，通知医生，放松相应部位。

9　停止气道净化的指征

9.1　患者能进行有效咳嗽，自主咳痰量增加。

9.2　患者呼吸平稳，未闻及痰鸣音，肺部听诊湿啰音减轻。

9.3　患者血氧饱和度、动脉氧分压改善。

9.4　患者可正确实施有效咳嗽、ACBT 及 AD。

附　录　A
（资料性）
气道净化技术的禁忌证

1. 血流动力学不稳定；
2. 不稳定心绞痛或心律失常；
3. 颅内压 >20mmHg；
4. 活动性出血；
5. 可疑或存在活动性咯血；
6. 未经引流的气胸；
7. 不稳定的深静脉血栓或肺动脉血栓；
8. 不稳定的脊柱、长骨骨折；
9. 不稳定的头颈部损伤

附　录　B

（资料性）

气道净化的适应证和可用的技术

<table>
<tr><th>需要气道净化的病因</th><th>常见疾病</th><th>可选择的气道净化技术</th><th>气道净化原理</th></tr>
<tr><td rowspan="3">气道黏液清除障碍、黏液性质改变</td><td>慢性气道疾病：慢性阻塞性肺疾病、支气管哮喘、弥漫性泛细支气管炎、肺不张、肺炎（细菌、真菌、病毒）、支气管扩张、囊性纤维化等</td><td rowspan="3">叩击
体位引流
ACBT
AD
HFCWO</td><td rowspan="3">促进痰液松动
增加胸腔压力
增加肺活量
促进呼气流速</td></tr>
<tr><td>吸入颗粒物、有毒有害物质、环境暴露、粉尘、空气污染</td></tr>
<tr><td>其他：老年、长期人工气道、遗传因素</td></tr>
<tr><td rowspan="4">咳嗽能力受损</td><td>基础疾病类：神经、肌肉疾病，如肌萎缩侧索硬化症、重症肌无力、吉兰 - 巴雷综合征、进行性肌营养不良等、脊髓损伤、胸腰椎损伤、原发性神经疾病和全身无力等</td><td rowspan="4">咳嗽训练
手法辅助咳嗽
MIE</td><td rowspan="4">通过压力变化模拟 / 强化咳嗽效果
促进痰液在气道内的松解</td></tr>
<tr><td>脑血管疾病：脑卒中、颅脑损伤</td></tr>
<tr><td>外科术后：胸腹部手术、头颈部手术、骨科手术、外周神经肌肉相关手术等</td></tr>
<tr><td>麻醉、镇静、镇痛、肌松</td></tr>
<tr><td rowspan="2">气道阻力改变</td><td>气道外部压迫</td><td rowspan="2">ACBT
AD
呼气末正压通气</td><td rowspan="2">增加胸腔压力
增加肺活量
促进呼气流速
防止呼气末气道陷闭</td></tr>
<tr><td>气道管腔狭窄：慢阻肺、支气管扩张、支气管哮喘</td></tr>
</table>

附 录 C
（资料性）
常见病变部位的引流体位

病变部位	引流方法
肺上叶（图一）	取半卧位，躯干后倾，腰臀、膝下垫厚枕，腹肌松弛后引流
肺上叶尖后段（图二）	取舒适坐位，躯干前倾，前臂伸直，膝下可垫软枕后引流
前基底段（图三）	取平卧位，枕头垫高髋部后引流
右肺下叶外基底段（图四）	取左侧卧位，头低足高 30°~45°，髋部高于胸部，下肢伸直后引流
肺下叶后侧（图五）	取俯卧位，头低足高 30°~45°，胸腹部和膝下可垫软枕，髋部高于胸部后引流
肺部背段（图六）	取俯卧位，胸腹部和膝下可垫软枕后引流

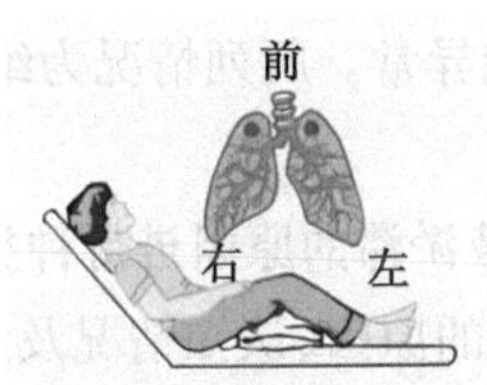

肺上叶
图一

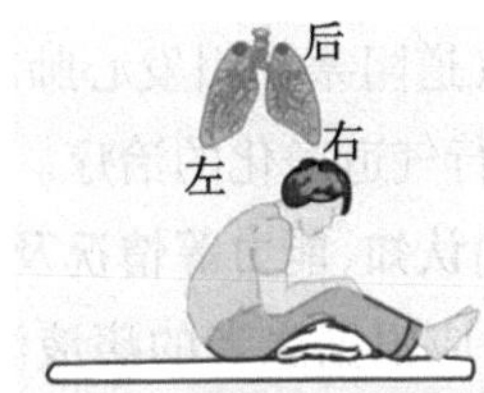

肺上叶尖后段
图二

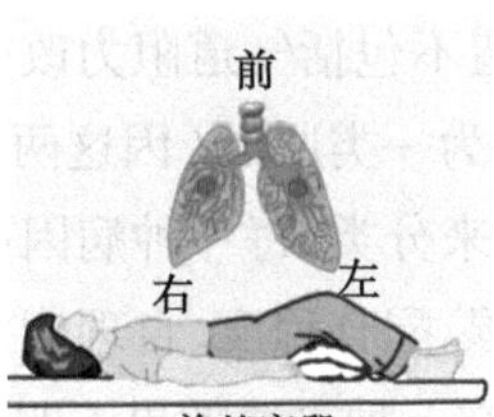

前基底段
图三

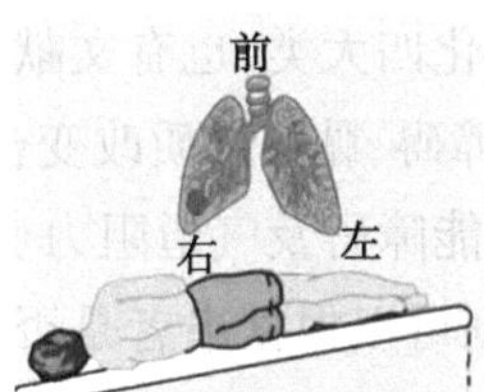

右肺下叶外基底段
图四

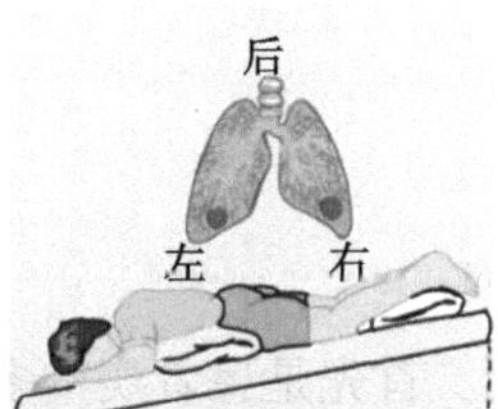

肺下叶后侧
图五

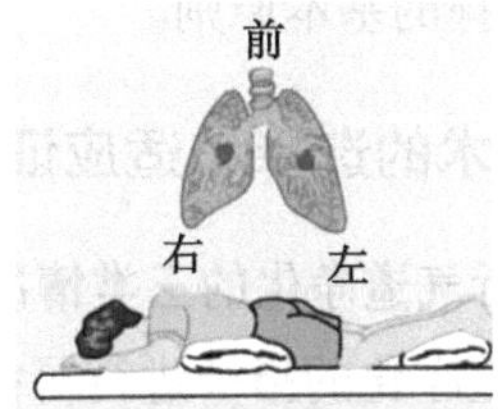

肺部背段
图六

第三节　团体标准要点解读

《气道净化护理》团体标准中核心要素包括基本要求、气道净化的适应证和技术选择、操作程序及实施中的观察与监测，以及停止净化的指征。其中基本要求部分首先要确定不适合实施气道净化的情况，应针对患者气道分泌物淤滞的不同原因选择适宜的技术。气道净化的适应证和技术选择部分对气道净化的指征及可以选择的技术进行明示，对各气道净化技术的操作要点进行了提示，指出了操作中需观察的患者反应及处理方法及患者痰液淤滞情况解除的指征。本节将对标准中的重点难点内容进行解读。

一、基本要求

（一）实施气道净化治疗首先应确保安全

基本要求 5.1 中提及在对患者实施气道净化之前首先要明确不符合进行气道净化的指征，在附录 A 中列出了暂时不能进行气道净化的疾病或情况。例如，血流动力学的不稳定，不稳定的深静脉血栓和肺栓塞，上述情况不解决时进行气道净化可能使血压进行性不稳定、血栓脱落、颅内压增高等危险，进一步加重患者病情，而活动性咯血、未经引流的气胸等不预先处理，则有可能加重气道阻塞而引发心肺功能异常。所列情况为绝对禁忌证，但在这些情况处理后则可以继续进行气道净化的治疗。

（二）应根据患者的认知、能力等情况及痰液淤滞的原因进行种类的选择

基本要求 5.2 指明，应根据患者的痰液淤滞的原因、认知情况及意愿等进行气道净化治疗种类的选择。本标准中涉及多种气道净化技术的操作方法，但每一种方法主要针对一类引起痰液淤滞的原因。痰液淤滞的原因包括气道分泌物性质改变、黏液清除机制障碍、咳嗽功能障碍及气道阻力变化四大类，也有文献报道不包括气道阻力改变这一原因。此标准中将纤毛 - 黏液清除机制障碍、黏液性质改变合并为一类原因（因这两大原因选择的气道净化方法一致），结合咳嗽功能障碍及气道阻力变化来分类，每一种病因可有一种或多种方法可以应用。在此前提下，则可以根据患者是否清醒、配合程度、自理能力和意愿进行选择。另外，气道净化技术也可以选择多种联合，特别是在一种方法效果不明显时则可以结合其他方法进一步进行分泌物的清除。在 6 气道净化的适应证和技术选择部分则是根据具体的原因及患者的能力给出了选择的基本原则。

二、气道净化技术的选择和适应证

（一）明确需要进行气道净化的三类情况

6.1 对需要进行气道净化的指征进行了概括。首先是患者痰量多、痰量性质变化等明显的痰液淤滞情况，而痰量突然骤减也可能需要气道净化是因为骤减往往不是意味患者痰量真的减少，而是出现痰液黏滞性改变，可能出现痰液（痰栓）堵塞大气道的风险而致相应的

心肺功能异常。6.1 的第二种情况是当患者因痰液淤滞已经导致缺氧及客观检查已明确有痰液淤滞的表现时，应给予患者气道净化的措施。6.1 中列出的第三种情况是当患者有明确的主诉痰液不易咳出，同时有客观的咳嗽评估的结果支持，应给予气道净化的措施。

（二）以导致患者痰液淤滞的原因为基本原则、根据患者的功能状态确定气道净化技术的优先顺序

1.6.2 的第一条原则是指对于慢阻肺、支气管扩张等黏液清除障碍、黏液性质改变同时有一定咳嗽能力的患者，首选的气道净化技术为患者能够独立完成的自体引流技术（AD）或主动呼吸循环技术（ACBT），如患者的咳嗽能力不足以独立完成，则可以辅以咳嗽训练来强化气道净化的效果。

2.6.2 中的第二条原则“胸、腹部术后预防肺不张者，应首选 ACBT 或 AD，效果不佳再进行咳嗽训练或手法辅助咳嗽”，此条目与附录中的常见病因及可选择的气道净化技术并不矛盾，胸、腹部手术的患者，存在伤口及术中人工气道拔除后的一些损伤，导致患者咳嗽、咳痰动作有一定痛苦而不易实施，因此可先指导患者行 ACBT 和 AD，这两项操作均可使患者胸腔得以充分扩张，是增强咳嗽能力的基础，可作为首选。如在患者逐步地恢复过程中再行咳嗽训练，可以一定程度保持患者的舒适性和安全性。

3.6.2 中的第五条“气道内肿物、气道结构病变致狭窄患者可结合呼气末正压或正压通气等方式强化气道净化效果”，在附录中列出对于气道阻力变化而致的痰液淤滞，可选用 ACBT、AD 或呼气末正压通气，目前呼气末正压通气效果的研究证据质量并不高，因此在标准中的建议是在上述措施效果不佳时可联合应用，而不是强烈推荐的措施。

4.6.2 中第六条“应对慢阻肺、支气管扩张、囊性纤维化等黏液清除障碍患者进行 AD 或 ACBT 的指导，患者居家时宜长期进行”。此条目不仅再次强调了慢阻肺、支气管扩张症等疾病的患者的气道净化治疗是需要长期进行的，因此选择 ACBT 和 AD 比较适宜。在验证 AD 的研究中显示，对于支扩、囊性纤维化等黏液清除障碍类的疾病，AD 与体位引流的痰液清除的效果相当，且因 AD 在经过训练后患者的独立操作性较强，更易被患者接受，并能保持长期的依从，以改善慢性气道疾病患者的气道症状。

三、气道净化技术的实施

（一）主动呼吸循环技术

主动呼吸循环技术是一种改良的控制性呼吸训练，分为三个步骤，7.1 的三个子条目就是主动循环呼吸技术的三个步骤，反复循环的呼吸控制、胸廓扩张和用力呼气技术。第一阶段为呼吸控制，是以正常潮气量进行轻柔的腹式呼吸，同时放松上胸和肩膀，可以帮助预防支气管痉挛。胸廓扩张练习是接近肺活量的深吸气，放松呼气，可伴有叩击、振动或挤压，有助于松解分泌物，改善气体在肺内的分布，并提供最后用力呼气阶段所需的容量。随后的用力呼气可将分泌物从小气道推送至中央气道，而且用力呼气的应用对胸腔的压力变化影响较小，降低了支气管塌陷的概率。术后患者可能需要在胸部或腹部切口部位进行固定。通过指导，患者可以独立完成这种技术，从而增强患者的腹式呼吸的效率，降低患者呼吸的做功，缓解呼吸疲劳达到松动气道内黏滞的分泌物。ACBT 与体位引流结合使用时效果最佳，但不适用于幼儿（小于 2 岁）或重症患者。

（二）自体引流技术

7.2 是关于 AD 的描述。AD 是另一种改良的用力呼气技术，患者接受过训练后可以独立完成。在 AD 过程中，患者使用腹式呼吸，通过改变肺容量和呼气气流来松动分泌物。为获得最佳效果，患者应采取坐姿。教会患者控制呼气流量，防止气道塌陷，同时尽量让患者发出黏液“嘎嘎”声，而不是喘息声。在完成所有三个呼吸阶段之前，应抑制咳嗽。对于囊性纤维化（与支气管扩张症类似，患者长期存在过多的气道分泌物，一旦引流不佳则可诱发肺部感染）的患者，AD 的痰液清除的效果与体位引流相当，而在进行 AD 过程中患者不易产生血氧饱和度的下降。此外，患者对 AD 的耐受性似乎更好。ACBT、AD 在患者训练后无需护理人员协助，因此在气道净化技术的选择部分也指出了对于慢阻肺、支气管扩张等长期存在黏液清除障碍的患者，AD 是首选的自我管理的措施之一。

（三）机械吸 - 呼辅助技术

7.8 是对机械吸 - 呼辅助技术（MIE）的描述。MIE 装置，又称咳嗽辅助装置或“咳嗽器”，近年来开始用于管理神经肌肉疾病患者的气道分泌物。目前的证据证明 MIE 可以帮助神经肌肉疾病患者产生有效呼气流速以清除气道滞留的分泌物，预防呼吸系统并发症。使用 MIE 获得的呼气“咳嗽”峰值流量可达人体的正常范围（平均 7.5L/s），远高于辅助咳嗽的效果。

MIE 是通过口鼻面罩提供正压（吸气）和负压（呼气），在应用前应确认患者呼气时没有明确的气道阻塞或声门塌陷。嘱患者用鼻吸气，在进行机械吸 - 呼时给予较高的正、负压，如患者张口吸气，则有可能引起腹胀。用鼻吸气可降低充气的气道压力，可一定程度减少腹胀。

气道净化在临床的应用人群广泛，为危重症患者、胸腹部手术后、卧床、失能患者保持气道通畅提供了安全、无创的措施。本节的解读有助于临床工作者了解《气道净化护理》团体标准的制定依据及内容内涵，更有利于临床工作者理解净化技术的原理，在临床应用的关键环节，将气道净化的技术个性化地应用在有需求的患者中。

参考文献

[1] 中国质量协会 . 胸肺物理治疗质量管理规范：T/CAQ 10113—2020[EB/OL].（2024-04-15）[2025-01-01]. https://www.doc88.com/p-09299433655984.html.

[2] 中国病理生理危重病学会呼吸治疗学组 . 重症患者气道廓清技术专家共识[J]. 中华重症医学电子杂志，2020，6（3）：272-282.

[3] 中华医学会呼吸病学分会，中国老年保健医学研究会呼吸病学分会，中国呼吸医师分会呼吸职业发展委员会呼吸治疗师工作组，中国康复医学会呼吸康复专委会 . 机械气道廓清技术临床应用专家共识[J]. 中华结核和呼吸杂志，2023，46（9）：866-879.

[4] LEWIS L K, WILLIAMS M. T., OLDS T. S. The active cycle of breathing technique: a systematic review and meta-analysis[J]. Respir Med, 2012, 106(2): 155-172.

[5] BURNHAM P, STANFORD G, STEWART R. Autogenic drainage for airway clearance in cystic fibrosis[J]. Cochrane Database Syst Rev, 2021, 12(12): CD009595.

[6] HILLEGAS E. Essentials of cardiopulmonary physical therapy[M]. 3rd. Saint Louis: Saunders, 2010.

第三十四章

住院精神疾病患者自杀风险护理

第一节 编 制 背 景

一、本标准要解决的问题或技术

世界卫生组织（World Health Organization，WHO）将自杀定义为故意杀死自己的行为。2019 年 WHO 统计的数据显示，全世界每年有超过 80 万的人死于自杀。中国的自杀死亡率为 9.7/100 000。研究显示，综合医院非精神科住院患者的自杀是普通人群的 8.25 倍。大量研究表明，90% 的自杀行为与精神或情感障碍有关，45%~60% 的自杀死亡者既往有精神疾病史，诱发自杀行为的精神疾病主要有抑郁症、慢性酒瘾、精神分裂症等，其中以抑郁症最为常见。超过 50% 的抑郁症患者尝试以自杀方式解脱自己，15% 的抑郁症患者最终自杀死亡。自杀不仅严重威胁患者自身安全，还给家庭、医疗机构等带来沉重的心理冲击和经济负担。

虽然大多数自杀行为的发生与精神疾病有关，但我国目前精神疾病的检出率较低，无法及时对高危人群进行筛查。而躯体疾病特别是与慢性疼痛相关的疾病（如癌症、脑卒中、脑损伤），遭遇重大生活事件也会显著增加自杀风险，但目前关于此类住院患者因抑郁情绪引起的自杀行为的系统性研究较少。目前，针对自杀的多发因素未能提出明确的干预对策，大多数医护人员不了解除药物干预以外的其他干预措施，针对不同自杀风险及不同情况自杀的处置缺乏有指导性的参考标准，目前我国心理专业人员人力资源相对不足、心理危机干预培训周期长、在医院对自杀的评估和管理欠缺的形势下，使得预防住院精神疾病患者自杀成为难题。因此，制定一套完整的住院精神疾病患者自杀行为的护理干预策略，对保障患者安全、减轻家庭负担、提高医院声誉具有重要意义。

精神疾病患者的自杀率居高不下，由自杀引发的一系列家庭、医疗机构等社会及经济问题常无法估量。对于精神专科的医务人员来说，自杀行为的防范至关重要。对于不同患者、不同自杀风险等级，采用什么样的防范措施，需要专业的指导建议及标准作为依托。该团体标准对于自杀的风险评估、护理措施都进行了具体的意见，不仅可以应用于精神专科医院，在综合医院的精神科同样适用。防范自杀是所有精神科同道共同的责任，进一步的实施及落实将任重而道远，需要大家共同去努力。

二、国际、国内标准现状及需进一步解决的问题

国内外在抑郁症治疗及防治方面已有部分指南及专家共识，在国内外出版的相关指南及专家共识的内容见表 34-1。

表 34-1　国内外出版的抑郁症防治相关指南及专家共识

年份	机构 / 组织 / 作者	标准 / 指南 / 专家共识名称	主要内容
2015 年	欧洲精神病学协会	《欧洲精神病学协会关于全欧洲慢性抑郁症的心理治疗指南》	主要介绍了为慢性抑郁症患者提供量身定制的心理治疗，以解决他们的特定需求和缺陷。心理治疗和药物治疗联合治疗是推荐的一线治疗方法。需要更多研究来开发更有效的抑郁症治疗方法，特别是长期治疗，并确定哪些患者从哪种治疗方法中受益
2016 年	美国医师学会	《成人抑郁症患者的非药物治疗与药物治疗：美国医师学会的临床实践指南》	主要介绍了抑郁症的干预措施包括心理治疗、补充和替代药物［包括针灸、ω-3 脂肪酸、S- 腺苷甲硫氨酸、贯叶连翘（圣约翰草）］、运动和第二代抗抑郁药。评估结果包括反应、缓解、功能能力、生活质量、减少自杀或住院以及危害
2017 年	艾哈迈德·奥卡沙等	《阿拉伯世界重性抑郁症的治疗指南》	主要介绍了关于抑郁症的多种治疗选择，包括药物治疗、心理治疗、药物与心理治疗的结合、电休克治疗（ECT）等，提供了关于药物治疗实施的基本检查和必要监测的建议
2017 年	法国生物精神病学和神经精神药理学学会和基金会基础工作小组	《法国生物精神病学和神经精神药理学学会和基金会基础工作小组：对难治性抑郁症管理的正式共识》	主要介绍了难治性抑郁症从评估、治疗耐药性和耐药高风险的临床情况，到根据以前的治疗方案排序的首选治疗策略。包括了特定人群的临床情况，如老年人及合并焦虑症、强迫症、创伤后应激障碍、人格障碍和成瘾性疾病，但内容多为说教性的，多是面对难治性抑郁症问题的治疗决策和管理
2019 年	英国国家卫生与临床优化研究所	《儿童和青少年抑郁症：识别和管理》	主要介绍了在初级保健和社区环境中对儿童和青少年进行抑郁症的检测和风险评估、提供了多种治疗选择，强调了治疗的个体化和家庭参与的重要性。详细讨论了如何实施治疗及在症状缓解后继续治疗以预防复发的重要性，并提供了具体的预防策略
2022 年	中华医学会行为医学分会、中华医学会行为医学分会认知应对治疗学组	《抑郁症治疗与管理的专家推荐意见（2022 年）》	主要介绍了针对抑郁症的筛查与评估、诊断与鉴别诊断、治疗、特殊人群的治疗、管理、随访与监测等方面的专家意见，以期为临床工作者提供指导和参考

续表

年份	机构 / 组织 / 作者	标准 / 指南 / 专家共识名称	主要内容
2022年	英国国家卫生与临床优化研究所	《成人抑郁症：治疗与管理（2022版）》	主要介绍了抑郁症的识别和评估、治疗选择、治疗的实施和监测、复发预防、特殊人群的治疗、服务的获取与协调等内容
2023年	美国预防医学工作组	《2023美国预防医学工作组的建议声明：成人抑郁和自杀风险的筛查》	主要介绍了针对成人抑郁和自杀风险的筛查提供声明建议。美国预防医学工作组建议对于成人进行抑郁症筛查，包括孕妇、产后以及老年人群

目前国内外逐渐加大对抑郁症的关注，围绕抑郁症的筛查与评估、诊断与鉴别诊断、治疗及特殊人群制定相应的操作指南或技术规范，所涉及的共识指南多数从医疗的角度展开，而针对抑郁症患者评估程度开展具体防护措施的内容笼统，不利于护理人员规范学习及使用。因此，亟须相关团体标准规范护理行为及操作，更好地防范患者的自杀风险，为护士的临床实践提供指导。

三、适用范围

本团体标准适用于全国各级各类医疗机构中的医务人员，综合医院的精神科、精神专科医院的医务人员均可使用。本标准的目标患者为存在精神疾病的住院患者。

第二节　T/CNAS 38—2023 住院精神疾病患者自杀风险护理团体标准

中　华　护　理　学　会　团　体　标　准

T/CNAS 38—2023

住院精神疾病患者自杀风险护理

Nursing for suicidal risk in hospitalized patients with mental disorders

2023-10-14 发布　　2024-01-01 实施

中华护理学会　发布

目　次

前　言

本文件按照 GB/T 1.1—2020《标准化工作导则　第 1 部分：标准化文件的结构和起草规则》的规定起草。

本文件由中华护理学会提出并归口。

本标准起草单位：北京回龙观医院、上海市精神卫生中心、厦门市仙岳医院、南京脑科医院、山西医科大学第一医院、中南大学湘雅二医院、广西壮族自治区脑科医院、北京大学第六医院、浙江大学医学院附属第一医院。

本标准主要起草人：许冬梅、高静、邵静、王翠玲、王晨、李菲菲、谷嘉宁、施忠英、胡德英、林美容、钱瑞莲、张燕红、赵娟、李素萍、陈琼妮、骆伟娟、王涌、陶思怡。

住院精神疾病患者自杀风险护理

1 范围

本文件规定了住院精神疾病患者自杀风险护理的基本要求、风险评估及针对自杀风险的护理措施。

本文件适用于各级各类精神专科医院、综合医院精神科的注册护士，其他机构可参照执行。

2 规范性引用文件

下列文件中的内容通过文中的规范性引用而构成本文件必不可少的条款。其中，注日期的引用文件，仅该日期对应的版本适用于本文件；不注日期的引用文件，其最新版本（包括所有的修改单）适用于本文件。

T/CNAS 04—2019 住院患者身体约束护理

GB 51058—2014 精神专科医院建筑设计规范

3 术语和定义

下列术语和定义适用于本文件。

3.1 自杀 suicide

蓄意或自愿采取各种手段来结束自己生命的危险行为。

3.2 自杀未遂 attempted suicide

主动结束自己生命但未导致死亡的结局。

4 基本要求

4.1 应在评估的基础上，根据自杀风险的严重程度，遵循个体化原则制订护理措施。

4.2 应与精神科专科医生、患者及照护者、心理治疗师等沟通协作，共同制订和实施护理措施。

4.3 应保护患者隐私，持尊重、正性鼓励的态度，提供心理支持。

4.4 应按照 GB 51058—2014 中的规定为患者提供安全的病房环境。

4.5 应指导患者遵医嘱服药，服药到口，确保药物服下。

4.6 应对患者及照护者开展针对疾病知识、自杀防范的安全教育。

5 风险评估

5.1 应对新入院患者进行自杀风险评估，宜采用附录 A 中的护士用自杀风险评估量表

(NGASR),0~5 分为低风险,6~8 分代表为中风险,9~11 分为高风险,≥12 分为极高风险。

5.2 对于新入院患者,应连续评估 3 天,中风险及以上患者每天评估 1 次,低风险患者每周评估 1 次,病情波动时及时评估,出院前再次评估。

6 针对自杀风险的护理措施

6.1 自杀低风险患者

6.1.1 应指导患者拟定适合自己的作息时间表,包括生活起居、社交活动。

6.1.2 应指导患者进行放松训练。

6.1.3 应指导患者进行生活技能训练,包括人际交往训练、解决问题及应急技能训练等。

6.2 自杀中风险患者

6.2.1 对于自杀中风险的患者,应在患者床头卡、护士站设粉色警示标识。

6.2.2 可与患者共同制订住院期间的安全计划,包括识别警告信号、寻求护士帮助等。

6.2.3 应与患者及照顾者进行一对一访谈,寻找患者内、外部资源,内部资源包括自信、优势、能力、知识储备、性格等,外部资源包括家庭社会支持系统、社交能力等,与患者共同制订情感宣泄的方法。

6.2.4 宜指导患者列出可在自杀危机期间提供支持的人、机构或场所。

6.2.5 宜为患者提供行为治疗和 / 或个别、团体心理治疗。

6.2.6 宜鼓励患者写出预防自杀的方案并经常复习。

6.2.7 宜鼓励患者进行不少于 12 周的有氧运动,每周不少于 3 次,每次运动时间不少于 30min。

6.3 自杀高、极高风险患者

6.3.1 对于自杀高风险及以上的患者,应在患者床头卡、护士站设红色警示标识。

6.3.2 应将患者安置于 24h 有专人看护的房间或在工作人员视线范围内,床位远离窗户。

6.3.3 应重点关注凌晨、交接班、节假日等自杀的高发时间段,以及卫生间、洗漱室、单间病室等高发地点。

6.3.4 应关注患者情绪突然改变时的行为变化。

6.3.5 针对自杀未遂患者,宜采取认知行为治疗(见附录 B),改变患者负性认知。

6.3.6 对有自杀自伤行为的患者,可按照 T/CNAS 04—2019 中的规定实施保护性约束。

6.3.7 对存在自杀先兆表现的患者(见附录 C),应遵医嘱及时采取药物或心理治疗。

6.3.8 应接纳、鼓励、疏导患者,允许患者发怒、哭泣,宣泄负性情绪。

6.3.9 应与患者共同探讨自杀观念的诱因,并制订应对策略。

6.3.10 宜帮助患者分析面临的问题,寻找生存下去的特定理由及患者在乎或曾经在乎的事物。

附 录 A
（资料性）
护士用自杀风险评估量表（NGASR）

条目	赋分	得分
1. 绝望感	3	
2. 近期负性生活事件（如失业、经济困难、面临诉讼）	1	
3. 被害妄想或有被害内容的幻听	1	
4. 情绪低落、兴趣丧失或愉快感缺乏	3	
5. 人际和社会功能退缩	1	
6. 言语流露自杀意图	1	
7. 计划采取自杀行动	3	
8. 严重精神问题和 / 或自杀的家族史	1	
9. 近亲人死亡或重要亲密关系丧失	3	
10. 精神病史	1	
11. 丧偶	1	
12. 自杀未遂史	3	
13. 社会 - 经济地位低下	1	
14. 饮酒史或酒精滥用	1	
15. 罹患晚期疾病	1	
总分		

注：每个条目答“否”记 0 分，答是则记赋值分数，总分为 25 分。

附　录　B

（资料性）

认知行为治疗的关键要素

步骤	项目	内　　容
第 1 步	评估	采用附录 A 中的护士用自杀风险评估量表，评估患者的自杀程度
第 2 步	认知重建	在认知行为治疗过程中，患者自主觉察不良信念和认知再评价训练都是以引导患者沉思和改变认知固化为目标的训练，帮助患者处理与自杀行为密切相关的信念或想法
第 3 步	问题解决	针对自杀相关的特定问题制订解决方案，具体步骤为选择一个问题，生成选项，对每个选项的可能结果进行评级，选择最佳选项，并评估每个选项的效果，提升解决问题的能力
第 4 步	讨论生存理由	共同探讨生存下去的理由
第 5 步	危机应对计划	列出应对自杀危机行动的具体方法
第 6 步	预防自杀复发练习	假设让患者再次面对自杀未遂前的情景，要说出自己的思想、情感、行为和生理感觉，并要求使用在治疗过程中学习到的技巧或策略来成功地解决问题

附　录　C
（资料性）
自杀先兆表现

类别	具体表现
心理反应	心情紧张、焦虑不安、平时爱说爱笑的人，突然郁郁寡欢、愁眉苦脸；平时抑郁少言寡语的人，突然和周围的人同乐起来等
躯体反应	头痛、手脚发麻、出汗、呼吸短促、全身紧张发抖等
动作行为	准备最喜欢的衣物、净身、注意打扮、突然变得活泼可爱、主动与打过架的人和好、给亲人朋友送礼品留念、处理遗产、准备自杀工具等
发出求助信号	问“人生为了什么？”“人活着真没有意思”“做人真难呀”“活着没意思，不如死了”“我们的缘分已尽”、向亲人和朋友写信或口头说些祝福的话

第三节 团体标准要点解读

《住院精神疾病患者自杀风险护理》团体标准中核心要素包括基本要求、风险评估、针对自杀风险的护理措施三个部分,其中基本要求中对护理措施的制订原则、与精神科专科医生、患者及照护者、心理治疗师等共同制订及实施、要保护患者的隐私、为患者提供安全的病房环境、确保患者遵医嘱服药、开展安全教育等作出了规定;风险评估中对适宜选用的评估量表、评估的分级、评估的时机进行了要求;针对自杀风险护理措施对评估的低、中、高风险患者具体的护理措施进行了规定及要求。本节将对标准中的重点难点内容进行解读。

一、基本要求

(一)制订护理措施的基本原则

本标准在基本要求的4.1~4.3中提及,制订的护理措施应根据自杀风险的严重程度,遵循个体化原则制订,同时需要与精神科专科医生、患者及照护者、心理治疗师等沟通协作,共同制订并完成,这也体现出多学科的团队合作的作用。在执行过程中,要全程保护患者隐私,不得向其他人员泄露患者的任何信息,对患者的需求持尊重、正性鼓励的态度,不要嘲讽、呵斥患者,为患者提供适当的心理支持。

(二)制订护理措施的防范要求

本标准在基本要求的4.4~4.6中提及,医疗机构要为住院精神疾病患者提供安全的病房环境,须符合精神专科医院建筑设计规范GB 51058—2014,建筑设计体现了重视精神疾病患者的心理特点,尊重患者隐私,满足精神专科医院的医疗工作要求。在治疗的过程中要保证患者遵医嘱服药,确保药物服下,保证患者治疗的及时性。同时医务人员须对患者及照护者开展关于自杀的知识、防范的健康教育,保证患者安全。

二、风险评估

(一)自杀风险评估的量表使用

本标准在5.1中提及,对新入院患者采用护士用自杀风险评估量表(NGASR)进行自杀风险评估,根据自杀的严重程度对患者采取针对性措施。该量表将自杀的预测因素融入15个条目,每个条目答“否”记0分,答“是”则记赋值分数,总分为25分,5分为低风险,6~8分为中风险,9~11分为高风险,≥12分为极高风险。护士用自杀风险评估量表将自杀风险分为低、中、高、极高四个等级,较好地体现了自杀的严重程度,护士可以快速筛查患者的自杀风险,多个国家经过翻译及验证已经广为应用,区别于国内量表的不同在于,量表原作者没有对量表的使用规定具体时间,只是对目前患者的情况进行评估,因此在使用时不用纠结具体是多长时间之内存在某一项问题,只考虑到目前为止该因素是否对患者仍有影响即可。

（二）自杀风险评估的时机

本标准在5.2中提及，应用护士用自杀风险评估量表（NGASR）对于新入院患者，应连续评估3天，中风险及以上患者每天评估1次，低风险患者每周评估1次，病情波动时及时评估，出院前再次评估。本标准推荐使用该量表进行自杀风险的快速筛查，但自杀风险是动态评估的过程，评估的时机仍要以患者病情变化为主。

三、针对自杀风险的护理措施

（一）自杀低风险患者的护理原则

本标准在6.1自杀低风险患者的6.1.1~6.1.3中提及，医疗机构的医务人员应指导患者拟定适合自己的作息时间表，包括生活起居、社交活动等。住院精神疾病患者在病房中须按照病房要求进行生活起居，保证患者作息规律，同时病房要为患者提供活动场所及设施，开展形式多样的社交、体能、娱乐活动，满足患者社交的需求。医疗机构的医务人员应指导患者进行放松训练，缓解患者因躯体、心理不适带来的焦虑、抑郁等不良情绪。在患者疾病康复期，医务人员应为患者提供生活技能训练，包括人际交往训练、解决问题及应急技能训练等。生活技能训练包括：

1. 社交技能　与人交往、沟通、建立关系、处理冲突和谈判、应急处置。
2. 自我管理能力　时间管理、自我激励、自我约束、自我反思、遇到困难的解决方法。
3. 日常生活技能　穿衣、叠被、打扫卫生、整理物品。

（二）自杀中风险患者的安置要求

本标准在6.2自杀中风险患者的6.2.1中提及，对于自杀中风险的患者，应在患者床头卡、护士站设立粉色警示标识，设立警示标识的目的是对所有工作人员起到提醒的作用，同时也可在患者服装上进行分色标识，在病房内无论患者走到哪里，凡是看见标识的医务人员都能立即知晓患者的风险隐患，保证患者在安全区域内活动。

（三）自杀中风险患者的安全计划

本标准在6.2自杀中风险患者的6.2.2中提及，可以与患者共同制订住院期间的安全计划，包括识别警告信号、寻求护士帮助等。安全计划是专门针对抑郁症患者自杀行为而列的行动计划，通过自身签署协议及护理干预的手段，降低患者的自杀行为，从而保证患者在病房内的安全，此方法对于自杀顽固的患者不一定能约束其行为，但在形式上及内容上能起到警醒的作用。

（四）自杀中风险患者的内外部资源

本标准在6.2自杀中风险患者的6.2.3中提及，医务人员应与患者及照顾者进行一对一访谈，寻找患者内、外部资源，内部资源包括自信、优势、能力、知识储备、性格等，外部资源包括家庭社会支持系统、社交能力等，与患者共同制订情感宣泄的方法。通过与患者本人及照顾者的沟通交流，了解患者自杀的根源，从根本上为患者解决问题，同时与患者一起分析自身在日常工作生活中的优势、兴趣、爱好，增强患者的自信心，让患者知晓其内、外部的资源，知晓身边的家人、朋友对其的帮助及支持，为患者共同找寻情感宣泄的方法，如大声哭泣、捶枕头、握冰块、大喊大叫等适合自己的方法，在自身无法控制情绪时，在保证安全的情况下可以在病房内使用上述方法发泄情绪。

（五）自杀中风险患者的看护要求

本标准在 6.2 自杀中风险患者的 6.2.4 中提及，宜指导患者列出可在自杀危机期间提供支持的人、机构或场所。患者可将提供支持的人的姓名、电话、机构的自杀干预热线、场所，放在醒目的位置，在紧急无法控制要采取自杀行为时，可以随时能找到，患者能在紧急时刻拨打电话或寻求帮助。

本标准在 6.2 自杀中风险患者的 6.2.5 中提及，医疗机构在住院期间为患者提供行为治疗和 / 或个别、团体心理治疗。患者自杀的根源问题不可能在短期消失，需要进行长期的行为治疗和 / 或个别、团体心理治疗，无论哪一种治疗都强调：心理问题、行为问题、行为障碍及各种适应问题是在人际交往中，或特定的社会环境下产生、发展和维持的，那么解决这些问题就必须通过心理治疗的功能来实现，这也是心理治疗所依据的最重要的理论思想。

本标准在 6.2 自杀中风险患者的 6.2.6 中提及，宜鼓励患者写出预防自杀的方案并经常复习。护士应鼓励患者书写预防自杀的方案，此方案只对患者个人有效，让其回想什么方式能在自己最想自杀时及时停止自杀行为，列举最有效的方法。患者通过列出预防自杀方案，通过验证，这几种方法能阻止自己的自杀行为。住院期间不发生自杀行为。

（六）自杀中风险患者的运动要求

本标准在 6.2 自杀中风险患者的 6.2.7 中提及，在住院期间，宜鼓励患者进行不少于 12 周的有氧运动，每周不少于 3 次，每次运动时间不少于 30 分钟。运动指有计划、有组织和重复的身体活动，以改善或保持身体健康的一个或多个组成部分，包括有氧运动和抗阻运动等类型。运动干预可有效改善精神疾病患者的抑郁和焦虑症状，可能具有与心理治疗或药物治疗相似的作用，且在副作用、额外健康获益等方面相较于心理治疗或药物治疗更具优势，同时考虑到患者口服精神科药物的影响，在此推荐运动强度适中的有氧运动，以患者无不适躯体症状为前提进行运动，从而缓解患者的不良情绪。

（七）自杀高、极高风险患者的安全监测

本标准在 6.3 自杀高风险、极高风险患者的 6.3.1~6.3.2 中提及，应在患者床头卡、护士站设红色警示标识，同时应将患者安置于 24 小时有专人看护的房间或在工作人员视线范围内，床位远离窗户。对于自杀高、极高风险的患者，医务人员不能掉以轻心，需要做到 24 小时不脱离视线，如厕活动均需要跟随，为患者穿戴有高风险标识的病号服，警示标识在床头卡、护士站均要有提示，要求做到人人知晓，严密监测。对于有家属陪护的患者，工作人员必须告知家属患者的自杀风险，签署知情同意书，保证家属的看护到位。远离窗户是为了防止患者出现跳窗等危险行为，虽然病房环境符合精神专科建筑设计，但不能保证患者有蓄意破坏建筑寻求自杀的危险行为及动作。

本标准在 6.3 自杀高风险、极高风险的 6.3.3 中提及，医务人员应重点关注凌晨、交接班、节假日等自杀的高发时间段，以及卫生间、洗漱室、单间病室等高发地点。对于自杀意念强烈的患者，自杀往往出现在一念之间，虽然住院后有药物治疗，但情绪的好转需要较长时间，因此医务人员就需要时刻关注患者的一举一动，尤其患者往往存在睡眠障碍，凌晨是患者较为痛苦的时刻，自杀行为常常高发，所以医务人员需要重点关注自杀高发时间段，以及在病房中自杀高发的地点，包括卫生间、洗漱室。对于自杀高、极高风险患者在病室安置时尽量不单间安排，避免患者独处时出现意外，如果只能单间安置则必须要有一名家属陪护，同时告知家属一定做到 24 小时重点监护。

本标准在 6.3 自杀高风险、极高风险的 6.3.4 中提及，应关注患者情绪突然改变时的行为变化。对于自杀高、极高风险的患者有可能突然变得爱说、爱笑，与之前的表现相差甚远，这时医务人员一定要高度警惕，这种伪装可能是由于患者不想让家人和朋友担心，或者出于对社会评价的顾虑，表面上看起来情绪正常甚至开朗、大笑，但内心仍然深受抑郁情绪的困扰，患者有可能仍在与强烈的自杀观念作斗争，而周围的人却可能因他们表面的好转而放松了警惕。患者短暂的情绪波动，可能是由多种因素引起的，如天气、睡眠、饮食等，而不是真正的痊愈，即使患者心情突然好转，也不能掉以轻心，需要继续观察其情绪变化。

（八）自杀高、极高风险患者的认知行为治疗

本标准在 6.3 自杀高风险、极高风险的 6.3.5 中提及，针对自杀未遂患者，宜采取认知行为治疗，改变患者负性认知。认知行为治疗（CBT）是可有效改变患者信念，覆盖认知盲区，纠正认知误区的一种认知疗法，近年来在多种精神疾病中的应用逐渐增多，深受认可。住院期间认知行为治疗方案由心理治疗师完成，使用通俗易懂的交流语言，并配合文字、图片以及视频等方式以增强患者的理解及记忆能力。治疗共包括 14 次会谈，单次会谈时间控制为 45 分钟，在开始时 1~10 周内每周进行 1 次会谈，此阶段共 10 次；在 11~16 周内每 2 周进行 1 次会谈，此阶段共 3 次；在 17~20 周内每 4 周进行 1 次会谈，此阶段共 1 次，认知行为治疗的关键要素分为评估、认知重建、问题解决、讨论生存理由、危机应对计划、预防自杀复发练习 6 个步骤，具体内容见团体标准附录 B。

（九）自杀高、极高风险患者的保护性约束

本标准在 6.3 自杀高风险、极高风险的 6.3.6 中提及，对有自杀自伤行为的患者，可按照 T/CNAS 04—2019 中的规定实施保护性约束。精神障碍患者在医疗机构内发生或即将发生伤害自身及他人安全、扰乱医疗秩序的行为，在没有其他可替代措施的情况下，医务人员可以采取约束等保护性医疗措施。保护性约束能及时控制和制止危害行为的发生或升级，当患者有自伤自杀行为时，通过会谈、劝解等方式都无效，可以对患者实施保护性措施。实施过程中必须符合要求，避免约束不恰当使用对患者的躯体造成影响。

（十）自杀高、极高风险患者的先兆表现

本标准在 6.3 自杀高风险、极高风险的 6.3.7 中提及，对存在自杀先兆表现的患者，应遵医嘱及时采取药物或心理治疗。药物治疗或心理治疗能最大程度控制患者自杀的意念及行为，但需要医务人员能及时发现患者自杀前的先兆表现，能及早采取措施。先兆表现分为心理反应、躯体反应、动作行为、发出求助信号四个类别，具体内容见团体标准附录 C。

（十一）自杀高、极高风险患者的情绪宣泄

本标准在 6.3 自杀高风险、极高风险的 6.3.8 中提及，应接纳、鼓励、疏导患者，允许患者发怒、哭泣，宣泄负性情绪。患者在情绪崩溃时，可以将其带到一个安全并安静的场所让患者发泄，允许出现大声喊叫、哭泣、大骂、捶被子、枕头等行为，让患者发泄完之后再去干预并疏导，给患者发泄不良情绪的途径，有利于患者疾病的康复。

（十二）自杀高、极高风险患者的应对策略

本标准在6.3自杀高风险、极高风险的6.3.9~6.3.10中提及，应与患者共同探讨自杀观念的诱因，并制订应对策略。宜帮助患者分析面临的问题，寻找生存下去的特定理由及患者在乎或曾经在乎的事物。对于自杀的患者减少劝他“想开点”“不要死”的话，更多的是从患者个人角度出发，帮助其找寻自杀的原因，分析当前面临的困难，为其寻找维持生命的理由，在病房内不要强制患者去分析、去制订策略，医务人员需要找寻恰当的切入点，在患者配合并乐意的情况下为患者进行疏导，同时要告知家属自杀观念的改变是一个长期的过程，需要家属的长期陪伴及支持。

参考文献

[1] 中华医学会行为医学分会，中华医学会行为医学分会认知应对治疗学组．抑郁症治疗与管理的专家推荐意见（2022年）[J]. 中华行为医学与脑科学杂志，2023，32（3）：193-202.

[2] US Preventive Services Task Force, BARRY M J, NICHOLSON W K, et al. Screening for depression and suicide risk in adults: US Preventive Services Task Force Recommendation Statement [J]. JAMA, 2023, 329 (23): 2057-2067.

[3] National Institute for Health and Care Excellence. Depression in adults: treatment and management [EB/OL]. (2022-06-29) [2015-01-01]. https://www.nice.org.uk/guidance/ng222.

[4] National Institute for Health and Care Excellence. Depression in children and young people: identification and management [EB/OL]. (2019-06-25) [2015-01-01]. https://www.nice.org.uk/guidance/ng134.

[5] CHARPEAUD T, GENTY J B, DESTOUCHES S, et al. French Society for Biological Psychiatry and Neuropsychopharmacology and Fondation FondaMental task force: formal consensus for the management of treatment-resistant depression [J]. Encephale, 2017, 43 (Suppl 4): S1-S24.

[6] OKASHA A, ALKHADHARI S, SHARQI A. Arab treatment guidelines for the management of major depressive disorder [J]. Arab J Psychiatry, 2017, 28 (2): 97-117.

[7] QASEEM A, BARRY M J, KANSAGARA D, et al. Nonpharmacologic versus pharmacologic treatment of adult patients with major depressive disorder: a clinical practice guideline from the American College of Physicians [J]. Ann Intern Med, 2016, 164 (5): 350-359.

[8] JOBST A, BRAKEMEIER E L, BUCHHEIM A, et al. European Psychiatric Association guidance on psychotherapy in chronic depression across Europe [J]. Eur Psychiatry, 2016, 33: 18-36.

第三十五章

成人手术后疼痛评估与护理

第一节 编制背景

一、本标准要解决的问题或技术

手术后疼痛是患者经历手术刺激后出现的一系列生理、心理及行为反应，通常在术后24~72小时最为显著，通常持续3~7天。术后急性疼痛不仅直接影响患者的舒适度，还会带来一系列潜在风险，包括显著增加术后并发症的发生概率（如心血管事件、感染、肺不张），延缓患者的康复进程，延长住院时间，从而增加医疗成本。此外，持续的疼痛刺激可能诱发中枢神经系统的病理性重塑，将急性疼痛转变为慢性疼痛，进一步加重患者的生理和心理负担，这种转化使患者的疼痛更加难以控制，严重降低其生活质量，是心理、精神改变的风险要素。

据报道，60%~75%的患者会经历中度及以上的术后疼痛。然而，在当前的临床实践中，我国疼痛护理起步较晚、发展较慢，术后疼痛评估与护理仍存在以下问题：

1. 评估不规范 评估内容缺乏全面性，部分护理人员仅关注疼痛的主观强度（如数字评分量表），而忽视疼痛的部位、性质、持续时间及其对功能活动的影响。频率不明确，不同医疗机构对术后疼痛评估的时机和频率规定不一，未形成科学统一的评估流程。工具选择不当，临床中缺乏对评估工具适用性的系统指导，部分患者（如老年人、语言障碍患者）未能获得适合的疼痛评估工具支持，影响评估结果的准确性。

2. 护理措施不足 术后疼痛护理措施未能结合患者个体化需求，存在过度依赖药物镇痛的现象，而非药物镇痛方法（如体位管理、心理干预等）未被充分应用。预防性护理薄弱，护理人员在疼痛预防方面的主动性不足，未能在术后早期通过功能锻炼、预防性药物使用等手段有效降低疼痛的发生率和强度。不良反应管理不全面，术后镇痛药物（如阿片类药物）的使用可能引发一系列不良反应（如呼吸抑制、胃肠道反应、尿潴留等），但在临床中这些风险往往未被及时识别和有效管理。

3. 健康教育和患者参与不足 部分患者由于缺乏疼痛管理相关知识，未能主动报告疼痛或配合护理人员的评估。护理人员对患者及其主要照护者进行疼痛管理教育的覆盖面和内容深度有限，导致患者及家庭对疼痛控制措施的理解和配合不足。

本次制定标准旨在规范成人手术后患者疼痛评估流程与护理措施，提高护士主动参与术后疼痛护理的意识，指导疼痛护理实践，缓解患者术后疼痛。

二、国际、国内标准现状及需进一步解决的问题

国内外在疼痛管理方面已有部分指南及专家共识，在国内外出版的相关指南及专家共识中与手术后疼痛相关的内容见表 35-1。

表 35-1　国内外出版的疼痛相关指南及专家共识

年份	机构 / 组织 / 作者	标准 / 指南 / 专家共识名称	主要内容
2008 年	中华医学会骨科学分会	《骨科常见疼痛的专家处理建议》	主要介绍了有效的围手术期疼痛处理应包括术前、术中及术后三个阶段，并制订出围手术期疼痛处理流程图
2012 年	美国麻醉医师学会	《急性疼痛管理指南》更新	主要介绍了围手术期疼痛管理的制度政策和程序，包括加强对医护人员的培训、规范疼痛评估和记录（疼痛强度、疼痛治疗效果以及疼痛治疗的副作用）等；准确评估患者疼痛史、体格检查和疼痛控制计划；告知患者和家属其在减轻疼痛、报告疼痛中的重要性；应用疼痛管理技术（如硬膜外麻醉、区域阻滞、患者自控镇痛等）；多模式、个性化镇痛；儿科患者和老年患者特殊考虑
2013 年	加拿大安大略省注册护士协会	《最佳护理实践指南：疼痛评估与管理》（第 3 版）	主要针对护理专业领域，全面解读护士在疼痛评估、疼痛宣教、疼痛随访中的作用，并提出了 18 条推荐意见
2015 年	中华普通外科杂志	《普通外科围手术期疼痛处理专家共识》	主要介绍了围手术期疼痛处理原则包括规范镇痛管理、重视健康宣教、合理评估、预防性及多模式镇痛和个体化镇痛，建议通过多学科团队协作，重视医护人员规范化镇痛知识与技能培训
2016 年	中华医学会骨科学分会关节外科学组等	《中国髋、膝关节置换术加速康复——围术期疼痛与睡眠管理专家共识》	主要介绍了疼痛的评估，疼痛管理的目的、原则和疼痛管理的常用方法以及疼痛管理流程
2017 年	中华医学会麻醉学分会	《成人手术后疼痛处理专家共识》	主要介绍了手术后疼痛及对机体的不良影响、疼痛强度评分、治疗效果评估、术后疼痛的管理和监测、手术后镇痛原则和镇痛方法

续表

年份	机构 / 组织 / 作者	标准 / 指南 / 专家共识名称	主要内容
2018 年	中华骨与关节外科杂志	《骨科常见疼痛管理临床实践指南（2018 版）》	主要介绍了疼痛管理理念，倡导推行个体化、多模式的镇痛治疗
2019 年	法国麻醉和重症医学学会	《术后疼痛管理指南》	主要介绍了基于麻醉、疼痛治疗、手术、护理等多学科专家小组的研究结果，强调护士应对术后患者进行准确评估，包括疼痛筛查，全面疼痛评估，疼痛动态评估和再次评估，评估患者及家属疼痛管理的知识及观念，选择患者适用的、信效度良好的疼痛评估工具以及对疼痛评估的记录 6 个环节，逐步调整护理计划，为临床用药调整提供依据
2019 年	中国康复技术转化及发展促进会、中国研究型医院学会、中国医疗保健国际交流促进会、白求恩公益基金会组织专家	《中国骨科手术加速康复围手术期疼痛管理指南》	主要介绍了骨科围手术期疼痛管理的目的、原则、疼痛分类及评估方法，根据不同患者术前、术中、术后的疼痛特点归纳了一系列镇痛措施，并强调了氨甲环酸和糖皮质激素在围手术期抑制炎症反应、减轻疼痛中的作用

国内外相继出台的疼痛管理标准、共识和指南，为成人术后疼痛护理工作的开展提供了理论框架与研究方向，具有重要的参考价值，但主要来自各专科临床医师、药师、麻醉医师，而护士作为疼痛护理及管理工作中的重要成员，罕见护理领域专家参与其中，未能充分考虑患者的护理需求；标准偏重各专科临床医疗和镇痛药物需求、疼痛评估及镇痛药物的诊疗实践，提出的重视健康宣教、综合评估、尽早治疗、提倡多模式镇痛和注重个体化镇痛等疼痛处理原则，有利于指导临床医师制订合理的治疗方案及药物选择，但未见对术后疼痛护理具体实施的详细说明，尚缺乏普适性的成人手术后疼痛护理标准。因此，有必要结合我国实际国情和临床护理实践制定成人手术后疼痛护理标准，使各医院在建立健全符合各自实际工作情况及专科特色的疼痛护理规章制度时，有章可依、有据可循，从而更好地规范疼痛护理工作，指导临床实践，促进疼痛护理的纵深发展。

三、适用范围

本团体标准适用于各级各类医疗机构，注册护士在进行手术后评估及护理时使用，包括评估工具、评估结果、评估时机、评估内容、护理措施及健康教育多方面。本标准的目标患者为从手术结束至出院时发生急性疼痛的成人患者。

第二节　T/CNAS 39—2023
成人手术后疼痛评估与护理团体标准

中　华　护　理　学　会　团　体　标　准

T/CNAS 39—2023

成人手术后疼痛评估与护理

Postoperative pain assessment and nursing in adults

2023–10–14 发布　　　　2024–01–01 实施

中华护理学会　发布

目　　次

前　言

本文件按照 GB/T 1.1—2020《标准化工作导则　第 1 部分：标准化文件的结构和起草规则》的规定起草。

本文件由中华护理学会提出并归口。

本文件起草单位：中南大学湘雅医院、杭州师范大学医学院、北京大学人民医院、北京协和医院、四川大学华西医院、华中科技大学同济医学院附属同济医院、北京积水潭医院、新疆医科大学第一附属医院。

本文件主要起草人：周阳、童莺歌、李映兰、张海燕、徐梅、龚仁蓉、王颖、韩冰、吴星、岳丽青、彭华、曾必云、何苗、冯艺。

成人手术后疼痛评估与护理

1 范围

本文件规定了成人手术后疼痛的评估方法与内容、评估时机、护理措施及健康教育。

本文件适用于各级各类医疗机构的注册护士。

2 规范性引用文件

下列文件中的内容通过文中的规范性引用而构成本文件必不可少的条款。其中，注日期的引用文件，仅该日期对应的版本适用于本文件；不注日期的引用文件，其最新版本（包括所有的修改单）适用于本文件。

T/CNAS 01—2019 成人癌性疼痛护理

3 术语和定义

下列术语和定义适用于本文件。

3.1 手术后疼痛 postoperative pain

手术后发生的急性伤害性疼痛，包括躯体痛和内脏痛。本文件指患者手术结束至出院时发生的急性疼痛。

3.2 患者自控镇痛 patient controlled analgesia

一种使用自控镇痛装置给药的技术，患者可根据镇痛需要，自行给予医生预先设定剂量的止痛药物，以满足个体化镇痛需求。

4 缩略语

以下缩略语适用于本文件。

NRS：数字评分量表（numeric rating scale）

FPS-R：修订版面部表情疼痛量表（faces pain scale-revised）

VRS：语言评分量表（verbal rating scale）

CPOT：重症监护疼痛观察工具（critical-care pain observation tool）

FAS：功能活动评分法（functional activity score）

PCA：患者自控镇痛（patient controlled analgesia）

5 基本要求

5.1 应对所有手术后患者进行疼痛评估。

5.2 应遵循成人手术后疼痛评估与处理流程（见附录 A）。

5.3 应遵循预防为主、多模式镇痛的原则，对手术后患者落实镇痛措施。

5.4 应鼓励患者及主要照护者参与疼痛管理，并给予针对性教育。

5.5 应评估镇痛效果及药物不良反应并处理（见附录 B）。

6 评估方法与内容

6.1 应询问患者有无疼痛。

6.2 患者存在疼痛时，应询问或使用体表图评估疼痛部位，参见 T/CNAS 01—2019 中的相关规定。

6.3 宜使用下列疼痛评估工具评估疼痛程度，判定为无痛、轻度疼痛、中度疼痛和重度疼痛：

——对能进行语言或行为交流的患者，宜选用 NRS、FPS-R 或 VRS（见附录 C.1）；

——对不能进行语言或行为交流的患者，宜选用成人疼痛行为评估量表（见 T/CNAS 01—2019）；重症监护患者，也可选用 CPOT（见附录 D）。

6.4 应询问疼痛性质（胀痛、刀割样痛、针刺样痛等）和持续时间。

6.5 应观察疼痛是否引起心率增快、血压增高或呕吐等伴随症状。

6.6 宜采用 FAS 评估疼痛对患者功能活动的影响，可评定为 A 级（未限制）、B 级（轻度限制）和 C 级（重度限制）（见附录 C.2）。

6.7 宜评估加重或缓解手术后疼痛的因素。

7 评估时机

7.1 在手术结束转运到护理单元交接时和患者主诉疼痛时，应进行疼痛评估。

7.2 无痛或轻度疼痛时，应每日进行至少 1 次疼痛评估，直至出院；期间若使用 PCA 泵，宜每班进行至少 1 次疼痛评估。

7.3 术后评估为中、重度疼痛时，应遵医嘱镇痛治疗后复评，静脉给药后 5~15min，皮下注射和肌内注射后 30min、口服给药或直肠给药后 1h，或根据药物说明书药效达最大作用时进行复评，直至转为轻度疼痛或无痛。

7.4 在患者出院时，应进行疼痛评估。

8 护理措施

8.1 疼痛预防措施

8.1.1 宜协助 / 指导患者采取预防疼痛的体位：

——头部手术后，宜抬高床头 15° ~30°；

——颈、胸、腹部手术后，宜抬高床头或取半卧位；

——四肢手术后，平卧时宜将患肢抬高于心脏平面。

8.1.2 术后应遵循镇痛药物按时给药原则，遵医嘱预防性使用镇痛药物。宜在用药后协助 / 指导患者行深呼吸、有效咳嗽、关节活动、下床行走等功能活动。

8.1.3 使用 PCA 泵预防或控制疼痛时，应落实以下护理措施：

——每班检查 PCA 泵，稳妥固定管路，保证仪器正常运行，班班交接；

——每班评估镇痛效果，观察椎管内或神经阻滞镇痛患者的置管局部情况、镇痛区域内感觉和运动情况，有无肢体麻木或肌力进行性下降等潜在并发症表现，并报告医生：

——指导患者在疼痛时按压自控键，在功能活动前可提早 5~10min 按压自控键。

8.2 轻度疼痛护理

8.2.1 应在疼痛预防措施的基础上落实轻度疼痛护理措施。

8.2.2 应采用非药物措施缓解疼痛，如深呼吸、按摩、分散注意力、冷/热疗法或放松训练等。

8.2.3 应遵医嘱使用镇痛药物，使用非甾体抗炎药时，应观察恶心、呕吐、心悸、头痛或头晕等不良反应。

8.2.4 FAS 评定为 A、B 级，应指导患者正确实施功能锻炼；FAS 评定为 C 级，应遵医嘱调整镇痛治疗。

8.3 中度疼痛护理

8.3.1 应在轻度疼痛护理措施的基础上落实中度疼痛护理措施。

8.3.2 应遵医嘱使用镇痛药物，使用弱阿片类药物时，应观察恶心、呕吐、便秘、排尿困难、皮疹和谵妄等不良反应。

8.3.3 可通过心理支持、指导使用促进患者睡眠的方法、遵医嘱使用辅助睡眠药物等进行睡眠干预。

8.4 重度疼痛护理

8.4.1 应在中度疼痛护理措施的基础上落实重度疼痛护理措施。

8.4.2 应遵医嘱使用镇痛药物，使用强阿片类药物时，应了解药物依赖史，观察胃肠道反应、过度镇静或呼吸抑制等不良反应。

8.4.3 突发剧烈疼痛或疼痛持续加剧时，应立即评估疼痛，监测生命体征，观察潜在并发症（如大出血等）表现，报告医生协助处理。

9 健康教育

9.1 应鼓励患者主动报告疼痛。

9.2 应指导患者正确使用疼痛评估工具。

9.3 应告知患者和主要照护者非药物和药物镇痛的方法、常见不良反应及出现不适及时报告。

附　录　A

（规范性）

成人手术后疼痛评估与处理流程

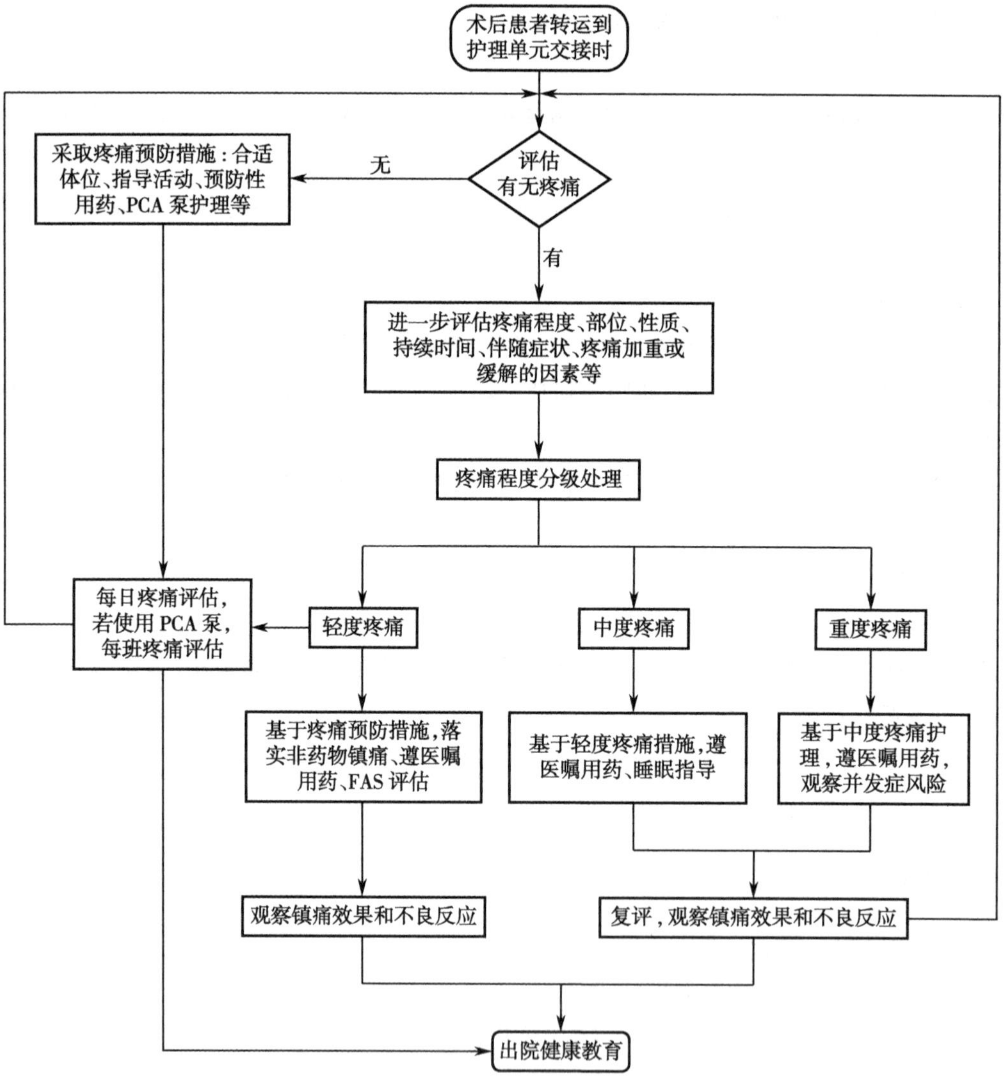

附 录 B
（资料性）
镇痛药物常见不良反应及护理要点

不良反应	护理要点
镇痛不全	1. 应及时评估疼痛程度、镇痛措施、患者主动报告疼痛的意识等； 2. 应检查 PCA 泵开放状态，及时发现和处理导管松脱等各种故障，并处置； 3. 应遵医嘱按时 / 按需给药，可联合采取非药物镇痛措施，观察镇痛效果； 4. 应强化疼痛健康教育
恶心、呕吐	1. 宜指导术后尽早进饮、进食；口服镇痛药宜在餐后服用； 2. 宜指导清淡少油食物，少量多餐，做好口腔清洁； 3. 应遵医嘱停用阿片类镇痛药物或调整剂量，或暂停 PCA 泵； 4. 严重呕吐者，应遵医嘱使用止吐药，及时监测并处理水电解质紊乱，协助医师排除肠梗阻、胃扩张或颅内压增高等可能
腹胀、便秘	1. 应指导尽早进行床上活动和下床； 2. 可指导行腹部按摩和提肛运动； 3. 遵医嘱对严重腹胀者行胃肠减压，严重便秘者行药物治疗或灌肠通便
尿潴留	1. 术后应尽早拔除导尿管，首次排尿 6h 内为宜，尽早下床活动； 2. 可通过热敷膀胱膨隆处、温水冲洗会阴部或开塞露塞肛等方法促进排尿，必要时留置导尿管； 3. 如疼痛控制良好，可遵医嘱暂停 PCA 泵或调整阿片类药物使用方案
镇静过度 呼吸抑制	1. 应监测呼吸频率和幅度、意识和血氧饱和度变化； 2. 应保持呼吸道通畅，对于舌根后坠的患者可放置口 / 鼻咽通气道； 3. 若患者术后呈现持续嗜睡状态或不能被唤醒等镇静过度表现，或呈现呼吸频率降低（<10 次 /min），血氧饱和度 <90% 或动脉血二氧化碳分压 >50mmHg 等呼吸抑制表现，应立即开放气道，给氧，停用阿片类药物及镇静药物，遵医嘱给予阿片受体拮抗剂（纳洛酮或纳美芬），必要时建立人工气道

附 录 C
（规范性）
疼痛评估工具

C.1 疼痛程度评估工具

工具名称	工具描述	评估方法与结果	适用人群
NRS	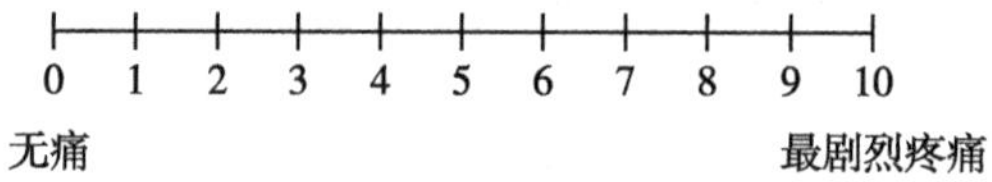	用数字0~10表示不同疼痛程度：0为无痛，10表示最剧烈疼痛，由患者选择最能表示其疼痛程度的数字。可分为无痛（0分）、轻度疼痛（1~3分）、中度疼痛（4~6分）和重度疼痛（7~10分）	1. 能进行语言或行为交流的患者； 2. 有语言理解能力和抽象数字概念的患者首选
FPS-R	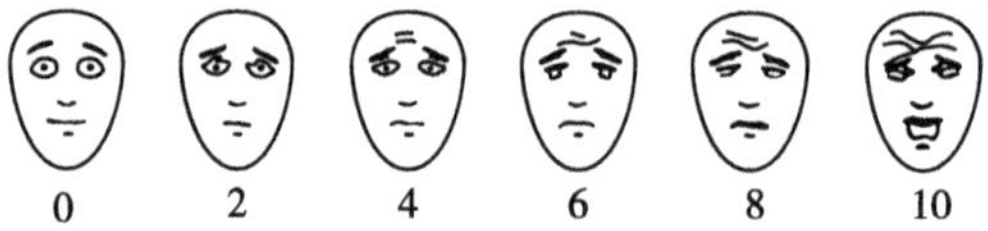	由6张从微笑、悲伤至痛苦哭泣的不同面部表情图片组成，分别代表0、2、4、6、8和10分不同程度的疼痛，由患者选择一张最能表示其疼痛程度的图片。可分为无痛（0分）、轻度疼痛（2分）、中度疼痛（4、6分）和重度疼痛（8、10分）	1. 能进行语言或行为交流的患者； 2. 老年、轻度认知功能障碍的患者宜优先选择
VRS	1. 无痛 2. 轻度疼痛：有疼痛但可忍受，不影响睡眠； 3. 中度疼痛：疼痛明显，不能忍受，要求使用镇痛药物，影响睡眠； 4. 重度疼痛：疼痛剧烈，不能忍受，须用镇痛药物，严重影响睡眠。	采用4级评分法，患者从中选择最能描述其疼痛程度的词语。可描述为无痛、轻度疼痛、中度疼痛和重度疼痛	1. 能进行语言或行为交流的患者； 2. 有视觉障碍、对数值尺度无法理解的患者宜优先选择。

C.2 疼痛对功能活动影响的评估工具

工具名称	工具描述	评估结果	适用人群
FAS	未限制，疼痛完全未限制功能活动； 轻度限制，疼痛轻度限制功能活动； 重度限制，疼痛重度限制功能活动	采用3级分级法，包括A级（未限制）、B级（轻度限制）和C级（重度限制）	开展功能活动的患者

附 录 D
（规范性）
重症监护疼痛观察工具（Critical-care Pain Observation Tool，CPOT）

<table>
<tr><th>指标</th><th colspan="2">条目</th><th>得分</th><th>描述</th></tr>
<tr><td rowspan="3">面部表情</td><td colspan="2">放松，自然</td><td>0</td><td>无肌肉紧张表现</td></tr>
<tr><td colspan="2">表情紧张</td><td>1</td><td>皱眉、眉毛下垂、眼窝紧缩、轻微的面肌收缩，或其他改变（如侵害操作中睁眼或流泪）</td></tr>
<tr><td colspan="2">脸部扭曲，表情痛苦</td><td>2</td><td>出现上述所有面部运动，并有眼睑紧闭（可以表现出张口或紧咬气管插管）</td></tr>
<tr><td rowspan="3">身体活动度</td><td colspan="2">没有活动或正常体位</td><td>0</td><td>根本不动或正常体位</td></tr>
<tr><td colspan="2">防卫活动</td><td>1</td><td>缓慢、小心地活动，触摸或摩擦痛处，通过活动寻求关注</td></tr>
<tr><td colspan="2">躁动不安</td><td>2</td><td>拔管，试图坐起，肢体乱动 / 翻滚，不听指令，攻击医务人员，试图爬离床</td></tr>
<tr><td rowspan="3">肌肉紧张度</td><td colspan="2">放松</td><td>0</td><td>被动运动时无抵抗</td></tr>
<tr><td colspan="2">紧张，僵硬</td><td>1</td><td>被动运动时有抵抗</td></tr>
<tr><td colspan="2">非常紧张或僵硬</td><td>2</td><td>强烈抵抗，无法完成被动运动</td></tr>
<tr><td rowspan="6">机械通气顺应性或发声</td><td rowspan="3">气管插管者</td><td>耐受呼吸机或活动</td><td>0</td><td>无报警，通气顺畅</td></tr>
<tr><td>咳嗽但可耐受</td><td>1</td><td>咳嗽，可触发呼吸机报警但自动停止报警</td></tr>
<tr><td>人机对抗</td><td>2</td><td>不同步：人机对抗，频繁引起呼吸机报警</td></tr>
<tr><td rowspan="3">非气管插管者</td><td>言语正常或不发声</td><td>0</td><td>说话音调正常或不发声</td></tr>
<tr><td>叹息，呻吟</td><td>1</td><td>叹息，呻吟</td></tr>
<tr><td>喊叫，哭泣</td><td>2</td><td>喊叫，哭泣</td></tr>
</table>

注：总分 0~8 分，无痛（0 分），轻度疼痛（1~3 分），中度疼痛（4~5 分），重度疼痛（6~8 分）

第三节　团体标准要点解读

《成人手术后疼痛评估与护理》团体标准主要涉及疼痛评估与护理两个核心要素，其中疼痛评估对评估的人群、镇痛原则、疼痛评估工具的选择、评估内容、动态复评等作出了规定，疼痛护理对PCA泵的护理、不同疼痛程度疼痛的护理及健康教育等给出了要求和建议。本节将标准中的重点难点内容进行解读。

一、疼痛评估

（一）疼痛评估的人群

本标准在基本要求的5.1中提及，应对所有手术后患者进行疼痛评估。无论手术类型、级别，每位患者术后均应进行疼痛评估。这是确保疼痛得到及时识别和管理的基础。

（二）镇痛原则

本标准在基本要求的5.3中提及，应遵循预防为主、多模式镇痛的原则，对手术后患者实施镇痛措施。护理人员应该根据专科手术后常见疼痛部位、性质、持续时间及术后潜在并发症与疼痛相关的临床表现来提供预见性护理；在多学科疼痛管理模式中护理人员的作用和职责除了执行镇痛治疗医嘱外，还应包含主动疼痛评估与复评、镇痛药物不良反应观察、非药物镇痛、健康教育、心理支持等。

（三）评估工具的选择

本标准在6.3评估方法与内容中提及，对能进行语言或行为交流的患者，宜选用NRS、FPS-R或VRS；对于不能进行语言或行为交流的患者，宜选用成人疼痛行为评估量表（见T/CNAS 01—2019）；重症监护患者，可选用CPOT。

1. 数字评分量表（NRS）　用数字0~10表示不同疼痛程度：0为无痛，10表示最剧烈疼痛，由患者选择最能表示其疼痛程度的数字。可分为无痛（0分）、轻度疼痛（1~3分）、中度疼痛（4~6分）和重度疼痛（7~10分）。适用人群：能进行语言或行为交流的患者、有语言理解能力和抽象数字概念的患者首选。

2. 修订版面部表情疼痛量表（FPS-R）　由6张从微笑、悲伤至痛苦哭泣的不同面部表情图片组成，分别代表0、2、4、6、8和10分不同程度的疼痛，由患者选择一张疼痛程度的图片。可分为无痛（0分）、轻度疼痛（2分）、中度疼痛（4、6分）和重度疼痛（8、10分）。适用人群：能进行语言或行为交流的患者、老年及轻度认知功能障碍的患者宜优先选择。

3. 语言评分量表（VRS）　采用4级评分法，患者从中选择最能描述其疼痛程度的词语。可描述为无痛、轻度疼痛（有疼痛但可忍受，不影响睡眠）、中度疼痛（中度疼痛：疼痛明显，不能忍受，要求使用镇痛药物，影响睡眠）和重度疼痛（重度疼痛：疼痛剧烈，不能忍受，须用镇痛药物，严重影响睡眠）。适用人群：能进行语言或行为交流的患者；有视觉障碍、对数值尺度无法理解的患者宜优先选择。

4. 成人疼痛行为评估量表（见 T/CNAS 01—2019） 从面部表情、休息状态、肌张力、安抚效果、发声（非气管插管患者）、通气依从性（气管插管患者），每项 0~2 分，总分 0~10 分，数值越大说明疼痛程度越重。适用人群：对不能进行语言交流的患者。

5. 重症监护疼痛观察工具（CPOT） 从面部表情、身体活动度、肌肉紧张度、机械通气顺应性或发声五方面进行评估。每项 0~2 分，总分 0~8 分，无痛（0 分），轻度疼痛（1~3 分），中度疼痛（4~5 分），重度疼痛（6~8 分）。适用人群：不能进行语言或行为交流的重症监护患者。

在临床工作中，应注重结合临床实际情况，选择不同的评估工具。

（四）疼痛评估的内容

本标准在 6.2、6.4 和 6.5 中提及，患者存在疼痛时，应询问或使用体表图评估疼痛部位，参见 T/CNAS 01—2019 中的相关规定；应询问疼痛性质（胀痛、刀割样痛、针刺样痛等）和持续时间；应观察疼痛是否引起心率增快、血压增高或呕吐等伴随症状。疼痛是患者的主观感受，对于清醒患者而言，疼痛评估的首要标准是患者的主诉，医护人员应鼓励患者充分表达疼痛的感受，仔细观察疼痛伴随的症状，对突发的剧烈疼痛，尤其是生命体征改变（如低血压、心动过速或发热）应立即评估，并对可能的切口裂开、感染、深静脉血栓和肺栓塞等情况做出及时诊断和治疗，以便尽早发现是否存在术后并发症等影响康复或预后的因素。

（五）动态复评

本标准在 7.3 中提及，术后评估为中、重度疼痛时，应遵医嘱镇痛治疗后复评，静脉给药后 5~15 分钟，皮下注射和肌内注射后 30 分钟、口服给药或直肠给药后 1 小时，或根据药物说明书药效达最大作用时进行复评，直至转为轻度疼痛或无痛。对于中重度疼痛患者，在镇痛治疗后、疼痛缓解至轻度疼痛或无痛前，应进行镇痛效果的动态评价。如采取措施后，中重度疼痛仍未缓解或者出现明显不良反应，须调整镇痛方案，再按照前述评估时机复评，直至实现疼痛控制目标。

二、疼痛护理

（一）PCA 泵的护理要点

本标准在 8.1.3 中提及，使用 PCA 泵预防或控制疼痛时，应落实以下护理措施：

1. 每班检查 PCA 泵，稳妥固定管路，保证仪器正常运行，班班交接。

2. 每班评估镇痛效果，观察椎管内或神经阻滞镇痛患者的置管局部情况、镇痛区域内感觉和运动情况，有无肢体麻木或肌力进行性下降等潜在并发症表现，并报告医生。

3. 指导患者在疼痛时按压自控键，在功能活动前可提早 5~10 分钟按压自控键。

PCA 泵具有起效较快、无镇痛盲区、血药浓度相对稳定、可通过冲击（弹丸）剂量及时控制爆发痛，并有用药个性化、患者满意度高等优点，是目前手术后镇痛最常见和最理想的方法，适用于手术后中到重度疼痛。PCA 泵使用期间班班交接是否正常输注、药液的剩余剂量、输注部位有无红、肿、皮肤过敏、出血、渗液、针头脱离等情况，按压自控键次数及评估镇痛效果。根据 PCA 泵使用的不同镇痛药物种类观察其不良反应，其中恶心、呕吐是 PCA 镇痛最常见的副作用，呼吸抑制是最致命的副作用。做好意识、血氧饱和度、生命体征的监测，保持呼吸道通畅。

（二）不同程度疼痛的护理

1. 本标准在 8.2.2 中提及，轻度疼痛护理应采用非药物措施缓解疼痛，如深呼吸、按摩、分散注意力、冷 / 热疗法或放松训练等。根据患者的喜好，选择患者感觉舒适的音乐播放，使患者感受音乐，放松心情，分散对疼痛的注意力，降低对疼痛的感受。使用冷 / 热疗法时，注意温度、使用时间的控制，做好皮肤保护，以防冻伤 / 烫伤。非药物措施的效果评价在应用期间或应用之后即刻开始评估。

2. 本标准在 8.2、8.3、8.4 中分别提及，轻度疼痛、中度疼痛和重度疼痛护理。给药时遵循 WHO 推荐的按阶梯给药，注意观察用药效果，了解疼痛缓解程度和镇痛作用持续时间，当不能有效镇痛时，通知医生重新调整镇痛方案。注意药物的不良反应。

使用非甾体抗炎药时，应观察恶心、呕吐、心悸、头痛或头晕等不良反应。此类药物具有抗炎、解热、镇痛作用。最主要的不良反应为胃肠道反应，严重者可致出血性糜烂性胃炎，因此，口服给药应指导患者饭后服药或同时服用胃黏膜保护剂、H_2 受体拮抗药或抗酸药米索前列醇等，可减轻损害；此外，可出现神经系统不良反应，如头痛、头晕、精神错乱等；长期使用此类药物可出现肝肾毒性、抗凝作用以及皮疹等，故用药期间应严密观察有无不良反应，监测肝肾功能。

使用阿片类药物时，若患者术后呈现持续嗜睡状态或不能被唤醒等镇静过度表现，或呈现呼吸频率降低（<10 次 /min），血氧饱和度 <90% 或动脉血二氧化碳分压 >50mmHg 等呼吸抑制表现，应立即开放气道，给氧，停用阿片类药物及镇静药物，遵医嘱给予阿片受体拮抗剂（纳洛酮或纳美芬），必要时建立人工气道。

3. 本标准在 8.2.4 中提及，FAS 评定为 A、B 级，应指导患者正确实施功能锻炼；FAS 评定为 C 级，应遵医嘱调整镇痛治疗。关注疼痛对功能活动的影响，在活动前实施预防性给药，使功能锻炼所致疼痛得到有效控制，可避免患者疼痛灾难化认知，有利于术后早期康复。

（三）健康教育

本标准在 9.1、9.2 和 9.3 中提及，应鼓励患者主动报告疼痛；应指导患者正确使用疼痛评估工具；应告知患者和主要照护者非药物和药物镇痛的方法、常见不良反应及出现不适及时报告。临床护士是疼痛管理中的主要成员，加强对患者及其照护者进行健康教育，增加患者疼痛相关知识，主动报告疼痛的意识，及时掌握镇痛效果及药物不良反应，促进主动参与术后疼痛管理，尽早恢复到最佳功能状态。

本团体标准为临床护士在成人手术后患者疼痛护理中的操作流程与方法提供了明确的规范和指导。通过规范疼痛评估流程、明确评估内容和时机、细化护理措施以及加强健康教育，有助于提高护士主动参与术后疼痛护理的意识，指导疼痛护理实践，缓解患者术后疼痛，提升疼痛护理质量与安全。标准的落实与推广需要各级各类医疗机构的支持与响应，使患者在院期间得到个体化镇痛管理，提升疼痛护理质量与安全，促进术后早期康复，改善患者的整体预后。

参考文献

[1] 宋学军，樊碧发，万有，等．国际疼痛学会新版疼痛定义修订简析[J]．中国疼痛医学杂志，2020，26(9)：641-644.

[2] 中华医学会麻醉学分会．成人手术后疼痛处理专家共识[J]．临床麻醉杂志，2017，33(9)：911-917.

[3] 上海市医学会麻醉科专科分会，上海市医学会普通外科专科分会．普通外科围手术期疼痛管理上海专家共识(2020版)[J]．中国实用外科杂志，2021，41(1)：31-37.

[4] 陈向东，仓静，冯艺，等．加速康复外科理念下疼痛管理专家共识[M]//中华医学会麻醉学分会．2020版中国麻醉学指南与专家共识．北京：人民卫生出版社，2022.

[5] 沈彬，翁习生，廖刃，等．中国髋、膝关节置换术加速康复——围术期疼痛与睡眠管理专家共识[J]．中华骨与关节外科杂志，2016，9(2)：91-97.

[6] 周宗科，廖刃，唐佩福，等．中国骨科手术加速康复围手术期疼痛管理指南[J]．中华骨与关节外科杂志，2019，12(12)：929-938.

[7] 曹晖，陈亚进，顾小萍，等．中国加速康复外科临床实践指南(2021版)[J]．中国实用外科杂志，2021，41(9)：961-992.

[8] 中国抗癌协会肿瘤麻醉与镇痛专业委员会．中国肿瘤患者围术期疼痛管理专家共识(2020版)[J]．中国肿瘤临床，2020，47(14)：703-710.

[9] 中华医学会胸心血管外科学分会胸腔镜外科学组，中国医师协会胸外科医师分会微创外科专家委员会．中国胸外科围手术期疼痛管理专家共识(2018版)[J]．中国胸心血管外科临床杂志，2018，25(11)：921-928.

[10] 付丽萍，张军港，冯霞，等．腹部手术加速康复外科患者疼痛控制结局的研究[J]．中国现代医生，2021，59(11)：170-175.

[11] 陈文娟，姜景卫，潘红英．非药物干预对下肢骨科术后硬膜外镇痛效果的影响[J]．中华现代护理杂志，2014，20(35)：4456-4459.

[12] 刘明伟，郭开祥．术后镇痛的非药物治疗[J]．实用全科医学，2006(6)：712-713.

[13] 王强，张加强，熊利泽．智能化病人自控镇痛管理专家共识[J]．中华麻醉学杂志，2018，38(10)：1161-1165.

[14] 王慧，韩冲芳，杨文曲，等．前馈控制护理干预在行胸腔镜肺叶切除术使用术后静脉自控镇痛泵患者中的应用效果[J]．中华现代护理杂志，2021，27(21)：2909-2912.

[15] 张俊峰，蔡莹莹，郑可欣，等．术后急性疼痛患者自控镇痛管理相关指南的系统评价[J]．中华护理杂志，2021，56(12)：1868-1875.

[16] 潘巧，李漪，王灵晓．成人术后急性疼痛管理指南中疼痛评估内容的质量评价与分析[J]．现代临床护理，2020，19(4)：53-59.

[17] 赵存凤，姚梅芳，赵继军，等．患者自控镇痛的问题分析与护理对策[J]．中华护理杂志，2003，38(3)：222-223.

[18] BOOKER S，ARNSTEIN P，VAN BOEKEL R. CE：Assessing Movement-Evoked Pain[J]. Am J Nurs. 2022，122(3)：20-28.

[19] Anesthesiology and Pain Management. Managing your pain with Patient Controlled Analgesia(PCA)[EB/OL].(2017-03)[2025-01-01]. https://www.hrh.ca/patient-education/005024_Managing%20Pain%20with%20PCA.pdf.

第三十六章

脑卒中后吞咽障碍患者进食护理

第一节 编制背景

一、本标准要解决的问题或技术

脑卒中（Stroke）是一种对人类健康以及生命造成极大威胁的慢性疾病，具有较高的患病率、复发率、致残率和致死率。脑卒中后37.0%~78.0%的患者会出现吞咽障碍，容易诱发吸入性肺炎、窒息、脱水和营养不良等并发症，延长患者住院日、降低患者远期生活质量，甚至危及患者生命。随着医疗水平的提高，脑卒中所致的死亡率大幅度降低，但吞咽障碍成为卒中幸存者最常见的遗留症状之一。因此，对卒中后吞咽障碍患者实施规范化进食护理对缩短病程、减少并发症的发生、提高患者的生活质量、降低患者病死率至关重要。

目前，卒中后吞咽障碍管理已成为我国卒中中心建设项目之一，吞咽障碍患者的进食安全管理也逐渐受到医护人员的广泛关注。然而，由于缺乏统一、规范且权威的护理指导规范或技术标准，部分医疗单位尚未对卒中后吞咽障碍进行全面、科学的筛查、评估与管理，已开展此项工作的各医疗机构对卒中后吞咽障碍患者的筛查、评估、进食途径选择及相应的护理措施也存在较大差异，主要体现在以下几个方面：①筛查与评估工具的选择和使用；②筛查与评估时机、内容的选择及跟踪；③进食途径的判断与选择；④进食护理的注意事项。

以上问题在脑卒中患者的疾病康复过程中造成了巨大的安全隐患。首先，吞咽障碍筛查与评估的不规范甚至缺如会导致医、护、患三方对患者吞咽功能的认识不足，使患者不能得到及时、正确的吞咽功能治疗、康复和护理措施，耽误最佳康复时机，延长住院时长；其次，不合适的进食途径会增加患者发生非计划性拔管、误吸、肺炎、营养不良或脱水等并发症的风险，给患者的生理、心理及经济造成额外负担；再次，护理人员对自己在吞咽障碍管理中角色及职责定位模糊可能导致该项工作的中断，从而损害患者的健康利益；最后，护理管理者及临床护理人员在没有技术标准指导下对卒中后吞咽障碍患者护理措施的探索及尝试会造成时间、人力资源的浪费，增加护理人员工作负担。

因此，需要通过系统的证据检索和专家函询，形成一项科学、权威、明确、可行的技术标准，为各级临床护理人员对卒中患者的进食安全管理提供有力依据，规范临床医务人员对脑卒中吞咽障碍的管理，促进吞咽障碍患者护理质量的提升，降低患者发生并发症的风险，促进患者身心康复。

二、国际、国内标准现状及需进一步解决的问题

目前国内外已经有一部分关于卒中后吞咽障碍管理的指南、共识和最佳实践建议，大部分关于卒中后吞咽障碍管理的内容发布在综合的脑卒中管理指南中，或嵌套在吞咽障碍的诊断、治疗、康复训练的内容中，现存指南或共识中对推荐意见的阐述较为简单，在部分医疗机构临床护理中的指导性和可操作性不足。因此，本标准在整合国内外相关指南和共识的基础上，充分考虑临床护理人员的需求和各级医疗单位客观条件的差异，形成科学、明确、可行的卒中后吞咽障碍进食护理技术标准，为各级医疗单位护理人员对卒中后吞咽障碍患者的进食护理提供指引。在国内外出版的相关指南及专家共识与脑卒中后吞咽障碍患者进食护理相关的内容见表 36-1。

表 36-1　国内外出版的卒中后吞咽障碍管理相关指南及专家共识

年份	机构 / 组织 / 作者	标准 / 指南 / 专家共识名称	主要内容
2010 年	苏格兰校际指南网	《脑卒中患者的管理：吞咽障碍的识别与管理临床指南》	该指南从脑卒中后吞咽及营养状况的初步临床评价（肺炎风险、吞咽筛查、营养不良风险、脱水风险）、床旁评估和仪器评估、吞咽筛查和评估的培训、吞咽障碍治疗方法对患者预后的影响、营养干预等进行总结，有助于指导临床护理人员对吞咽障碍患者进行筛查、评估、治疗
2016 年	美国物理医学与康复学会和美国神经康复学会	《成人脑卒中康复与恢复指南》	指南介绍了吞咽障碍在卒中患者中的高发性、可能导致的严重后果、早期筛查的重要性、筛查后的评估以及管理策略，包括行为干预、营养支持和特殊情况下的喂养建议的总结等，为医务人员治疗卒中后吞咽障碍患者、改善症状和健康恢复提供依据
2017 年	中国吞咽障碍康复评估与治疗专家共识组	《中国吞咽障碍评估与治疗专家共识（2017 年版）第一部分评估篇》	主要介绍了吞咽障碍、病因、临床表现及并发症，并强调了团队合作模式下吞咽障碍筛查与评估的重要性，包括筛查方法、临床吞咽评估流程以及仪器评估方法等内容。主要聚焦于成年人吞咽障碍的评估，尤其是神经性疾病导致的急、慢性期吞咽障碍群体

续表

年份	机构 / 组织 / 作者	标准 / 指南 / 专家共识名称	主要内容
2017 年	中国吞咽障碍康复评估与治疗专家共识组	《中国吞咽障碍评估与治疗专家共识（2017 年版）第二部分治疗与康复管理篇》	主要介绍了吞咽障碍的治疗与康复管理。强调治疗须团队合作，包括营养管理、促进吞咽功能恢复、代偿性方法等。营养管理方面，推荐使用肠内营养，并根据患者情况选择合适的喂食方式和营养量。促进吞咽功能恢复的方法多样，如口腔训练、气道保护方法等。代偿性方法包括食物调整、吞咽姿势调整等
2019 年	中国老年保健医学研究会老龄健康服务与标准化分会等	《中国社区吞咽功能障碍康复护理与照护专家共识》	主要为社区吞咽障碍患者的康复护理与照护提供专业的指导和建议。共识强调多学科团队合作，提出社区吞咽功能障碍康复护理与照护的实施条件、流程、评定方法及相关量表。共识还提出建立康复护理档案、质量控制管理体系、评估与监督体系、规范化培训课程、疗效评估与阶段总结及患者满意度调查等建议，强调“医院 - 社区 - 家庭”的连续性护理模式的重要性
2019 年	中国吞咽障碍膳食营养管理专家共识组	《吞咽障碍膳食营养管理中国专家共识（2019 版）》	主要介绍了吞咽障碍、吞咽障碍食品的分级、吞咽障碍患者的营养管理三个部分，明确了适合中国吞咽障碍患者的膳食食品类型和级别，系统阐述了营养管理流程及内容。共识强调，吞咽障碍患者应进行营养风险筛查和营养状况评估，根据病情制订个体化的营养治疗方案，以促进功能恢复，减少管饲依赖，改善预后，为临床护理提供了参考依据
2019 年	美国卒中协会	《2019 年急性缺血性脑卒中患者早期管理指南》	该指南是一部脑卒中管理综合性指南。其中对吞咽障碍管理部分介绍了脑卒中后吞咽障碍患者的早期识别和管理。强调了脑卒中后吞咽障碍早期筛查的重要性并提供了预防脑卒中后吞咽障碍患者误吸和肺炎的方案
2019 年	加拿大心脏与卒中基金会	《加拿大脑卒中最佳实践推荐：脑卒中后康复、恢复与社区参与。第一部分：脑卒中后的康复与恢复》	该指南是一部脑卒中康复的综合性指南，其中吞咽障碍康复部分主要介绍了如何对吞咽障碍患者进行专业评估，建议由营养师、职业治疗师、专科医生等进行详细评估，以及纤维电子喉内窥镜检查（FEES）、视频吞咽造影检查（VFSS）等检查指导吞咽困难管理，同时建议患者、家属和照护者接受关于吞咽障碍、防误吸和喂养的健康教育，做好口腔卫生管理，降低肺炎风险，并对吞咽障碍患者的营养管理提出建议

续表

年份	机构 / 组织 / 作者	标准 / 指南 / 专家共识名称	主要内容
2019 年	英国国家卫生与临床优化研究所	《16 岁以上的脑卒中和短暂性脑缺血发作:诊断与初步管理》	该指南是一部脑卒中急性期管理的综合性指南,对吞咽障碍的评估及患者营养管理给出了推荐意见

三、适用范围

该团体标准适用于各级各类医疗机构的注册护士,用于指导护理人员对脑卒中后吞咽障碍患者实施规范化的护理操作。标准针对的目标患者是脑卒中后出现吞咽障碍的患者,内容框架涵盖了脑卒中后吞咽障碍患者进食护理的各个方面,包括标准使用过程中的基本要求、吞咽功能筛查与评估、进食途径选择以及不同进食途径的护理方法。

第二节　T/CNAS 40—2023
脑卒中后吞咽障碍患者进食护理团体标准

中　华　护　理　学　会　团　体　标　准

T/CNAS 40—2023

脑卒中后吞咽障碍患者进食护理

Feeding nursing of stroke patients with dysphagia

2023-10-14 发布　　　　2024-01-01 实施

中华护理学会　发布

目　次

前　言

本文件按照 GB/T 1.1—2020《标准化工作导则　第 1 部分：标准化文件的结构和起草规则》的规定起草。

本文件由中华护理学会提出并归口。

本文件起草单位：郑州大学第一附属医院、首都医科大学宣武医院、重庆医科大学第一附属医院、华中科技大学同济医学院附属同济医院、华中科技大学同济医学院附属协和医院、吉林大学第一医院、暨南大学第一附属医院、南京医科大学附属脑科医院、南京鼓楼医院、四川大学华西医院、中山大学附属第三医院、中南大学湘雅医院。

本文件主要起草人：刘延锦、郭园丽、王爱霞、杨彩侠、马珂珂、董小方、常红、赵洁、刘光维、孟玲、熊莉娟、颜秀丽、郑冬香、黄绍春、王清、段丽娟、李慧娟、陶子荣、陈华。

脑卒中后吞咽障碍患者进食护理

1 范围

本文件规定了脑卒中吞咽障碍患者进食护理的基本要求、吞咽功能筛查与评估、进食途径选择及进食护理。

本文件适用于各级各类医疗机构的注册护士。

2 规范性引用文件

下列文件中的内容通过文中的规范性引用而构成本文件必不可少的条款。其中，注日期的引用文件，仅该日期对应的版本适用于本文件；不注日期的引用文件，其最新版本（包括所有的修改单）适用于本文件。

T/CNAS 19—2020 成人肠内营养支持的护理

T/CNAS 20—2021 成人鼻肠管的留置与维护

3 术语和定义

下列术语和定义适用于本文件。

3.1 脑卒中后吞咽障碍 post stroke dysphagia

脑卒中引起的吞咽相关中枢部位或神经受损，使吞咽的一个或多个阶段损伤而导致一系列进食困难症状出现的一组临床综合征。

3.2 治疗性经口进食 therapeutic oral feeding

通过改变进食环境、体位、食物形态、食团入口位置、食团性质、·口量和进食速度等措施，帮助患者安全、有效地经口摄取足够的食物，以满足机体营养需求、训练吞咽功能的一种进食方法。

3.3 间歇经口至食管管饲法 intermittent oro-esophageal tube feeding

进食前将营养管经口插入食管中下段，根据患者营养状况注入水、食物、药物后随即拔出营养管的一种间歇性进食代偿手段。

4 缩略语

下列缩略语适用于本文件。

GCS：格拉斯哥昏迷评分（Glasgow Coma Scale）

MWST：改良注田饮水试验（Modified Water Swallow Test）

VVST-CV：改良容积 - 黏度吞咽测试（Volume-Viscosity Swallowing Test-Chinese Version）

5 基本要求

5.1 应根据筛查和评估结果，为吞咽障碍患者制订个体化的进食方案。

5.2 每周应至少进行两次吞咽功能筛查与评估，并根据评估结果及时调整进食途径。

5.3 患者发生神经功能变化时，应随时进行吞咽功能筛查与评估。

6 吞咽功能筛查与评估

6.1 吞咽功能筛查

6.1.1 应采用格拉斯哥评分（见附录 A）判断患者的意识状态。

6.1.2 中、重度意识障碍（见附录 A）患者，无需进行吞咽功能筛查，应给予留置鼻胃管或鼻肠管。

6.1.3 意识清楚、轻度意识障碍、能主动配合的患者，应在脑卒中发病后初次经口进食、水或服药之前采用改良洼田饮水试验（见附录 B）进行吞咽功能筛查。

6.2 吞咽功能评估

6.2.1 改良注田饮水试验筛查结果为正常者，应给予正常经口进食。

6.2.2 改良洼田饮水试验筛查结果为可疑或异常者，宜采用改良容积 - 黏度吞咽测试（VVST-CV）（见附录 C）评估患者进食液体食物的黏稠度和一口量。

6.2.3 有条件者可通过视频吞咽造影检查（VFSS）或纤维电子喉内窥镜检查（FEES）进一步评估吞咽功能。

7 进食途径选择

7.1 改良容积 - 黏度吞咽测试（VVST-CV）评估无安全性受损、伴或不伴有效性受损的患者，宜选择治疗性经口进食。

7.2 能主动配合、但改良容积 - 黏度吞咽测试（VVST-CV）评估中存在安全性受损（伴 / 不伴有效性受损）、或经口进食不能达到目标营养量的 60% 的患者，宜选择间歇经口至食管管饲法。

7.3 不能主动配合、不耐受间歇经口至食管管饲的患者，宜选择留置胃管或鼻肠管，护理方法按照 T/CNAS 19—2020、T/CNAS 20—2021 的规定执行。

8 进食护理

8.1 治疗性经口进食患者的护理

8.1.1 进食前应做好下列准备：

——创造安静的进食环境，避免不必要的治疗或分散注意力的行为；

——协助患者取坐位或半卧位，偏瘫患者应取健侧卧位，头颈部稍前屈，用枕头垫起偏瘫侧肩部；

——选用柄长、口浅、匙面小、不粘食物、边缘光滑的勺子，容量 5~10ml 为宜；

——食物细软，切碎煮烂，避免干、硬、脆；

——固体食物从细泥状向细馅状、软食过渡（见附录 D）。

8.1.2 进食过程中应：

——将食物放于健侧舌的中后部或颊部，从 2~3ml 开始，逐渐增加至适合患者的一口量；

——控制进食速度，在前一口食物完全吞咽后再喂下一口食物；

——在每次吞咽后检查口腔，指导患者进行反复空吞咽，以清除食物残留；

——出现以下任意一项症状，如咳嗽、音质改变、血氧饱和度下降幅度≥5% 时，应暂停进食。

8.1.3 进食后 30min 内应协助患者保持坐位或半卧位，避免翻身、拍背等操作。

8.2 间歇经口至食管管饲患者的护理

8.2.1 应协助患者取坐位或半卧位。

8.2.2 应将导管末端置入食管中下段（约 30cm）。

8.2.3 每次注食量 300~500ml，注食速度以 50ml/min 为宜。

8.2.4 进食后应协助患者保持坐位或半卧位 30min 以上。

8.2.5 每次管饲后，应使用温开水清洗营养管，并妥善保存。

8.2.6 每日应至少给予两次口腔护理或指导患者及其家属进行口腔清洁。

附　录　A
（规范性）
格拉斯哥评分（Glasgow Coma Scale）

项目	条目	评分
睁眼反应	自发性睁眼	4
	声音刺激睁眼	3
	刺痛刺激睁眼	2
	任何刺激均无睁眼反应	1
语言反应	对人物、时间、地点等定向问题清楚	5
	对话混淆不清，不能正确回答人物、时间、地点等定向问题	4
	言语不流利，但字意可辨	3
	言语模糊不清，字意难辨	2
	任何刺激均无语言反应	1
运动反应	可按指令动作	6
	能确定疼痛部位	5
	对疼痛刺激有肢体退缩反应	4
	疼痛刺激时肢体过屈（去皮质强直）	3
	疼痛刺激时肢体过伸（去大脑强直）	2
	疼痛刺激时无反应	1

注：总分 15 分为意识清楚，12~14 分为轻度意识障碍，9~11 分为中度意识障碍，3~8 分为重度意识障碍（昏迷）

附　录　B

（规范性）

改良洼田饮水试验（Modified Water Swallow Test）

B.1　试验方法

嘱患者取端坐位或半坐卧位，先让患者分别单次喝下 1ml、3ml、5ml 水，如无问题，再让患者像平常一样自行饮下 30ml 温水，观察和记录饮水时间、有无呛咳、饮水状态。

B.2　结果判定

<table>
<tr><td>正常</td><td>Ⅰ级</td><td>Ⅰa　5s 内能顺利地一次将水咽下</td></tr>
<tr><td rowspan="2">可疑</td><td></td><td>Ⅰb　5s 以上一次喝完无呛咳</td></tr>
<tr><td>Ⅱ级</td><td>分两次喝完，无呛咳</td></tr>
<tr><td rowspan="3">异常</td><td>Ⅲ级</td><td>一次喝完，有呛咳</td></tr>
<tr><td>Ⅳ级</td><td>两次以上喝完，有呛咳</td></tr>
<tr><td>Ⅴ级</td><td>多次发生呛咳，不能将水喝完</td></tr>
</table>

附　录　C

（资料性）

改良版容积 - 黏度测试

（Volume-Viscosity Swallowing Test-Chinese Version）

C.1　测试流程

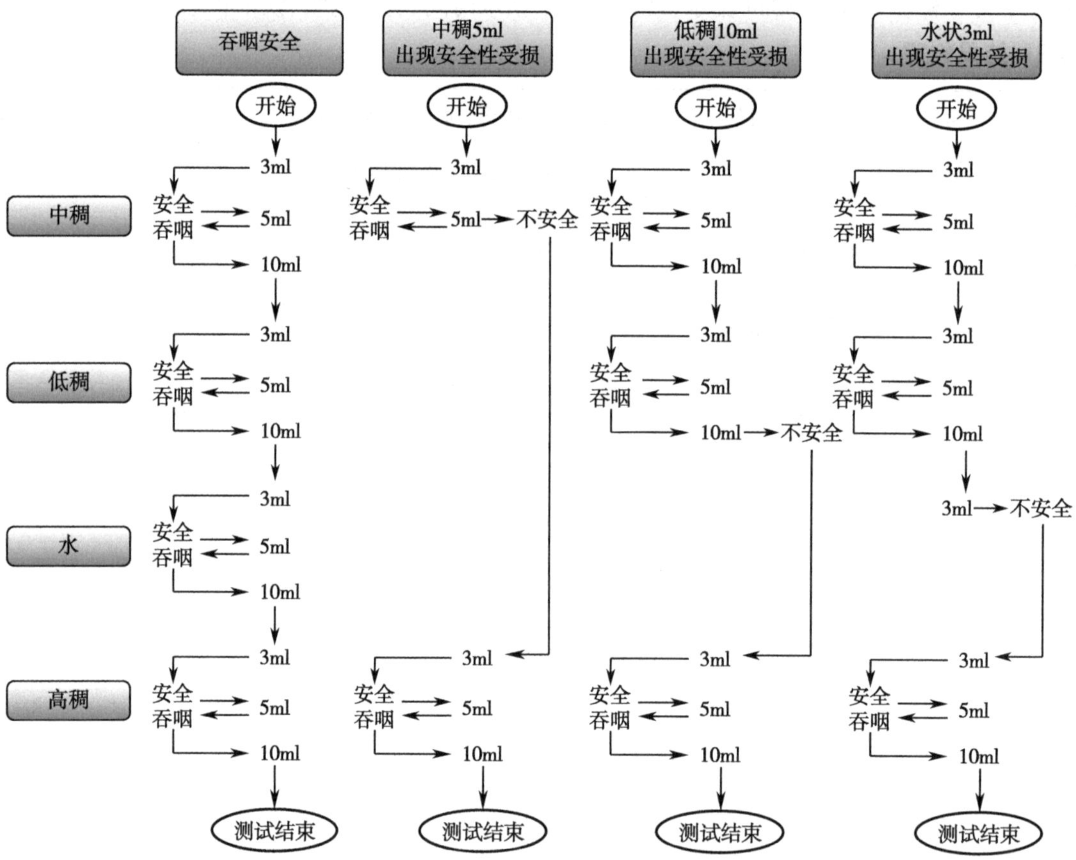

C.2 测试结果记录表

VVST-CV	不同稠度	中稠			低稠			高稠			水		
	不同容积	3 ml	5 ml	10 ml	3 ml	5 ml	10 ml	3 ml	5 ml	10 ml	3 ml	5 ml	10 ml
安全性受损指标	咳嗽												
	音质改变												
	血氧饱和度下降												
有效性受损指标	唇部闭合不全												
	口腔残留												
	分次吞咽												
	咽部残留												

注：按照测试流程进行测试，伴有相应指标表现，则标“+”；不伴有相应表现，则标“–”；未进行该项检测，则标“/”

C.3 结果判定

不伴安全性 / 有效性受损：说明 VVST-CV 测试结果为阴性；

伴有效性受损，不伴安全性受损：说明患者存在口咽性吞咽障碍；

伴安全性受损（伴或不伴有效性受损）：说明患者存在口咽性吞咽障碍，患者可能已经发生误吸

附　录　D
（资料性）
液体和固体食物分级标准

D.1　液体食物分级标准

食品特点	1级　低稠型	2级　中稠型	3级　高稠型
性状描述	入口便在口腔内扩散，下咽时不需太大的力量	在口腔内慢慢扩散，容易在舌上聚集	明显感觉到黏稠，送入咽部需要一定力量
质地描述	倾斜勺子容易从勺子中以线条状流出，用“吸”表达最为合适	使用汤匙舀起并倾斜，可从勺子中以点滴状流出，用“喝”这一表达最为合适	使用汤匙舀起后倾斜勺子呈团块状，也不会马上流下。用“吃”表达最为合适

D.2　固体食物分级标准

食品特点	4级　细泥型	5级　细馅型	6级　软食型
形态	均质、光滑、易聚集、可用汤匙舀起	有一定形状、但容易压碎	质软、不易分散、不易粘连
特点	经口腔简单操作可以形成食团。易吞咽，不易在口咽部残留、误吸	有一定的内聚性，容易形成食团，不会在口腔大量的离水，咽腔不易散开	具有用筷子或汤匙就能切断的软硬度
所需咀嚼能力	不需要撕咬或咀嚼即可咽下	舌和上下颚之间可以压碎	无需牙齿或义齿也能吞咽，但需具备上下牙床间的挤压和碾压能力
食物举例	添加食品功能调整剂经过搅拌机搅拌后的各种均质糊状食物	加入食品功能调整剂搅拌后制成的食品，如三分粥、五分粥和各种软食	以软食和流食的食品为主如全粥、软饭及搅拌制成的硬度较高的食品

第三节　团体标准要点解读

《脑卒中后吞咽障碍患者进食护理》团体标准的核心要素包括基本要求和操作程序两个部分，其中基本要求强调了吞咽功能筛查与评估的重要性，操作程序依次介绍了吞咽障碍筛查与评估的内容和具体方法、进食途径的选择和不同进食途径的护理措施。团体标准的撰写对于规范脑卒中后吞咽障碍患者的进食护理工作，提高护理质量，保障患者安全，避免并发症发生，促进患者康复具有重要意义。本节将对标准中的重点难点内容进行解读。

一、基本要求

（一）制订个性化的进食方案

本标准在基本要求的5.1中提及应根据筛查与评估结果，为吞咽障碍患者制订个性化的进食方案。根据筛查与评估的结果，结合患者的意愿选择最适合的进食方式，可采取留置胃管、间歇经口至食管管饲法或治疗性经口进食等方法，促进患者舒适、保证进食安全和充足的营养供给。

（二）吞咽功能筛查与评估

本标准在基本要求的5.2与5.3中提及每周应至少进行两次吞咽功能筛查与评估，并根据评估结果及时调整进食途径；患者发生神经功能变化时，应随时进行吞咽功能筛查与评估。急性期脑卒中患者的病情可能随时会发生变化，吞咽功能也可能随之改变。护理人员要通过动态评估及时发现吞咽功能及意识的改变，并相应地调整进食方案，避免发生误吸等并发症。随着康复治疗的进行，患者的吞咽功能可能会逐渐恢复，护理人员要及时评估患者是否可以改变进食途径，以帮助患者尽早过渡到经口进食，有利于促进患者舒适，加快吞咽功能的康复，同时降低营养不良、脱水等并发症发生的风险。

二、吞咽功能筛查与评估

（一）吞咽功能筛查的内容和时机

本标准在6.1吞咽功能筛查中的6.1.1和6.1.2提及，进行吞咽功能筛查前应采用格拉斯哥评分判断患者的意识状态，当格拉斯哥评分≤9分（即中、重度意识障碍）时，无需进行吞咽功能筛查，应给予留置鼻胃管或鼻肠管，此类患者由于其无法配合吞咽功能的筛查评估、间歇经口至食管管饲法和治疗性经口进食，为了保持患者的营养供给，应该直接予以管饲，待其意识状态改善后，再行吞咽功能筛查评估并选择合适的进食途径。

本标准在6.1吞咽功能筛查中的6.1.3提及，当患者格拉斯哥评分>9分（即意识清楚、轻度意识障碍、能主动配合的患者），应在脑卒中发病后初次经口进食、水或服药之前采用改良洼田饮水试验进行吞咽功能筛查。本条标准首先界定了可以实施吞咽筛查及评估的患者范围，其次强调了筛查的时机和工具。为避免存在吞咽障碍的患者在筛查评估前发生误吸，护理人员应尽早开展吞咽筛查和评估，从而尽快确定适合患者的进食途径，因此应该在患者经口进食前完成筛查。

（二）根据吞咽功能评估结果选择合适的进食方式

本标准在6.2吞咽功能评估中的6.2.2中提及，改良洼田饮水试验筛查结果为可疑或异常者，宜采用改良容积 - 黏度吞咽测试（VVST-CV）评估患者进食液体食物的黏稠度和一口量。改良的洼田饮水试验只能初步判断患者是否存在吞咽障碍，对于筛查结果为可疑或异常的患者，需要使用VVST-CV确定患者安全饮用液体的黏稠度和最大一口量，需要注意的是，这里的“黏稠度”和“一口量”指的是患者摄入“液体食物”而不是“固体食物”的标准，关于进食固体食物的方法，本标准中8.1.1和附录D给出了建议。

VVST-CV主要用于吞咽障碍安全性和有效性的评估，帮助患者选择摄取液体最合适的黏稠度和一口量。测试时选择的容积分为少量（5ml）、中量（10ml）、多量（20ml），稠度分为低稠度（水样）、中稠度（浓糊状）、高稠度（布丁状），按照不同组合，完整测试共需进食9次，观察患者吞咽的情况。根据安全性和有效性的指标判断进食有无风险。

1. 安全性方面的指征　①咳嗽：吞咽相关的咳嗽提示部分食团已经进入呼吸道，可能发生了误吸；②音质变化：吞咽后声音变得湿润或沙哑，提示可能发生了渗漏或误吸；③血氧饱和度水平下降：基础血氧饱和度较开始前下降≥5%，提示发生了误吸。若患者出现以上指征，则有必要增加黏稠度继续检测，或暂停测试。

2. 有效性方面的指征　①唇部闭合：闭合不完全导致部分食团漏出；②口腔残留：提示舌的运送能力受损，导致吞咽效率低；③咽部残留：提示咽部食团清除能力受限；④分次吞咽：无法通过单次吞咽动作吞下食团，降低摄取有效性。出现有效性指征的受损提示患者不能摄取足够热量、营养和水分，可能导致营养不良和脱水等相关风险，因其不会使患者的健康受到威胁，故没有调整黏稠度的必要，而应根据评估结果确定合适的一口量。

3. 适应证　VVST-CV适用于注意力良好、合作、没有呼吸问题或身体不适、有喉上抬、咳嗽反射存在、有足够的体力完成进食评估的患者，气管切开的患者在进行此项评估时应准备吸痰设备。

本标准在6.2.3中提及，有条件者可通过视频吞咽造影检查（VFSS）或纤维电子喉内窥镜检查（FEES）进一步评估吞咽功能。其中VFSS是诊断吞咽困难的重要标准，可以准确、全面地评估口、咽和食管上部的吞咽功能，明确患者是否存在误吸及其原因，但目前部分医疗机构缺乏对脑卒中患者进行视频吞咽造影检查的条件，因此医护人员应根据其医疗条件确定是否对患者实施此项检查。

三、根据评估结果选择合适的进食方式

（一）治疗性经口进食

本标准在7.1中提及，改良容积 - 黏度吞咽测试（VVST-CV）评估无安全性受损、伴或不伴有效性受损的患者，宜选择治疗性经口进食。VVST-CV无安全性受损代表患者在摄入液体时不会产生误吸，据此判断患者经口进食是安全的，而有效性受损提示患者在进食液体食

物时如果一口量过大，可能会导致食物漏出、口咽残留、分次吞咽等现象，会导致进食效率降低、进食疲劳或其他不愉快的进食体验，此类患者只须调整进食液体食物的一口量和固体食物的形态与质地即可。

（二）间歇经口至食管管饲法

本标准在 7.2 中提及，对于能主动配合、但 VVST-CV 评估中存在安全性受损（伴 / 不伴有效性受损）或经口进食不能达到目标营养量的 60% 的患者，宜选择间歇经口至食管管饲法。当 VVST-CV 评估中存在安全性受损时，为避免患者进食过程中发生误吸，应该根据患者配合度、耐受性和自身意愿选择管饲方式，首先推荐间歇经口至食管管饲法，即进食前将营养管经口插入食管中下段，根据患者营养状况注入水、食物、药物后随即拔出营养管的一种间歇性进食代偿手段。间歇经口至食管管饲法可使消化道维持正常的生理功能，促进吞咽功能的恢复，手法简单、安全，且不会对皮肤黏膜造成压迫，可避免长期置管所致的呃逆和反流性疾病等，减轻了重病感，不影响患者的吞咽训练及日常活动；然而，个别患者在置管过程中体验感较差，尤其是当胃管通过咽部时，患者发生恶心、呕吐等不适症状较重，此时可征询患者意愿后根据其偏好选择一种管饲方式。

经口进食不能达到目标营养量的 60% 的患者是指经口进食安全、但进食效率降低导致半小时内进食食物不能满足目标营养量的 60% 者。吞咽障碍患者不宜进食过快，但同时进食时间不宜超过 30 分钟，否则会导致患者吞咽相关肌群发生疲劳，更容易引起误吸，因此，进食效率过低的患者往往不能经口摄入足够的营养，因此需要通过管饲增加营养或水的摄入，管饲方法首选间歇经口至食管管饲法，在患者摄入不足时通过管饲补充，在满足营养需求的同时尽可能保证了患者进食的舒适程度。

四、吞咽障碍患者进食护理措施

（一）治疗性经口进食患者的护理措施

本标准 8.1.1 介绍了治疗性经口进食患者进食前应该做好的准备，包括进食环境、患者体位和食物的准备。食物质地与性状的调配是确保吞咽障碍患者经口进食安全、有效进食的先决条件之一，《中国吞咽障碍评估与治疗专家共识》指出，吞咽障碍患者理想食物性状包括密度均匀、黏稠度适当、有一定硬度，不易松散，通过咽部时易于变形且不易残留；食物质地应根据吞咽障碍的程度，本着先易后难的原则来选择准备食物；进食顺序从细泥、细馅逐渐过渡到软食，最后可进食普通食物和液体食物，兼顾食物的色、香、味及温度，以偏凉食物为宜，冷刺激或热刺激均能有效强化吞咽反射。为患者选择适宜的餐具和环境：根据患者的功能情况尽量选用适宜、得心应手的餐具，包括羹匙、碗、杯子、吸管等，有利于顺利地完成进食，减少营养不良、误吸等并发症发生的机会。

（二）间歇经口至食管管饲患者的护理措施

本标准 8.2 介绍了间歇经口至食管管饲患者的主要护理措施。目前间歇经口至食管管饲法在各级医疗单位并未普及，但其对提升患者舒适度、促进吞咽功能恢复的效果已得到证实，因此正逐渐被推广应用。护理人员在引入该技术前应经过系统培训，保证操作手法娴熟、轻柔。置管时应从患侧置入，能够有效减少患者的不适。标准 8.2.2 中指出，间歇经口至食管管饲法导管末端置入位置为食管中下段，与留置胃管相比，食物注入位置较高，是借助食管的蠕动将食物带到胃内，更好地保证进食过程的完整性，能够降低消化道相关并发症的发生。

参考文献

[1] 中国吞咽障碍康复评估与治疗专家共识组．中国吞咽障碍评估与治疗专家共识（2017 年版）：第一部分　评估篇[J]．中华物理医学与康复杂志，2017，39（12）：881-892.

[2] 中国吞咽障碍康复评估与治疗专家共识组．中国吞咽障碍评估与治疗专家共识（2017 年版）：第二部分　治疗与康复管理篇[J]．中华物理医学与康复杂志，2018，40（1）：1-10.

[3] 中国吞咽障碍膳食营养管理专家共识组．吞咽障碍膳食营养管理中国专家共识（2019 版）[J]．中华物理医学与康复杂志，2019，41（12）：881-888.

[4] Scottish Intercollegiate Guidelines Network. Management of patients with stroke: identification and management of dysphagia: a national clinical guideline[EB/OL].(2010-06)[2025-01-01]. https://digirepo.nlm.nih.gov/master/borndig/101609300/sign119.pdf.

[5] POWERS W J, RABINSTEIN A A, ACKERSON T, et al. Guidelines for the early management of patients with acute ischemic stroke: 2019 update to the 2018 guidelines for the early management of acute ischemic stroke: a guideline for healthcare professionals from the American Heart Association/American Stroke Association[J]. Stroke, 2019, 50(12): e344-e418.

[6] LEMBO A J. Oropharyngeal dysphagia: clinical features, diagnosis, and management[EB/OL].(2018-10-16)[2025-01-01]. https://www.uptodate.com/contents/oropharyngeal-dysphagia-clinical-features-diagnosis-and-management/print.

[7] National Stroke Foundation. Clinical guidelines for stroke management 2017[EB/OL].(2017-09-07)[2025-01-01]. https://files.magicapp.org/guideline/e37152f5-78b0-457c-bb48-ef4c76b29cd5/published_guideline_4882-6_7.pdf.

[8] WINSTEIN C J, STEIN J, ARENA R, et al. Guidelines for adult stroke rehabilitation and recovery: a guideline for healthcare professionals from the American Heart Association/American Stroke Association[J]. Stroke, 2016, 47(6): e98-e169.

[9] National Institute For Health and Care Excellence. Stroke and transient ischaemic attack in over 16s: diagnosis and initial management[EB/OL].(2019-05-01)[2025-01-01]. https://www.nice.org.uk/guidance/ng128/resources/stroke-and-transient-ischaemic-attack-in-over-16s-diagnosis-and-initial-management-pdf-66141665603269.